Handbuch der Chirurgie

(Band I): Allgemeine Chirurgie

Alexander Miles, Alexis Thomson

Writat

Diese Ausgabe erschien im Jahr 2024

ISBN: 9789359946665

Herausgegeben von
Writat
E-Mail: info@writat.com

Inhalt

KAPITEL I
REPARATUR

EINFÜHRUNG

Das menschliche Leben zu verlängern und Leiden zu lindern sind die obersten Ziele der wissenschaftlichen Medizin. Die beiden großen Zweige der Heilkunst – Medizin und Chirurgie – sind so eng miteinander verbunden, dass es unmöglich ist, eine eindeutige Grenze zwischen ihnen zu ziehen, aber der Einfachheit halber kann Chirurgie als „die Kunst der Behandlung von Läsionen und Fehlbildungen" definiert werden den menschlichen Körper durch manuelle Operationen, vermitteln und unmittelbar." Um seine Kunst intelligent und erfolgreich anzuwenden, ist es wichtig, dass der Chirurg nicht nur mit der normalen Anatomie und Physiologie des Körpers und den verschiedenen pathologischen Zuständen, denen er ausgesetzt ist, vertraut ist, sondern auch mit der Art des Prozesses, der dabei abläuft Es erfolgt eine Reparatur verletzter oder erkrankter Gewebe. Ohne dieses Wissen ist er nicht in der Lage, solche Abweichungen vom Normalzustand als Folge einer Fehlentwicklung, Verletzung oder Krankheit zu erkennen oder seine Bemühungen rational auf deren Korrektur oder Beseitigung zu richten.

REPARATURPROZESS

Der Reparaturprozess in lebendem Gewebe hängt von der inhärenten Fähigkeit lebenswichtiger Zellen ab, auf Reizungen zu reagieren, die durch Verletzungen oder Krankheiten verursacht werden. Die Zellen des geschädigten Gewebes unterliegen unter dem Einfluss dieser Reizung bestimmten proliferativen Veränderungen, die darauf abzielen, die normale Struktur und Konfiguration des Teils wiederherzustellen. Der Prozess, durch den diese Wiederherstellung bewirkt wird, ist im Wesentlichen in allen Geweben gleich, aber das Ausmaß, in dem verschiedene Gewebe den Wiederherstellungsprozess durchführen können, variiert. Einfache Strukturen wie Haut, Knorpel, Knochen, Periost und Sehnen verfügen beispielsweise über eine hohe Regenerationskraft, und bei ihnen kann der Reparaturprozess zu einer nahezu perfekten Wiederherstellung des Normalzustands führen. Komplexere Strukturen hingegen, wie Sekretdrüsen, Muskeln und Gewebe des Zentralnervensystems, sind nur unvollkommen wiederhergestellt, und einfaches Narbenbindegewebe ersetzt das, was verloren gegangen oder zerstört wurde. Jedes Gewebe kann nur durch Gewebe ähnlicher Art ersetzt werden, und in einem beschädigten Teil leistet jedes Element seinen Anteil am Reparaturprozess, indem es neues Material produziert, das dem Normalen mehr oder weniger nahe kommt, je nach der Regenerationsfähigkeit des jeweiligen Gewebes . Der normale Reparaturprozess kann durch verschiedene äußere Einwirkungen gestört werden. Die wichtigsten davon sind Infektionen durch krankheitserregende Mikroorganismen, das Vorhandensein von Fremdstoffen, übermäßige Bewegung des betroffenen Teils sowie unsachgemäße Anwendungen und Verbände. Die Wirkung dieser Mechanismen besteht darin, die Reparatur zu verzögern oder zu verhindern, dass die einzelnen Gewebe den Prozess im größtmöglichen Umfang durchführen, zu dem sie in der Lage sind.

Bei der Behandlung von Wunden und anderen Krankheitszuständen besteht das Hauptziel des Chirurgen darin, den natürlichen Reparaturprozess zu fördern, indem er alle Faktoren verhindert oder beseitigt, durch die er gestört werden könnte.

Heilung durch Primäre Vereinigung. „Die günstigsten Bedingungen für das Fortschreiten des Reparaturprozesses sind in einer sauber geschnittenen Wunde der Haut zu finden, die nicht durch Gewebeverlust, durch das Vorhandensein von Fremdstoffen oder durch eine Infektion mit krankheitserzeugenden Mikroben kompliziert wird." Organismen und seine Kanten berühren sich. Aufgrund der Abwesenheit einer Infektion wird eine solche Wunde als *aseptisch bezeichnet* , und unter diesen Bedingungen erfolgt die Heilung durch die sogenannte „primäre Vereinigung" – die „Heilung durch erste Absicht" der älteren Autoren.

Granulationsgewebe. – Das wesentliche und unveränderliche Medium der Reparatur in allen Strukturen ist eine elementare Form neuen Gewebes, bekannt als *Granulationsgewebe* , das im beschädigten Bereich als Reaktion auf die durch Verletzung oder Krankheit verursachte Reizung entsteht. Die durch eine solche Reizung hervorgerufene lebenswichtige Reaktion führt zu einer Erweiterung der Gefäße des Teils, einer Auswanderung von Leukozyten, einer Transsudation von Lymphe und bestimmten proliferativen Veränderungen in den fixierten Gewebezellen. Diese Veränderungen sind bei Entzündungs- und Reparaturprozessen üblich; Zwischen diesen Prozessen kann keine eindeutige Grenze gezogen werden, und die beiden können zusammen weitergehen. Erst wenn die proliferativen Veränderungen überwiegen, wird der reparative Prozess durch die Bildung von gesundem Granulationsgewebe wirksam etabliert.

Bildung von Granulationsgewebe. - Wenn unter aseptischen Bedingungen eine Wunde in die Haut eingebracht wird, kommt es beim Durchgang des Messers durch das Gewebe sofort zum Austreten von Blut, das bald an den Schnittflächen gerinnt. In jedem der geteilten Gefäße bildet sich ein Gerinnsel, das sich bis zum nächsten Seitenast erstreckt; Und auf der Oberfläche der Wunde befindet sich eine mikroskopisch kleine Schicht aus verletztem und devitalisiertem Gewebe. Wenn die Wunde geschlossen ist, wird der schmale Raum zwischen ihren Rändern von einem Blutgerinnsel eingenommen, das aus roten und weißen Blutkörperchen besteht, vermischt mit einer Menge Fibrin, und dieses bildet ein vorübergehendes verbindendes Medium zwischen den geteilten Oberflächen. Während der ersten zwölf Stunden erweitern sich die winzigen Gefäße in der Nähe der Wunde, aus denen Lymphe austritt und Leukozyten in das Gewebe einwandern. Innerhalb von vierundzwanzig bis sechsunddreißig Stunden beginnen die Kapillaren des an die Wunde angrenzenden Teils, winzige Knospen und feine Fortsätze auszustoßen, die die Lücke überbrücken und eine festere, aber immer noch vorübergehende Verbindung zwischen den beiden Seiten bilden. Jede Knospe beginnt in der Wand der Kapillare als kleine Ansammlung körnigen Protoplasmas, das sich allmählich zu einem Filament mit einem Kern ausdehnt. Dieses Filament verbindet sich entweder mit einer benachbarten Kapillare oder mit einem ähnlichen Filament, und mit der Zeit werden diese hohl und füllen sich mit Blut aus den Gefäßen, aus denen sie entstanden sind. Auf diese Weise entsteht eine Reihe junger *Kapillarschlingen* .

Die Räume zwischen diesen Schleifen sind mit Zellen unterschiedlicher Art gefüllt, wobei die wichtigsten die *Fibroblasten sind* , die dazu bestimmt sind, Narbenfasergewebe zu bilden. Bei diesen Fibroblasten handelt es sich um große, unregelmäßig kernhaltige Zellen, die hauptsächlich aus der Proliferation der fixierten Bindegewebszellen des Teils und in geringerem Maße aus Lymphozyten und anderen mononukleären Zellen stammen, die aus den Gefäßen eingewandert sind. Unter den Fibroblasten findet man manchmal größere Zellen mit mehreren Kernen – *Riesenzellen* –, insbesondere wenn resistente Substanzen wie Seidenligaturen oder Knochenfragmente in das Gewebe eingebettet sind, und ihre Funktion scheint darin zu bestehen, solche Substanzen vorab zu erweichen werden von den Fresszellen abtransportiert. In den Räumen sind auch zahlreiche *polymorphkernige Leukozyten* vorhanden, die aus den Gefäßen gewandert sind. Diese fungieren als Phagozyten, deren Aufgabe darin besteht, die roten Blutkörperchen und das Fibrin des ursprünglichen Gerinnsels zu entfernen. Dabei gelangen sie entweder aufgrund ihrer amöboiden Bewegung zurück in den Kreislauf oder werden selbst von den wachsenden Fibroblasten aufgefressen. Über diese phagozytische Wirkung hinaus scheinen sie keine direkte Rolle im Reparaturprozess zu spielen. Diese jungen Kapillarschlingen bilden mit ihren Stützzellen und Flüssigkeiten Granulationsgewebe, das sich normalerweise innerhalb von drei bis fünf Tagen vollständig ausbildet und danach durch Narben- oder Narbengewebe ersetzt wird.

Bildung von Narbengewebe. – Die Umwandlung dieses temporären Granulationsgewebes in Narbengewebe wird durch die Fibroblasten bewirkt, die länglich und spindelförmig werden und in und um sie herum ein feines fibrilliertes Material produzieren, dessen Menge allmählich zunimmt, bis es das Zellprotoplasma ersetzt. Auf diese Weise entsteht weißes Fasergewebe, dessen Zellen in parallelen Linien angeordnet sind und sich schließlich in Bündeln gruppieren, wodurch ein vollständig ausgebildetes weißes Fasergewebe entsteht. Während seines Wachstums verödet es allmählich die Kapillaren, bis nach zwei, drei oder vier Wochen beide Gefäße und Zellen fast vollständig verschwunden sind und die ursprüngliche Wunde von Narbengewebe besetzt ist. Im Laufe der Zeit verfestigt sich dieses Gewebe und die Narbe erfährt eine gewisse Kontraktion – die *Narbenkontraktion* .

Heilung der Epidermis. —Während diese Veränderungen in den tieferen Teilen der Wunde stattfinden, wird die Oberfläche von der von den Rändern her einwachsenden *Epidermis bedeckt* . Innerhalb von zwölf Stunden beginnen die Zellen des Rete Malpighii in der Nähe der Schnittkante auf der Wundoberfläche zu sprießen und bedecken durch ihre Vermehrung nach und nach die Granulationen mit einer dünnen rosafarbenen Häutchen. Mit zunehmender Dicke des Epithels nimmt es einen bläulichen Farbton an und schließlich verhornen die Zellen und das Epithel nimmt eine grauweiße Farbe an.

Klinische Aspekte. – Solange der Heilungsprozess nicht durch eine Infektion mit Mikroorganismen erschwert wird, besteht keine Beeinträchtigung der allgemeinen Gesundheit des Patienten. Die Temperatur bleibt normal; die Kreislauf-, Magen-Darm-, Nerven- und andere Funktionen sind ungestört; Lokal ist der Teil kühl, von natürlicher Farbe und schmerzfrei.

Änderungen des Reparaturprozesses. – Der oben beschriebene Prozess der Reparatur durch primäre Vereinigung ist als die Art aller reparativen Prozesse anzusehen, wobei solche Modifikationen, die auftreten, lediglich von zufälligen Unterschieden in den vorliegenden Bedingungen abhängen, wie z. B. Gewebeverlust, Infektion durch Mikro -Organismen usw.

Reparatur nach Verlust oder Zerstörung von Gewebe. – Wenn die Ränder einer Wunde nicht angenähert werden können, weil entweder Gewebe verloren gegangen ist, beispielsweise bei der Entfernung eines Tumors, oder weil ein Drainageschlauch oder eine Mullpackung erforderlich war, ist eine größere Menge Granulationsgewebe erforderlich, um die Lücke zu füllen Der Vorgang ist im Wesentlichen derselbe wie bei der idealen Reparaturmethode.

Die rohe Oberfläche wird zunächst von einer Schicht aus geronnenem Blut und Fibrin bedeckt. Zur freien Oberfläche hin findet eine ausgedehnte Neubildung von Kapillarschlingen und Fibroblasten statt, die so lange anhält, bis die Lücke mit einer feinen, samtartigen Masse aus Granulationsgewebe ausgefüllt ist. Dieses Granulationsgewebe wird nach und nach durch junges Narbengewebe ersetzt und die Oberfläche wird von den Rändern her durch eingewachsenes Epithel bedeckt.

Diese Modifikation des Reparaturprozesses lässt sich am besten klinisch an einer frischen Wunde untersuchen, die mit Gaze gefüllt wurde. Beim Einführen des Pfropfens bestehen die Wände der Höhle aus rohem Gewebe mit zahlreichen austretenden Blutgefäßen. Beim Entfernen der Packung am fünften oder sechsten Tag stellt man fest, dass die Oberfläche mit winzigen, roten, papillären Granulationen bedeckt ist, die beginnen, die Höhle zu füllen. An den Rändern hat sich das Epithel vermehrt und bedeckt das neu gebildete Granulationsgewebe. Wenn Lymphe und Leukozyten aus der freiliegenden Oberfläche austreten, kommt es zu einer gewissen Menge an serösem oder sero-eitrigem Ausfluss. Bei der Untersuchung der Wunde in Abständen von einigen Tagen stellt man fest, dass das Granulationsgewebe allmählich an Menge zunimmt, bis die Lücke vollständig ausgefüllt ist, und dass sich gleichzeitig das Epithel ausbreitet und die Oberfläche bedeckt. Im Laufe der Zeit verdickt sich das Epithel, und da das Granulationsgewebe langsam durch junges Narbengewebe ersetzt wird, das die besondere Tendenz hat, sich zusammenzuziehen und so die Blutgefäße darin zu veröden, wird die zurückbleibende Narbe glatt, blass und eingedrückt . Diese Heilungsmethode wird manchmal als „Heilung durch Granulation“ bezeichnet – obwohl, wie wir gesehen haben, alle Reparaturen durch Granulation stattfinden.

Heilung durch Vereinigung zweier granulierender Oberflächen. – Bei klaffenden Wunden wird die Verbindung manchmal dadurch erreicht, dass man die beiden Oberflächen aneinanderbringt, nachdem jede mit gesunden

Granulationen bedeckt ist. Durch das Exsudat auf den Oberflächen verkleben sie, Kapillarschlingen wandern von einer zur anderen und ihre endgültige Verschmelzung erfolgt durch die weitere Entwicklung von Granulations- und Narbengewebe.

Wiedervereinigung völlig vom Körper getrennter Teile. – Kleine Gewebeteile wie die Spitze eines Fingers, die Nasenspitze oder ein Teil des Außenohrs, die versehentlich vom Körper abgetrennt wurden, verkleben gelegentlich durch primäre Verbindung, wenn sie genau ersetzt und in ihrer Position fixiert werden.

Im Rahmen von Operationen können auch Teile der Haut, der Faszien oder des Knochens oder sogar ein komplettes Gelenk transplantiert werden und sich durch eine primäre Vereinigung vereinen.

Heilung unter einem Schorf. – Wenn eine kleine oberflächliche Wunde der Luft ausgesetzt wird, kann das an der Oberfläche ausgeschiedene Blut und Serum trocknen und eine harte Kruste oder einen *Schorf bilden* , der die Oberfläche auf die gleiche Weise vor äußeren Reizungen schützt wie ein trockenes, sterilisiertes Kissen Gaze. Unter diesem Schorf erfolgt die Bildung von Granulationsgewebe, dessen Umwandlung in Narbengewebe und das Wachstum von Epithel an der Oberfläche, bis sich im Laufe der Zeit die Kruste löst und eine Narbe zurückbleibt.

Heilung durch Blutgerinnsel. – Bei subkutanen Wunden, zum Beispiel bei Tenotomien, bei Amputationswunden und bei Wunden, die bei der Entfernung von Tumoren oder bei Operationen an Knochen entstehen, füllt sich der zwischen den geteilten Geweben verbleibende Raum mit Blutgerinnseln, die als vorübergehendes Gerüst für das Granulationsgewebe dienen aufgebaut ist. Kapillarschlingen wachsen in das Koagulum hinein, und eingewanderte Leukozyten aus den angrenzenden Blutgefäßen zerstören die roten Blutkörperchen und werden wiederum von den sich entwickelnden Fibroblasten entsorgt, die durch ihr Wachstum und ihre Vermehrung die Lücke mit jungem Bindegewebe füllen. Es ist offensichtlich, dass sich dieser Prozess von der Heilung durch primäre Vereinigung nur durch die *Menge* des vorhandenen Blutgerinnsels unterscheidet.

Vorhandensein eines Fremdkörpers. —Wenn ein aseptischer Fremdkörper im Gewebe vorhanden ist, *z. B.* ein Stück nicht resorbierbarer Chromdarm, kann der Heilungsprozess beeinträchtigt sein. Nachdem die Primärheilung stattgefunden hat, kann sich die Narbe verbreitern, über die Oberfläche hinausragen und eine bläulich-braune Farbe annehmen; Die Epidermis wird allmählich dünner und gibt nach, wodurch der erweichte Teil des Katdarms zum Vorschein kommt, der in Stücken herausgezogen werden kann. Danach heilt die Wunde schnell und nimmt wieder ihr normales Aussehen an.

REPARATUR IN EINZELNEN GEWEBEN

Haut und Bindegewebe. —Die Art und Weise der Regeneration dieser Gewebe unter aseptischen Bedingungen wurde bereits als die Art der idealen Reparatur beschrieben. In stark vaskulären Teilen, wie zum Beispiel im Gesicht, geht der Reparaturprozess sehr schnell vonstatten, und selbst ausgedehnte Wunden können innerhalb von drei bis fünf Tagen fest verbunden sein. Wenn die Anastomose weniger frei ist, dauert der Prozess länger. Die höher organisierten Elemente der Haut, wie die Haarfollikel, die Schweiß- und Talgdrüsen, werden unvollständig reproduziert; Daher bleibt die Narbe glatt, trocken und haarlos.

Epithel. — Epithel wird nur aus bereits vorhandenem Epithel und in der Regel aus einem ähnlichen Typus reproduziert, obwohl eine metaplastische Umwandlung von Zellen einer Epithelart in eine andere Art stattfinden kann. So kann eine granulierende Oberfläche vollständig durch das Einwachsen des Hautepithels von den Rändern her bedeckt sein; oder Inseln, die ihren Ursprung in überlebenden Zellen von Talgdrüsen oder Schweißdrüsen oder von Haarfollikeln haben, können in der Mitte des rauen Bereichs entstehen. Solche Inseln können auch auf die versehentliche Übertragung loser Epithelzellen von den Rändern zurückzuführen sein. Sogar die Flüssigkeit aus einer Blase ist aufgrund der darin enthaltenen isolierten Zellen des Rete Malpighii in der Lage, ein Epithelwachstum auf einer granulierenden Oberfläche auszulösen. Haare und Nägel können vollständig regeneriert werden, wenn eine ausreichende Menge der Haarfollikel oder der Nagelmatrix der Zerstörung entgangen ist. Das Epithel einer Schleimhaut wird auf die gleiche Weise regeneriert wie das einer Hautoberfläche.

Epithelzellen haben die Fähigkeit, nach der Trennung von ihrer normalen Umgebung noch einige Zeit zu überleben und unter günstigen Umständen wieder zu wachsen. Auf dieser Tatsache basiert die Praxis der Hauttransplantation (S. 11).

Knorpel. – Wenn ein Gelenkknorpel durch einen Einschnitt oder durch eine Fraktur, an der das Gelenkende eines Knochens beteiligt ist, geteilt wird, wird er durch gewöhnliches Narbenfasergewebe repariert, das aus den proliferierenden Zellen des Perichondriums stammt. Da Knorpel kein Gefäßgewebe ist, verläuft der Reparaturprozess langsam und es kann viele Wochen dauern, bis er abgeschlossen ist.

Es kann zu einer metaplastischen Umwandlung von Bindegewebszellen in Knorpelzellen kommen, wobei die charakteristische hyaline Matrix von den neuen Zellen abgesondert wird. Dies wird manchmal als Zwischenstadium bei der Heilung von Frakturen beobachtet, insbesondere bei jungen Knochen. Es kann auch bei der Regeneration verlorener Knorpelanteile stattfinden, vorausgesetzt, das neue Gewebe befindet sich so, dass es Teil eines Gelenks ist und dem Druck einer gegenüberliegenden Knorpeloberfläche ausgesetzt ist. Dies wird dadurch veranschaulicht, was nach der Entfernung von Gelenken geschieht, bei denen die Funktion des Gelenks wiederhergestellt werden soll. Durch Bewegungen zwischen den einzelnen Teilen wird das die Knochenenden bedeckende Fasergewebe in Form gebracht, seine Zellen nehmen den Charakter von Knorpelzellen an und bilden eine Matrix, so dass ein neuer Knorpel entsteht.

Umgekehrt wird beobachtet, dass der Gelenkknorpel, wenn er nicht länger dem Druck eines Gegenknorpels ausgesetzt ist, dazu neigt, sich in faseriges Gewebe umzuwandeln, was bei Deformitäten beobachtet werden kann, die mit einer Verschiebung der Gelenkflächen einhergehen, wie z. B. Hallux valgus und Klumpfuß .

Nach Frakturen des Rippenknorpels oder des Kehlkopfknorpels kann das Narbengewebe letztendlich durch Knochen ersetzt werden.

Sehnen. – Wenn eine Sehne durchtrennt wird, beispielsweise durch eine subkutane Tenotomie, wird das Ende, das näher an den Muskelfasern liegt, vom anderen weggezogen, wodurch eine Lücke entsteht, die sich schnell mit einem Blutgerinnsel füllt. Im Laufe einiger Tage wird dieses Gerinnsel von Granulationsgewebe durchdrungen, dessen Fibroblasten aus der Sehnenscheide, dem umgebenden Bindegewebe und wahrscheinlich auch aus den gespaltenen Enden der Sehne selbst stammen. Diese Fibroblasten entwickeln sich schließlich zu typischen Sehnenzellen und die Fasern, die sie bilden, bilden die neuen Sehnenfasern. Unter aseptischen Bedingungen ist die Reparatur in zwei bis drei Wochen abgeschlossen. Im Zuge des Reparaturprozesses kann es zu einer Verklebung der Sehne und ihrer Scheide kommen, was zu Bewegungseinschränkungen und Steifheit führt. Wenn die Enden einer versehentlich durchtrennten Sehne sofort in eine genaue Position gebracht und durch Nähte gesichert werden, verbinden sie sich direkt mit einem Minimum an Narbengewebe und die Funktion wird perfekt wiederhergestellt.

Muskel. —Ungestreifte Muskeln scheinen nur in mäßigem Maße regeneriert werden zu können. Wenn die Enden eines geteilten gestreiften Muskels sofort durch Nähte zusammengebracht werden, findet eine primäre Vereinigung mit einem Minimum an dazwischenliegendem Fasergewebe statt. Die Kerne der Muskelfasern in unmittelbarer Nähe dieses jungen Narbengewebes vermehren sich und es können sich einige neue Muskelfasern entwickeln, aber jeder grobe Verlust an Muskelgewebe wird durch eine faserige Narbe ersetzt. Es scheint, dass Muskelteile, die von Tieren transplantiert wurden, um Lücken im menschlichen Muskel zu füllen, ebenfalls durch faseriges Gewebe ersetzt werden. Wenn ein Muskel durch den Verlust seiner Nervenversorgung gelähmt ist und eine vollständige Degeneration erfährt, ist er nicht in der Lage, sich zu regenerieren, selbst wenn die Integrität des Nervs wiederhergestellt wird, und so geht seine Funktion dauerhaft verloren.

Sekretionsdrüsen. – Die Regeneration der Sekretdrüsen ist meist unvollständig, Narbengewebe tritt an die Stelle der zerstörten Drüsensubstanz. Bei Wunden der Leber beispielsweise ist die Lücke mit faserigem Gewebe gefüllt, zum Rand der Wunde hin vermehren sich die Leberzellen jedoch und es findet eine gewisse Regeneration statt. Auch in der Niere erfolgt die Reparatur hauptsächlich durch Narbengewebe, und obwohl einige Sammelkanälchen neu gebildet werden können, findet keine Regeneration des sezernierenden Gewebes statt. Nach der Operation der Entkapselung der Niere wird eine neue Kapsel gebildet, und während dieses Prozesses durchdringen junge Blutgefäße die oberflächlichen Teile der Niere und erhöhen vorübergehend deren Blutversorgung, aber bei der Konsolidierung des neuen Fasergewebes werden diese Gefäße letztendlich verödet. Dies beweist nicht, dass die Operation nutzlos ist, da die vorübergehende Verbesserung der Durchblutung der Niere dazu dienen kann, den Patienten über eine kritische Phase der Niereninsuffizienz hinweg zu überbrücken.

Magen und Darm. —Vorausgesetzt, die Peritonealflächen liegen genau aneinander, heilen Wunden im Magen und Darm sehr schnell. Innerhalb weniger Stunden werden die Peritonealflächen durch eine dünne Schicht aus Fibrin und Leukozyten zusammengeklebt, die sich schnell organisiert und durch faseriges Gewebe ersetzt. An die Stelle der Muskelelemente tritt faseriges Gewebe, das nicht regeneriert wird. Die Schleimhaut wird durch Einwachsen von den Rändern wiederhergestellt, und es gibt Hinweise darauf, dass einige der Sekretdrüsen reproduziert werden könnten.

Hohle Eingeweide, like die Speiseröhre und die Harnblase, sofern sie nicht vom Bauchfell bedeckt sind, heilen weniger schnell.

Nervengewebe. – Es gibt keinen vertrauenswürdigen Beweis dafür, dass es beim Menschen jemals zu einer Regeneration der Gewebe des Gehirns oder des Rückenmarks kommt. Eventueller Substanzverlust wird durch Narbengewebe ersetzt.

Die Reparatur von *Knochen* , *Blutgefäßen* und *peripheren Nerven* wird in den Kapiteln, die sich mit diesen Strukturen befassen, besser behandelt.

Heilungsrate. —Während die Geschwindigkeit, mit der Wunden heilen, bemerkenswert konstant ist, gibt es bestimmte Faktoren, die sie in die eine oder andere Richtung beeinflussen. Die Heilung erfolgt schneller, wenn die Ränder sich berühren, wenn zwischen ihnen nur ein Minimum an Blutgerinnseln vorhanden ist, der Patient sich in einem normalen

Gesundheitszustand befindet und die Vitalität des Gewebes nicht beeinträchtigt ist. Bei jungen Menschen heilen Wunden etwas schneller als bei alten, allerdings ist der Unterschied so gering, dass er nur durch sorgfältigste Beobachtungen nachgewiesen werden kann.

Bestimmte Gewebe brauchen länger zur Heilung als andere: Beispielsweise dauert es etwa sechs Wochen, bis sich ein Bruch eines der größeren Röhrenknochen verbindet, und geteilte Nervenstämme brauchen viel länger – etwa ein Jahr.

Wunden an bestimmten Körperteilen heilen schneller als an anderen: Wunden an der Kopfhaut, im Gesicht und am Hals beispielsweise heilen schneller als Wunden am Gesäß oder am Kreuzbein, wahrscheinlich aufgrund ihrer größeren Gefäßversorgung.

Das Ausmaß der Wunde beeinflusst die Heilungsgeschwindigkeit; Es ist nur natürlich, dass die Heilung einer langen und tiefen Wunde länger dauert als die einer kurzen und oberflächlichen, da bei der Umwandlung von Blutgerinnseln in Granulationsgewebe und dieses wiederum in Narbengewebe noch viel mehr Arbeit zu leisten ist wird stark genug sein, um der Belastung an den Wundrändern standzuhalten.

DIE TRANSPLANTATION ODER TRANSPLANTATION VON GEWEBE

Es kommt nicht selten vor, dass durch die Übertragung eines Gewebeteils von einem Körperteil auf einen anderen die Heilung gefördert und die Wiederherstellung der Funktion ermöglicht wird; Das übertragene Gewebe wird als *Transplantat* oder *Transplantat* bezeichnet . Das einfachste Beispiel einer Transplantation ist die Transplantation von Haut.

Damit das Transplantat überleben kann und eine gute Chance auf eine sogenannte „Einnahme" hat, muss das transplantierte Gewebe seine Vitalität behalten, bis es eine organische Verbindung mit dem Gewebe, in dem es platziert ist, eingegangen ist, damit es abgeleitet werden kann die nötige Nahrung aus seinem neuen Bett. Wenn diese Bedingungen erfüllt sind, vermehren sich die Gewebe des Transplantats weiter, wodurch neue Gewebeelemente entstehen, um die verlorenen zu ersetzen, und es dem Transplantat ermöglicht wird, sich in das Gewebe zu integrieren, mit dem es in Kontakt steht.

Totes Gewebe hingegen kann keines dieser Dinge tun; Es kann nur als Modell oder höchstens als Gerüst für solche beweglichen Gewebeelemente dienen, die aus dem Ausgangsgewebe stammen können, mit dem das Transplantat in Kontakt steht: zum Beispiel ein Stück sterilisierter

Meeresschwamm Es kann beobachtet werden, dass es beim Einbetten in das Gewebe von Granulationsgewebe durchdrungen wird.

Ein erfolgreiches Transplantat lebenden Gewebes ist nicht nur zur Regeneration fähig, sondern erhält auch ein System aus Lymph- und Blutgefäßen, so dass es mit der Zeit blutet, wenn es angeschnitten wird, und von neuen Nervenfasern durchdrungen wird, die sich von der Peripherie zum Zentrum ausbreiten.

Es ist aufschlussreich, die Überlebenszeit der verschiedenen Körpergewebe nach dem Tod mit ihrer Fähigkeit, für Transplantationszwecke genutzt zu werden, in Verbindung zu bringen. die höheren Gewebe wie das Zentralnervensystem und hochspezialisierte Drüsengewebe wie die der Niere verlieren nach dem Tod schnell ihre Vitalität und sind daher für eine Transplantation unbrauchbar; Bindegewebe hingegen wie Fett, Knorpel und Knochen behalten ihre Vitalität noch mehrere Stunden nach dem Tod, so dass sie bei der Transplantation bereitwillig alles „nehmen" und tun, was von ihnen verlangt wird: Das Gleiche gilt der Haut und ihrer Anhangsgebilde.

Quellen für Transplantate. —Es ist zweckmäßig, zwischen *autoplastischen* Transplantaten zu unterscheiden, also solchen, die vom selben Individuum stammen; *homoplastische* Transplantate, die von einem anderen Tier derselben Art stammen; und *heteroplastische* Transplantate, die von einem Tier einer anderen Art stammen. Unter sonst gleichen Bedingungen sind die Erfolgsaussichten bei autoplastischen Transplantaten am größten und werden daher nach Möglichkeit bevorzugt.

Es gibt bestimmte Details, die den Erfolg ausmachen und die Beachtung verdienen: Das Transplantat darf nicht grob behandelt, nicht trocknen gelassen oder chemischen Reizungen ausgesetzt werden. es muss in genauen Kontakt mit dem neuen Boden gebracht werden, es darf kein Blutgerinnsel dazwischenkommen, es darf keine Bewegung des einen auf dem anderen möglich sein und jede Infektion muss ausgeschlossen sein; Man wird feststellen, dass dies genau die gleichen Bedingungen sind, die eine primäre Wundheilung ermöglichen, mit der natürlich die Heilung von Transplantaten genau vergleichbar ist.

Konservierung von Gewebe zur Transplantation. „Früher glaubte man, dass Gewebe aus dem Operationssaal entnommen und im Kühlraum aufbewahrt werden könnte, bis es benötigt wird. Mittlerweile ist man sich darüber einig, dass Gewebe, das eine Zeit lang vom Körper getrennt wurde, unweigerlich seine Vitalität verliert, sich nicht mehr regeneriert und daher für Transplantationszwecke ungeeignet ist. Wenn ein Teil des Gewebes für eine zukünftige Transplantation erhalten bleiben soll, sollte es so lange in das Unterhautgewebe der Bauchdecke eingebettet werden, bis es benötigt wird; Dies wurde mit Teilen des Rippenknorpels und des Knochens durchgeführt.

EINZELNE GEWEBE ALS TRANSPLANTATE

Das Blut eignet sich ideal für eine Transplantation oder, wie es seit langem genannt wird, für *eine Transfusion* . Da es sich immer um einen homoplastischen Transfer handelt, wird das neue Blut vom alten nicht immer toleriert. In diesem Fall kommt es zu biochemischen Veränderungen, die zur Hämolyse führen, was dem Zerfall anderer erfolgloser homoplastischer Transplantate entspricht. (Siehe Artikel über Transfusion, *Op. Surg.* , S. 37.)

Die Haut. „Die Haut war das erste Gewebe, das für Transplantationszwecke verwendet wurde, und sie wird immer noch häufiger als jedes andere Gewebe verwendet, da Läsionen, die Hautdefekte verursachen, äußerst häufig sind und die Heilung ohne die Hilfe von Transplantaten langwierig ist."

Hauttransplantate können auf eine rohe oder mit Granulationen bedeckte Oberfläche aufgebracht werden.

Eine Hauttransplantation auf rohen Oberflächen ist häufig nach Operationen wegen bösartiger Erkrankungen indiziert, bei denen große Hautbereiche geopfert werden müssen, und nach Unfällen, wie z. B. einem Abriss der Kopfhaut durch Maschinen.

Die Hauttransplantation granulierender Oberflächen wird hauptsächlich zur Förderung der Heilung großer Hautdefekte eingesetzt, die durch schwere Verbrennungen verursacht wurden. Die Transplantation wird durchgeführt, wenn die Oberfläche von einer gleichmäßigen Schicht gesunder Granulationen bedeckt ist und bevor sich die unvermeidliche Kontraktion des Narbengewebes bemerkbar macht. Vor dem Anbringen der Transplantate ist es üblich, die Granulationen abzukratzen, bis das junge faserige Gewebe darunter freigelegt wird. Wenn die Granulationen jedoch gesund sind und sterilisiert werden können, können die Transplantate direkt darauf platziert werden.

Wenn beschlossen wird, die Granulationen abzukratzen, muss das Austreten durch Druck mit einem Mullkissen gestoppt werden. Eine Zahngummi- oder grüne Schutzfolie wird neben die rohe Oberfläche gelegt, um zu verhindern, dass die Gaze anhaftet und die Blutung erneut auslöst, wenn sie vorhanden ist ENTFERNT.

Methoden der Hauttransplantation. – Es werden zwei Methoden angewendet: eine, bei der hauptsächlich oder ausschließlich die Epidermis verwendet wird – Epidermis- oder Epitheltransplantation; die andere, bei der das Transplantat aus der gesamten Dicke der echten Haut besteht – Cutis-Transplantation.

Epidermis- oder Epitheltransplantation. – Die von dem verstorbenen Leipziger Professor Thiersch eingeführte Methode ist die fast allgemein praktizierte.

Dabei werden von der Hautoberfläche rasierte Epidermisstreifen transplantiert, wobei der Rasierer durch die Spitzen der Papillen führt, die als winzige rote Punkte erscheinen und einen mäßigen Blutaustritt hervorrufen.

Die Streifen werden von der Vorder- und Außenseite des Oberschenkels oder Oberarms gewonnen, wobei die Haut in diesen Regionen geschmeidig und vergleichsweise frei von Haaren ist.

Sie werden mit einem scharfen Hohlschliffmesser oder mit dem Thiersch-Pfropfmesser geschnitten, dessen Klinge in Alkohol gespült und mit warmer Kochsalzlösung befeuchtet gehalten wird. Das Schneiden wird erleichtert, wenn die Haut gut gedehnt und flach und vollkommen ruhig gehalten wird, indem die linke Hand des Bedieners Zug auf die Haut hinten ausübt, die Hände des Assistenten auf die Haut vorne, eine oberhalb und die andere unterhalb des Operationssitzes . Um sicherzustellen, dass gleichmäßige Streifen geschnitten werden, wird das Rasiermesser parallel zur Oberfläche gehalten und mit einer kurzen, schnellen Sägebewegung verwendet, so dass mit ein wenig Übung problemlos Transplantate von 15 bis 20 cm Länge und 2 bis 5 cm Breite geschnitten werden können . Der Patient erhält eine Vollnarkose oder eine Regionalanästhesie durch Injektion einer einprozentigen Lösung. Novocain in die Linie der lateralen und mittleren Hautnerven; Die Desinfektion der Haut erfolgt nach den üblichen Methoden, die endgültige Entfernung chemischer Mittel erfolgt jedoch mit Alkohol und anschließender Kochsalzlösung.

Die Epidermisstreifen falten sich auf dem Messer zusammen und werden direkt auf die Oberfläche übertragen, wo sie zu einem vollständigen Teppich geformt werden sollten, wobei die Ränder der Fläche und untereinander leicht überlappend sind; Mit einem stumpfen Instrument werden die Streifen geglättet, die dann mit einem Mullkissen festem Druck ausgesetzt werden, um Blut und Luftglocken auszudrücken und einen genauen Kontakt sicherzustellen, denn dieser muss so nah sein wie der zwischen einer Briefmarke und dem Papier, auf dem es befestigt ist.

Als Verband für den transplantierten Bereich und auch für den Bereich, aus dem die Transplantate entnommen wurden, scheint sich in *flüssigem Paraffin getränkte Gaze – die als Ambrine* bekannte Patentsorte eignet sich hervorragend – am besten zu eignen; Die Gaze sollte etwa alle zwei Tage mit frischem Paraffin angefeuchtet werden, damit die Gaze am Ende einer Woche, wenn sich die Transplantate vereinigt haben sollten, entfernt werden kann, ohne dass die Gefahr einer Ablösung besteht. *Zahnwachs* ist eine weitere nützliche Verbandsart; ebenso wie *Pikrinsäurelösung* . Über die Gaze wird eine dicke Schicht Watte gelegt, und der gesamte Verband wird durch einen fest angelegten Verband an Ort und Stelle gehalten. Bei den Gliedmaßen sollte eine Art Schiene angebracht werden, um Bewegungen zu verhindern.

Auf einen Verband kann gänzlich verzichtet werden, da die Transplantate durch einen Drahtkäfig, wie er nach der Impfung verwendet wird, geschützt werden. Sie neigen jedoch dazu, auszutrocknen und einem Schorf zu ähneln.

Wenn die Transplantate verheilt sind, empfiehlt es sich, sie durch großzügiges Auftragen von Lanolin oder Vaseline vor Verletzungen zu schützen und Austrocknung und Rissbildung zu verhindern.

Die neue Haut ist zunächst unempfindlich und fest mit dem darunter liegenden Bindegewebe oder Knochen verbunden, doch mit der Zeit (ab sechs Wochen) kehrt die Empfindung zurück und die Bildung von elastischem Gewebe darunter macht die Haut geschmeidig und beweglich, so dass sie eingeklemmt werden kann nach oben zwischen Finger und Daumen.

Reverdins Methode besteht darin, Hautstücke, die nicht größer als ein Stecknadelkopf sind, auf einer granulierenden Oberfläche auszupflanzen. Es wird selten eingesetzt.

Transplantate der Cutis Vera. —Transplantate, die aus der gesamten Dicke der echten Haut bestehen, wurden von Wolff besonders befürwortet und werden oft mit seinem Namen in Verbindung gebracht. Sie sollten oval oder spindelförmig geschnitten sein, um die Annäherung an die Ränder der entstehenden Wunde zu erleichtern. Das Transplantat sollte genau auf die Größe der zu bedeckenden Fläche zugeschnitten werden; Gillies glaubt, dass die Spannung des Transplantats seine Entnahme begünstigt. Diese Transplantate können entweder auf einer frischen, rohen Oberfläche oder auf gesunden Granulationen platziert werden. Manchmal ist es von Vorteil, sie an Ort und Stelle zu nähen, insbesondere im Gesicht. Der Verband und die Nachbehandlung sind die gleichen wie bei der Epidermistransplantation.

Es besteht eine gewisse Unsicherheit darüber, ob das Transplantat seine Vitalität lange genug behält, um die notwendige Nahrung aus seiner neuen Umgebung zu beziehen. In einer bestimmten Anzahl von Fällen stirbt der Lappen ab und wird als Belag abgeworfen – feucht oder trocken, je nachdem, ob eine septische Infektion vorliegt oder nicht.

Die Technik der Nagelhauttransplantation muss fehlerfrei und die Asepsis absolut sein; Es darf nicht nur völlige Bewegungsfreiheit gegeben sein, es darf auch kein Zug auf den Lappen ausgeübt werden, der seine Blutversorgung gefährdet.

Aufgrund der unsicheren Ergebnisse der Kutistransplantation wurde die *zweistufige* oder *indirekte Methode* eingeführt, deren nahezu durchgängiger Erfolg zu einer weiten Erweiterung ihres Anwendungsbereichs führte. Der Lappen wird wie bei der direkten Methode angehoben, bleibt jedoch für einen Zeitraum von 14 bis 21 Tagen an einem seiner Ränder befestigt, bis die Blutversorgung aus seinem neuen Bett gewährleistet ist. die Ablösung ist dann abgeschlossen. Die Blutversorgung des vorgeschlagenen Lappens kann seine Auswahl und die Art und Weise seiner Gestaltung beeinflussen; Beispielsweise ist es wahrscheinlicher, dass ein Lappen, der von der Seite des Kopfes geschnitten wird, um einen Defekt in der Wange zu füllen, mit der oberflächlichen Schläfenarterie in seinem Befestigungsrand oder Stiel verläuft, als ein Lappen, der mit der Basis darüber geschnitten wird.

Eine andere Modifikation besteht darin, die Klappe anzuheben, sie aber an beiden Enden wie die Pfeiler einer Brücke verbunden zu lassen; Diese Methode eignet sich gut für Hautdefekte am Fingerrücken, an der Hand und am Unterarm. Der Hautrücken wird von der Bauchdecke abgehoben und die Hand wird darunter hindurchgeführt und sicher in ihrer Position fixiert. Nach einem Zeitraum von 14 bis 21 Tagen, wenn die Blutversorgung des Lappens sichergestellt ist, werden die Pfeiler der Brücke geteilt (Abb. 1). Bei der Unterminierung gelingt es in der Regel auch bei Kindern leicht, die Ränder des Spalts in der Bauchdecke zusammenzubringen; Der Hautlappen auf dem Handrücken erscheint eine Zeit lang ziemlich dick und hervorstehend – fast wie die Polsterung eines Boxhandschuhs –, aber die Wiederherstellung der Funktion in der Fähigkeit, die Finger zu beugen, ist äußerst erfreulich.

ABB. 1. – Geschwür am Handrücken, bedeckt von einem Hautlappen, der sich von der vorderen Bauchdecke erhebt. Nach dem Anhaften des Transplantats werden die seitlichen Ränder des Lappens durchtrennt.

Das indirekte Element dieser Hauttransplantationsmethode kann noch weitergeführt werden, indem der Hautlappen zunächst auf einen Teil des Körpers übertragen und dann, nachdem er entnommen wurde, auf einen dritten Teil übertragen wird. Gillies hat diese Methode speziell zur Behandlung von Gesichtsdeformationen entwickelt, die durch Schusswunden und Benzinverbrennungen bei Fliegern verursacht wurden. Im Hals- und Brustbereich wird ein rechteckiger Hautlappen markiert. Die seitlichen Ränder des Lappens werden so weit angehoben, dass sie zu einem Hautschlauch zusammengeführt werden können. Nachdem die Durchblutung wiederhergestellt ist, wird das untere Ende des Hautlappens entfernt Der Schlauch wird abgenommen und an die Lippe, Wange oder das Augenlid herangeführt, wo er benötigt wird. Wenn dieses Ende seine neue Blutversorgung erhalten hat, wird das andere Ende vom Hals gelöst und an die gewünschte Stelle gebracht. Auf diese Weise kann die Brusthaut angehoben werden, um eine neue Stirn und neue Augenlider zu bilden.

Schleimhauttransplantate werden zur Abdeckung *von* Defekten an Lippe, Wange und Bindehaut eingesetzt. Die Technik ähnelt der bei der Hauttransplantation; Die Schleimhautquellen sind begrenzt und das Element einer septischen Infektion kann nicht immer ausgeschlossen werden.

Fett. —Fettgewebe hat eine geringe Vitalität, kann aber leicht erhalten werden und eignet sich leicht für eine Transplantation. Bei Operationen sind oft Fettanteile erhältlich, zum Beispiel aus dem Omentum, ansonsten buttockist das Unterhautfettgewebe am besten zugänglich; Es kann zum Auffüllen von Hohlräumen aller Art eingesetzt werden, um eine schnellere und bessere Heilung zu erreichen und auch zur Beseitigung von Deformitäten, beispielsweise zum Auffüllen einer Vertiefung in der Wange oder der Stirn. Letztlich wird es *pari passu* mit der Aufnahme des Fettes in normales Bindegewebe umgewandelt .

Die *Fascia lata des Oberschenkels* wird häufig und erfolgreich als Transplantat zum Füllen von Defekten in der Dura mater eingesetzt und – wenn der Gelenkknorpel zerstört wurde – zwischen die Knochen eines Gelenks eingesetzt, um das Auftreten einer Ankylose zu verhindern.

Das *Peritoneum* der Hydrozele und der Bruchsäcke sowie des Omentums eignet sich leicht für eine Transplantation.

Knorpel und Knochen sind neben der Haut die Gewebe, die am häufigsten für Transplantationszwecke verwendet werden; Ihr Wirkungskreis ist so umfangreich und umfasst so viele technische Details in ihrer Anwendung, dass sie später bei der Chirurgie der Knochen und Gelenke und bei den Methoden der Nasenumformung berücksichtigt werden.

Sehnen und Blutgefäße eignen sich gut für eine Transplantation und werden später ebenfalls behandelt.

Muskeln und Nerven hingegen behalten ihre Vitalität nicht, wenn sie von ihrer Umgebung getrennt werden, und fungieren nicht als Transplantate, mit Ausnahme ihrer Bindegewebselemente, die natürlich leichter aus anderen Quellen erhältlich sind.

Teile des *Eierstocks* und der *Schilddrüse* wurden von Tuffier und anderen erfolgreich in das subkutane Zellgewebe der Bauchdecke transplantiert. In dieser neuen Umgebung ist der Eierstock oder die Schilddrüse vaskularisiert und es hat sich gezeigt, dass er funktioniert, es findet jedoch keine ausreichende Regeneration der wesentlichen Gewebeelemente statt, um „weiterzumachen"; das absondernde Gewebe wird nach und nach durch Bindegewebe ersetzt und die Sonderfunktion erlischt. Allerdings kann selbst eine solche vorübergehende Funktion einem Patienten über eine schwierige Zeit hinweghelfen.

KAPITEL II
BEDINGUNGEN, DIE DIE REPARATUR BEEINTRÄCHTIGEN
CHIRURGISCHE BAKTERIOLOGIE

- <u>Mangel an Ruhe</u>

- – <u>Irritation</u>

- — <u>Ungesundes Gewebe</u>

- - <u>Pathogenen Bakterien</u> .

- <u>CHIRURGISCHE BAKTERIOLOGIE</u>

- — <u>Allgemeine Eigenschaften von Bakterien</u>

- — <u>Klassifizierung von Bakterien</u>

- — <u>Bedingungen des bakteriellen Lebens</u>

- — <u>Pathogene Kräfte von Bakterien</u>

- — <u>Ergebnisse des Bakterienwachstums</u>

- — <u>Absterben von Bakterien</u>

- — <u>Immunität</u>

- — <u>Antitoxische Seren</u>

- — <u>Identifizierung von Bakterien</u>

- — <u>Pyogene Bakterien</u> .

Bei der Behandlung von Wunden und anderen chirurgischen Erkrankungen ist es notwendig, verschiedene äußere Einflüsse zu eliminieren, die dazu neigen, den natürlichen Reparaturprozess zu verzögern oder zum Stillstand zu bringen.

Eine der wichtigsten davon ist die übermäßige Bewegung des betroffenen Teils. „Die erste und wichtigste Voraussetzung für die Wiederherstellung verletzter Teile ist *Ruhe* ", sagte John Hunter; und physiologische und mechanische Ruhe als wichtigstes natürliches Heilmittel war das Thema von John Hiltons klassischem Werk „ *Ruhe und Schmerz*" . In diesem Zusammenhang muss verstanden werden, dass „Ruhe" mehr bedeutet als den bloßen Zustand der körperlichen Ruhe: Alle physiologischen sowie mechanischen Funktionen müssen so weit wie möglich verhindert werden. Beispielsweise müssen die Knochenbestandteile eines von Tuberkulose betroffenen Gelenks durch Schienen oder andere Vorrichtungen so gehalten werden, dass zwischen ihnen keine Bewegung stattfinden kann, und das Glied darf zu keinem Zweck verwendet werden; Die physiologische Ruhe kann einem entzündeten Dickdarm dadurch gesichert werden, dass im Blinddarm ein künstlicher Anus angelegt wird. Die Aktivität einer erkrankten Niere kann durch Regulierung der Menge und Qualität der vom Patienten aufgenommenen Flüssigkeiten verringert werden.

Eine weitere Störungsquelle für die Reparatur von Wunden sind *Reizungen* , die entweder durch mechanische Einwirkungen wie grobe, ungeeignete Verbände, Bandagen oder schlecht sitzende Schienen verursacht werden. oder durch chemische Mittel in Form von starken Lotionen oder anderen Anwendungen.

ein *ungesunder oder devitalisierter Zustand des Gewebes des Patienten* behindert den Reparaturprozess. Gequetschte oder zerrissene Haut heilt weniger gut als Hautschnitte mit einem glatten, scharfen Instrument; Eine anhaltende venöse Stauung eines Teils, wie sie beispielsweise im Bein auftritt, wenn die Venen Krampfadern aufweisen, verzögert tendenziell die Heilung offener Wunden, indem sie den Zugang zu gesundem Blut verhindert. Auch das Vorliegen schwerer konstitutioneller Erkrankungen wie Morbus Bright, Diabetes, Syphilis, Skorbut oder Alkoholismus behindert die Heilung.

Eine Infektion durch krankheitserregende Mikroorganismen oder *pathogene Bakterien* ist jedoch der stärkste Faktor für die Störung des natürlichen Reparaturprozesses in Wunden.

CHIRURGISCHE BAKTERIOLOGIE

Der Einfluss von Mikroorganismen bei der Entstehung von Krankheiten und die Rolle, die sie bei der Beeinträchtigung des natürlichen Reparaturprozesses spielen, sind so wichtig, dass die Wissenschaft der angewandten Bakteriologie inzwischen alle Abteilungen der Chirurgie dominiert, und zwar von Aus Sicht der Bakteriologie müssen nahezu alle chirurgischen Fragestellungen berücksichtigt werden.

Der heute in der klinischen Chirurgie verwendete Begriff *Sepsis* behält nicht mehr seine ursprüngliche Bedeutung als Synonym für „Fäulnis" bei, sondern bezeichnet alle Zustände, bei denen eine bakterielle Infektion stattgefunden hat, insbesondere solche, bei denen pyogene Bakterien vorhanden sind. Ebenso vermittelt der Begriff „*aseptisch*" die Idee der Freiheit von allen Formen von Bakterien, ob fäulniserregend oder nicht; und der Begriff *Antiseptikum* wird verwendet, um die Fähigkeit zu bezeichnen, Bakterien und deren Produkten entgegenzuwirken.

Allgemeine Merkmale von Bakterien. – Ein *Bakterium* besteht aus einer feinkörnigen Protoplasmamasse, die von einer dünnen gallertartigen Hülle umgeben ist. Viele Formen sind beweglich – einige dank feiner fadenförmiger Geißeln, andere durch die Kontraktilität des Protoplasmas. Die große Mehrheit vermehrt sich durch einfache Teilung, wobei aus jeder Elternzelle zwei Tochterzellen entstehen, und dieser Prozess geht außerordentlich schnell vonstatten. Andere Sorten, insbesondere Bazillen, werden durch Sporenbildung *vermehrt* . Eine Spore ist eine winzige Protoplasmamasse, die von einer dichten, zähen Membran umgeben ist und sich im Inneren der Mutterzelle entwickelt. Sporen zeichnen sich durch ihre Zähigkeit und ihre Widerstandsfähigkeit gegen die Einwirkung von Hitze und chemischen Keimtötungsmitteln aus.

Bakterien werden am einfachsten nach ihrer Form klassifiziert. So erkennen wir (1) diejenigen, die kugelförmig sind – *Kokken* ; (2) diejenigen, die einem Stab ähneln – *Bazillen* ; (3) die Spiral- oder Wellenformen – *Spirilla* .

Kokken oder *Mikrokokken* sind winzige runde Körper mit einem durchschnittlichen Durchmesser von etwa 1 µ. Die große Mehrheit ist unbeweglich. Sie vermehren sich durch Spaltung; und wenn sie sich so teilen, dass die resultierenden Zellen paarweise bleiben, nennt man sie *Diplokokken* , zu denen die Gonorrhoe- und Lungenentzündungsbakterien gehören (Abb. 5). Wenn sie sich unregelmäßig teilen und traubenartige Büschel bilden, werden sie als *Staphylokokken bezeichnet* , und zu dieser Art gehören die häufigsten pyogenen oder eiterbildenden Organismen (Abb. 2). Erfolgt die Teilung nur in einer Achse, so dass lange Ketten entstehen, spricht man von *Streptokokken* (Abb. 3). Streptokokken kommen bei Erysipel und verschiedenen anderen entzündlichen und eitrigen Prozessen mit Ausbreitungscharakter vor.

Bazillen sind stäbchenförmige Bakterien, die meist mindestens doppelt so lang wie breit sind (Abb. 4). Einige vermehren sich durch Spaltung, andere durch Sporulation. Einige Formen sind beweglich, andere nicht beweglich. Tuberkulose, Tetanus, Milzbrand und viele andere chirurgische Erkrankungen werden durch verschiedene Formen von Bazillen verursacht.

Spirilla sind lange, schlanke, fadenförmige Zellen, mehr oder weniger spiralförmig oder wellig. Einige bewegen sich durch eine schraubenartige Kontraktion des Protoplasmas, andere durch Flagellen. Der mit Syphilis assoziierte Spirochäte (Abb. 36) ist das wichtigste Mitglied dieser Gruppe.

Bedingungen des bakteriellen Lebens. —Bakterien benötigen für ihr Wachstum und ihre Entwicklung eine geeignete Nahrungsquelle in Form von Proteinen, Kohlenhydraten sowie Kalzium- und Kaliumsalzen, die sie in einfachere Elemente aufspalten. Ein alkalisches Medium begünstigt das Bakterienwachstum; und Feuchtigkeit ist eine notwendige Voraussetzung;

Sporen können den Mangel an Wasser jedoch viel länger überleben als voll entwickelte Bakterien. Der Bedarf an Sauerstoff variiert je nach Art. Diejenigen, die Sauerstoff benötigen, werden als *aerobe Bakterien* oder *Aeroben bezeichnet* . Diejenigen, die nicht in der Gegenwart von Sauerstoff leben können, werden als *Anaerobier* bezeichnet . Die große Mehrheit der Bakterien bevorzugt jedoch Sauerstoff, kann aber auch ohne Sauerstoff leben und wird als *fakultative Anaerobier bezeichnet* .

Die für das Leben von Bakterien am besten geeignete Temperatur liegt zwischen 30 und 40 °C, also in etwa der Temperatur des menschlichen Körpers. Extreme oder anhaltende Kälte lähmt Mikroorganismen, tötet sie jedoch nicht ab. Allerdings überleben nur wenige die Erwärmung auf eine Temperatur von 60 °C. Durch zehn- bis zwanzigminütiges Kochen werden alle Bakterien und die große Mehrheit der Sporen abgetötet. In einem Autoklaven unter einem Druck von zwei Atmosphären aufgebrachter Dampf zerstört selbst die resistentesten Sporen in wenigen Minuten. Direktes Sonnenlicht, elektrisches Licht oder sogar diffuses Tageslicht wirken sich ebenso negativ auf das Wachstum von Bakterien aus wie Röntgenstrahlen und Radiumemissionen.

Pathogene Eigenschaften von Bakterien. „Wir befassen uns jetzt nur noch mit pathogenen Bakterien – also Bakterien, die beim Menschen Krankheiten hervorrufen können." Diese Fähigkeit hängt von zwei Gruppen von Faktoren ab: (1) bestimmten Merkmalen, die den eindringenden Bakterien eigen sind, und (2) anderen, die dem Wirt eigen sind. Viele Bakterien haben nur die Fähigkeit, sich von toter Materie zu ernähren und werden als *Saphrophyten bezeichnet* . Solche, die sich in lebendem Gewebe ernähren, werden im Unterschied dazu als *Parasiten bezeichnet* . Die Fähigkeit eines bestimmten parasitären Mikroorganismus, sich im Körper zu vermehren und Krankheiten hervorzurufen, wird als seine *Virulenz bezeichnet* , und diese variiert nicht nur bei verschiedenen Arten, sondern auch bei derselben Art zu unterschiedlichen Zeiten und unter unterschiedlichen Umständen. Auch die tatsächliche Anzahl der eingeführten Organismen ist ein wichtiger Faktor für die Bestimmung ihrer pathogenen Kraft. Gesundes Gewebe kann dem Eindringen einer bestimmten Anzahl von Bakterien einer bestimmten Art widerstehen. Wenn diese Anzahl jedoch überschritten wird, gewinnen die Organismen die Oberhand und es kommt zu Krankheiten. Wenn die Organismen direkt Zugang zum Blutkreislauf erhalten, entfalten sie ihre Wirkung in der Regel sicherer und intensiver als wenn sie in das Gewebe eingeführt werden.

Darüber hinaus wird die Virulenz eines Organismus durch den Zustand des Patienten, in dessen Gewebe er eingeführt wird, verändert. Solange eine Person bei guter Gesundheit ist, ist das Gewebe in der Lage, den Angriffen einer moderaten Anzahl der meisten Bakterien zu widerstehen. Jede

Verringerung der Vitalität des Individuums, sei es lokal oder allgemein, macht ihn jedoch sofort anfälliger für Infektionen. Somit ist gequetschtes oder zerrissenes Gewebe viel anfälliger für eine Infektion mit eiterproduzierenden Organismen als mit einem Messer sauber geschnittenes Gewebe; auch ist nach bestimmten Krankheiten die Anfälligkeit für Infektionen durch Diphtherie-, Lungenentzündungs- oder Erysipel-Organismen stark erhöht. Selbst eine leichte Depression der Vitalität, wie sie durch körperliche Ermüdung oder Kälte- und Feuchtigkeitseinwirkung entsteht, kann ausreichen, um den Kampf zwischen Gewebe und Bakterien zu wenden. Das Alter ist ein wichtiger Faktor für die Wirkung bestimmter Bakterien. Junge Menschen werden häufiger und schwerer von Diphtherie, Tuberkulose, akuter Osteomyelitis und einigen anderen Krankheiten befallen als Menschen im fortgeschrittenen Alter.

Je nach Rasse, Ort, Umgebung und Jahreszeit variieren die Krankheitserreger bestimmter Organismen, wie z. B. Erysipel, Diphtherie und akute Osteomyelitis, erheblich.

Es gibt Hinweise darauf, dass eine *Mischinfektion* – das heißt die Einschleppung von mehr als einer Organismenart, beispielsweise dem Tuberkelbazillus und einem eitrigen Staphylokokken – die Schwere der daraus resultierenden Erkrankung erhöht. Wenn eine der Sorten die Oberhand gewinnt, devitalisieren die von den anderen produzierten Gifte die Gewebezellen und schwächen ihre Widerstandskraft, so dass die Virulenz der aktivsten Organismen zunimmt. Andererseits gibt es Grund zu der Annahme, dass die Produkte bestimmter Organismen einander antagonisieren – beispielsweise kann ein Erysipelanfall die Heilung eines Tuberkulose-Lupus-Flecks bewirken.

Schließlich können bei Patienten, die an chronisch zehrenden Krankheiten leiden, während der Zeit extremer Schwäche, die kurz vor dem Tod liegt, Bakterien in enormer Zahl und mit großer Geschwindigkeit über den Blutkreislauf in die inneren Organe eindringen. Die Entdeckung solcher Organismensammlungen bei der Obduktion kann zu falschen Schlussfolgerungen hinsichtlich der Todesursache führen.

Ergebnisse des Bakterienwachstums. – Einige Organismen, wie die von Tetanus und Erysipel und bestimmte eitrige Bakterien, neigen kaum dazu, weit über den Punkt hinaus zu gelangen, an dem sie in den Körper eindringen. Andere hingegen – zum Beispiel der Tuberkelbazillus und der Erreger der akuten Osteomyelitis – tendieren dazu, in entfernte Teile zu wandern, obwohl sie häufig am Ort der Inokulation lokalisiert bleiben und sich in den Kapillaren von Gelenken, Knochen, Nieren oder Lungen festsetzen. und dort ihre schädlichen Wirkungen hervorrufen.

Beim Menschen findet die Vermehrung im Blutkreislauf nicht in nennenswertem Umfang statt. Bei einigen allgemeinen akuten pyogenen Infektionen wie Osteomyelitis, Cellulitis usw. können Reinkulturen von Staphylokokken oder Streptokokken aus dem Blut gewonnen werden. Auch bei Pneumokokken- und Typhusinfektionen können die Erreger im Blut nachgewiesen werden.

Durch die lebenswichtigen Veränderungen, die sie an den Stellen hervorrufen, an denen sie sich ansiedeln, beeinträchtigen Mikroorganismen die Gesundheit des Patienten. Bei der Gewinnung von Nahrung aus den komplexen organischen Verbindungen, in denen sie sich ernähren, entwickeln die Organismen, wahrscheinlich mithilfe eines Fermentes, bestimmte chemische Produkte unbekannter Zusammensetzung, die jedoch wahrscheinlich kolloidaler Natur sind und als *Toxine bekannt sind*. Wenn diese Gifte in den allgemeinen Kreislauf aufgenommen werden, lösen sie bestimmte Gruppen von Symptomen aus, wie z. B. einen Temperaturanstieg, damit verbundene Kreislauf- und Atemstörungen, Störungen der Magen-Darm-Funktionen und auch der Funktionen des Nervensystems kann eine Erkrankung hervorrufen, die als Blutvergiftung, Toxämie oder *bakterielle Vergiftung bekannt ist*. Darüber hinaus produzieren bestimmte Bakterien Toxine, die bestimmte und unterschiedliche Gruppen von Symptomen hervorrufen – etwa die Krämpfe bei Tetanus oder die Lähmungen nach Diphtherie.

Tod von Bakterien. – Unter bestimmten Umständen scheint es, dass die Anhäufung toxischer Produkte der bakteriellen Wirkung dazu neigt, das weitere Leben und Wachstum der Organismen selbst zu beeinträchtigen und auf diese Weise die natürliche Heilung bestimmter Krankheiten herbeizuführen. Außerhalb des Körpers können Bakterien durch Hungern, durch Mangel an Feuchtigkeit, durch Einwirkung hoher Temperaturen oder durch die Einwirkung bestimmter chemischer Mittel, darunter Karbolsäure, Quecksilberperchlorid und Biniodid sowie verschiedene Chlorpräparate, abgetötet werden mächtig.

Immunität. —Manche Menschen sind für die Ansteckung mit bestimmten Krankheiten unempfindlich, gegen die sie angeblich eine *natürliche Immunität* genießen. Bei vielen akuten Erkrankungen schützt ein Anfall den Patienten zumindest zeitweise vor einem zweiten Anfall – der *erworbenen Immunität*.

Phagozytose. – Bei der Bildung der Immunität spielen die Leukozyten und bestimmte andere Zellen aufgrund ihrer Fähigkeit, Bakterien aufzunehmen und sie durch einen Prozess der intrazellulären Verdauung zu zerstören, eine wichtige Rolle. Metchnikoff gab diesem Prozess den Namen *Phagozytose* und erkannte zwei Formen von *Phagozyten*: (1) die *Mikrophagen*, bei denen es sich um polymorphkernige Leukozyten des Blutes handelt; und (2) die *Makrophagen* , zu denen die größeren hyaliner Leukozyten, Endothelzellen und Bindegewebskörperchen gehören.

Während des Prozesses der Phagozytose nehmen die polymorphkernigen Leukozyten im zirkulierenden Blut stark an Zahl (*Leukozytose*) sowie an ihrer phagozytischen Wirkung zu und produzieren im Zuge der Zerstörung der Bakterien bestimmte Fermente, die in das Blutserum gelangen. Diese sogenannten *Opsonine* oder *Alexine* wirken auf die Bakterien in einem mit einer Narkotisierung vergleichbaren Prozess und machen sie zu einer leichten Beute für die Fresszellen.

Künstliche oder passive Immunität. —Eine Form der Immunität kann durch die Einführung von Schutzstoffen induziert werden, die von einem aktiv immunisierten Tier stammen. Der Prozess, durch den passive Immunität erworben wird, hängt von der Tatsache ab, dass als Ergebnis der Reaktion zwischen dem spezifischen Virus einer bestimmten Krankheit (dem *Antigen*) und dem Gewebe des angegriffenen Tieres bestimmte Substanzen – *Antikörper* – produziert werden, die bei der Übertragung übertragen werden auf den Körper eines anfälligen Tieres, um es vor dieser Krankheit zu schützen. Die wichtigsten dieser Antikörper sind die *Antitoxine* . Aus der Untersuchung der Prozesse, durch die die Immunität gegen die Auswirkungen bakterieller Wirkungen gesichert wird, wurden Serum- und Impfstoffmethoden zur Behandlung bestimmter Infektionskrankheiten entwickelt. Die *Serumbehandlung* soll den Patienten mit ausreichend Antikörpern versorgen, um die Infektion zu neutralisieren. Das Antidiphtherikum und das Antitetanikum wirken, indem sie die spezifischen Toxine der Krankheit neutralisieren – *antitoxische Seren* ; Das Anti-Streptokokken-Serum und das Anthrax-Serum wirken auf die Bakterien – *antibakterielle Seren* .

Ein *polyvalentes* Serum, das von einem Tier stammt, das mit zahlreichen Stämmen des Organismus aus verschiedenen Quellen immunisiert wurde, ist viel wirksamer als wenn nur ein einziger Stamm verwendet wurde.

Klinische Verwendung von Seren. —Es müssen alle Vorkehrungen getroffen werden, um eine Kontamination des Serums oder des Geräts, mit dem es injiziert wird, durch Organismen zu verhindern. Spritzen sind so hergestellt, dass sie durch Auskochen sterilisiert werden können. Die besten Injektionsstellen liegen unter der Haut des Bauches, des Brustkorbs oder des Gesäßes. Die Haut sollte an der Einstichstelle gereinigt werden. Wenn der Großteil der Gesamtdosis groß ist, sollte sie aufgeteilt und in verschiedene Körperteile injiziert werden, wobei nicht mehr als 20 ml an einer Stelle injiziert werden dürfen. Das Serum kann direkt in eine Vene oder in den Rückenmarkskanal injiziert werden, *z. B.* Anti-Tetanie-Serum. Die durch

Injektionen antitoxischer Seren erzeugte Immunität hält nur vergleichsweise kurze Zeit an, selten länger als einige Wochen.

„Serumkrankheit" und Anaphylaxie. – Es ist zu bedenken, dass einige Patienten eine Überempfindlichkeit gegenüber Schutzseren aufweisen und nach einer Injektion innerhalb weniger Tage ein urtikarischer oder erythematöser Ausschlag sowie Schmerzen und Schwellungen der Gelenke in unterschiedlichem Ausmaß auftreten Fieber. Diese Symptome, die auch als *Serumkrankheit* bezeichnet werden, verschwinden in der Regel innerhalb weniger Tage.

Der Begriff *Anaphylaxie* wird auf einen verwandten Zustand der Überempfindlichkeit angewendet, der offenbar durch die Injektion bestimmter Substanzen, darunter Toxine und Seren, hervorgerufen wird, die als Antigene wirken können. Wenn nach einigen Tagen eine zweite Injektion verabreicht wird und durch die erste Dosis eine Anaphylaxie festgestellt wurde, zeigt der Patient plötzlich toxische Symptome in der Art eines schweren Schocks, der sogar tödlich enden kann. Die Bedingungen, unter denen eine Person anfällig für die Entwicklung einer Anaphylaxie ist, und der Mechanismus, durch den sie entsteht, sind noch nicht vollständig verstanden.

Impfbehandlung. – Die von A. E. Wright entwickelte Impfbehandlung besteht in der Injektion speziell vorbereiteter toter Kulturen der Erreger, während die Krankheit noch aktiv ist, und basiert auf der Tatsache, dass diese „Impfstoffe" die Widerstandsfähigkeit der Bakterien in den Geweben verringern Angriffe der Fresszellen. Die Methode ist am erfolgreichsten, wenn der Impfstoff aus vom Patienten selbst isolierten Organismen hergestellt wird, *einem autogenen Impfstoff*. Wenn dies jedoch nicht praktikabel ist oder viel Zeit in Anspruch nimmt, können im Labor hergestellte polyvalente *Stammimpfstoffe* verwendet werden.

Klinischer Einsatz von Impfstoffen. – Impfstoffe sollten nicht verabreicht werden, während sich ein Patient in einer negativen Phase befindet, da eine bestimmte Menge des Opsonins im Blut zur Neutralisierung der injizierten Substanzen verbraucht wird und dies den opsonischen Index so stark reduzieren kann, dass die Impfstoffe selbst unwirksam werden gefährlich. Die Angemessenheit einer Impfung lässt sich in der Regel anhand des Allgemeinzustands des Patienten beurteilen. Die Anfangsdosis sollte immer gering sein, insbesondere wenn die Erkrankung akut ist, und die nachfolgende Dosierung richtet sich nach der erzielten Wirkung. Kommt es nach einer Impfung zu einer deutlichen Konstitutionsstörung mit Temperaturanstieg, deutet dies auf eine negative Phase hin und erfordert eine Reduzierung der nächsten Dosis. Verbessert sich hingegen sowohl der lokale als auch der Allgemeinzustand des Patienten nach der Injektion, deutet dies auf eine positive Phase hin und die ursprüngliche Dosis kann wiederholt oder sogar erhöht werden. Impfstoffe werden am besten subkutan verabreicht, wobei ein Teil ausgewählt wird, der nicht druckempfindlich ist, da es manchmal zu erheblichen lokalen Reaktionen kommt. Es können wiederholte Gaben im Abstand von einigen Tagen erforderlich sein.

Die Impfstoffbehandlung wurde erfolgreich bei verschiedenen tuberkulösen Läsionen, bei pyogenen Infektionen wie Akne, Furunkeln, Sykose, Streptokokken-, Pneumokokken- und Gonokokkenerkrankungen, bei Infektionen der Nebenhöhlen und bei anderen durch Bakterien verursachten Krankheiten eingesetzt.

PYOGENE BAKTERIEN

Aus Sicht des Chirurgen sind die wichtigsten Arten von Mikroorganismen diejenigen, die Entzündungen und Eiterungen verursachen – die *pyogenen Bakterien* . Zu dieser Gruppe gehören sehr viele Arten, die so weit verbreitet sind, dass sie unter allen Bedingungen des täglichen Lebens anzutreffen sind.

Auf die Natur der entzündlichen und eitrigen Prozesse wird später noch näher eingegangen; Es genügt hier zu sagen, dass sie durch die Wirkung des einen oder anderen der Organismen hervorgerufen werden, die wir jetzt betrachten müssen.

Es wurde festgestellt, dass die *Staphylokokken* , die sich in Gruppen zusammenschließen, dazu neigen, lokalisierte Läsionen hervorzurufen; während die Kettenformen – *Streptokokken* – zu diffusen, sich ausbreitenden Bedingungen führen. Mittlerweile sind viele Arten pyogener Bakterien differenziert worden, die bekanntesten sind der Staphylococcus aureus, der Streptococcus und der Bacillus coli communis.

ABB. 2. – Staphylococcus aureus im Eiter bei Osteomyelitis. × 1000 Durchm. Omas Fleck.

Staphylococcus Aureus. – Dies ist der häufigste Organismus, der bei lokalisierten entzündlichen und eitrigen Erkrankungen vorkommt. Die Virulenz variiert stark und kommt bei so unterschiedlichen Erkrankungen wie Hautpusteln, Furunkeln, Karbunkeln und einigen akuten Knochenentzündungen vor. Unter dem Mikroskop sieht es in traubenartigen Büscheln vor, wobei die Teilung der einzelnen Zellen unregelmäßig erfolgt (Abb. 2). Beim Wachstum in künstlichen Medien nehmen die Kolonien eine orange-gelbe Farbe an – daher der Name *Aureus* . Es ist von hoher Vitalität und widersteht längerer Einwirkung hoher Temperaturen als die meisten nicht sporenbildenden Bakterien. Es ist in der Lage, längere Zeit latent im Gewebe zu verweilen, zum Beispiel im Mark langer Röhrenknochen, um dann wieder aktiv zu werden und einen neuen Eiterungsausbruch hervorzurufen. Dieser Organismus ist weit verbreitet: Er kommt auf der Haut, im Mund und an anderen Stellen des Körpers vor, und da er im Staub der Luft und auf allen Gegenständen, auf denen sich Staub abgelagert hat, vorhanden ist, ist er ein Dauerorganismus Infektionsquelle, es sei denn, es werden Maßnahmen ergriffen, um sie von Wunden auszuschließen.

Der *Staphylococcus albus* ist viel seltener als der Aureus, hat aber die gleichen Eigenschaften und Charaktere, außer dass sein Wachstum auf künstlichen Medien eine weiße Farbe annimmt. Es ist die häufigste Ursache für Stichabszesse, deren normaler Lebensraum die Haut ist.

Streptococcus Pyogenes. – Auch dieser Organismus variiert stark in seiner Virulenz; in manchen Fällen – zum Beispiel beim Erysipel – verursacht es einen scharfen Anfall einer akuten, sich ausbreitenden Entzündung, die bald abklingt, ohne die Tendenz zu zeigen, in Eiterung zu enden; Unter anderen Bedingungen kommt es zu einer generalisierten Infektion, die schnell tödlich verläuft. Streptokokken haben eine geringere Fähigkeit, das Gewebe zu verflüssigen als Staphylokokken, so dass die Eiterbildung langsamer erfolgt. Gleichzeitig zerstören seine Produkte sehr stark das Gewebe in ihrer Umgebung und beeinträchtigen so die Ausscheidung von Leukozyten, die andernfalls ihre schützende Wirkung entfalten würden. Streptokokken dringen in die Lymphräume ein und gehen mit akuten Ausbreitungszuständen wie phlegmonösen oder erysipelösen Entzündungen und Eiterungen, Lymphangitis und Eiterung in Lymphdrüsen sowie Entzündungen seröser und synovialer Membranen einher, außerdem mit einer Form von Lungenentzündung, die zu schweren Folgen führen kann Operationen im Mund- und Rachenraum. Streptokokken sind auch an der Entstehung von Ausbreitungsbrand und Pyämie beteiligt.

Die Teilung erfolgt in einer Achse, so dass Ketten unterschiedlicher Länge entstehen (Abb. 3). Es lässt sich in künstlichen Medien weniger leicht kultivieren als der Staphylococcus; es bildet sich ein weißlicher Bewuchs.

ABB. 4. – Bacillus coli communis in Urine, from a case of Cystitis.× 1000 Durchm. Leishman-Fleck.

Bacillus Coli Communis. – Dieser Organismus, der ein normaler Bewohner des Darmtrakts ist, zeigt eine große Tendenz, in jedes Organ oder Gewebe einzudringen, dessen Vitalität verringert ist. Es ist ursächlich mit Erkrankungen wie Peritonitis und Peritonealvereiterung verbunden, die aus einer eingeklemmten Hernie, einer Blinddarmentzündung oder einer Perforation in irgendeinem Teil des Verdauungskanals resultieren. Bei Zystitis, Nierenbeckenentzündung, Nierenabszess, Eiterung in den Gallengängen oder in der Leber und bei vielen anderen Unterleibsbeschwerden spielt es eine äußerst wichtige Rolle. Der Ausfluss aus Wunden, die mit diesem Erreger infiziert sind, hat meist einen übelriechenden oder sogar fäkalen Geruch und enthält häufig Fäulnisgase.

Es ist ein kleiner stäbchenförmiger Organismus mit kurzen Geißeln, die ihn beweglich machen (Abb. 4). Er ähnelt stark dem Typhusbazillus, unterscheidet sich jedoch durch sein Verhalten in künstlichen Kulturmedien von ihm.

ABB. 5. – Fraenkel-Pneumokokken im Eiter eines Empyems nach einer Lungenentzündung. × 100 Durchm. Befleckt mit Muir-Kapselfleck.

Pneumo-Bakterien. – Zwei mit einer Lungenentzündung assoziierte Erregerformen – *der Fraenkel-Pneumokokken* (einer der Diplokokken) (Abb. 5) und *der Friedländer-Pneumobacillus* (eine kurze stäbchenförmige Form) – kommen häufig bei Entzündungen der serösen und synovialen Membranen vor Eiterung in der Leber und bei verschiedenen anderen entzündlichen und eitrigen Erkrankungen.

Bacillus Typhosus. – Dieser Organismus wurde in reiner Kultur bei eitrigen Zuständen der Knochen, des Zellgewebes und der inneren Organe gefunden, insbesondere während der Rekonvaleszenz vom Typhus. Wie der Staphylokokkus ist er in der Lage, über längere Zeiträume latent im Gewebe zu verweilen.

Andere pyogene Bakterien. – Es ist nicht notwendig, mehr zu tun, als einige der anderen Organismen zu nennen, von denen bekannt ist, dass sie pyogen sind, wie den Bazillus pyocyaneus, der in grünem und blauem Eiter vorkommt, den Micrococcus tetragenus, den Gonococcus, Actinomyces, den Rotzbazillus, und der Tuberkelbazillus. Die meisten davon werden im Zusammenhang mit den Krankheiten, die sie hervorrufen, näher erwähnt.

Leukozytose. —Die meisten bakteriellen Erkrankungen sowie bestimmte andere pathologische Zustände gehen mit einem Anstieg der Leukozytenzahl im Blut im gesamten Kreislaufsystem einher. Es wird angenommen , dass dieser Zustand des Blutes, der als *Leukozytose bekannt* ist, auf eine übermäßige Ausschüttung und schnelle Bildung von Leukozyten durch das Knochenmark zurückzuführen ist und wahrscheinlich die Eindämmung und Zerstörung der eindringenden Organismen oder Toxine zum Ziel hat. Um die Widerstandskraft des Systems gegenüber pathogenen Organismen zu erhöhen, kann eine künstliche Leukozytose durch subkutane Injektion einer Nukleinsäurelösung (mindestens 16 einer 5prozentigen Lösung) induziert werden.

Die *normale* Anzahl an Leukozyten pro Kubikmillimeter variiert bei verschiedenen Personen und bei derselben Person unter verschiedenen Bedingungen zwischen 5.000 und 10.000: 7.500 ist ein normaler Durchschnitt, und alles über 12.000 gilt als abnormal. Bei Vorliegen einer Leukozytose kann die Zahl zwischen 12.000 und 30.000 oder sogar höher liegen; 40.000 gelten als hochgradige Leukozytose. Als Standardanteil der verschiedenen Leukozytenformen im normalen Blut kann nach Ehrlich angenommen werden: polynukleäre neutrophile Leukozyten 70 bis 72 Prozent; Lymphozyten, 22 bis 25 Prozent; eosinophile Zellen, 2 bis 4 Prozent; große mononukleäre und Übergangsleukozyten, 2 bis 4 Prozent; Mastzellen, 0,5 bis 2 Prozent.

Um die klinische Bedeutung einer Leukozytose abzuschätzen, reicht es nicht aus, lediglich die Gesamtzahl der vorhandenen Leukozyten zu zählen. Es muss eine Differenzzählung durchgeführt werden, um festzustellen, welche Zellart im Überschuss vorhanden ist. Bei den meisten chirurgischen Erkrankungen sind vor allem die granulären polymorphkernigen neutrophilen Leukozyten im Überschuss vorhanden (*gewöhnliche Leukozytose*). In manchen Fällen, insbesondere bei parasitären Erkrankungen wie Trichinose und Blasenentzündung, kommt es auch zu einem proportionalen Anstieg der eosinophilen Leukozyten (*Eosinophilie*). Der Begriff *Lymphozytose* wird verwendet, wenn die Zahl der zirkulierenden Lymphozyten zunimmt, wie sie beispielsweise bei der lymphatischen Leukämie und in bestimmten Fällen bei der Syphilis auftritt.

Leucocytose findet sich bei fast allen akuten Infektionskrankheiten und bei akuten pyogenen entzündlichen Erkrankungen, insbesondere bei solchen, die mit Eiterung einhergehen. Bei außergewöhnlich akuten septischen Zuständen kann die extreme Virulenz der Toxine die Reaktion der Leukozyten verhindern und es kann zu keiner Leukozytose kommen. Das Fehlen einer Leukozytose bei einer Krankheit, bei der sie normalerweise auftritt, ist daher als ernstes Omen zu betrachten, insbesondere wenn die Allgemeinsymptome schwerwiegend sind. Bei manchen bösartigen Erkrankungen ist die Zahl der Leukozyten auf 15.000 oder 20.000 erhöht. Einige Stunden nach einer schweren Blutung kommt es normalerweise auch zu einer Leukozytose von 15.000 bis 30.000, die drei bis vier Tage anhält

(Lyon). Bei Blutungen wird die Leukozytose durch Infusion von Flüssigkeit in den Kreislauf verstärkt. Nach allen Operationen besteht zumindest eine vorübergehende Leukozytose (*postoperative Leukozytose*) (F. I. Dawson).

Die Leukozytose beginnt kurz nach der Manifestation der Infektion, beispielsweise durch Frösteln, Schüttelfrost oder Temperaturanstieg. Die Zahl der Leukozyten steigt relativ schnell an, nimmt mit fortschreitender Erkrankung zu und bleibt während der Fieberperiode hoch, es besteht jedoch kein konstanter Zusammenhang zwischen der Zahl der Leukozyten und der Höhe der Temperatur. Mit dem Stillstand der Entzündung und ihrer Auflösung geht ein Abfall der Leukozytenzahl einher, während das Eintreten der Eiterung mit einem weiteren Anstieg ihrer Zahl einhergeht.

Bei der Interpretation des „Blutbildes" ist zu berücksichtigen, dass eine *physiologische Leukozytose* innerhalb von drei bis vier Stunden nach Einnahme einer Mahlzeit auftritt, insbesondere einer proteinreichen Mahlzeit, wobei 1500 bis 2000 zur normalen Zahl hinzugerechnet werden. Bei dieser *Verdauungsleukozytose* betrifft die Zunahme hauptsächlich die polynukleären neutrophilen Leukozyten. Unmittelbar vor und nach der Entbindung, insbesondere bei Erstgebärenden, kommt es in der Regel zu einer mäßigen Leukozytose. Wenn die Wehen normal verlaufen und das Wochenbett komplikationslos verläuft, erreicht die Zahl der Leukozyten in etwa einer Woche wieder den Normalwert. Die Stillzeit hat keinen nennenswerten Einfluss auf die Anzahl der Leukozyten. Bei Neugeborenen ist die Leukozytenzahl ungewöhnlich hoch und liegt zwischen 15.000 und 20.000. Bei Kindern unter einem Jahr liegt der normale Durchschnitt bei 10.000 bis 20.000.

Fehlen einer Leukozytose – Leukopenie. – Bei bestimmten Infektionskrankheiten ist die Anzahl der Leukozyten im zirkulierenden Blut ungewöhnlich niedrig – 3000 oder 4000 – und dieser Zustand wird als *Leukopenie bezeichnet* . Sie tritt bei Typhus, insbesondere in den späteren Krankheitsstadien, bei tuberkulösen Läsionen ohne Eiterung, bei Malaria und in den meisten Fällen bei unkomplizierter Influenza auf. Das Auftreten einer Leukozytose bei einem dieser Zustände ist als Hinweis darauf zu werten, dass eine Mischinfektion stattgefunden hat und dass ein eitriger Prozess vorliegt.

Auf das Fehlen einer Leukozytose in einigen Fällen virulenter septischer Vergiftungen wurde bereits hingewiesen.

Es ist offensichtlich, dass man sich insbesondere in Notfällen nicht zu sehr auf eine einzelne Beobachtung verlassen darf. Wann immer möglich, sollten eine Reihe von Beobachtungen durchgeführt werden, wobei das Blut etwa vier Stunden nach den Mahlzeiten und jeden Tag etwa zur gleichen Stunde untersucht werden sollte.

Auf die klinische Bedeutung des Blutbildes bei einzelnen Erkrankungen wird weiter eingegangen.

Die Jod- oder Glykogenreaktion. —Die Leukozytenzahl kann durch Anfärben von Blutfilmen mit einer wässrigen Lösung aus Jod und Kaliumiodid ergänzt werden. Bei allen fortschreitenden eitrigen Zuständen, bei septischen Vergiftungen, bei Lungenentzündung und bei krebsartigen Wucherungen, die mit Ulzerationen einhergehen, verfärbt sich eine bestimmte Anzahl der polynukleären Leukozyten aufgrund der Einwirkung des Jods auf eine Substanz im Blut braun oder rotbraun Zellen der Natur von Glykogen. Diese Reaktion fehlt bei serösen Ergüssen, bei reinen Tuberkuloseinfektionen, bei unkompliziertem Typhus und in den frühen Stadien krebsartiger Wucherungen.

KAPITEL III
ENTZÜNDUNG

- <u>Definition</u>

- — <u>Art der Entzündung aus chirurgischer Sicht</u>

- — <u>Abfolge der Veränderungen bei bakteriellen Entzündungen</u>

- — <u>Klinische Aspekte der Entzündung</u>

- — <u>Allgemeine Behandlungsgrundsätze</u>

- - <u>Chronische Entzündung</u> .

Eine Entzündung kann als eine Reihe lebenswichtiger Veränderungen definiert werden, die im Gewebe als Reaktion auf eine Reizung auftreten. Diese Veränderungen stellen die Reaktion der Gewebeelemente auf den Reizstoff dar und stellen den Versuch der Natur dar, seine schädlichen Wirkungen zu stoppen oder zu begrenzen und den von ihm verursachten Schaden zu reparieren.

Die Phänomene, die die Entzündungsreaktion charakterisieren, können durch jede Form von Reizung hervorgerufen werden – beispielsweise durch mechanische Verletzungen, die Anwendung von Hitze oder chemischen Substanzen oder die Einwirkung pathogener Bakterien und ihrer Toxine – und ähneln sich im Wesentlichen freundlich, was auch immer der Reiz sein mag. Das Ausmaß, in dem der Prozess ablaufen kann, und seine Auswirkungen auf den beteiligten Teil und auf das System als Ganzes variieren jedoch je nach Reizstoff und je nach Intensität und Dauer seiner Wirkung. Ein mechanischer, thermischer oder chemischer Reiz ruft bei alleiniger Wirkung einen Grad der Reaktion hervor, der direkt proportional zu seinen physikalischen Eigenschaften ist, und solange er die Vitalität des beteiligten Teils nicht vollständig zerstört, sind die Veränderungen in den Geweben hauptsächlich gerichtet Die Entzündungsreaktion ist nicht nur mit dem Auftreten einer idealen Reparatur vereinbar, sondern kann auch als integraler Schritt im Reparaturprozess angesehen werden.

Die durch eine Infektion mit Bakterien verursachte Reizung hingegen ist kumulativ, da sich die Organismen nicht nur im Gewebe vermehren, sondern zusätzlich chemische Gifte (Toxine) produzieren, die die Reizwirkung verstärken. Die daraus resultierende Reaktion ist entsprechend fortschreitend und hat in erster Linie die Austreibung des Reizstoffs und die Begrenzung seiner Wirkung zum Ziel. Wenn die natürlichen Schutzbemühungen erfolgreich sind, unterstützen die daraus resultierenden Gewebeveränderungen den Reparaturprozess. Gewinnen die Bakterien jedoch die Oberhand im Kampf, wird die Entzündungsreaktion intensiver, bestimmte Gewebeelemente unterliegen und der Prozess ist für einige Zeit unterbrochen Das Sein ist destruktiv. Im Stadium der bakteriellen Entzündung ruhen die Reparaturprozesse , und erst nachdem die Entzündung gelindert wurde, entweder auf natürliche Weise oder mit Hilfe des Chirurgen, findet eine Reparatur statt.

Bei der Anwendung des antiseptischen Prinzips bei der Behandlung von Wunden besteht unser Hauptziel darin, den bakteriellen Faktor auszuschließen oder zu eliminieren und so zu verhindern, dass die Entzündungsreaktion über das Schutzstadium hinausgeht, und zwar in dem Maße, wie es uns gelingt Dieses Objekt begünstigen wir das Auftreten einer idealen Reparatur.

Reihenfolge der Veränderungen bei bakterieller Entzündung. – Da die Form der Entzündung, mit der wir uns am meisten befassen, die Form ist, die auf der Wirkung von Bakterien beruht, gehen wir bei der Beschreibung des Prozesses, durch den der schützende Einfluss der Entzündungsreaktion ins Spiel kommt, von der Anwesenheit eines bakteriellen Reizstoffs aus.

Auf die Einschleppung einer Kolonie von Mikroorganismen folgt schnell eine Ansammlung wandernder Zellen und eine Vermehrung von Bindegewebszellen im Gewebe an der Infektionsstelle. Die verschiedenen Zellen werden von den Bakterien durch eine besondere chemische oder biologische Kraft angezogen, die als *Chemotaxis bekannt* ist. Sie scheint auf Schwankungen in der Oberflächenspannung verschiedener Zellarten zurückzuführen zu sein, die wahrscheinlich durch eine von den Mikroorganismen produzierte Substanz verursacht werden. Dann kommt es zu Veränderungen in den Blutgefäßen, wobei die Arterien erweitert werden und die Strömungsgeschwindigkeit in ihnen eine Zeit lang zunimmt – *aktive Hyperämie* . Bald jedoch wird die Geschwindigkeit des Blutflusses langsamer als normal, und im Laufe der Zeit kann der Strom aufhören (*Stase*) und das Blut in den Gefäßen kann sogar gerinnen (*Thrombose*). Gleichzeitig mit diesen Veränderungen in den Gefäßen nimmt die Zahl der Leukozyten im Blut des entzündeten Teils rasch zu, sie werden zähflüssig und haften an der Gefäßwand, wo sie sich in großer Zahl ansammeln können. Im Laufe der Zeit passieren die Leukozyten die Gefäßwand – *Auswanderung der Leukozyten* – und bewegen sich in Richtung des Infektionsherdes, wodurch es zu einer ausgeprägten *lokalen Leukozytose kommt* . Durch die Öffnungen, durch die die Leukozyten aus den Gefäßen ausgetreten sind, können rote Blutkörperchen passiv ausgestoßen werden – *Diapedese roter Blutkörperchen* . Mit diesen Vorgängen gehen Veränderungen im Endothel der Gefäßwände einher, die zu einer vermehrten Lymphbildung führen, die in die Maschen des Bindegewebes übergeht und dort ein *entzündliches Ödem* oder, wenn die Entzündung an einer freien Oberfläche liegt, eine Es bildet sich ein *entzündliches Exsudat* . Die Menge und Beschaffenheit dieses Exsudats variiert in den verschiedenen Körperteilen und hängt von der Art, Virulenz und dem Standort der die Entzündung verursachenden Organismen ab. Daher kann es *serös sein* , wie bei einigen Formen der Synovitis; *serofibrinös* , wie bei bestimmten Arten von Peritonitis, wobei das Fibrin dazu neigt, die Ausbreitung der Entzündung durch die Bildung von Adhäsionen zu begrenzen; *croupös* , wenn es auf einer freien Oberfläche gerinnt und eine falsche Membran bildet, wie bei Diphtherie; *hämorrhagisch* , wenn es mit Blut vermischt wird; oder *eitrig* , wenn Eiterung aufgetreten ist. Die protektive Wirkung der Entzündungsreaktion beruht größtenteils auf der Transsudation von Lymphe und der Auswanderung von Leukozyten. Die Lymphe enthält die Opsonine, die auf die Bakterien einwirken und diese weniger widerstandsfähig gegen den Angriff der Fresszellen machen, sowie verschiedene schützende Antikörper, die die Toxine neutralisieren. Die polymorphen Leukozyten sind die Hauptakteure im Prozess der Phagozytose (S. 22) und nehmen zusammen mit den anderen Formen von Phagozyten die Bakterien auf und zerstören sie.

Wenn der Versuch, die eindringenden Organismen abzuwehren, erfolgreich ist, werden die Reizwirkungen überwunden, die Entzündung wird gestoppt und es wird davon ausgegangen, dass *eine Heilung* erfolgt.

Bestimmte vaskuläre und zelluläre Veränderungen werden nun genutzt, um den Zustand wieder in den Normalzustand zu versetzen, und die *Reparatur* erfolgt auf die bereits beschriebene Weise. In bestimmten Situationen, insbesondere in Sehnenscheiden, in Gelenkhöhlen und im Inneren seröser Hohlräume, beispielsweise der Pleura und des Peritoneums, ist die Wiederherstellung des Normalzustands nicht perfekt, da sich zwischen den gegenüberliegenden Oberflächen Verwachsungen bilden.

Reicht die durch die Infektion hervorgerufene Reaktion jedoch nicht aus, um das Wachstum und die Ausbreitung der Organismen einzudämmen oder ihre Toxinproduktion zu hemmen, kann es zu einer lokalen Nekrose des Gewebes kommen, entweder in Form von Eiterung oder Gangrän, oder der Toxine Wenn es in den Kreislauf gelangt, kann es zu einer Blutvergiftung kommen, die sogar tödlich sein kann.

Klinische Aspekte einer Entzündung. „Man muss sich klar darüber im Klaren sein, dass eine Entzündung nicht als eine Krankheit an sich zu betrachten ist, sondern vielmehr als ein Beweis für einen infektiösen Prozess, der in den Geweben, in denen sie auftritt, abläuft, und für die Bemühungen dieser Gewebe, dies zu tun." die eindringenden Organismen und ihre Produkte überwinden. Die Hauptgefahr für den Patienten liegt nicht in den reaktiven Veränderungen, die den Entzündungsprozess ausmachen, sondern in der Tatsache, dass er durch die Giftstoffe der Bakterien, die im entzündeten Bereich wirken, vergiftet werden kann.

Seit den Tagen von Celsus (1. Jahrhundert n. CHR.) gelten Hitze, Rötung, Schwellung und Schmerz als Hauptsymptome einer Entzündung. Hinzu kommen möglicherweise Funktionsstörungen im entzündeten Bereich und allgemeine Störungen der Konstitution. Variationen dieser Anzeichen und Symptome hängen von der Schwere der Erkrankung, der Art des verursachenden Organismus und des befallenen Gewebes, der Lage des Teils im Verhältnis zur Oberfläche und anderen Faktoren ab.

Die *Hitze* des entzündeten Teils ist auf die erhöhte Blutmenge zurückzuführen, die darin vorhanden ist, und je oberflächlicher der betroffene Bereich ist, desto leichter lässt sich der lokale Temperaturanstieg mit der Hand feststellen. Dieser klinische Punkt lässt sich am besten testen, indem man die Handfläche und die Finger einige Sekunden lang abwechselnd auf eine nicht entzündete und eine entzündete Stelle legt, ansonsten unter ähnlichen Bedingungen hinsichtlich Abdeckung und Freilegung. So können auch geringfügige Unterschiede erkannt werden.

Rötungen sind ebenfalls auf die erhöhte Blutzufuhr zum entzündeten Teil zurückzuführen. Der Farbton variiert mit dem Stadium der Entzündung und ist in den frühen, hyperämischen Stadien heller und heller und dunkler und düsterer, wenn der Blutfluss verlangsamt ist oder eine Stauung aufgetreten ist und die Sauerstoffversorgung des Blutes mangelhaft ist. Im thrombotischen Stadium kann der Teil einen violetten Farbton annehmen.

Die *Schwellung* ist teilweise auf die erhöhte Blutmenge im betroffenen Teil und auf die Ansammlung von Leukozyten und proliferierten Gewebezellen zurückzuführen, vor allem aber auf das Exsudat im Bindegewebe – ein *entzündliches Ödem* . Je offener die Gewebestruktur des Teils ist, desto stärker ist die Schwellung – ein deutliches Ödem, das in Teilen wie dem Hodensack oder den Augenlidern auftritt.

Schmerz ist ein Symptom, das bei einer Entzündung selten fehlt. *Zärtlichkeit* – d. h. Schmerzen, die durch Druck hervorgerufen werden – ist eines der wertvollsten diagnostischen Anzeichen, die wir besitzen, und ist oft vorhanden, bevor der Patient Schmerzen verspürt. Dass der Bereich der Empfindlichkeit dem Bereich der Entzündung entspricht, ist fast ein Axiom der Chirurgie. Schmerzen und Druckempfindlichkeit sind auf die Reizung der Nervenfasern dieses Teils zurückzuführen, die durch die anormalen Bedingungen ihrer Blutversorgung noch empfindlicher werden. Bei entzündlichen Erkrankungen innerer Organe, zum Beispiel der Baucheingeweide, wird der Schmerz häufig auf andere Teile übertragen, meist auf einen Bereich, der von Ästen desselben Segments des Rückenmarks versorgt wird, das auch den entzündeten Teil versorgt.

Für die Diagnose sollte darauf geachtet werden, wie der Patient seine Schmerzen beschreibt. Beispielsweise wird der durch eine Hautentzündung verursachte Schmerz meist als *brennender* oder *juckender* Charakter beschrieben; das einer Entzündung in dichtem Gewebe wie Periost oder Knochen oder in umschlossenen Organen, als *dumpf* , *langweilig* oder *schmerzend* . Wenn die Entzündung in eine Eiterung übergeht, nimmt der Schmerz einen *pochenden* Charakter an, und wenn der Eiter die Oberfläche oder „Punkte", wie es genannt wird, erreicht, treten scharfe, *stechende* oder *stechende* Schmerzen auf. Eine Entzündung eines Nervenstamms kann einen *bohrenden* oder *kribbelnden* Schmerz verursachen; während die Einwirkung einer serösen Membran wie der Pleura oder des Peritoneums einen Schmerz scharfen, *stechenden Charakters* hervorruft .

Eine Beeinträchtigung der Funktion des entzündeten Teils liegt immer mehr oder weniger stark vor.

Verfassungsstörungen. – Zu den konstitutionellen Störungen zählen das Vorliegen von Fieber oder erhöhter Temperatur; bestimmte Veränderungen der Pulsfrequenz und der Atmung; Magen-Darm- und Harnwegsbeschwerden; und Störungen des Zentralnervensystems. Dies alles ist auf die Aufnahme von Giftstoffen in den allgemeinen Kreislauf zurückzuführen.

Temperatur. —Ein deutlicher Temperaturanstieg ist eine der beständigsten und wichtigsten Begleiterscheinungen akuter Entzündungszustände, und das Temperaturdiagramm bietet einen ziemlich zuverlässigen Hinweis auf den Zustand des Patienten. Die Toxine beeinträchtigen die Nervenzentren im Mark, die das Gleichgewicht zwischen der Produktion und dem Verlust von Körperwärme regulieren.

Klinisch wird die Temperatur mithilfe eines selbstregistrierenden Thermometers geschätzt, das ein bis fünf Minuten lang in engem Kontakt mit der Haut in der Achselhöhle oder im Mund gehalten wird. Manchmal wird das Thermometer in den Enddarm eingeführt, wo die Temperatur jedoch normalerweise ¾° F höher ist als in der Achselhöhle.

Im gesunden Zustand wird die Körpertemperatur durch den Wärmeregulierungsmechanismus auf einem Mittelwert von etwa 37 °C (98,4 °F) gehalten. Sie schwankt von Stunde zu Stunde, selbst wenn es gesund ist, und erreicht ihr Maximum zwischen 16 und 20 Uhr abends, wenn die Temperatur auf 30 °C ansteigen kann, und erreicht ihren niedrigsten Wert zwischen 4 und 6 Uhr morgens, wenn sie etwa 30 °C beträgt ° F.

Die Temperatur wird bei Kindern leichter gestört als bei Erwachsenen und kann aus vergleichsweise geringfügigen Gründen deutlich erhöht werden (104° oder 105° F). bei älteren Menschen ist es weniger anfällig für

Veränderungen, so dass ein Anstieg auf 103° oder 104° F als Zeichen für einen hohen Fieberzustand angesehen werden muss.

Ein plötzlicher Temperaturanstieg ist normalerweise mit einem Gefühl von Frösteln am Rücken und in den Gliedmaßen verbunden, das so ausgeprägt sein kann, dass der Patient heftig zittert, während die Haut kalt, blass und schrumpelig wird – *Cutis anserina* . Hierbei handelt es sich um eine nervöse Reaktion, die auf einen Mangel an Übereinstimmung zwischen der Innen- und der Oberflächentemperatur des Körpers zurückzuführen ist und klinisch als *Rigor bekannt ist* . Wenn die Temperatur allmählich ansteigt, ist die Kälte normalerweise leicht und kann unbemerkt bleiben. Aber auch während der Kältephase ist die Innentemperatur bereits erhöht, und wenn die Kälte abgeklungen ist, ist ihr Maximum erreicht.

Die Frequenz des *Pulses* nimmt immer zu und variiert normalerweise direkt mit der Höhe der Temperatur. Während des Fortschreitens einer Entzündung ist *die Atmung aktiver;* und Bronchialkatarrh kommt häufig vor, unabhängig von einer vorangegangenen Atemwegserkrankung.

Magen-Darm-Störungen äußern sich in Appetitlosigkeit, Erbrechen, verminderter Sekretion der Nahrungssäfte und einer Schwächung der Darmperistaltik, was zu Durst, trockener, pelziger Zunge und Verstopfung führt. Manchmal kommt es zu Durchfall. Der *Urin* ist meist spärlich, hat ein hohes spezifisches Gewicht, ist reich an stickstoffhaltigen Substanzen, insbesondere Harnstoff und Harnsäure, und an Kalziumsalzen, während es an Natriumchlorid mangelt. Bei schweren Entzündungen mit hoher Temperatur können Albumin- und Hyalinzylinder vorhanden sein . Auf die Bedeutung der allgemeinen *Leukozytose* wurde bereits hingewiesen.

Allgemeine Behandlungsgrundsätze. – Da die Fähigkeit der Entzündungsreaktion, bakterielle Infektionen zu bekämpfen, begrenzt ist, muss der Chirurg häufig die natürlichen Abwehrprozesse unterstützen, den lokalen und allgemeinen Auswirkungen der Reaktion entgegenwirken und die Symptome lindern.

Das ideale Mittel, um dem Gewebe zu helfen, besteht darin, den Infektionsherd zu entfernen. Wenn dies möglich ist, wie zum Beispiel bei einem Karbunkel oder einer Milzbrandpustel, kann der infizierte Bereich vollständig entfernt werden. Wenn der Fokus nicht ausreichend begrenzt ist, um dies zuzulassen, kann das infizierte Gewebe mit dem scharfen Löffel abgekratzt oder durch Ätzmittel oder durch die eigentliche Kauterisation zerstört werden. Wenn dies nicht ratsam ist, können starke Antiseptika wie reine Karbolsäure die Organismen angreifen.

Feuchte Verbände begünstigen die Entfernung von Bakterien, indem sie den Austritt des entzündlichen Exsudats fördern, in dem sie ausgewaschen werden.

Künstliche Hyperämie. – Wenn solche direkten Mittel wie die oben genannten nicht praktikabel sind, kann viel getan werden, um das Gewebe in seinem Kampf zu unterstützen, indem der Zustand der Durchblutung im entzündeten Bereich verbessert wird, um sicherzustellen, dass eine reichliche Versorgung mit frischem arteriellen Blut dort ankommt. Die wohltuende Wirkung *heißer Fomentationen und Umschläge* beruht darauf, dass sie eine Erweiterung der Gefäße bewirken und so eine Hyperämie im betroffenen Bereich hervorrufen. Es wurde experimentell gezeigt, dass wiederholte, kurze Anwendungen feuchter Wärme (nicht mehr als 106 °F) wirksamer sind als eine kontinuierliche Anwendung. Man geht heute davon aus, dass die sogenannten *Gegenreizstoffe* – Senf, Jod, Cantharide, tatsächlicher Kauter – auf die gleiche Weise wirken; und die Methode zur Behandlung von Erysipel durch Auftragen einer starken Jodlösung um die betroffene Stelle herum basiert auf dem gleichen Prinzip.

ABB. 6. – Passive Hyperämie von Hand und Unterarm, hervorgerufen durch den Bier-Verband.

Während diese und ähnliche Methoden schon seit langem bei der Behandlung von Entzündungszuständen eingesetzt werden, wurde ihre Wirkungsweise erst in vergleichsweise jungen Jahren richtig verstanden, und August Bier gebührt das Verdienst, die Behandlung von Entzündungen auf eine wissenschaftliche Grundlage gestellt zu haben und rationale Grundlage. Bier erkannte die „wohltätige Absicht" der Entzündungsreaktion und die schützende Wirkung der Leukozytose, die die hyperämischen Stadien des Prozesses begleitet, und untersuchte die Auswirkungen einer Erhöhung der Hyperämie durch künstliche Mittel. Als Ergebnis seiner Beobachtungen hat er eine Behandlungsmethode entwickelt, die darin besteht, eine künstliche Hyperämie im entzündeten Bereich hervorzurufen, entweder durch Blockierung des venösen Rückflusses aus dem Teil (*passive Hyperämie*) oder durch Stimulierung des arteriellen Flusses durch ihn (*aktiv) . Hyperämie*).

Biers zusammenschnürender Verband. – Um eine *passive Hyperämie* in einer Extremität hervorzurufen, wird in einiger Entfernung über dem entzündeten Bereich ein elastischer Verband angelegt, der ausreichend fest ist, um den venösen Rückfluss aus den distalen Teilen zu behindern, ohne den Zufluss von arteriellem Blut in irgendeiner Weise zu stoppen (Abb. 6). Bei korrekter Anlage des Abschnürbandes kommt es zu Schwellungen, Ödemen und einer bläulich-roten Verfärbung der darüberliegenden Stellen, sie behalten aber ihre normale Temperatur, der Puls bleibt unverändert und es treten keine Schmerzen auf. Wenn die Stelle blau wird, kalt wird oder schmerzt oder sich bestehende Schmerzen verstärken, wurde das Band zu fest angelegt. Die Hyperämie wird zwanzig bis zweiundzwanzig Stunden von den vierundzwanzig Stunden aufrechterhalten, und in den Pausen wird das Glied angehoben, um das Ödem zu beseitigen und es von unreinem Blut zu entleeren und so Platz für eine frische Zufuhr zu schaffen gesundes Blut, wenn der Verband erneut angelegt wird. Mit dem Abklingen der Entzündung verringert sich die tägliche Tragedauer des Bandes; Die Behandlung sollte jedoch noch einige Tage fortgesetzt werden, nachdem alle Entzündungszeichen abgeklungen sind.

Diese Methode zur Behandlung akuter entzündlicher Erkrankungen erfordert eine sorgfältige Überwachung, bis der richtige Straffheitsgrad des Bandes festgestellt wurde.

ABB. 7. – Passive Hyperämie des Fingers, hervorgerufen durch Klapps Saugglocke.

Klapps Saugglocken. – Bei entzündlichen Erkrankungen, bei denen das Abschnürband nicht angewendet werden kann, wie zum Beispiel einer akuten Mastitis, einem Beulen in der Leiste oder einem Furunkel am Hals, kann der betroffene Bereich durch eine entsprechend geformte Glasglocke, die darüber angebracht wird, hyperämisch gemacht werden Die Luft wird mittels einer Saugpumpe abgesaugt, wobei die Verdünnung der Luft in der Glocke einen Blutfluss in das darin eingeschlossene Gewebe bewirkt (Abb. 7 und 8). Der Rand der Glocke wird mit Vaseline bestrichen und die Saugwirkung jeweils fünf bis zehn Minuten lang ausgeübt, wobei ein entsprechender Abstand zwischen den Anwendungen eingehalten wird. Jede Sitzung dauert zwischen einer halben und einer Stunde und die Behandlung kann je nach den Umständen ein- oder zweimal täglich durchgeführt werden. Dieses Gerät funktioniert auf die gleiche Weise wie der altmodische *Trockenbecher* , ist jedoch praktischer und ebenso wirksam.

ABB. 8. – Passive Hyperämie, hervorgerufen durch Klapps Saugglocke bei Entzündung der Leistendrüse.

Eine aktive Hyperämie wird durch lokale Wärmeeinwirkung, insbesondere durch Heißluft, induziert. Es hat sich bei akuten Entzündungen nicht als so nützlich erwiesen wie bei passiver Hyperämie, ist aber von großem Wert bei der Beschleunigung der Absorption von Entzündungsprodukten und bei der Überwindung von Verwachsungen und Steifheit in Sehnen und Gelenken.

Allgemeine Behandlung. —Der Patient sollte ruhig gehalten werden, vorzugsweise im Bett, um den allgemeinen Gewebeabfall zu verringern; und die Ernährung sollte auf Flüssigkeiten wie Milch, Rindertee, Fleischsäfte oder Brei beschränkt werden, und diese können durch künstliche Verdauung leichter assimilierbar gemacht werden, wenn necessary. Um der allgemeinen Wirkung von in den Kreislauf aufgenommenen Toxinen entgegenzuwirken, werden bei bestimmten Infektionsformen wie Diphtherie, Streptokokken-Septikämie und Tetanus spezielle antitoxische Seren eingesetzt. Bei anderen Infektionsformen werden Impfstoffe eingesetzt, um die opsonische Kraft des Blutes zu erhöhen. Wenn solche Mittel nicht verfügbar sind, können die zirkulierenden Giftstoffe bis zu einem gewissen Grad verdünnt werden, indem man reichlich milde Flüssigkeiten über den Mund oder normale Salzlösung über das Rektum verabreicht.

Die Ausscheidung der Giftstoffe wird durch die Sicherstellung der freien Wirkung der Ausleitungsorgane gefördert. Eine Spülung mit Kochsalzlösung, beispielsweise eine halbe Unze Magnesiumsulfat in einer kleinen Menge Wasser, sorgt für eine freie Darmentleerung. Die Nieren werden durch Verdünnungsgetränke wie gleiche Teile Milch und Limettenwasser oder durch Milch gespült, denen zu jedem Glas ein Schluck Liquor calcis saccharatus hinzugefügt wird. Gerstenwasser und „Imperial Drink", der aus anderthalb Dram Weinstein besteht, der einem halben Liter kochendem Wasser zugesetzt und nach dem Abkühlen mit Zucker gesüßt wird, sind ebenfalls nützliche und nicht reizende Diuretika. Die Haut kann durch Dover-Pulver (10 Körner) oder Liquor ammoniae acetatis in drei Schluckdosen alle vier Stunden stimuliert werden.

Verschiedene intern verabreichte Medikamente wie Chinin, Salol, Eisensalicylat und andere genießen mehr oder weniger zu Recht den Ruf als interne Antiseptika.

Eine Herzschwäche, die durch den Zustand des Pulses angezeigt wird, wird je nach den Umständen durch den Einsatz von Medikamenten wie Digitalis, Strophanthus oder Strychnin behandelt.

Magen-Darm-Störungen werden mit herkömmlichen medizinischen Mitteln behandelt. Erbrechen kann beispielsweise manchmal durch Brausegetränke wie Koffeincitrat oder durch verdünnte Blausäure und Wismut unterdrückt werden. In schweren Fällen und insbesondere dann, wenn die erbrochene Substanz durch die Beimischung von verändertem Blut Kaffeesatz ähnelt – die sogenannte postoperative Hämatemesis – ist das Ausspülen des Magens das beste Mittel, um das Erbrechen zu stoppen. Der Durst wird durch rektale Injektionen von Kochsalzlösung gelindert. Die Einführung von Kochsalzlösung in die Venen oder durch das Rektum ist ebenfalls nützlich, um die Ausscheidung zirkulierender Giftstoffe zu verdünnen und zu beschleunigen.

Bei chirurgischen Entzündungen bringt eine Temperatursenkung in der Regel nichts, wenn nicht gleichzeitig die Ursache beseitigt wird. Wenn starkes oder anhaltendes Fieber zu einer Gefahrenquelle wird, ist die Verwendung von heißen oder kalten Schwämmen oder sogar das kalte Bad der Verabreichung von Medikamenten vorzuziehen.

Linderung der Symptome. —Um Schmerzen zu lindern , ist Ruhe unerlässlich. Der entzündete Teil sollte in eine Schiene oder eine andere Vorrichtung gelegt werden, die eine Bewegung verhindert, und es müssen Maßnahmen ergriffen werden, um seine funktionelle Aktivität so weit wie möglich zu reduzieren. Lokal können warme und feuchte Verbände wie ein Umschlag oder eine Fomentation verwendet werden. Um eine Anregung zu erhalten, wird ein Stück Flanell oder Flusen aus sehr heißem Wasser oder einer antiseptischen Lotion ausgewrungen und unter ein Laken aus Regenmantel gelegt. Die Fomentationen sollten nach dem Abkühlen wiederholt werden. Ein gewöhnlicher Kautschukbeutel, der mit heißem Wasser gefüllt und über der Fermentation befestigt wird, indem er die Wärme speichert, macht ein häufiges Wechseln der Anwendung überflüssig. Die Zugabe einiger Tropfen Laudanum, die auf das Waschlappen gestreut werden, hat eine beruhigende Wirkung. Blei- und Opiumlotion ist eine nützliche, beruhigende Anwendung zur Anregung. Wir bevorzugen die Anwendung von mit 10 Prozent getränkten Flusen. wässrige oder glycerinhaltige Lösung von Ichthyol oder mit Ichthyol-Salbe bestrichen (1 von 3). Belladonna und Glycerin können zu gleichen Teilen verwendet werden.

Trockene Erkältung, die man mit Hilfe von Eisbeuteln oder mit Bleischläuchen von Leiter erhält, durch die ein kontinuierlicher Strom eiskalten Wassers fließt, wirkt manchmal wohltuend auf den Patienten, aber wenn die Gefäße im entzündeten Teil stark verstopft sind, ist die Anwendung damit verbunden erhebliches Risiko, da es nicht nur die Arteriolen, die den Teil versorgen, zusammenzieht, sondern auch den Abfluss von venösem Blut verringert und so zu Gangrän von bereits devitalisiertem Gewebe führen kann.

Eine mildere Form der Kälteanwendung ist die Verwendung von verdunstenden Lotionen: Ein dünnes Stück Fussel oder Gaze wird auf die entzündete Stelle aufgetragen und mit der Lotion ständig feucht gehalten, wobei der Verband frei gelassen wird, um eine kontinuierliche Verdunstung zu ermöglichen. Eine nützliche Verdunstungslotion setzt sich wie folgt zusammen: Nehmen Sie eine halbe Unze Ammoniumchlorid; rektifizierter Spiritus, eine Unze; und Wasser, sieben Unzen.

Zur Schmerzlinderung kann die Gabe von Opiaten erforderlich sein.

Die Ansammlung einer übermäßigen Menge an entzündlichem Exsudat kann die Vitalität des Gewebes gefährden, indem es so stark auf die Blutgefäße drückt, dass es zu Stauungen kommt, und indem es die lokale Wirkung der Toxine konzentriert. Unter solchen Bedingungen sollte die Spannung gelöst und das Exsudat mit seinen enthaltenen Giftstoffen durch einen Einschnitt in das entzündete Gewebe und Anlegen einer Saugglocke entfernt werden. Wenn sich das Exsudat in einer Gelenkhöhle, beispielsweise einem Gelenk oder einem Schleimbeutel, angesammelt hat, kann es mithilfe eines Trokars und einer Kanüle entnommen werden. Es gibt andere Methoden zur Entnahme von Blut und Exsudat aus einem entzündeten Bereich, zum Beispiel durch Blutegel oder Schröpfen, aber diese werden heutzutage nur noch selten angewendet.

Vor dem Auftragen von Blutegeln muss der Teil gründlich gereinigt werden. Wenn der Blutegel nur langsam beißt, kann er mit Creme eingerieben werden. Der Blutegel wird unter einem umgedrehten Weinglas oder einem breiten Reagenzglas in Position gehalten, bis er greift. Nachdem es sich sattgesaugt hat, fällt es normalerweise ab, nachdem es einen oder anderthalb Schluck Blut entnommen hat. Wenn es wünschenswert ist, mehr Blut zu entnehmen, sollten heiße Einreibungen auf den Biss aufgetragen werden. Da zum Stillen der Blutung manchmal ein erheblicher Druck erforderlich ist, sollten Blutegel möglichst über einem Knochen angebracht werden, der den nötigen Widerstand bietet. Der Einsatz von Styptika kann erforderlich sein.

Das Nass-Schröpfen wurde durch den Einsatz der Klapp-Saugglocken fast vollständig ersetzt.

Der allgemeine Aderlass besteht darin, eine oberflächliche Vene zu öffnen (Aderlass) und 250 bis 250 Gramm Blut daraus abfließen zu lassen. Es wird selten zur Behandlung chirurgischer Entzündungsformen eingesetzt.

Gegen Reizstoffe. – Bei tiefsitzenden Entzündungen werden manchmal Reizmittel in Form von Senfblättern oder Bläschen eingesetzt, je nach dem Grad der erforderlichen Reizung. Ein Senfblatt oder ein Senfpflaster sollte nicht länger als zehn bis fünfzehn Minuten einwirken, es sei denn, es soll eine Blase entstehen. Blasenbildung kann durch ein *Cantharides-Pflaster* oder durch Bemalen mit *Liquor epispasticus erzeugt werden* . Das Pflaster sollte acht bis zehn Stunden einwirken, und wenn keine Blase entstanden ist, sollte eine heiße Einreibung auf den Teil aufgetragen werden. *Liquor epispasticus* wird allein oder gemischt mit gleichen Teilen Kollodium mit einem Pinsel auf die Stelle aufgetragen. Oft sind mehrere Anstriche erforderlich, bevor eine Blase entsteht . Die vorherige Entfernung des natürlichen Fetts aus der Haut begünstigt die Wirkung dieser Anwendungen.

Die Behandlung von Entzündungen in speziellen Geweben und Organen wird in den Abschnitten zur Regionalchirurgie behandelt.

Chronische Entzündung. – Es gibt eine Vielzahl chronischer und subakuter Entzündungsformen, die mangels Kenntnis ihrer Ursachen derzeit nicht zufriedenstellend klassifiziert werden können.

Die am besten definierte Gruppe ist die der *Granulomata* , zu der so wichtige Krankheiten wie Tuberkulose und Syphilis gehören und bei der verschiedene Arten chronischer Entzündungen durch eine Infektion mit einem bestimmten Organismus verursacht werden. Alle haben jedoch den gemeinsamen Charakter, dass reichlich Granulationsgewebe vorhanden ist gebildet, bei dem zelluläre Veränderungen stärker ausgeprägt sind als Veränderungen in den Blutgefäßen, und bei dem die anschließende Degeneration und Nekrose des Granulationsgewebes zum Abbau und zur Zerstörung des Gewebes führt, in dem es gebildet wird. Eine andere Gruppe ist die, bei der chronische Entzündungen auf milde oder abgeschwächte Formen einer pyogenen Infektion zurückzuführen sind, die insbesondere die Lymphdrüsen und das Knochenmark befällt. In den Drüsen der Leistengegend beispielsweise treten, verbunden mit verschiedenen Formen der Reizung der äußeren Genitalien, verschiedene Formen *chronischer Lymphadenitis* auf; Sie eitern nicht offenkundig wie die akuten Formen, sondern gehen mit einer Hyperplasie der Gewebeelemente einher, die zu einer anhaltenden und manchmal rezidivierenden Vergrößerung der betroffenen Drüsen führt. Es gibt ähnliche Formen der *Osteomyelitis* , die nicht, wie die akuten Formen, zur Eiterung oder zum Absterben des

Knochens führen, sondern zu einer Verdickung des betroffenen Knochens sowohl an der Oberfläche als auch im Inneren führen, was zu einer Obliteration des Marks führt Kanal.

Eine dritte Gruppe chronischer Entzündungen sind solche, die als akute pyogene Entzündung beginnen, die jedoch nicht vollständig verschwindet, sondern in chronischer Form fortbesteht. Dies geschieht offenbar, weil es einen Faktor gibt, der den Organismen hilft und das Gewebe beeinträchtigt, etwa das Vorhandensein eines Fremdkörpers, eines Glas- oder Metallstücks oder eines toten Knochenstücks; Unter diesen Umständen bleibt die Entzündung in chronischer Form bestehen, begleitet von der Bildung von fibrösem Gewebe und, im Falle von Knochen, von der übermäßigen Bildung von neuem Knochen. Es ist offensichtlich, dass in dieser Gruppe chronische Entzündung und Reparatur praktisch austauschbare Begriffe sind.

Es gibt weitere Gruppen chronischer Entzündungen, deren Ursprung weiterhin umstritten ist. Es wird hier auf die chronischen Entzündungen der Synovialmembran von Gelenken, der Sehnenscheiden und der Schleimbeutel hingewiesen – *chronische Synovitis* , *Tenosynovitis* und *Bursitis* ; des fibrösen Gewebes der Gelenke – chronische Formen der *Arthritis* ; der Blutgefäße – chronische Formen der *Endarteriitis* und der *Venenentzündung* und der peripheren Nerven – *Neuritis* . Auch in der Brust und in der Prostata kann es mit dem Nachlassen des Sexuallebens zur Bildung von fibrösem Gewebe kommen – chronische *interstitielle Mastitis* , *chronische Prostatitis* , mit Analogien zu den chronischen interstitiellen Entzündungen innerer Organe wie der Niere – *chronische interstitielle Nephritis* ; und in der Brust und der Prostata sowie in der Niere führt die Bildung von fibrösem Gewebe zu Veränderungen im sezernierenden Epithel, was zur Bildung von Zysten führt.

Schließlich gibt es noch andere Arten chronischer Entzündungen, die mit der Bildung von fibrösem Gewebe in einem so großzügigen Ausmaß einhergehen, dass Analogien zu neuen Wucherungen nahegelegt werden. Die bekanntesten davon sind die systematischen Formen der Fibromatose, die im Zentralnervensystem und in den peripheren Nerven vorkommen – *die Neurofibromatose* ; in der Unterschleimhaut des Magens – *Magenfibromatose* ; und im Dickdarm – *Darmfibromatose* .

Diese Zustände werden zusammen mit den Geweben und Organen beschrieben, in denen sie auftreten.

Bei der *Behandlung chronischer Entzündungen* werden empirisch eine Reihe von Verfahren eingesetzt, bis zu weiteren Erkenntnissen über deren Ursache und über offensichtliche Hinweise hinaus, dass das Gewebe durch die Entfernung eines Fremdkörpers oder eines abgestorbenen Knochenstücks geheilt werden kann Induktion von Hyperämie, Exposition gegenüber Röntgenstrahlen und Verwendung von Blasen, Kauterien und Setonen. Bei

Impfstoffen bakteriellen Ursprungs kann auf Impfstoffe zurückgegriffen werden.

KAPITEL IV
SUPPURATION

Eiterung oder Eiterbildung ist eine der Folgen der Einwirkung von Bakterien auf das Gewebe. Der eindringende Organismus ist normalerweise einer der Staphylokokken, seltener ein Streptokokkus und noch seltener einer der anderen Bakterien, die Eiter produzieren können, wie der Bacillus coli communis, der Gonokokken, der Pneumokokken oder der Typhusbazillus.

Solange sich das Gewebe in einem gesunden Zustand befindet, ist es in der Lage, den Angriffen einer moderaten Anzahl pyogener Bakterien mit gewöhnlicher Virulenz zu widerstehen. Wenn es jedoch durch eine Krankheit, eine Verletzung oder eine Entzündung aufgrund der Wirkung anderer pathogener Organismen devitalisiert wird, kommt es zur Eiterung .

Es scheint zum Beispiel so zu sein, dass pyogene Organismen den gesunden Harntrakt passieren können, ohne Schaden anzurichten, aber wenn das Nierenbecken, der Harnleiter oder die Blase der Sitz von Steinen ist, verursachen sie Eiterung. Ebenso führt ein Zahnstein in einem der Speichelgänge häufig dazu, dass sich ein Abszess im Mundboden bildet.

Wenn auch das Lumen eines röhrenförmigen Organs wie des Blinddarms oder des Eileiters verstopft ist, wird die Wirkung eitriger Organismen begünstigt und es kommt zur Eiterung.

Eiter. – *Die* beim Eiterungsprozess entstehende Flüssigkeit ist <u>known</u>Eiter . In seiner typischen Form ist es eine gelblich-cremige Substanz mit alkalischer Reaktion, einem spezifischen Gewicht von etwa 1030 und einem eigentümlichen, süßlichen Geruch. Wenn man es in einem Reagenzglas stehen lässt, gerinnt es nicht, sondern trennt sich in zwei Schichten: die obere, durchsichtige, strohfarbene Flüssigkeit, das *Liquor puris* oder Eiterserum, das in seiner Zusammensetzung dem Blutserum sehr ähnelt , aber weniger Protein enthält und mehr Cholesterin; es enthält außerdem Leucin, Tyrosin und bestimmte Albumosen, die die Gerinnung verhindern.

Die Schicht am Boden der Röhre besteht zum größten Teil aus polymorphen Leukozyten sowie vermehrtem Bindegewebe und Endothelzellen (*Eiterkörperchen*). Andere Formen von Leukozyten können vorhanden sein, insbesondere bei lang anhaltenden Eiterungen; und in der Ablagerung befinden sich normalerweise einige rote Blutkörperchen, tote Bakterien, Fettzellen und Gewebefetzen, Cholesterinkristalle und andere Ablagerungen.

Wenn ein frischer Eiterfilm unter dem Mikroskop untersucht wird, erkennt man, dass die Eiterzellen einen klar definierten runden Umriss haben und ein feinkörniges Protoplasma und einen mehrteiligen Kern enthalten; Wenn die Zellen noch warm sind, können sie amöboide Bewegungen zeigen. In gefärbten Filmen nehmen die Zellkerne die Färbung gut auf. Bei älteren Eiterzellen ist der Umriss unregelmäßig, das Protoplasma grobkörnig und die Kerne zerfallen und nehmen die Färbung nicht mehr an.

Variationen von „Typischer Eiter". – Eiter aus alten Nebenhöhlen ist oft von wässriger Konsistenz (ichorös) und weist nur wenige Zellen auf. Wo die Granulationen vaskulär sind und leicht bluten, wird sie durch die Beimischung roter Blutkörperchen gesundheitsschädlich; Wenn dagegen ein Blutgerinnsel aufgelöst und die Trümmer mit dem Eiter vermischt werden, enthält es Körnchen aus Blutfarbstoff und wird als „klumpig" bezeichnet. Der *Geruch* von Eiter variiert je nach den verschiedenen Bakterien, die ihn produzieren. Eiter, der durch gewöhnliche pyogene Kokken entsteht, hat einen süßlichen Geruch; wenn Fäulnisorganismen vorhanden sind, hat es einen fauligen Geruch; Wenn es sich in der Nähe des Darmkanals bildet, enthält es normalerweise den Bacillus coli communis und hat einen fäkalen Geruch.

die *Farbe* des Eiters variiert: Wenn er von der einen oder anderen Art des Bacillus pyocyaneus stammt, ist er normalerweise blau oder grün; Wenn es mit Gallenderivaten oder verändertem Blutfarbstoff vermischt wird, kann es eine leuchtend orange Farbe haben. Bei Wunden, die mit groben

Eisenwerkzeugen verursacht wurden, aus denen sich Rost ablagert, weist der Eiter oft die gleiche Farbe auf.

Der Eiter kann sich innerhalb eines umschriebenen Bereichs bilden und ansammeln und so einen lokalisierten *Abszess bilden* ; oder es kann das Gewebe großflächig infiltrieren – *diffuse Eiterung* .

AKUTER UMSCHRIEBENER ABSZESS

Jedes Gewebe des Körpers kann der Sitz eines akuten Abszesses sein, und es gibt viele Wege, über die die Bakterien in den betroffenen Bereich gelangen können. Zum Beispiel: Ein Abszess in der Haut oder im subkutanen Zellgewebe resultiert normalerweise aus einer Infektion durch Organismen, die durch eine Wunde oder eine Abschürfung der Oberfläche oder entlang der Hautkanäle eingedrungen sind; ein Abszess in der Brust durch Organismen, die entlang der an der Brustwarze mündenden Milchgänge oder entlang der diese begleitenden Lymphgefäße ausgewandert sind. Ein Abszess in einer Lymphdrüse ist in der Regel auf eine Infektion zurückzuführen, die über die Lymphkanäle aus dem von ihnen abgeleiteten Haut- oder Schleimhautbereich gelangt. Abszesse in inneren Organen wie der Niere, der Leber oder dem Gehirn werden normalerweise durch Organismen verursacht, die von einem Infektionsherd an einer anderen Stelle im Körper in den Blutkreislauf gelangen.

Die Kenntnis der möglichen Infektionswege ist von klinischer Bedeutung, da sie es ermöglichen kann, die Ursache eines bestimmten Abszesses aufzuspüren und zu behandeln. Bei der Eiterung im Eileiter (Pyosalpynx) beispielsweise führt die Tatsache, dass der häufigste Ursprung der Infektion im Genitalbereich liegt, zu einer Untersuchung auf vaginalen Ausfluss; und wenn keiner vorhanden ist, ist der Abszess wahrscheinlich auf eine Infektion zurückzuführen, die im Blutkreislauf von einem primären Herd um den Mund herum übertragen wird, wie z. B. einem Kaugummi oder einer infektiösen Halsentzündung.

Auch die genaue Lage eines Abszesses kann Aufschluss über seine Ursache geben; bei einem Abszess in der Achselhöhle beispielsweise, wenn die Eiterung in den Lymphdrüsen erfolgt, ist die Infektion über die afferenten Lymphgefäße erfolgt; wenn es sich im Zellgewebe befindet, hat es sich vom Hals oder der Brustwand ausgebreitet; Wenn es sich um Haarfollikel handelt, handelt es sich um eine lokale Infektion über die Haut.

Bildung eines Abszesses. - Wenn eitrige Bakterien in das Gewebe gelangen, kommt es zu einer Entzündungsreaktion, die durch eine Erweiterung der Blutgefäße, die Ausscheidung einer großen Anzahl von Leukozyten und die Vermehrung von Bindegewebszellen gekennzeichnet ist.

Diese wandernden Zellen sammeln sich bald um den Infektionsherd an und bilden eine Schutzbarriere, die dazu neigt, die Ausbreitung der Organismen zu verhindern und ihr Aktionsfeld einzuschränken. Innerhalb des so umschriebenen Bereichs findet der Kampf zwischen den Bakterien und den Fresszellen statt, wobei die Organismen Giftstoffe bilden, eine bestimmte Anzahl der Leukozyten zugrunde geht und durch Degeneration bestimmte proteolytische Enzyme oder Fermente freisetzt. Die Toxine verursachen eine Koagulationsnekrose der Gewebezellen, mit denen sie in Kontakt kommen, die Fermente verflüssigen das Exsudat und andere Eiweißstoffe und es entsteht so *Eiter*.

Gewinnen die Bakterien die Oberhand, greift dieser für die Eiterung charakteristische Verflüssigungsprozess auf das umliegende Gewebe über, die Schutzbarriere der Leukozyten wird durchbrochen und der Eiterungsprozess breitet sich aus. Eine neue Ansammlung von Leukozyten bildet jedoch eine neue Barriere, und schließlich wird die Ausbreitung gestoppt, und die so eingeschlossene Eiteransammlung stellt einen *Abszess* *dar*.

Aufgrund der Schwellung und Verdichtung der umliegenden Teile steht der so gebildete Eiter unter erheblichem Druck, was dazu führt, dass er sich entlang der Linien des geringsten Widerstands eingräbt. Bei einem subkutanen Abszess bahnt sich der Eiter meist seinen Weg an die Oberfläche und „spitzt" ihn, wie man es nennt. An der Oberfläche wird die Haut weich und dünn und löst sich schließlich ab, sodass der Eiter austreten kann.

Ein Abszess, der sich in den tieferen Ebenen bildet, wird durch die festen Faszien und andere faserige Strukturen daran gehindert, direkt an die Oberfläche zu zeigen. Der Eiter neigt daher dazu, sich entlang der Linie der Blutgefäße und in den Bindegewebssepten einzugraben, bis er entweder eine Schwachstelle findet oder eine Nekrose eines Teils der Faszie verursacht und so an die Oberfläche gelangt. Dementsprechend haben viele Abszesshöhlen, die aus tiefsitzender Eiterung resultieren, eine unregelmäßige Form mit Beuteln und Löchern in verschiedenen Richtungen – eine Anordnung, die ihre erfolgreiche Behandlung durch Inzision und Drainage beeinträchtigt.

Die Entspannung, die auf das Platzen eines Abszesses folgt, die Beseitigung von Reizungen durch das Austreten von Eiter und das Abstoßen von Bakterien und Giftstoffen ermöglichen es dem Gewebe, sich wieder zu behaupten, und ein Reparaturprozess setzt ein. Die Wände der Abszess fällt ein; Granulationsgewebe wächst in den Raum hinein und füllt ihn allmählich aus; und später wird dieses durch Narbengewebe ersetzt. Durch die anschließende Kontraktion des Narbengewebes wird die Narbe normalerweise unter das Niveau der umgebenden Hautoberfläche abgesenkt.

Wenn die Heilung eines Abszesses verhindert wird – zum Beispiel durch das Vorhandensein eines Fremdkörpers oder eines nekrotischen Knochenstücks – entsteht ein Sinus, aus dem Eiter austritt, bis der Fremdkörper entfernt wird.

Klinische Merkmale eines akuten umschriebenen Abszesses. —Im Anfangsstadium treten die üblichen Entzündungssymptome auf. Erhöhte Temperaturerhöhung mit oder ohne Schüttelfrost, fortschreitende Leukozytose und Schwitzen markieren den Übergang zwischen Entzündung und Eiterung. Eine zunehmende Leukozytose ist ein Hinweis darauf, dass sich ein eitriger Prozess ausbreitet.

Die lokalen Symptome variieren je nach Sitz des Abszesses. Bei oberflächlicher Lokalisation, zum Beispiel im Brustgewebe, ist der betroffene Bereich heiß, die Rötung der Entzündung weicht einer dunkelvioletten Farbe mit einem blassen, manchmal gelben Fleck an der Stelle, an der sich der Eiter nahe der Oberfläche befindet. Die Schwellung nimmt an Größe zu, das feste, muskulöse Zentrum wird weich, ragt kegelförmig über das Niveau des restlichen geschwollenen Bereichs hinaus und ist meist von einer Verhärtungszone umgeben.

Durch sanftes Abtasten mit den Fingerspitzen über dem aufgeweichten Bereich kann eine Flüssigkeitswelle – *Fluktuation* – erkannt werden, und wenn sie vorhanden ist, ist dies ein sicherer Hinweis auf das Vorhandensein von Flüssigkeit in der Schwellung. Seine Erkennung ist jedoch keineswegs einfach, und bei der klinischen Anwendung dieses Tests muss man sich vor verschiedenen Trugschlüssen hüten. Wenn beispielsweise die Wände des Abszesses dick und starr sind oder der Inhalt unter übermäßiger Spannung steht, kann die Flüssigkeitswelle nicht ausgelöst werden. Andererseits lässt sich in ödematösen Geweben, in bestimmten weichen, soliden Tumoren wie Fetttumoren oder Gefäßsarkomen, in Aneurysmen und in einem Muskel häufig eine Empfindung erkennen, die einer Fluktuation sehr ähnlich ist, wenn er in seiner Querachse abgetastet wird.

Wenn sich Eiter in tieferen Teilen gebildet hat und bevor er die Oberfläche erreicht, kommt es häufig zu Ödemen der darüber liegenden Haut und auf Druck entstehen Grübchen in der Haut.

Mit der Bildung von Eiter nimmt der anhaltende brennende oder bohrende Entzündungsschmerz einen pochenden Charakter an, mit gelegentlich scharfen, stechenden Stichen. Sollten weiterhin Zweifel an der Anwesenheit von Eiter bestehen, kann auf die Verwendung einer Sondierungsnadel zurückgegriffen werden.

Differenzialdiagnose eines akuten Abszesses. —Eine praktische Schwierigkeit, die häufig auftritt, besteht darin, zu entscheiden, ob sich tatsächlich Eiter gebildet hat oder nicht. In der Praxis kann es als Arbeitsregel gelten, dass, wenn eine akute Entzündung vier oder fünf Tage lang angehalten hat, ohne Anzeichen einer Abschwächung zu zeigen, mit ziemlicher Sicherheit eine Eiterung aufgetreten ist. Bei tiefsitzender Eiterung können ausgeprägte Ödeme der Haut sowie das Auftreten von Schüttelfrost und Schweißausbrüchen als Anzeichen für Eiterbildung gewertet werden.

Es sind Fälle bekannt, in denen schnell wachsende sarkomatöse und angiomatöse Tumoren, Aneurysmen und Blutergüsse, die bei Bluterkranken auftreten, mit akuten Abszessen verwechselt und eingeschnitten wurden, was katastrophale Folgen hatte.

Behandlung akuter Abszesse. – Der Ausspruch von John Bell: „Wo Eiter ist, lass ihn raus", fasst die Behandlung von Abszessen zusammen. Das Ausmaß und die Lage des Einschnitts sowie die zur Drainage der Höhle eingesetzten Mittel variieren jedoch je nach Art, Lage und Lage des Abszesses. Bei einem oberflächlichen Abszess, zum Beispiel einem Bubo, oder einem Abszess in der Brust oder im Gesicht, bei dem eine entstellende Narbe unerwünscht ist, sollte an der Stelle, an der der Eiter zu zeigen droht, ein kleiner Einstich vorgenommen und wie bereits beschrieben eine Klapp-Saugglocke angelegt werden (S . 39). Eine Drainage ist nicht erforderlich und in den Zeiträumen zwischen den Anwendungen der Glocke wird das Teil mit einem feuchten, antiseptischen Verband abgedeckt.

Bei tief gelegenen Abszessen, beispielsweise unter den Gesäß- oder Brustmuskeln, sollten ein oder mehrere Einschnitte vorgenommen und die Höhle durch Glas- oder Gummischläuche oder durch Gummigewebestreifen entwässert werden.

Am nächsten Tag sollte die Wunde verbunden und der Schlauch gekürzt werden, im Falle eines Gummischlauchs, indem ein Teil seines äußeren Endes abgeschnitten wird. Am zweiten Tag oder später, je nach den Umständen, wird der Schlauch entfernt, und danach muss der Verband nicht öfter als jeden zweiten oder dritten Tag wiederholt werden.

Wenn sich Eiter in Bezug auf wichtige Strukturen gebildet hat – wie zum Beispiel in den tieferen Ebenen des Halses – kann *die Hilton-Methode* zur Öffnung des Abszesses angewendet werden. Es wird ein Einschnitt durch die Haut und die Faszie gemacht, ein gerillter Direktor wird vorsichtig durch das tiefere Gewebe geschoben, bis Eiter entlang seiner Rille austritt, und dann wird die Schiene erweitert, indem eine Verbandszange eingeführt und die Klingen ausgeweitet werden. Ein Schlauch oder Streifen aus Gummigewebe wird eingeführt und die anschließende Behandlung erfolgt wie bei anderen Abszessen. Wenn der Abfluss in der Nähe eines großen Blutgefäßes liegt, muss darauf geachtet werden, dass er nicht lange genug an

Ort und Stelle bleibt, um durch Druck Geschwüre an der Gefäßwand zu verursachen.

Bei manchen Abszessen, z. B. in der Nähe des Anus, sollte die Höhle in ihrer ganzen Ausdehnung freigelegt, mit Jodoform oder Wismutgaze gefüllt und nach der offenen Methode behandelt werden.

Es ist selten ratsam, eine Abszesshöhle auszuwaschen, und auch das Auspressen des Eiters ist zu vermeiden, damit die Schutzzone nicht zerstört wird und die Infektion in das umliegende Gewebe diffundiert.

Die Wichtigkeit, beim Öffnen eines Abszesses Vorkehrungen gegen eine weitere Infektion zu treffen, kann kaum überbewertet werden, und die Geschwindigkeit, mit der die Heilung erfolgt, wenn der Zugang neuer Bakterien verhindert wird, steht in deutlichem Gegensatz zu dem, was geschieht, wenn solche Vorsichtsmaßnahmen vernachlässigt werden und eine weitere Infektion zugelassen wird stattfinden.

Akute Eiterung in einer Wunde. - Kommt es im Verlauf einer Operation zu einer Infektion der Wunde, so zeigt sich bald eine ausgeprägte Entzündungsreaktion, und es treten die gleichen Veränderungen ein wie bei der Bildung eines akuten Abszesses, allerdings abgewandelt durch die Tatsache, dass der Eiter austreten kann leichter an die Oberfläche gelangen. Innerhalb von 24 bis 48 Stunden verspürt der Patient ein Gefühl von Frösteln oder verspürt möglicherweise sogar einen Schüttelfrost. Gleichzeitig fühlt er sich allgemein unwohl, mit vermindertem Appetit, Kopfschmerzen und möglicherweise Durchfall. Seine Temperatur steigt auf 100 bis 101 °F und der Puls beschleunigt sich auf 100 oder 110.

Beim Freilegen der Wunde stellt man fest, dass die Teile in einiger Entfernung rot, glasig und ödematös sind. Am intensivsten sind die Verfärbungen und Schwellungen in unmittelbarer Nähe der Wunde, deren Ränder umgestülpt und feucht sind. Eventuell eingebrachte Stiche sind fest und die tiefen Stiche schneiden möglicherweise in das Gewebe ein. Es besteht Hitze und ein ständiger brennender oder pochender Schmerz, der durch Druck verstärkt wird. Wenn die Nähte durchtrennt werden, tritt Eiter aus, die Wunde klafft und ihre Oberflächen sind entzündet und mit Eiter bedeckt.

Die offene Methode ist die einzige sichere Methode zur Behandlung solcher Wunden. Die infizierte Oberfläche kann mit reiner Karbolsäure abgewischt, der Überschuss mit absolutem Alkohol abgewaschen und die Wunde entweder mit Schläuchen entleert oder mit Jodoformgaze ausgefüllt werden. Das Abkratzen solcher Oberflächen mit dem scharfen Löffel, das Auspressen oder sogar das Auswaschen mit antiseptischen Lotionen birgt die Gefahr einer weiteren Verbreitung der Organismen im Gewebe und sollte nur in Ausnahmefällen angewendet werden. Manchmal ist eine kontinuierliche Spülung infizierter Wunden oder deren Eintauchen in antiseptische Bäder sinnvoll. Auf die freie Öffnung der Wunde folgt fast unmittelbar ein Temperaturabfall. Die umgebende Entzündung lässt nach, der Eiterausfluss lässt nach und die Heilung erfolgt durch die Bildung von Granulationsgewebe – die sogenannte „Heilung durch zweite Absicht".

Katdarm entstehen , der nicht effizient aufbereitet wurde. Die lokalen und allgemeinen Reaktionen können geringfügig sein und treten in der Regel erst sieben bis acht Tage nach der Operation und möglicherweise auch erst nach der Vereinigung der Hautränder auf. Die Eiterung ist streng auf den Teil der Wunde beschränkt, wo Katgut für Nähte oder Ligaturen verwendet wurde, und zeigt eine geringe Ausbreitungstendenz. Die Heilung des infizierten Teils dauert jedoch oft lange. Die Reizung ist in diesen Fällen wahrscheinlich auf Giftstoffe im Katdarm und nicht auf Bakterien zurückzuführen.

Wenn Eiterung im Zusammenhang mit vergrabenen Nähten aus nicht resorbierbarem Material wie Seide, Seidenraupendarm oder Silberdraht auftritt, besteht die Gefahr, dass sie bestehen bleibt, bis das Fremdmaterial abgestoßen oder entfernt wird.

An der Stelle eines Hautstichs kann es zu einer Eiterung kommen, die einen *Stichabszess hervorruft* . Die Infektion kann durch das verwendete Material, insbesondere Katgut oder Seide, oder, was vielleicht häufiger vorkommt, durch das Wachstum von Staphylococcus albus auf der Haut des Patienten entstehen, wenn diese nicht vollständig desinfiziert wurde. Die Bildung von Eiter unter diesen Bedingungen geht möglicherweise nicht mit den üblichen Anzeichen einer Eiterung einher, und abgesehen von einer gewissen Verhärtung um die Wunde und einem leichten Druckschmerz kann es sein, dass nichts auf das Vorhandensein eines Abszesses hindeutet.

Akute Eiterung einer Schleimhaut. - Wenn pyogene Organismen Zugang zu einer Schleimhaut wie der Blase, der Harnröhre oder dem Mittelohr erhalten, kommt es zu den üblichen Erscheinungen einer akuten Entzündung und Eiterung, gefolgt von Eiterausfluss auf der freien Oberfläche. Es scheint, dass die deutlichsten Veränderungen im submukösen Gewebe stattfinden, wodurch das Deckepithel stellenweise abstirbt und kleine oberflächliche Geschwüre zurückbleibt, beispielsweise bei der gonorrhœalUrethritis, wobei die narbige Kontraktion der Narbe anschließend zur Bildung von Strikturen führt. Wenn Schleimdrüsen in der Membran vorhanden sind, vermischt sich der Eiter mit Schleim – *Muco-Eiter* .

DIFFUSE CELLULITIS UND DIFFUSE EITERUNG

Cellulitis ist eine akute Erkrankung, die durch die Einschleppung eines Organismus – üblicherweise der *streptococcusPyogenese* – in das zelluläre Bindegewebe der Haut, der intermuskulären Septen, der Sehnenscheiden oder anderer Strukturen entsteht. Eine Infektion erfolgt immer durch einen Bruch der Oberfläche, auch wenn dieser oberflächlich und unbedeutend sein kann, etwa durch einen Nadelstich, einen Kratzer oder einen Riss unter einem Nagel, und die Wunde kann schon seit einiger Zeit verheilt sein, bevor es zu einer Entzündung kommt Manifest. Die Cellulitis kann sich auch in einiger Entfernung vom Impfort entwickeln, da die Organismen über die Lymphgefäße gewandert sind.

Die Virulenz der Organismen, die lockere, offene Beschaffenheit der Gewebe, in denen sie sich entwickeln, und die freie Lymphzirkulation, durch die sie sich verbreiten, erklären die diffuse Natur des Prozesses. Manchmal werden viele Kokken über eine beträchtliche Entfernung vom primären Bereich transportiert, bevor sie in den Lymphgefäßen festgehalten werden, und so können mehrere Entzündungsherde mit gesunden Bereichen dazwischen auftreten.

Der Eiter dringt in die Maschen des Zellgewebes ein, es kommt zur Ablösung erheblicher Gewebeanteile mit geringer Vitalität, wie Fett, Faszien oder Sehnen, und wenn der Prozess längere Zeit andauert, können sich mehrere Eiteransammlungen bilden.

Klinische Merkmale. – Die Reaktion in Fällen von diffuser Cellulitis ist schwerwiegend und wird normalerweise durch einen deutlichen Schüttelfrost oder sogar einen Rigor eingeleitet, während die Temperatur auf 103°, 104° oder 105° F ansteigt. Die Frequenz des Pulses nimmt proportional zu ist klein, schwach und oft unregelmäßig. Das Gesicht ist gerötet, die Zunge trocken und braun und der Patient kann vor allem nachts ins Delirium geraten. In mittelschweren Fällen liegt eine Leukozytose vor; aber in schweren Fällen verhindert die Virulenz der Toxine das Auftreten einer Reaktion und es fehlt eine Leukozytose.

Die lokalen Manifestationen variieren je nach Verhältnis des Entzündungsherdes zur Oberfläche. Bei Befall des oberflächlichen Zellgewebes nimmt die Haut eine dunkel bläulich-rote Farbe an, ist geschwollen, ödematös und ein Brennpunkt für brennende Schmerzen. Bei Berührung ist es fest, heiß und zart. Liegt der primäre Fokus im tieferen Gewebe, verschlimmert sich die Konstitutionsstörung, während die lokalen Anzeichen verzögert auftreten und erst deutlich werden, wenn sich Eiter bildet und an die Oberfläche gelangt. Es ist nicht ungewöhnlich, dass sich auf der Haut Bläschen bilden, die dunkle, seröse Flüssigkeit enthalten. Die Infektion breitet sich häufig entlang der Hauptlymphgefäße des Körperteils aus (*septische Lymphangitis*) und kann die Lymphdrüsen erreichen (*septische Lymphadenitis*).

Durch die Bildung von Eiter wird die Haut an mehreren Stellen weich und matschig und reißt schließlich auf, wodurch eine Menge dicker, klumpiger Ausfluss austritt. Manchmal verschmelzen mehrere kleine Ansammlungen unter der Haut und es entsteht ein Abszess, in dem Schwankungen erkennbar sind. Gelegentlich entwickeln sich im Gewebe Gase, die zu einem Emphysem führen. Es kommt häufig vor, dass sich Teile von Faszien, Bändern oder Sehnen ablösen, und dies kann klinisch häufig durch ein besonderes Knirschen oder Reiben erkannt werden, das auf die Finger übertragen wird, wenn fester Druck auf das Teil ausgeübt wird.

Wenn der Eiter nicht durch einen Einschnitt abgelassen wird, neigt er dazu, entlang der Linien des geringsten Widerstands an mehreren Stellen der Oberfläche zu enden oder sich in Gelenken oder anderen Hohlräumen zu öffnen.

Prognose. – Das Auftreten einer *Septikämie* ist die schwerwiegendste Gefahr, und bei diffuser suppurativer Cellulitis nimmt diese Form der Blutvergiftung ihre schlimmsten Formen an. Die Toxine der Streptokokken sind äußerst virulent und führen so schnell zum lokalen Absterben des Gewebes, dass die schützende Auswanderung der Leukozyten nicht stattfindet. In einigen Fällen führt die Passage von Massen freier Kokken in den Lymphgefäßen oder infektiöser Emboli in den Blutgefäßen zur Bildung eitriger *Abszesse* in lebenswichtigen Organen wie Gehirn, Lunge, Leber, Nieren oder anderen Eingeweiden. *Blutungen* durch Erosion arterieller oder venöser Stämme können auftreten und lebensgefährlich sein.

Behandlung. —Die Behandlung einer diffusen Cellulitis hängt in hohem Maße von der Situation und dem Ausmaß des betroffenen Bereichs sowie vom Stadium des Prozesses ab.

An den Gliedmaßen beispielsweise, wo die Anwendung eines einengenden Bandes praktikabel ist, liefert Biers Methode zur Auslösung einer passiven Hyperämie hervorragende Ergebnisse. Wenn sich Eiter bildet, werden ein oder mehrere kleine Schnitte gemacht und ein leicht feuchter Verband über die Wunden gelegt, um den Ausfluss aufzusaugen, es wird jedoch keine Drainage eingelegt. Der gesamte entzündete Bereich sollte mit Gaze bedeckt werden, die aus einer 1:10-Lösung von Ichthyol in Glycerin ausgewrungen wird. Der Verband wird so oft wie nötig gewechselt und in den Pausen, in denen das Band abgenommen wird, sollten sanfte aktive und passive Bewegungen ausgeführt werden, um der Bildung von Verwachsungen vorzubeugen. Nachdem die Einschnitte vorgenommen wurden, haben wir festgestellt, dass das *Eintauchen* des Gliedes für einige Stunden in ein

Wasserbad mit warmer Borsäurelotion oder Eusol ein nützliches Hilfsmittel zur Linderung der passiven Hyperämie ist.

kontinuierliche Spülung des Körperteils mit einem langsamen, gleichmäßigen Strahl einer Lotion auf Körpertemperatur, beispielsweise Eusol, Dakin-Lösung oder Borsäure, oder häufiges Waschen mit Wasserstoffperoxid als wertvoll erwiesen hat.

Eine entsprechend angeordnete Schiene erhöht den Komfort des Patienten; und das Glied sollte in der Haltung platziert werden, die im Falle einer daraus resultierenden Steifheit seine Nützlichkeit am wenigsten beeinträchtigt. Der Ellenbogen sollte beispielsweise etwas weniger als im rechten Winkel gebeugt sein; Am Handgelenk sollte die Hand dorsal gebeugt und die Finger leicht zur Handfläche gebeugt sein.

Massage, passive Bewegung, heiße und kalte Spülungen und andere Maßnahmen können erforderlich sein, um das chronische Ödem, die Verklebungen der Sehnen und die Steifheit der Gelenke, die manchmal bestehen bleiben, zu beseitigen.

In Situationen, in denen ein abschnürendes Band nicht angelegt werden kann, beispielsweise am Rumpf oder am Hals, können Klapp-Saugglocken verwendet werden, wobei kleine Einschnitte vorgenommen werden, um das Austreten von Eiter zu ermöglichen.

Wenn diese Maßnahmen fehlschlagen oder nicht durchführbar sind, kann es erforderlich sein, einen oder mehrere freie Schnitte vorzunehmen und Drainageschläuche, Kofferdamstücke oder Jodoform-Kammgarn einzulegen.

Die allgemeine Behandlung einer Toxämie muss durchgeführt werden, und in Fällen, die auf eine Infektion mit Streptokokken zurückzuführen sind, kann Anti-Streptokokken-Serum verwendet werden.

In einigen Fällen bietet die Amputation weit über dem Krankheitsherd durch Entfernung der Quelle der Toxinproduktion die einzige Möglichkeit, den Patienten zu retten.

WHITLOW

Der klinische Begriff „Whitlow" wird für eine akute Infektion verwendet, auf die meist eine Eiterung folgt, die häufig in den Fingern, seltener in den Zehen auftritt. Der Infektionsherd ist oft trivial – ein Nadelstich, ein durch einen Holzsplitter verursachter Einstich, ein Kratzer oder sogar eine unmerkliche Hautverletzung.

Es gibt mehrere Arten von Weißwurz, aber obwohl es sinnvoll ist, sie getrennt zu beschreiben, muss man sich doch darüber im Klaren sein, dass sie klinisch ineinander übergehen und es nicht immer möglich ist, zu bestimmen, in welcher Bindegewebsebene eine bestimmte Infektion ihren Ursprung hat .

Erstphase. – Die Aufmerksamkeit wird normalerweise zuerst durch ein Spannungsgefühl im Finger und Druckempfindlichkeit auf den Finger gelenkt, wenn der Teil gequetscht oder gegen etwas gestoßen wird. Im Laufe einiger Stunden wird die Stelle rot und schwillt an; Es besteht ein anhaltender Schmerz, der bald einen pochenden Charakter annimmt, insbesondere wenn die Hand abhängig ist, und so stark sein kann, dass er den Schlaf verhindert, und der Patient kann sich allgemein unwohl fühlen.

Wird in diesem Stadium ein Abschnürband angelegt, kann die Infektion in der Regel eingedämmt und das Auftreten einer Eiterung verhindert werden. Gelingt dies nicht oder bleibt die Erkrankung unbehandelt, verstärkt sich die Entzündungsreaktion und endet in der Eiterung, wodurch die eine oder andere der beschriebenen Formen von Whitlow entsteht.

Die eitrige Blase. – Bei der oberflächlichsten Variante bildet sich Eiter zwischen dem Rete Malpighii und dem Stratum corneum der Haut, wobei letzteres als Blase erhaben ist, in der Schwankungen erkennbar sind (Abb. 9 , *a*). Dies geschieht häufig in der Handfläche arbeitender Männer, die nach einer Phase des Müßiggangs kürzlich ihre Arbeit wieder aufgenommen haben. Wenn sich die Blase in der Nähe der Fingerspitze bildet, gräbt sich der Eiter unter den Nagel – der dem Stratum corneum entspricht – und hebt ihn aus seinem Bett.

Es kommt zu etwas lokaler Hitze und Verfärbung sowie zu erheblichen Schmerzen und Druckempfindlichkeit, aber nur zu geringen oder keinen konstitutionellen Störungen. Eine oberflächliche Lymphangitis kann sich über eine kurze Strecke bis zum Unterarm erstrecken. Durch das Abschneiden der erhabenen Epidermis und gegebenenfalls des Nagels kann der Eiter entweichen und die Heilung erfolgt rasch.

Whitlow am Nail Fold. – Diese Variante, die bei Menschen anzutreffen ist, die mit septischem Material umgehen, tritt im Sulcus zwischen Nagel und Haut auf und ist auf die Einführung infektiöser Materie an der Nagelwurzel zurückzuführen (Abb. 9 , *b*). Unter dem Nagel bildet sich ein kleiner Eiterherd mit Schwellung und Rötung des Nagelfalzes, der starke Schmerzen und Beschwerden verursacht, den Schlaf stört und eine konstitutionelle Reaktion hervorruft, die in keinem Verhältnis zur lokalen Läsion steht.

Damit der Eiter entweichen kann, ist es notwendig, unter örtlicher Betäubung den Nagelfalz sowie den Teil des Nagels im infizierten Bereich abzuschneiden oder den Nagel möglicherweise vollständig zu entfernen. Wenn nur eine kleine Öffnung in den Nagel eingebracht wird, besteht die Gefahr, dass dieser durch Granulationen verstopft wird.

ABB. 9. – Diagramm verschiedener Formen von Whitlow.

- a = Eitrige Blase.

- b = Eiterung am Nagelfalz.

- c = Subkutaner Whitlow.

- d = Whitlow in der Beugesehnenscheide (e).

Subkutaner Whitlow. – Bei dieser Variante manifestiert sich die Infektion als Cellulitis der Fingermark (Abb. 9 , c), die sich manchmal in Richtung der Handfläche ausbreitet. Der Finger wird rot, geschwollen und angespannt; Es bestehen starke pochende Schmerzen, die meist nachts am schlimmsten sind und den Schlaf verhindern, außerdem ist der Teil äußerst empfindlich auf Druck. Wenn die Handfläche befallen ist, kann es zu einem deutlichen Ödem am Handrücken kommen, wobei die dichte Haut der Handfläche verhindert, dass die Schwellung auf der Vorderseite auftritt. Der Eiter kann unter einer solchen Spannung stehen, dass Schwankungen nicht erkennbar sind. Der Patient ist in der Regel in der Lage, den Finger bis zu einem gewissen Grad zu beugen, ohne dass der Schmerz zunimmt – ein Punkt, der darauf hindeutet, dass die Sehnenscheiden nicht angegriffen wurden. Der eitrige Prozess kann jedoch auf die Sehnenscheiden oder sogar auf den Knochen übergreifen. Manchmal führen übermäßige Spannung und virulente Giftstoffe zu einer echten Brandwunde am distalen Teil oder sogar am ganzen Finger. Es liegt eine erhebliche körperliche Störung vor, die Temperatur erreicht oft 101° oder 102° F.

Die Behandlung besteht darin, ein Konstriktionsband anzulegen und einen Einschnitt in der Mitte des empfindlichsten Bereichs vorzunehmen. Dabei ist darauf zu achten, dass die Sehnenscheide nicht geöffnet wird, damit die Infektion nicht dorthin gelangt. Solange die Eiterung anhält, sollten feuchte Verbände angelegt werden. Karbolische Fomentationen sind jedoch wegen der Gefahr der Entstehung von Gangrän zu vermeiden.

Whitlow von den Sehnenscheiden. —Bei dieser Form tritt die Infektion hauptsächlich an den Sehnenscheiden der Beugesehnen auf, es lässt sich jedoch nicht immer feststellen, ob sie dort ihren Ursprung hat oder sich vom subkutanen Zellgewebe dorthin ausbreitet (Abb. 9 , *d*). In manchen Fällen sind beide Bindegewebsschichten betroffen. Der betroffene Finger wird rot, schmerzt und schwillt an, wobei sich die Schwellung auf den Rücken ausbreitet. Eine Beteiligung der Sehnenscheide wird meist dadurch angezeigt, dass der Patient den Finger nicht beugen kann und die Schmerzen beim Versuch, dies zu tun, verstärkt werden. Aufgrund der anatomischen Anordnung der Sehnenscheiden kann sich der Prozess beim Daumen und kleinen Finger direkt, bei den anderen Fingern nach Eindringen in die Handfläche in den Unterarm ausbreiten und dort zu einer diffusen Ausbreitung führen Cellulitis, die zur Ablösung von Faszien und Sehnen führen kann. Wenn sich die Infektion in die gemeinsame Beugescheide unter dem transversalen Karpalband (vorderes Ringband) ausbreitet, ist es nicht ungewöhnlich, dass die Interkarpal- und Handgelenksgelenke betroffen sind. Eine eingeschränkte Beweglichkeit von Sehnen und Gelenken ist daher eine häufige Folge dieser Art von Whitlow.

Die *Behandlung* besteht in der Herbeiführung einer passiven Hyperämie nach der Methode von Bier, und wenn dies frühzeitig erfolgt, kann die Eiterung vermieden werden. Bei Eiterbildung werden unter örtlicher Betäubung kleine Einschnitte vorgenommen, um die Spannung in der Sehnenscheide zu lösen und das Risiko einer Ablösung der Sehnen zu verringern. Es darf kein Abfluss eingelegt werden. Bei den Fingern sollten die Schnitte in der Mittellinie und bei der Handfläche über den Mittelhandknochen erfolgen, um die digitalen Gefäße und Nerven zu vermeiden. Wenn sich Eiter unter dem Querband des Handwurzelgelenks ausgebreitet hat, muss der Schnitt oberhalb des Handgelenks erfolgen. Passive Bewegungen und Massagen müssen so früh wie möglich begonnen und beharrlich eingesetzt werden, um die Bildung von Verwachsungen und die daraus resultierende Steifheit zu verringern.

Subperiostaler Whitlow. – Bei dieser Form handelt es sich meist um eine Erweiterung der subkutanen oder thekalen Form, in manchen Fällen beginnt die Entzündung jedoch im Periost – meist der Endphalanx. Es kann zur Nekrose eines Teils oder sogar der gesamten Phalanx kommen. Dies erkennt man in der Regel daran, dass die Eiterung noch lange nach dem Abklingen der akuten Symptome anhält und dass man mit der Sonde die nackten Knochen abtasten kann. In solchen Fällen sind normalerweise auch ein oder mehrere Gelenke betroffen, und es kann zu seitlicher Beweglichkeit und Knirschen kommen. Die Genesung erfolgt erst nach Entfernung des abgestorbenen Knochens und die Funktionsfähigkeit des Fingers wird oft durch eine fibröse oder knöcherne Ankylose der Interphalangealgelenke stark beeinträchtigt. Dies kann eine Amputation ratsam machen, wenn ein steifer Finger den Patienten bei seiner Beschäftigung behindern könnte.

SUPPURATIVE CELLULITIS IN VERSCHIEDENEN SITUATIONEN

Cellulitis des Unterarms ist normalerweise eine Folge einer der tieferen Formen von Whitlow.

Im *Bereich des Ellenbogengelenks* kommt es häufig zu Cellulitis im Bereich des Olekranons. Sie kann als Entzündung des Schleimbeutels olecrani entstehen oder sekundär in den Schleimbeutel eindringen. In Ausnahmefällen ist auch das Ellenbogengelenk betroffen.

Zellulitis der *Achselhöhle* kann durch Eiterung in den Lymphdrüsen nach einer infizierten Handwunde entstehen oder sich von einer septischen Wunde an der Brustwand oder im Nacken ausbreiten. In manchen Fällen ist es unmöglich, den primären Infektionsherd zu entdecken. In der Achselhöhle bildet sich eine feste, muskulöse Schwellung, die sich bis zur Brustwand ausbreitet. Es geht mit starken Schmerzen einher, die sich bei Bewegung des Arms verstärken, und es besteht eine ausgeprägte Konstitutionsstörung. Wenn Eiterung auftritt, wird ihre Ausbreitung durch die Ansätze der Achselfaszie begrenzt, und der Eiter neigt dazu, sich an der Brustwand unterhalb der Brustmuskeln und nach oben in Richtung des Schultergelenks einzugraben, wo es zu einer Infektion kommen kann. Wenn sich Eiter im Achselraum bildet, besteht die Behandlung darin, freie Schnitte vorzunehmen, die auf der Brustseite der Achselhöhle platziert werden sollten, um die Achselgefäße und -nerven zu vermeiden. Wenn sich der Eiter auf die Brustwand ausbreitet, sollte der Abszess unterhalb des Schlüsselbeins nach der Hilton-Methode geöffnet werden und eine Gegenöffnung in der Achselhöhle erfolgen.

Eine Cellulitis der *Fußsohle* kann bis an die Zehen folgen.

Im *Bereich des Sprunggelenks* kommt es nicht häufig zu Zellulitis; aber *um das Knie herum* tritt es häufig in Bezug auf die Bursa praepatellaris und die Kniekehlenlymphdrüsen auf und kann das Kniegelenk gefährden. Es kommt auch in der *Leiste* nach einer Entzündung und Eiterung der Leistendrüsen vor, und es werden Fälle berichtet, in denen der Ablösungsprozess die Oberschenkelgefäße befallen und zu sekundären Blutungen geführt hat.

Bei den Erkrankungen dieser Regionen wird an Cellulitis der Kopfhaut, der Augenhöhle, des Halses, des Beckens und des Perineums gedacht.

CHRONISCHE EITERUNG

Es stimmt zwar, dass es manchmal zu einem chronischen pyogenen Abszess kommt – zum Beispiel in der Brust und im Mark langer Röhrenknochen –, aber in den allermeisten Fällen ist die Bildung eines chronischen oder kalten Abszesses das Ergebnis der Wirkung des Abszesses Tuberkelbazillus. Es ist daher zweckmäßiger, diese Form der Eiterung bei Tuberkulose zu untersuchen (S. 139).

SINUS UND FISTEL

Sinus. – Ein Sinus ist eine Bahn, die von einem Eiterherd zu einer Haut- oder Schleimhautoberfläche führt. Normalerweise stellt er den Weg dar, über den der Ausfluss aus einer Abszesshöhle austritt, deren vollständiger Verschluss entweder durch mechanische Ursachen oder durch die anhaltende Bildung von Ausfluss, der einen Ausgang finden muss, verhindert wurde. Eine Nebenhöhle ist mit Granulationsgewebe ausgekleidet, und wenn sie schon lange besteht, kann die Öffnung durch Kontraktion des sie umgebenden Narbengewebes unter das Niveau der umgebenden Haut gezogen werden. Da ein Sinus bestehen bleibt, bis das Hindernis für den Verschluss des ursprünglichen Abszesses beseitigt ist, muss danach gesucht werden. Dabei kann es sich um einen Fremdkörper wie ein abgestorbenes Knochenstück, eine infizierte Ligatur oder eine Kugel handeln, der mechanisch wirkt oder den Ausfluss aufrechterhält. Wenn der Körper entfernt wird, heilt die Nebenhöhle normalerweise. Das Vorhandensein eines Fremdkörpers wird häufig durch eine Anhäufung überflüssiger Granulationen an der Sinusmündung angezeigt. Wenn ein Sinus durch einen Muskel verläuft, verhindern die wiederholten Kontraktionen die Heilung, bis der Muskel durch eine Schiene in Ruhe gehalten oder durch Teilung seiner Fasern außer Funktion gesetzt wird. Die mit einem Empyem einhergehenden Nebenhöhlen werden durch die Starrheit der Brustwand an der Heilung gehindert und schließen sich erst nach einer Operation, bei der die Höhle verödet werden kann. In jedem Fall ist es notwendig, die Spur zu desinfizieren und gegebenenfalls die ungesunden Körnchen, die sie auskleiden, mit einem scharfen Löffel zu entfernen oder sie körperlich herauszuschneiden. Um die Heilung von unten her zu fördern, sollte die Kavität mit Wismut- oder Jodoformgaze gefüllt werden. Die Heilung langer und gewundener Nebenhöhlen wird oft durch die Injektion von Becks Wismutpaste beschleunigt (S. 145). Wenn eine Narbenkontraktion wahrscheinlich zu einer Entstellung führt – beispielsweise in einer

Nebenhöhle über dem Unterkiefer, die mit einem kariösen Zahn einhergeht –, sollte die Nebenhöhle herausgeschnitten und die rohen Oberflächen mit Nähten angenähert werden.

Der *tuberkulöse Sinus* wird unter Tuberkulose beschrieben.

Eine **Fistel** ist ein abnormaler Kanal, der von einer Schleimhautoberfläche zur Haut oder zu einer anderen Schleimoberfläche führt. Durch Eiterung entstehende Fisteln treten meist in der Nähe der natürlichen Öffnungen von Schleimkanälen auf, zum Beispiel an der Wange als Speichelfistel; neben dem inneren Augenwinkel als Tränenfistel; in der Nähe des Ohrs, als Mastoidfistel; oder nahe am Anus, als Fistel im Anus. Darmfisteln treten manchmal in der Bauchdecke nach einer eingeklemmten Hernie, Operationen wegen Blinddarmentzündung, tuberkulöser Peritonitis und anderen Erkrankungen auf. Im Perineum erschweren Fisteln häufig eine Verengung der Harnröhre.

Fisteln treten auch zwischen Blase und Vagina (*vesiko-vaginale Fistel*) oder zwischen Blase und Mastdarm (*rekto-vesikale Fistel*) auf.

Die *Behandlung* dieser verschiedenen Fistelformen wird in den Abschnitten beschrieben, die sich mit den Regionen befassen, in denen sie auftreten.

Angeborene Fisteln , wie sie am Hals durch unvollständigen Verschluss von Kiemenspalten oder im Bauchraum durch nicht obliterierte fetale Gänge wie den Urachus oder das Meckel-Divertikel entstehen, werden an den richtigen Stellen beschrieben.

KONSTITUTIONELLE MANIFESTATIONEN EINER PYOGENEN INFEKTION

Wir müssen hier unter den Begriffen Sapræmia, Septicæmia und Pyæmia bestimmte allgemeine Auswirkungen einer pyogenen Infektion betrachten, die, obwohl ihre klinischen Manifestationen variieren können, alle mit der Wirkung derselben Bakterienformen verbunden sind. Sie können einzeln oder in Kombination auftreten, oder eine kann auf eine andere folgen und in eine andere übergehen.

Sapræmia oder septische Intoxikation ist die Bezeichnung für eine Form der Vergiftung, die durch die Aufnahme toxischer Produkte pyogener Bakterien in das Blut entsteht. Diese Produkte, die der Natur von Alkaloiden ähneln, wirken unmittelbar bei ihrem Eintritt in den Kreislauf und erzeugen Wirkungen, die direkt proportional zur aufgenommenen Menge sind. Wenn die Giftstoffe nach und nach aus dem Körper ausgeschieden werden, lassen die Symptome nach, und wenn keine weiteren zugeführt werden, verschwinden sie. Sapræmia ist daher in dieser Hinsicht mit einer Vergiftung durch jede andere Form von Alkaloid, wie Strychnin oder Morphin, vergleichbar.

Klinische Merkmale. – Die Symptome der Sapræmia treten selten innerhalb von 24 Stunden nach einer Operation oder Verletzung auf, da es einige Zeit dauert, bis die Bakterien eine ausreichende Dosis ihrer Gifte produzieren. Der Beginn der Erkrankung ist gekennzeichnet durch ein Gefühl von Frösteln, das manchmal zu einem Starre führt, und einen Temperaturanstieg auf 102°, 103° oder 104° F, mit morgendlichen Remissionen (Abb. 10). Die Herztätigkeit ist deutlich gedämpft und der Puls ist weich und komprimierbar. Der Appetit geht verloren, die Zunge ist trocken und mit einem dünnen bräunlich-roten Fell bedeckt, so dass sie wie „getrocknetes Rindfleisch" aussieht. Der Urin ist spärlich und mit Urat belastet. In schweren Fällen treten häufig Durchfall und Erbrechen von dunklem Kaffeesatz auf. Der Tod droht normalerweise, wenn die Haut kalt und feucht wird, die Schleimhäute fahl werden, der Puls schwach und flatternd ist, der Ausfluss unwillkürlich erfolgt und wenn eine leichte Form des Murmeldeliriums vorliegt.

ABB. 10. – Diagramme der akuten Sapræmie aus (a) dem Fall eines gequetschten Fußes und (b) dem Fall einer unvollständigen Abtreibung.

Eine lokale Form einer septischen Infektion liegt immer vor – es kann sich um einen Abszess, eine infizierte zusammengesetzte Fraktur oder eine Infektion der Gebärmutterhöhle, beispielsweise durch einen zurückgebliebenen Teil der Plazenta, handeln.

Behandlung. —Der erste Hinweis ist die sofortige und vollständige Entfernung des infizierten Materials. Die Wunde muss frei geöffnet werden, alle Blutgerinnsel, Ausscheidungen oder nekrotischen Gewebe müssen entfernt werden und der Bereich muss durch Waschen mit sterilisierter Salzlösung, Wasserstoffperoxid oder Eusol desinfiziert werden. Stärkere Lotionen sollten vermieden werden, da sie das Gewebe schädigen und so die schützende Phagozytose beeinträchtigen können. Wegen seiner Fähigkeit, Toxine zu neutralisieren, ist Jodoform in diesen Fällen nützlich und wird am besten angewendet, indem man die Wunde mit Jodoformgaze ausfüllt und sie, wenn möglich, mit der offenen Methode behandelt.

Die allgemeine Behandlung erfolgt nach den gleichen Grundsätzen wie bei anderen Infektionskrankheiten.

Chronische Sapræmie oder hektisches Fieber. – Hektisches Fieber unterscheidet sich von akuter Sapræmie lediglich im Grad. Sie tritt meist im Zusammenhang mit tuberkulösen Erkrankungen wie Knochen- oder Gelenkerkrankungen, Psoas-Abszessen oder Empyemen auf, die sich nach außen geöffnet haben und dadurch mit pyogenen Organismen infiziert wurden. Die Entwicklung verläuft allmählich und ist durchgehend mild.

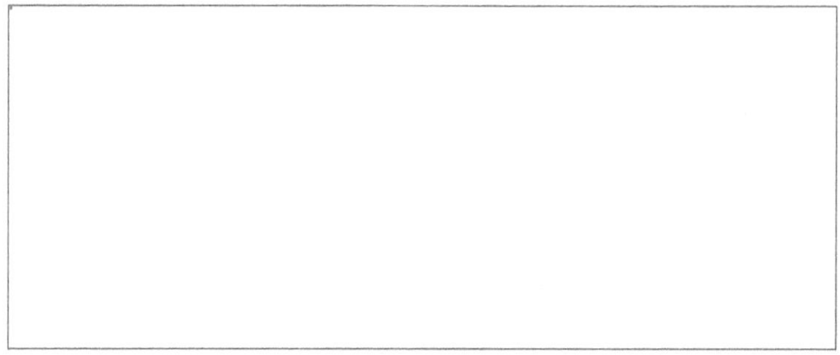

ABB. 11. – Diagramm des hektischen Fiebers.

Der Puls ist klein, schwach und komprimierbar, und die Temperatur steigt nachmittags oder abends auf 102° oder 103° F (Abb. 11), wobei die Wangen charakteristisch gerötet werden. Am frühen Morgen sinkt die Temperatur auf den Normalwert oder darunter, und der Patient bricht in starken Schweiß aus, der ihn blass, schwach und erschöpft zurücklässt. Er magert schnell und deutlich ab, auch wenn der Appetit in manchen Fällen gut bleibt und sogar unersättlich ist.

Die im Blut zirkulierenden Gifte führen zu einer *wachsartigen Degeneration* bestimmter Eingeweide, insbesondere der Leber, der Milz, der Nieren und des Darms. Der Prozess beginnt in den Arterienwänden und breitet sich von dort auf die Bindegewebsstrukturen aus, was zu einer deutlichen Vergrößerung der betroffenen Organe führt. Albuminurie, Aszites, Ödeme der unteren Gliedmaßen, Klopfen der Finger und Durchfall gehören zu den auffälligsten Symptomen dieser Erkrankung.

Die *Prognose* beim hektischen Fieber hängt davon ab, mit welcher Vollständigkeit die weitere Aufnahme von Giftstoffen verhindert werden kann. In vielen Fällen kann dies nur durch eine Operation erreicht werden, die eine freie Drainage und, wenn möglich, die Entfernung infizierter Gewebe vorsieht. Die entstandene Wunde lässt sich am besten mit der offenen Methode behandeln. Selbst eine fortgeschrittene Wachsdegeneration stellt keine Kontraindikation für diese Behandlungslinie dar, da sich die erkrankten Organe in der Regel erholen, wenn der Herd, von dem aus die Aufnahme toxischer Stoffe erfolgt, vollständig beseitigt ist.

ABB. 12. – Diagramm des Falles von Septicæmia, gefolgt von Pyæmia.

Septikämie. – Diese Form der Blutvergiftung ist das Ergebnis der Wirkung pyogener Bakterien, die ihre Gifte nicht nur am primären Infektionsherd produzieren, sondern selbst in den Blutkreislauf gelangen und in andere Teile transportiert werden, wo sie sich ansiedeln und weiter produzieren Auswirkungen.

Klinische Merkmale. —Zwischen der Infektion und dem ersten Auftreten einer akuten Septikämie kann eine Inkubationszeit von einigen Stunden liegen. Bei Erkrankungen wie akuter Osteomyelitis oder akuter Peritonitis sehen wir die typischsten Krankheitsbilder dieser Erkrankung. Der Beginn ist durch einen Schüttelfrost oder einen Schüttelfrost gekennzeichnet, der sich wiederholen kann, während die Temperatur auf 103 bis 104 °F ansteigt. In sehr schweren Fällen kann die Temperatur jedoch die ganze Zeit unter dem Normalwert bleiben, da die Virulenz der Toxine eine Reaktion verhindert. Das allgemeine Erscheinungsbild des Patienten und der Zustand des Pulses geben uns die besten Hinweise auf die Schwere der Erkrankung. Wenn der Puls fest, voll und regelmäßig bleibt und 110 oder sogar 120 nicht überschreitet, während die Temperatur mäßig erhöht ist, sind die Aussichten hoffnungsvoll; Wenn der Puls jedoch klein und komprimierbar wird und 130 oder mehr erreicht, insbesondere wenn gleichzeitig die Temperatur niedrig ist, ist eine ernste Prognose angezeigt. Die Zunge ist oft trocken und in der Mitte mit einer schwarzen Kruste bedeckt, während die Seiten rot sind. Es ist ein gutes Omen, wenn die Zunge wieder feucht wird. Der Durst ist am belastendsten, besonders bei Septikämie intestinalen Ursprungs. Häufig kommt es zu anhaltendem Erbrechen von dunkelbraunem Material und Durchfall mit blutigem Stuhl ist keine Seltenheit. Der Urin ist in geringer Menge vorhanden und enthält einen großen Anteil an Urat. Wenn sich die Gifte ansammeln, wird die Atmung flacher und mühsamer, das Gesicht ist matt aschgrau, die Nase eingeklemmt und die Haut kalt und feucht. Kapillare Blutungen treten manchmal in der Haut oder den Schleimhäuten auf; und in einem gewissen Anteil der Fälle treten Hautausschläge auf, die denen von Scharlach oder Masern ähneln, und können zu Fehlern in der Diagnose führen. In anderen Fällen kommt es zu einer leichten Gelbsucht. Der Geisteszustand ist oft von völliger Apathie geprägt, da der Patient sich der Schwere seines Zustands nicht bewusst ist; manchmal gibt es Delirium.

Die *Prognose* ist immer ernst und hängt von der Möglichkeit ab, den Infektionsherd vollständig zu beseitigen, und von der Kraftreserve, die der Patient für den Zeitraum aufbringen muss, in dem er das bereits in seinem Blut zirkulierende Gift ausscheidet.

Die *Behandlung* erfolgt nach den gleichen Grundsätzen wie bei Sapræmia, ist jedoch wegen der in den Kreislauf gelangten Organismen weniger wahrscheinlich erfolgreich. Wenn möglich, sollte der primäre Infektionsherd behandelt werden.

Pyämie ist eine Form der Blutvergiftung, die durch die Entwicklung sekundärer Eiterungsherde in verschiedenen Körperteilen gekennzeichnet ist. Auf diese Weise gelangen Giftstoffe in das Blut, und zwar nicht nur am primären Infektionsherd, sondern auch aus jeder dieser Metastasenansammlungen. Wie die Septikämie ist auch dieser Zustand auf pyogene Bakterien zurückzuführen, wobei *Streptococcus pyogenes* der am häufigsten vorkommende Organismus ist. Die primäre Infektion findet in der Regel in einer Wunde statt, zum Beispiel bei einer komplizierten Fraktur. Es gibt jedoch auch Fälle, in denen der Eintrittspunkt der Bakterien nicht erkennbar ist. Die Verbreitung der Organismen erfolgt über infizierte Emboli, die sich in einer thrombosierten Vene in der Nähe der ursprünglichen Läsion bilden und, wenn sie sich lösen, von dort in den Blutkreislauf transportiert werden. Diese Emboli lagern sich in den winzigen Gefäßen der Lunge, der Milz, der Leber, der Nieren, der Pleura, des Gehirns, der Synovialmembranen oder des Zellgewebes ab und die darin enthaltenen Bakterien führen zu sekundären Eiterungsherden. Dadurch bilden sich an diesen Stellen sekundäre Abszesse, die wiederum den Ausgangspunkt für neue Embolien bilden können, die zu neuen Eiterbildungsgebieten führen. Die oben genannten Organe sind die häufigsten Fälle von pyämischen Abszessen, sie können aber auch im Knochenmark, in der Muskelsubstanz, im Herzen und Perikard, in den Lymphdrüsen, im Unterhautgewebe oder tatsächlich in jedem Gewebe des Körpers auftreten. Im Blut zirkulierende Organismen neigen dazu, sich an den Herzklappen festzusetzen und eine Endokarditis auszulösen.

ABB. 13. – Diagramm der Pyæmie nach akuter Osteomyelitis.

Klinische Merkmale. – Bevor antiseptische Chirurgie praktiziert wurde, war Pyämie eine häufige Komplikation von Wunden. Heutzutage kommt es nicht nur wesentlich seltener vor, sondern scheint auch weniger schwerwiegend zu sein. Seine Seltenheit und seine Milde können als Ursache und Wirkung in Beziehung gesetzt werden, da früher festgestellt wurde, dass die von einem pyämischen Patienten übertragene Pyämie virulenter war als die von anderen Ursachen.

Im Gegensatz zu Saprämie und Septikämie entwickelt sich Pyämie spät und beginnt selten innerhalb einer Woche nach der Primärinfektion. Das erste Anzeichen ist ein Gefühl von Frösteln oder heftiger Kälte, das etwa eine halbe Stunde anhält. Während dieser Zeit steigt die Temperatur auf 103°, 104° oder 105° F. Im Laufe einer Stunde beginnt sie wieder zu sinken. und der Patient bricht in starken Schweiß aus. Die Temperatur kann um mehrere Grad sinken, erreicht jedoch selten den Normalwert. Nach einigen Tagen kommt es zu einem zweiten Rigor mit Temperaturanstieg und einer erneuten Remission, und solche Anfälle können sich im Verlauf der Krankheit in kürzeren Abständen wiederholen (Abb. 12 und 13). Der Puls ist weich und neigt dazu, ungewöhnlich schnell zu bleiben, selbst wenn die Temperatur fast auf den Normalwert absinkt.

Das Gesicht ist gerötet, der Ausdruck ist angespannt und ängstlich, und die Augen leuchten. Ein charakteristischer süßlicher Geruch, der mit dem von frisch gemähtem Heu verglichen wird, ist im Atem wahrnehmbar und kann den Patienten durchdringen. Der Appetit geht verloren; es kann zu Übelkeit, Erbrechen und starkem Durchfall kommen; und der Patient magert schnell ab. Die Haut ist ständig heiß und fühlt sich oft eigenartig stechend an. Manchmal treten Erythemflecken verstreut über den Körper auf. Die Haut kann einen matten, fahlfarbenen oder erdigen Farbton annehmen oder es kann eine hellgelbe, ikterische Färbung auftreten. Die Bindehaut kann auch gelb sein. Im späteren Krankheitsstadium wird der Puls klein und flattert; die Zunge wird trocken und braun; Ablagerungen sammeln sich auf den Zähnen; und es kommt zu einem leisen, murmelnden Delirium.

Sekundärinfektionen der Ohrspeicheldrüse kommen häufig vor und führen zu einer suppurativen Parotitis. Dieser Zustand geht mit starken Schmerzen einher, die sich allmählich von hinter dem Kieferwinkel bis ins Gesicht ausbreiten. Außerdem kommt es zu einer Schwellung über der Drüse und schließlich zu einer Eiterung und Ablösung des Drüsengewebes und der darüber liegenden Haut.

Sekundäre Abszesse in Lymphdrüsen, Unterhautgewebe oder Gelenken verlaufen oft so schleichend und schmerzlos in ihrer Entstehung, dass sie nur zufällig entdeckt werden. Bei der Evakuierung des Abszesses erfolgt die Heilung oft bemerkenswert schnell und mit geringer Funktionsbeeinträchtigung.

Die Allgemeinsymptome können durch einen Malariaanfall vorgetäuscht werden.

Prognose. – Die Prognose bei akuter Pyämie ist viel weniger hoffnungslos als früher, ein beträchtlicher Teil der Patienten erholt sich. In akuten Fällen erweist sich die Krankheit innerhalb von zehn Tagen oder zwei Wochen als tödlich, wobei der Tod auf Toxämie zurückzuführen ist. Chronische Fälle verlaufen oft über einen langen Zeitraum, dauern Wochen oder sogar Monate und enden durch Erschöpfung und wachsartige Erkrankung nach längerer Eiterung tödlich.

Behandlung. – Bei solchen Zuständen wie komplizierten Brüchen und schweren Schnittwunden kann viel getan werden, um die Zustände abzuwenden, die zu einer Pyämie führen, indem man einen zusammenschnürenden Verband nach Bier anlegt, sobald Anzeichen einer Infektion vorliegen oder auch wenn ein Grund dafür besteht vermuten, dass die Wunde nicht aseptisch ist.

Wenn bereits eine Sepsis festgestellt wurde und Hinweise auf eine allgemeine Infektion vorliegen, sollte die Wunde ausreichend geöffnet werden, um eine gründliche Desinfektion und Drainage zu ermöglichen, und der einengende Verband sollte angelegt werden, um die im Gewebe ablaufenden Abwehrprozesse zu unterstützen. Wenn diese Maßnahmen fehlschlagen, kann die Amputation der Gliedmaße die einzige Möglichkeit sein, die weitere Verbreitung von infektiösem Material aus der primären Infektionsquelle zu verhindern.

Es wurden Versuche unternommen, den Kanal, entlang dem sich die infektiösen Emboli ausbreiteten, durch Abbinden oder Resektion der Hauptvene des betroffenen Teils zu unterbrechen. Dies ist jedoch selten möglich, außer im Fall der Vena jugularis interna zur Infektion des Sinus transversus.

Sekundäre Abszesse müssen nach Möglichkeit abgesaugt oder geöffnet und entleert werden.

Die allgemeine Behandlung erfolgt nach den gleichen Grundsätzen wie bei anderen Formen pyogener Infektionen.

Kapitel V
Geschwüre und Geschwüre

- <u>Definitionen</u>

- — <u>Klinische Untersuchung eines Geschwürs</u>

- – <u>Die heilende Wunde</u> .

- — <u>Klassifizierung von Geschwüren</u>

- — <u>A. Nach Ursache</u> :

- *<u>Traumatismus</u>* ,

- *<u>Unvollkommene Durchblutung</u>* ,

- *<u>Unvollkommene Nervenversorgung</u>* ,

- *<u>Verfassungsrechtliche Ursachen</u>*

- — <u>B. Je nach Bedingung</u> :

- *<u>Heilung</u>* ,

- *<u>Stationär</u>* ,

- *<u>Verbreitung</u>* .

- - <u>Behandlung</u> .

Der Prozess der *Ulzeration* kann als der molekulare oder zelluläre Tod von Gewebe definiert werden, der auf einer freien Oberfläche stattfindet. Es ist im Wesentlichen von derselben Natur wie der Prozess der Eiterung, nur dass der eitrige Ausfluss, anstatt sich in einer geschlossenen Höhle zu sammeln und einen Abszess zu bilden, sofort an die Oberfläche entweicht.

Ein *Geschwür* ist eine offene Wunde oder Wunde, bei der bestimmte Bedingungen vorliegen, die den natürlichen Reparaturprozess verhindern. Eines der wichtigsten davon ist das Vorhandensein pathogener Bakterien, die durch ihre Wirkung nicht nur die Heilung verhindern, sondern auch das Gewebe so sehr reizen und zerstören, dass es zu einer tatsächlichen Vergrößerung der Wunde kommt. Eine Beeinträchtigung der Ernährung eines Teils durch Ödeme oder chronische Venenstauung kann die Heilung behindern; Dies kann auch zu einer Verhärtung der Umgebung führen, indem die Kontraktion verhindert wird, die ein so wichtiger Faktor bei der Reparatur ist. Auch eine fehlerhafte Innervation, wie sie bei Verletzungen und Erkrankungen des Rückenmarks auftritt, spielt eine wichtige Rolle bei der Verzögerung der Reparatur. Auch bei bestimmten konstitutionellen

Zuständen – zum Beispiel bei Morbus Bright, Diabetes oder Syphilis – ist der geschädigte Zustand des Gewebes ein Hindernis für die Reparatur. Auch mechanische Ursachen wie ungeeignete Verbände oder schlecht sitzende Hilfsmittel können in die gleiche Richtung wirken.

Klinische Untersuchung eines Geschwürs. – Bei der Untersuchung eines Geschwürs beobachten wir – (1) seine *Basis* oder *seinen Boden* , wobei wir das Vorhandensein oder Fehlen von Granulationen, ihre Anordnung, Größe, Farbe, Vaskularität und ob sie im Verhältnis zu den umgebenden Teilen erniedrigt oder erhöht sind, notieren. (2) Die *Angabe* hinsichtlich Menge, Konsistenz, Farbe, Zusammensetzung und Geruch. (3) Die *Kanten* , wobei insbesondere darauf zu achten ist, ob das Randepithel versucht, über die Oberfläche zu wachsen oder nicht; auch ihre Form, Regelmäßigkeit, Dicke und ob untergraben oder überlappend, umgestülpt oder eingedrückt. (4) Das *umgebende Gewebe* , ob es verstopft, ödematös, entzündet, verhärtet oder anderweitig ist. (5) Ob *Schmerzen* oder Druckempfindlichkeit in der rauen Oberfläche oder ihrer Umgebung vorhanden sind oder nicht . (6) Der *Teil des Körpers* , an dem es auftritt, da bestimmte Geschwüre besondere Auslöser haben – zum Beispiel das Krampfadergeschwür im unteren Drittel des Beins, das perforierende Geschwür an der Fußsohle und so weiter.

Die heilende Wunde. – Wenn ein Teil der Haut aseptisch entfernt wird und kein Versuch unternommen wird, die Wunde zu schließen, ist die verbleibende rohe Oberfläche bald mit einer Schicht geronnenen Blutes und Lymphe bedeckt. Im Laufe einiger Tage wird dies durch das Wachstum von *Granulationen ersetzt* , die gleichmäßig groß, rosarot gefärbt und feucht sind und ein leichtes seröses Exsudat enthalten, das einige tote Leukozyten enthält. Sie wachsen, bis sie das Niveau der umgebenden Haut erreichen, und füllen so die Lücke mit einer feinen, samtigen Masse aus Granulationsgewebe. An den Rändern ist zu sehen, wie sich das junge Epithel als feines bläulich-weißes Häutchen über die Granulationen ausbreitet, das die Wunde nach und nach bedeckt, mit zunehmender Verdickung eine blassere Farbe annimmt und schließlich die glatte, nicht vaskuläre Hülle der Narbe bildet . Es gibt keine Schmerzen und die umliegenden Teile sind gesund.

Dies kann als Typ zum Vergleich der am Krankenbett beobachteten Geschwüre verwendet werden, um festzustellen, inwieweit und in welchen Einzelheiten diese sich vom Typ unterscheiden; und dass wir außerdem die Zustände erkennen können, denen entgegengewirkt werden muss, bevor wir von den Charakteristika der typischen heilenden Wunde ausgehen können.

Zum Vergleich können wir auf die Merkmale einer offenen Wunde hinweisen, bei der eine bakterielle Infektion mit pathogenen Bakterien stattgefunden hat. Die Schicht aus geronnenem Blut und Lymphe verflüssigt sich und wird abgeschleudert. Anstatt dass sich Granulationen bilden, wird das am Geschwürboden freiliegende Gewebe durch die bakteriellen Toxine zerstört, wobei sich winzige Beläge und eine Menge Eiter bilden.

Der Ausfluss ist reichlich, dünn, scharf und übelriechend und besteht aus Eiter, aufgelösten Blutgerinnseln und Ablagerungen. Die Ränder sind entzündet, unregelmäßig und ausgefranst und weisen keine Anzeichen von wachsendem Epithel auf – im Gegenteil, die Wunde kann durch den Abbau des Gewebes an ihren Rändern tatsächlich an Fläche zunehmen. Die umgebenden Teile sind heiß, rot, geschwollen und ödematös; und es gibt Schmerzen und Empfindlichkeit sowohl in der Wunde selbst als auch in den umliegenden Teilen.

Klassifizierung von Geschwüren. – Die Nomenklatur der Geschwüre ist sehr kompliziert und führt zu großer Verwirrung, hauptsächlich aus dem Grund, dass keine einheitliche Klassifizierungsgrundlage übernommen wurde. Daher werden einige Geschwüre nach den Ursachen benannt, die zu ihrer Entstehung oder Aufrechterhaltung führen – zum Beispiel das traumatische, das septische und das Krampfadergeschwür; einige aus dem vorhandenen konstitutionellen Element, wie die Gicht und das diabetische Geschwür; und andere je nach dem Zustand, in dem sie sich gerade befinden, wenn sie vom Chirurgen gesehen werden, wie z. B. schwache, entzündete und schwielige Geschwüre.

Solange wir diese Namen beibehalten, wird es unmöglich sein, eine einzige Grundlage für die Klassifizierung zu finden; Und doch sind viele der Begriffe so beschreibend und so allgemein verständlich, dass es nicht wünschenswert ist, sie abzuschaffen. Wir müssen uns daher mit einer klinischen Anordnung der Geschwüre begnügen – sie kann nicht als Klassifikation bezeichnet werden – und jedes gegebene Geschwür unter zwei Gesichtspunkten betrachten: erstens seiner *Ursache* und zweitens seines *gegenwärtigen Zustands* . Diese Methode zur Untersuchung von Geschwüren hat den praktischen Vorteil, dass sie uns die wichtigsten Indikationen für die Behandlung und Diagnose liefert: Die Ursache muss beseitigt und der Zustand so verändert werden, dass das Geschwür in eine aseptisch heilende Wunde umgewandelt wird.

A. **Anordnung der Geschwüre nach ihrer Ursache.** —Obwohl jedes Geschwür auf eine Kombination von Ursachen zurückzuführen sein kann, ist es sinnvoll, die folgenden Gruppen zu beschreiben:

Geschwüre aufgrund von Traumatismus. —Traumata in Form einer *Quetschung* oder *Prellung* sind eine häufige Ursache für die Bildung von Geschwüren, die entweder direkt die Haut zerstören oder ihre Vitalität so stark schwächen, dass sie zu einem geeigneten Nährboden für Bakterien wird. Gelangen diese an die Haut, verfärbt sich die geschädigte Hautstelle innerhalb weniger Tage gräulich, es bilden sich Bläschen und es kommt zur Nekrose, so dass beim Ablösen des Belags eine ungesunde, raue Oberfläche zurückbleibt.

In ähnlicher Weise wirken *Hitze* und *längere Einwirkung von Röntgenstrahlen* oder *Radiumemissionen*.

Der *Druck* von schlecht gepolsterten Schienen oder anderen Hilfsmitteln kann die Durchblutung des Teils, auf den man drückt, so sehr beeinträchtigen, dass die Haut abblättert und eine offene Wunde zurückbleibt. Dies tritt am wahrscheinlichsten bei Patienten auf, die an einer Nervenschädigung leiden, wie z. B. anteriorer Poliomyelitis oder einer Verletzung des Rückenmarks oder der Nervenstämme. Schienendruckgeschwüre befinden sich in der Regel über knöchernen Vorsprüngen wie den Knöcheln, den Kondylen des Femurs oder Humerus, dem Wadenbeinkopf, dem Fußrücken oder der Basis des fünften Mittelfußknochens. Beim Entfernen der Schiene stellt man fest, dass die Haut des Teils, auf den gedrückt wird, eine rote oder rosa Farbe hat und in der Mitte einen blassgrauen Fleck aufweist, der sich schließlich ablöst und ein Geschwür hinterlässt. Bestimmte Formen von *Dekubitus* sind auch auf anhaltenden Druck zurückzuführen.

Es ist auch bekannt, dass Druckgeschwüre künstlich durch Simulanten und Hysteriker erzeugt wurden.

Geschwüre aufgrund unzureichender Durchblutung. —Unvollkommene Durchblutung ist ein wichtiger ursächlicher Faktor bei Ulzerationen, insbesondere wenn der *venöse Rückfluss* defekt ist. Dies lässt sich am besten am sogenannten *Beingeschwür veranschaulichen* , das am häufigsten an der vorderen und medialen Seite des unteren Drittels des Beins auftritt. Zu diesem Zeitpunkt ist die Anastomose zwischen den oberflächlichen und tiefen Beinvenen weniger frei als anderswo, so dass die zusätzliche Belastung der oberflächlichen Venen die Ernährung der Haut beeinträchtigt (Hilton). Die Bedeutung eines unvollständigen venösen Rückflusses bei der Entstehung solcher Geschwüre wird durch die Tatsache belegt, dass das Geschwür zu heilen beginnt, sobald sich der Zustand des Kreislaufs durch Bettlägerigkeit und Hochlagern der Gliedmaßen verbessert Lokale Behandlungen haben sich bisher als wirkungslos erwiesen. In einer beträchtlichen Anzahl von Fällen, aber keineswegs in allen Fällen, geht diese Ulkusform mit dem Vorliegen von Krampfadern einher und wird in solchen Fällen als Krampfaderulkus bezeichnet *(Abb . 14)*. Das Vorhandensein von Krampfadern ist häufig mit einer diffusen bräunlichen oder bläulichen Pigmentierung der Haut im unteren Drittel des Beins oder mit einer hartnäckigen Form der Dermatitis (*Krampfaderekzem*) verbunden und kann durch Kratzen oder Reiben an der betreffenden Stelle verursacht werden eine Verletzung der Oberfläche und die Möglichkeit einer Infektion, die zu Geschwüren führt. Krampfadergeschwüre können auch durch das Platzen eines kleinen periphlebitischen Abszesses entstehen.

Krampfadern in unmittelbarer Nähe zur Basis eines großen chronischen Geschwürs bilden in der Regel eine Thrombose und werden mit der Zeit zu faserigen Strängen reduziert. Daher ist eine Blutung in solchen Fällen keine häufige Komplikation. Bei kleineren und oberflächlicheren Geschwüren besteht jedoch die Gefahr, dass der destruktive Prozess die Gefäßwand vor dem Auftreten einer Thrombose beeinträchtigt und zu starken und möglicherweise gefährlichen Blutungen führt.

Diese Geschwüre sind zunächst klein und oberflächlich, werden aber aufgrund mangelnder Pflege, durch ständiges Stehen oder Gehen oder durch unsachgemäße Behandlung allmählich größer und tiefer. Sie sind nicht selten multipel, was zusammen mit ihrer Tiefe dazu führen kann, dass sie mit Geschwüren aufgrund von Syphilis verwechselt werden. Die Basis des Geschwürs ist mit unvollkommen geformten, weichen, ödematösen Granulationen bedeckt, die einen dünnen, serös-eitrigen Ausfluss abgeben. Die Ränder sind leicht entzündet und weisen keine Anzeichen einer Heilung auf. Die umliegenden Stellen sind meist pigmentiert und leicht ödematös, in der Regel treten kaum Schmerzen auf. Diese Art von Geschwüren ist besonders anfällig für den Übergang in den sogenannten Schwielenzustand.

Bei *anämischen* Patienten, insbesondere bei jungen Mädchen, treten gelegentlich Geschwüre auf, die viele der klinischen Merkmale von Geschwüren aufweisen, die mit einem unvollständigen venösen Rückfluss einhergehen. Sie heilen nur langsam und neigen dazu, in einen Zustand überzugehen, der als Schwäche bezeichnet wird.

Geschwüre aufgrund von Störungen der Nervenversorgung. —Jede Störung der Nervenversorgung des oberflächlichen Gewebes begünstigt die Entstehung von Geschwüren. Beispielsweise können *trophische* Geschwüre bei Verletzungen oder Erkrankungen des Rückenmarks, bei Zerebralparese, bei durch Poliomyelitis geschwächten Gliedmaßen, bei aufsteigender oder peripherer Neuritis oder nach Verletzungen von Nervenstämmen auftreten.

Beim *akuten Dekubitus* handelt es sich um eine schnell fortschreitende Form der Geschwürbildung, die oft einer Gangrän gleichkommt, an Hautpartien, die Druck ausgesetzt sind, wenn die Versorgung mit trophischen Nerven gestört ist.

ABB. 15. – Perforierende Geschwüre der Fußsohle.

(Aus einem von Sir Montagu Cotterill geliehenen Foto.)

Das *perforierende Fußgeschwür* ist eine besondere Art von Geschwür, das im Zusammenhang mit den verschiedenen Formen der peripheren Neuritis und mit verschiedenen Läsionen des Gehirns und des Rückenmarks, wie etwa allgemeiner Lähmung, Bewegungsataxie oder Syringo-Myelie, auftritt (Abb. 15). Sie tritt auch bei Patienten auf, die an Glykosurie leiden, und geht meist mit Arteriosklerose – lokal oder allgemein – einher. Am häufigsten tritt ein perforierendes Geschwür unter dem Mittelfußknochen der großen Zehe auf. Es bildet sich eine Hornhaut, darunter kommt es zur Eiterung, wobei der Eiter durch ein kleines Loch in der Mitte austritt. Der Prozess breitet sich langsam und allmählich immer tiefer aus, bis er schließlich den Knochen oder das Gelenk erreicht und in den zerstörerischen Prozess verwickelt wird – daher der Begriff „perforierendes Geschwür". Manchmal werden die Beugesehnen zerstört, da die Zehe durch die ungehinderten Strecker nach dorsal gebeugt wird. Da die Tiefe der Spur in einem so großen Missverhältnis zu ihrer Oberflächenfläche steht, ähnelt der Zustand stark einem tuberkulösen Sinus, mit dem er leicht verwechselt werden kann. Die raue Oberfläche ist absolut unempfindlich, so dass die Sonde frei eingesetzt werden kann, ohne dass der Patient dies überhaupt bemerkt oder die geringsten Beschwerden verspürt – ein wesentlicher Aspekt in der Diagnostik. Die Höhle ist mit ausgelaugter und zerfallender Epidermis gefüllt, die einen äußerst unangenehmen Geruch hat. Der chronische und hartnäckige Charakter des Geschwürs beruht auf einer Störung der trophischen Nervenversorgung der Teile und auf der Tatsache, dass das Epithel der Haut einwächst und den Weg, der zum tiefsten Teil des Geschwürs führt, auskleidet und so verhindert Schließung. Während sie am häufigsten an der Fußsohle und anderen Teilen auftreten, die Druck ausgesetzt sind, trifft man perforierende Geschwüre an den Seiten und am Fußrücken, an den Zehen, an den Händen und an anderen Teilen, auf die kein Druck ausgeübt wurde.

Das *tuberkulöse Geschwür* , das so häufig am Hals, in der Nähe von Gelenken oder über den Rippen und dem Brustbein auftritt, entsteht normalerweise durch das Durchbrechen eines tuberkulösen Abszesses durch die Haut. Die Basis ist weich, blass und mit schwachen Körnchen und grauen, faserigen Schichten bedeckt. Die Ränder haben eine mattblaue oder violette Farbe und werden zu ihren freien Rändern hin allmählich dünner. Außerdem sind sie charakteristischerweise unterhöhlt, sodass eine Sonde über eine gewisse Strecke zwischen dem Geschwürboden und den verdünnten Rändern hindurchgeführt werden kann. Dünne, devitalisierte Hautstreifen erstrecken sich häufig von einer Seite des Geschwürs zur anderen. Der Umriss ist unregelmäßig; Oft treten kleine Perforationen durch die Haut auf, und es tritt ein dünner, wässriger Ausfluss aus, der graue Tuberkulosefetzen enthält.

Bazin-Krankheit. – Dieser Begriff wird für eine Erkrankung der Haut und des Unterhautgewebes verwendet, die gewisse Ähnlichkeiten mit Tuberkulose aufweist. Sie kommt fast ausschließlich zwischen Knie und Knöchel vor und betrifft meist beide Beine. Sie tritt am häufigsten bei Mädchen mit empfindlicher Konstitution auf, in deren Familienanamnese Hinweise auf eine tuberkulöse Veranlagung vorliegen. Der Patient weist häufig andere Läsionen tuberkulösen Charakters auf, insbesondere vergrößerte Halsdrüsen und eine phlyktenuläre Ophthalmie. Der Tuberkelbazillus wurde selten gefunden, aber wir haben immer charakteristische Epithelzellen und Riesenzellen in Schnitten vom Rand oder Boden des Geschwürs beobachtet.

ABB. 16. – Morbus Bazin bei einem Mädchen æt. 16.

Der Zustand beginnt mit der Bildung dunkler oder livider Verhärtungsknötchen in der Haut und im Unterhautgewebe, die weicher werden und ulzerieren und kleine offene Wunden mit ausgefransten und unterminierten Rändern bilden, ähnlich denen, die durch den Abbau oberflächlicher syphilitischer Gummata entstehen (Abb . 16). In der Nähe der Geschwüre bilden sich neue Knötchen, die wiederum abklingen. Während im Knotenstadium die Erkrankung manchmal schmerzhaft ist, lässt der Schmerz mit der Bildung des Geschwürs nach.

Die Krankheit verläuft chronisch und kann sich trotz üblicher Behandlungsmethoden langsam über ein großes Gebiet ausbreiten. Nach einigen Monaten oder sogar Jahren kann es jedoch zu einer spontanen Heilung kommen. Die zufriedenstellendste Behandlung besteht darin, das betroffene Gewebe herauszuschneiden und die Lücke mit Hauttransplantaten zu füllen.

ABB. 17. – Syphilitische Geschwüre im Kniebereich mit ausgestanztem Aussehen und erhabenen verhärteten Rändern.

Das *syphilitische Geschwür* entsteht normalerweise durch den Abbau eines kutanen oder subkutanen Gummis im Tertiärstadium der Syphilis. Wenn das Zahnfleischgewebe durch die Zerstörung der Haut oder der es bedeckenden Schleimhaut zum ersten Mal freigelegt wird, erscheint es im Vergleich zu „Waschleder" als zäher gräulicher Belag, der sich langsam ablöst und eine mehr oder weniger kreisförmige, tiefe Ausstanzung hinterlässt Lücke, die ein paar schwache, ungesunde Körnchen und kleine Ablagerungen auf dem Boden aufweist. Die Ränder sind erhaben und verhärtet; und der Ausfluss ist dick, glitzernd und besonders übelriechend. Die Bereiche rund um das Geschwür sind verstopft und dunkelbraun gefärbt. Gewöhnlich liegen mehrere solcher Geschwüre nebeneinander vor, und da sie dazu neigen, an einer Stelle zu heilen, während sie sich an einer anderen ausbreiten, nimmt der betroffene Bereich eine gewundene oder schlangenförmige Kontur an. Syphilitische Geschwüre können an jedem Körperteil auftreten, am häufigsten kommen sie jedoch im oberen Teil des Beins vor (Abb. 17), besonders um das Kniegelenk bei Frauen und über den Rippen und dem Brustbein. Bei der Heilung hinterlassen sie meist eine eingedrückte und festsitzende Narbe.

Das *Skorbutgeschwür* tritt bei Patienten mit Skorbut auf und zeichnet sich durch ausgeprägte Granulationen mit ausgeprägter Blutungsneigung und der Bildung von Blutgerinnseln aus, die austrocknen und an der Oberfläche eine schwammige Kruste bilden.

Bei *Gichtpatienten* können kleine Geschwüre auftreten, die äußerst reizbar und schmerzhaft sind.

Geschwüre im Zusammenhang mit bösartigen Erkrankungen. — Krebs und Sarkome können, wenn sie sich im Unterhautgewebe befinden, die darüber liegende Haut zerstören, so dass die Substanz des Tumors freigelegt wird. Die so entstehenden fungierenden Massen werden manchmal als bösartige Geschwüre bezeichnet, aber da sie sich in ihrer Natur wesentlich von allen anderen Formen von Geschwüren unterscheiden und eine völlig andere Behandlung erfordern, ist es am besten, sie zusammen mit den Tumoren zu betrachten, mit denen sie in Zusammenhang stehen damit verbundenen. Nagetiergeschwüre, eine Form von Hautkrebs, werden im Zusammenhang mit neuen Hautwucherungen besprochen.

B. Anordnung der Geschwüre nach ihrem Zustand. – Nachdem ich mir eine Meinung über die Ursache eines bestimmten Geschwürs gebildet und es in die eine oder andere der oben genannten Gruppen eingeordnet habe, lautet die nächste Frage: In welchem Zustand befindet sich dieses Geschwür derzeit?

Jedes Geschwür befindet sich in einem von drei Zuständen: heilend, stationär oder sich ausbreitend; obwohl es nicht ungewöhnlich ist, dass an einer Stelle Heilung im Gange ist, während sich der destruktive Prozess an einer anderen Stelle ausbreitet.

Der Heilungszustand. – Der Heilungsprozess bei einem Geschwür ist bereits untersucht worden, und wir haben gelernt, dass er durch die Bildung von Granulationsgewebe erfolgt, das sich in Bindegewebe umwandelt und von den Rändern her mit Epithel überzogen wird.

Diese Geschwüre, die *stationär sind* , also weder heilen noch sich ausbreiten, können einen von mehreren Zuständen aufweisen.

Der schwache Zustand. – Jedes Geschwür kann in einen schwachen Zustand geraten, weil es eine mangelhafte Blutversorgung erhält, sei es in der Menge oder in der Qualität. Die Körnchen sind klein und glatt und haben eine blassgelbe oder graue Farbe. Der Ausfluss ist in geringer Menge vorhanden und besteht aus dünnem Serum und einigen Eiterzellen. Wenn dieser an den Rändern trocknet, bildet er Krusten, die das Wachstum behindern Epithel.

Sollte der Teil ödematös werden, sei es aus allgemeinen Gründen, wie z. B. einer Herz- oder Nierenerkrankung, oder aus lokalen Gründen, wie z. B. Krampfadern, teilen sich die Granulationen in das Ödem ein und es kommt zu reichlich serösem Ausfluss.

Die übermäßige Verwendung von feuchten Verbänden führt zu einer dritten Art schwacher Geschwüre – nämlich zu solchen, bei denen die Granulationen groß, weich, blass und schlaff werden, über das Hautniveau hinausragen und die Ränder überlappen, die blass und durchnässt werden. Der Begriff „stolzes Fleisch" wird im Volksmund für solche überflüssigen Körnchen verwendet.

ABB. 18. – Schwielengeschwür mit verdickten Rändern und verhärteter Schwellung der umgebenden Teile.

Der gefühllose Zustand. – Diese Erkrankung tritt meist bei Geschwüren im unteren Drittel des Beins auf und geht oft mit dem Vorhandensein von Krampfadern einher. Es wird hauptsächlich in der Krankenhauspraxis angetroffen. Die mangelnde Heilung ist hauptsächlich auf einen behinderten venösen Rückfluss sowie auf Ödeme und Verhärtungen der umgebenden Haut und des Zellgewebes zurückzuführen (Abb. 18). Die Verhärtung resultiert aus der Koagulation und teilweisen Organisation des entzündlichen Ergusses und verhindert die notwendige Kontraktion der Wunde. Die Basis eines Hornhautgeschwürs liegt in einiger Entfernung unter der Höhe der geschwollenen, verdickten und weißen Ränder und zeigt ein glasiges Aussehen, wobei die vorhandenen Granulationen ungesund und unregelmäßig sind. Der Ausfluss ist meist wässrig und verklumpt im Dressing. Wenn sich das Geschwür aufgrund von Vernachlässigung und mangelnder Sauberkeit entzündet, treten erhebliche Schmerzen auf und der Ausfluss ist eitrig und oft unangenehm.

Die anhaltende Hyperämie des Gewebes im Zusammenhang mit einem Schwielengeschwür am Bein führt häufig zu Veränderungen der darunter liegenden Knochen. Das Periost ist ungewöhnlich dick und gefäßreich, die oberflächlichen Knochenschichten werden injiziert und porös, und die Knochen insgesamt sind verdickt. Im mazerierten Knochen „ist die Oberfläche mit unregelmäßigen, stalaktitenartigen Fortsätzen oder Blattmassen bedeckt, die gewissermaßen der Befestigungslinie der interossären Membran und der intermuskulären Septen folgen" (Cathcart) (Abb. 19) . Wenn die gesamte Dicke des Weichgewebes durch den Geschwürprozess zerstört wird, ragt der Knochenbereich, der die Basis des Geschwürs bildet, als flacher, poröser Knoten hervor, der wiederum erodiert werden kann. Diese in der mazerierten Probe sichtbaren Veränderungen werden oft mit einer Erkrankung verwechselt, die ihren Ursprung im Knochen hat.

ABB. 19. – Tibia und Fibula, zeigen Veränderungen aufgrund eines chronischen Beingeschwürs.

Der *Reizzustand* tritt bei Geschwüren auf, die bei Frauen mit neurotischem Temperament in der Regel knapp über dem Außenknöchel auftreten. Sie sind klein und weisen ausgeprägte Körnungen auf, und mit Hilfe einer Sonde können Stellen mit übermäßiger Empfindlichkeit entdeckt werden. Hilton glaubte, dass diese freiliegenden Nervenfilamenten entsprechen.

Geschwüre, die sich ausbreiten, können unter verschiedenen Bedingungen auftreten.

Der entzündete Zustand. – Jedes Geschwür kann sich durch den Zugang frischer Organismen akut entzünden, unterstützt durch mechanische Reizung durch Trauma, schlecht sitzende Schienen oder Verbände, Mangel an Ruhe oder durch chemische Reizstoffe wie starke Antiseptika. Das beste klinische Beispiel für ein entzündetes Geschwür ist das venerische Geschwür. Die Basis des Geschwürs wird rot und sieht zornig aus, die Granulationen verschwinden und es tritt reichlich dünner gelber Eiter, vermischt mit Blut, aus. Es können sich Ablagerungen aus Granulationsgewebe oder Bindegewebe bilden. Die Ränder werden rot, ausgefranst und stülpen, und das Geschwür nimmt an Größe zu, indem es sich in das entzündete und ödematöse umgebende Gewebe ausbreitet.

Solche Geschwüre treten häufig mehrfach auf. Schmerzen sind ein ständiges Symptom, das häufig schwerwiegend ist und in der Regel eine gewisse Konstitutionsstörung mit sich bringt.

Der *phagedänische Zustand* entsteht durch die Infektion eines Geschwürs mit besonders virulenten Bakterien. Sie tritt bei syphilitischen Geschwüren auf und führt schnell zu einer großflächigen Gewebezerstörung. In einigen Fällen von Scharlach tritt es auch im Rachen auf und kann zu tödlichen Blutungen führen, da es zu Geschwüren in großen Blutgefäßen kommt. Alle lokalen und konstitutionellen Anzeichen einer schweren septischen Infektion sind vorhanden.

Behandlung von Geschwüren. – Ein Geschwür ist nicht nur eine unmittelbare Ursache für Leiden des Patienten, die ihn verkrüppelt und arbeitsunfähig macht, sondern stellt auch eine deutliche und ständige Bedrohung für seine Gesundheit dar: Der anhaltende Ausfluss verringert seine Kraft; Die offene Wunde ist eine mögliche Infektionsquelle durch Eiterungsorganismen, Erysipel oder andere spezifische Krankheiten. Es besteht die Gefahr einer Venenentzündung mit Bildung septischer Emboli, die zu einer Pyämie führt. und bei alten Menschen ist es nicht ungewöhnlich, dass Geschwüre, die schon lange bestehen, zum Krebsherd werden. Darüber hinaus führt der unangenehme Geruch vieler Geschwüre dazu, dass der Patient für andere eine Quelle der Belästigung und des Unbehagens ist. Das Hauptziel der Behandlung eines Geschwürs besteht darin, es in den Zustand einer heilenden Wunde zu versetzen. Wenn dies geschehen ist, wird die Natur den Rest erledigen, sofern äußere Reizquellen ausgeschlossen werden.

Es müssen Maßnahmen ergriffen werden, um den venösen Rückfluss aus dem ulzerierten Teil zu erleichtern und sicherzustellen, dass eine ausreichende Versorgung mit frischem, gesundem Blut dort ankommt. Das septische Element muss durch Desinfektion des Geschwürs und seiner Umgebung beseitigt werden, und alle anderen Reizquellen müssen entfernt werden.

Wenn der Gesundheitszustand des Patienten schlecht ist, sind eine gute nahrhafte Ernährung, Stärkungsmittel und eine allgemeine Hygienebehandlung angezeigt.

Management einer heilenden Wunde. – Der vielleicht beste Verband für eine heilende Wunde ist eine Schicht perforierter geölter Seidenschutzschicht von Lister, die die raue Oberfläche und die Haut etwa einen Viertel Zoll über die Ränder der Wunde hinaus bedeckt. Darüber werden drei oder vier Lagen sterilisierte Gaze, ausgewrungen aus Eusol, Kreolin oder sterilisiertem Wasser, aufgetragen und mit einem Kissen absorbierender Wolle abgedeckt. Der Teil sollte möglichst ruhig gehalten und die Position so angepasst werden, dass die Durchblutung im betroffenen Bereich begünstigt wird.

Der Verband kann in regelmäßigen Abständen erneuert werden und es muss darauf geachtet werden, jeglichen groben Umgang mit der Wunde zu vermeiden. Auf der Oberfläche befindlicher Ausfluss sollte durch einen sanften Strahl der Lotion und nicht durch Wischen entfernt werden. Der Bereich um die Wunde herum sollte gereinigt werden, bevor der frische Verband angelegt wird.

In manchen Fällen verläuft die Heilung unter einem Verband mit schwacher Borsäuresalbe (ein Viertel der Stärke des Arzneibuchpräparats) schneller. Das Epithelwachstum kann um 6 bis 8 Prozent stimuliert werden. Salbe von Scharlachrot.

Bestäubende Puder und Kompressen sollten bei der Behandlung heilender Wunden am besten vermieden werden.

Bei ausgedehnten Geschwüren infolge frischer Verbrennungen können Hauttransplantate sicher direkt darauf platziert werden, wenn die Granulationen gesund und aseptisch sind. Wenn man sich jedoch nicht auf deren Aseptik verlassen kann, ist es notwendig, die oberflächliche Schicht der Granulationen abzukratzen, wobei das junge faserige Gewebe darunter erhalten bleibt, da es ausreichend vaskulär ist, um die darauf platzierten Transplantate zu ernähren.

Behandlung spezieller Geschwürarten. – Bevor mit der Behandlung eines bestimmten Geschwürs begonnen wird, müssen zwei Fragen beantwortet werden: Erstens: Welche ursächlichen Erkrankungen liegen vor? und zweitens: In welchem Zustand finde ich das Geschwür? – mit anderen Worten: In welchen Einzelheiten unterscheidet es sich von einem gesunden heilenden Geschwür?

Wenn die Ursache lokal ist, muss sie beseitigt werden; Wenn es sich um ein verfassungsrechtliches Problem handelt, müssen Maßnahmen ergriffen werden, um dem entgegenzuwirken. Nachdem dies geschehen ist, muss der Zustand des Geschwürs so verändert werden, dass es in den Zustand einer heilenden Wunde übergeht, woraufhin es nach den bereits festgelegten Richtlinien behandelt wird.

Behandlung in Bezug auf die Ursache des Geschwürs. — *Traumatische Gruppe.* —Die *Prophylaxe* dieser Geschwüre besteht darin, Bakterien auszuschließen, gequetschte oder gequetschte Teile zu reinigen und sterilisierte Verbände und richtig angepasste Schienen anzulegen. Besteht Grund zu der Befürchtung, dass die Desinfektion nicht vollständig durchgeführt wurde, sollte täglich für einige Stunden ein Bier-Fesselverband angelegt werden. Durch diese Maßnahmen wird häufig verhindert, dass ein stark verletzter Teil der Haut abstirbt, und in diesem Fall wird die Aseptik sichergestellt. Sollte die Haut nachgeben, sollte mit der gleichen

Verbandsform fortgefahren werden, bis sich der Schorf gelöst hat und sich eine gesunde, granulierende Oberfläche gebildet hat. Anschließend wird der für die heilende Wunde geeignete Schutzverband ersetzt. *Druckgeschwüre* werden nach dem gleichen Prinzip behandelt.

Verbrennungen und Verbrühungen verursachten Geschwüren wird später beschrieben.

Bei *Geschwüren im Bein, die auf eine Störung des venösen Rückflusses zurückzuführen sind* , besteht die primäre Indikation darin, die Extremität hochzulagern, um den Blutfluss in den Venen zu erleichtern und so dafür zu sorgen, dass frisches Blut den Teil erreicht. Das Glied kann auf Kissen gelegt oder das Fußende des Bettes auf Blöcken angehoben werden, so dass das Geschwür höher liegt als das Herz. Sollten Krampfadern vorliegen, muss über die Frage einer operativen Behandlung nachgedacht werden.

Wenn eine *mangelhafte Nervenversorgung* der Hauptgrund für die Entstehung von Geschwüren ist, steht die Prophylaxe an erster Stelle. Bei Patienten mit Wirbelsäulenverletzungen oder -erkrankungen, Hirnlähmungen oder Erkrankungen der peripheren Nerven sollten alle Reizquellen wie schlecht sitzende Schienen, enge Verbände, feuchte Anwendungen und heiße Flaschen vermieden werden. Alle Teile, die durch die Position des Patienten oder anderweitig Druck ausgesetzt sind, müssen sorgfältig durch Wollpolster, Luftkissen oder Wasserbeutel geschützt und absolut trocken gehalten werden. Durch die tägliche Anwendung von Brennspiritus sollte die Haut gestärkt werden.

Sollte sich trotz dieser Vorsichtsmaßnahmen ein Geschwür bilden, müssen zum Baden und Anziehen mildeste Antiseptika verwendet werden, und alle Verbände sollten möglichst trocken sein.

Das *perforierende Fußgeschwür* erfordert eine besondere Behandlung. Um Druck auf die Fußsohle zu vermeiden, muss der Patient bettlägerig bleiben. Da das größte lokale Heilungshindernis das Herabwachsen des Epithels an den Seiten des Geschwürs ist, muss dieses mit einem Messer oder einem scharfen Löffel entfernt werden. Auch die Basis sollte herausgeschnitten werden, und jeglicher Knochen, der möglicherweise betroffen war, sollte entfernt werden, um eine gesunde und gefäßreiche Oberfläche zu hinterlassen. Der so entstandene Hohlraum wird mit Wismut- oder Jodoformgaze gefüllt und von unten her zur Heilung angeregt. Da die Teile unempfindlich sind, ist eine Betäubung nicht erforderlich. Nach Abheilung des Geschwürs sollte der Patient in seinem Stiefel eine dicke Filzsohle mit einem Loch gegenüber der Narbenstelle tragen. Wenn ein Gelenk geöffnet wurde, ist die Schwierigkeit, alle ungesunden und infizierten Granulationen gründlich zu entfernen, so groß, dass eine Amputation ratsam sein kann. Es ist jedoch zu bedenken, dass im Stumpf erneut Geschwüre auftreten können, wenn Druck darauf ausgeübt wird. Die Behandlung einer eventuell gleichzeitig bestehenden Nervenerkrankung oder Glykosurie ist selbstverständlich angezeigt.

Die Freilegung der Plantarnerven durch einen Einschnitt hinter dem Malleolus medialis und deren gewaltsames Dehnen wurde von Chipault und anderen bei der Behandlung perforierender Fußgeschwüre eingesetzt.

Das Geschwür, das sich aufgrund von Schwielen an der Fußsohle bildet, wird behandelt, indem die gesamte verdickte Haut abgeschnitten, mit Soda-Fomentationen aufgeweicht, die ungesunden Granulationen entfernt und stimulierende Verbände angelegt werden.

Behandlung konstitutionell bedingter Geschwüre. —Wenn Geschwüre mit Krankheiten wie Tuberkulose, Syphilis, Diabetes, Bright-Krankheit, Skorbut oder Gicht einhergehen, müssen diese angemessen behandelt werden.

Besonders hervorzuheben ist die lokale Behandlung des *tuberkulösen Ulkus* . Wenn das Geschwür nur eine begrenzte Ausdehnung hat und sich an einem exponierten Teil des Körpers befindet, ist die vollständige Entfernung der geschwürigen Oberfläche und des gesamten infizierten Bereichs um sie herum mit einem Messer, einer Schere oder einem scharfen Löffel die zufriedenstellendste Methode. um eine gesunde Oberfläche zu hinterlassen, aus der Granulationen entstehen können. Sollte die verbleibende raue Oberfläche zu einer unansehnlichen Narbe oder einer Narbenkontraktion führen, sollte eine Hauttransplantation durchgeführt werden.

Bei ausgedehnten Geschwüren an den Gliedmaßen, der Brustwand oder anderen bedeckten Teilen oder wenn eine operative Behandlung kontraindiziert ist, haben sich der Einsatz von Tuberkulin und die Einwirkung von Röntgenstrahlen bewährt. Die Induktion einer passiven Hyperämie durch den Bier- oder Klapp-Apparat sollte ebenfalls angewendet werden, entweder allein oder ergänzend zu anderen Maßnahmen.

Kein ulzerativer Prozess reagiert so leicht auf eine medikamentöse Behandlung wie das *syphilitische Ulkus* auf die intravenöse Verabreichung von Arsenpräparaten der Gruppen „606" oder „914" oder auf volle Dosen Kalium- und Quecksilberjodid und die lokale Anwendung von Schwarz waschen. Wenn die Geschwürbildung jedoch schon seit längerer Zeit besteht und ausgedehnt und tief ist, kann die Behandlungsdauer durch gründliches Auskratzen mit dem scharfen Löffel erheblich verkürzt werden.

Behandlung im Zusammenhang mit dem Zustand des Geschwürs. — *Geschwüre in einem schwachen Zustand.* —Wenn der schwache Zustand des Geschwürs auf eine Anämie oder eine Nierenerkrankung zurückzuführen ist, müssen diese Erkrankungen zuerst behandelt werden. Lokal sollten die unvollständigen Granulationen abgekratzt werden und ein stimulierendes Mittel auf die raue Oberfläche aufgetragen werden, um das Wachstum gesunder Granulationen zu fördern. Zu diesem Zweck kann die Wunde mit Gaze bedeckt werden, die mit einer 6 bis 8-prozentigen Flüssigkeit bestrichen ist. Salbe aus Scharlachrot, wobei die umliegenden Teile durch eine Schicht Vaseline vor der reizenden Wirkung des Scharlachrots geschützt werden. Ein Verband aus mit Eusol befeuchteter Gaze oder aus Borsäure-Flusen, ausgewrungen aus roter Lotion (2 Körner Zinksulfat und 10 Minim zusammengesetzter Lavendeltinktur auf eine Unze Wasser), bedeckt mit einer Schicht Guttapercha-Gewebe , ist auch nützlich.

Wenn der Zustand auf die längere Verwendung von feuchten Verbänden zurückzuführen ist, müssen diese abgesetzt werden, die überschüssigen Granulationen mit einer Schere abgeschnitten, die Oberfläche mit Silbernitrat oder Kupfersulfat (Blaustein) eingerieben und trockene Verbände angelegt werden.

Wenn das Geschwür den Charakter einer heilenden Wunde angenommen hat, können Hauttransplantate angebracht werden, um die Vernarbung zu beschleunigen.

Geschwüre in einem schwieligen Zustand erfordern eine Behandlung in drei Richtungen: (1) Das infektiöse Element muss beseitigt werden. Wenn das Geschwür faulig ist, ist als Vorstufe das Auftragen von Holzkohleumschlägen (drei Teile Leinsamenmehl auf einen Teil Holzkohle), die 36 bis 48 Stunden lang aufrechterhalten werden, nützlich. Die Basis des Geschwürs und die verdickten Ränder sollten dann mit einem scharfen Löffel frei abgekratzt werden und die entstandene raue Oberfläche mit unverdünnter Karbolsäure oder Jod abgewischt werden. Anschließend wird ein antiseptischer Verband angelegt und täglich gewechselt, bis gesunde Granulationen entstehen. (2) Der venöse Rückfluss muss durch Anheben der Extremität und Massage erleichtert werden. (3) Die Verhärtung der umgebenden Teile muss beseitigt werden, bevor eine Kontraktion der Wunde möglich ist. Zu diesem Zweck lässt die kostenlose Anwendung von Blasen, wie sie erstmals von Syme empfohlen wurde, kaum Wünsche offen. Liquor epispasticus, der über die Teile aufgetragen wird, oder eine große Fliegenblase (Emplastrum cantharidis), die rund um das Geschwür aufgetragen wird, verteilt schnell die Entzündungsprodukte, die die Verhärtung verursachen. Die Anwendung von elastischem Druck oder von Bändern, von Heißluftbädern oder das Anbringen mehrerer Einschnitte in die Haut um das Geschwür herum erfüllen den gleichen Zweck.

Sobald das Geschwür den Charakter einer heilenden Wunde annimmt, sollte es mit Hauttransplantaten bedeckt werden, die eine viel bessere Narbe ergeben als die, die sich bildet, wenn man das Geschwür ohne solche Hilfe heilen lässt.

Eine radikalere Behandlungsmethode besteht darin , das gesamte Geschwür einschließlich seiner Ränder und etwa einen Viertelzoll des umgebenden Gewebes sowie des darunter liegenden fibrösen Gewebes herauszuschneiden und die rohe Oberfläche zu transplantieren.

Ambulante Behandlung. — Wenn die Umstände des Patienten es verbieten, im Bett zu liegen, verzögert sich die Heilung des Geschwürs erheblich. Er sollte angewiesen werden, jede Gelegenheit zu nutzen, um das Glied in eine erhöhte Position zu bringen, und muss ständig einen festen Verband aus *elastischem Gewebe tragen* . Dieses Gewebe ist porös und lässt Haut- und Wundsekret verdunsten – ein Vorteil gegenüber Martins Gummiverband. Der Verband sollte von den Zehen bis weit über das Knie reichen und immer in liegender Position des Patienten mit angehobenem Bein angelegt werden, am besten morgens vor dem Aufstehen. Eine zusätzliche Stützung der Venen erfolgt, wenn der Verband als Acht angelegt wird.

Die folgende Methode hat sich in der ambulanten Praxis als zufriedenstellend erwiesen. Der Patient liegt auf einer Couch, das Glied wird etwa 18 Zoll angehoben und fünf Minuten lang in dieser Position gehalten – bis das überschüssige Blut es verlassen hat. Bei noch angehobenem Glied wird das Geschwür mit der umgebenden Haut mit einer etwa einen halben Zoll dicken Schicht fein gepulverter Borsäure bedeckt, und das Bein ist vom Fuß bis zum Knie, mit Ausnahme der Sohle, von einer dicken Schicht Borsäure umhüllt Holzwollewatte. Dies wird durch gewöhnliche Baumwollbinden, die mit flüssiger Stärke überstrichen sind, in Position gehalten; Während die Stärke trocknet, wird das Glied hochgehalten. Mit diesem Gerät kann der Patient weiterarbeiten, und der Verband muss nicht öfter als einmal in drei oder vier Wochen gewechselt werden (W. G. Richardson).

Wenn sich ein Geschwür infolge einer zusätzlichen Infektion akut *entzündet , werden antiseptische Maßnahmen eingesetzt, um die Infektion zu bekämpfen, und Ichthyol oder andere beruhigende Anwendungen können zur Linderung der Schmerzen eingesetzt werden.*

Das *phagedänische Geschwür* erfordert energischere Desinfektionsmittel; Die gesamte betroffene Oberfläche wird mit dem eigentlichen Kauter in Weißglut berührt oder mit reiner Karbolsäure bestrichen. Anschließend werden mehrere Holzkohleumschläge angewendet, bis die Ausbreitung der Krankheit gestoppt ist.

Bei einem *Reizgeschwür* ist die vollständige Entfernung und anschließende Hauttransplantation die zufriedenstellendste Behandlung.

Kapitel VI
Gangrän

- Definition
- — Typen :
- *Trocken* ,
- *Feucht*
- — Sorten
- — Gangrän, hauptsächlich aufgrund von Durchblutungsstörungen :
- *Altersbrand* ;
- *Embolische Gangrän* ;
- *Gangrän nach Arterienunterbindung* ;
- *Gangrän aus mechanischen Gründen* ;
- *Gangrän durch Hitze, chemische Mittel und Kälte* ;
- *Diabetische Gangrän* ;
- *Gangrän, verbunden mit einem Krampf der Blutgefäße; Raynaud-Krankheit* ;
- *Angiosklerotischer Gangrän* ;
- *Gangrän durch Mutterkorn* .
- Bakterienarten von Gangrän .
- *Pathologie*
- — klinische Sorten
- – *Akute infektiöse Gangrän* ;
- *Bösartiges Ödem* ;
- *Akuter emphysematous* oder *Gasbrand* ;
- *Cancrum oris* usw.
- Wundliegen :
- *Akut* ;
- *chronisch* .

Gangrän oder Abtötung ist der Prozess, bei dem ein Teil des Gewebes *massenhaft abstirbt*, im Unterschied zum molekularen oder zellulären Tod, der eine Ulzeration darstellt. Der tote Teil wird als *Slough bezeichnet*.

In diesem Kapitel beschränken wir unsere Aufmerksamkeit auf den Prozess, da er die Gliedmaßen und oberflächlichen Teile betrifft, so dass Gangrän der Eingeweide in der regionalen Chirurgie beschrieben werden muss.

ARTEN VON GANGRÄN

Es gibt zwei verschiedene Arten von Gangrän, die aufgrund ihres offensichtlichsten Unterschieds als *trocken* bzw. *feucht bezeichnet werden*, und es gibt mehrere klinische Varianten jeder Art.

Im Allgemeinen kann man sagen, dass trockene Gangrän im Wesentlichen auf eine einfache *Störung der Blutversorgung* eines Teils zurückzuführen ist; während der Hauptfaktor bei der Entstehung von feuchtem Brand eine *bakterielle Infektion ist*.

Die Hauptzeichen einer Gangrän sind: Farbveränderung des Körperteils, Kälte, Gefühlsverlust und Verlust der Motorik sowie schließlich ein Verlust der Pulsation in den Arterien.

Trockene Gangrän oder **Mumifizierung** ist eine vergleichsweise langsame Form des lokalen Todes, die in der Regel auf eine Verminderung der arteriellen Blutversorgung des betroffenen Teils zurückzuführen ist, die auf Ursachen wie die allmähliche Verengung des Lumens der Arterien aufgrund einer Erkrankung ihrer Mäntel zurückzuführen ist oder die Blockierung des Hauptgefäßes durch eine Embolie.

Da die Flüssigkeiten im Gewebe durch Verdunstung verloren gehen, wird der Körperteil trocken und schrumpft, und da die Haut normalerweise intakt ist, kommt es nicht zu einer Infektion, oder wenn doch, dann macht der Mangel an Feuchtigkeit den Körperteil zu einem ungeeigneten Boden und für die Organismen nicht ohne weiteres Halt finden. Eine etwaige Ausbreitung des Prozesses wird hauptsächlich durch die anatomische Verteilung der verstopften Arterien beeinflusst und wird gestoppt, sobald er einen Bereich erreicht, der reich an Anastomosengefäßen ist. Der tote Teil wird dann abgestoßen, wobei die durch den Kontakt des toten Teils mit dem noch lebenden Gewebe entstehende Reizung zur Bildung von Granulationen auf der proximalen Seite der Verbindungsstelle führt, die durch langsames Einfressen in den toten Teil eine Furche – die Linie – *erzeugen der Abgrenzung* – die sich allmählich vertieft, bis eine vollständige Trennung erfolgt. Da Muskeln und Knochen besser durchblutet sind als die Haut, kommt es beim Absterben von Haut und Unterhautgewebe weiter nach oben als bei Muskeln und Knochen, sodass der Stumpf, der nach der spontanen Ablösung zurückbleibt, konisch ist und das Ende des Knochens darüber hinausragt die Weichteile.

Klinische Merkmale. – Der zu tötende Teil wird kälter als normal und die Temperatur sinkt auf die Temperatur der umgebenden Atmosphäre. In vielen Fällen, aber nicht in allen, geht der Beginn des Prozesses mit starken neuralgischen Schmerzen in der Körperregion einher, die wahrscheinlich auf eine Anämie der Nerven, eine Neuritis oder eine Reizung der freigelegten Achsenzylinder durch totes und absterbendes Gewebe zurückzuführen sind um sie herum. Dieser Schmerz hört bald auf und führt zu einem völligen Gefühlsverlust. Der tote Teil wird trocken, verhornt, verschrumpelt und halbdurchsichtig – zunächst dunkelbraun, schließlich aber schwarz, da sich Blutfarbstoff im gesamten Gewebe ausbreitet. Es gibt keine Fäulnis und daher keinen fauligen Geruch; Da die Erkrankung nicht infektiös ist, liegt nicht unbedingt eine konstitutionelle Störung vor. An sich stellt eine trockene Gangrän also keine unmittelbare Lebensgefahr dar; Die Gefahr besteht darin, dass der Oberflächenbruch an der Demarkationslinie eine mögliche Eintrittspforte für Bakterien darstellt, die zu infektiösen Komplikationen führen können.

Feuchte Gangrän ist ein akuter Prozess, bei dem der abgestorbene Teil seine Flüssigkeit zurückhält und so einen günstigen Nährboden für die Entwicklung von Bakterien bietet. Die Einwirkung der Organismen und ihrer Toxine auf das angrenzende Gewebe führt zu einer schnellen und weiten Ausbreitung des Prozesses. Die Haut wird feucht und mazeriert, und unter der Epidermis bilden sich Blasen, die dunkel gefärbte Flüssigkeit oder Gase enthalten. Durch die entstehenden Fäulnisgase wird die Haut emphysematös und krepiert und erzeugt einen unangenehmen Geruch. Durch die Bildung von Eisensulfid infolge der Zersetzung des Blutfarbstoffs nimmt das Gewebe eine grünlich-schwarze Farbe an. Unter bestimmten Bedingungen kann der tote Teil Veränderungen erfahren, die eher denen einer gewöhnlichen postmortalen Zersetzung ähneln. Aufgrund ihrer Natur wird die Ausbreitung der Gangrän selten durch natürliche Schutzprozesse aufgehalten und dauert normalerweise so lange an, bis sich der Zustand durch die Aufnahme von Giftstoffen in den Kreislauf als tödlich erweist.

Die *klinischen Merkmale* variieren bei den verschiedenen Arten feuchter Gangrän, aber die lokalen Folgen der bakteriellen Wirkung und der mit der Toxinabsorption verbundenen Konstitutionsstörung sind bei allen vorhanden; Die Prognose ist daher äußerst ernst.

Aus dem Gesagten geht hervor, dass bei trockener Gangrän keine dringende Notwendigkeit für eine Operation besteht, um das Leben des Patienten zu retten. Die primäre Indikation besteht darin, den Zugang von Bakterien zum toten Teil und insbesondere zur freigelegten Oberfläche zu verhindern

Demarkationslinie. Bei feuchter Gangrän dagegen, bei bereits etablierten Organismen, bietet die sofortige Entfernung des abgestorbenen und absterbenden Gewebes in der Regel die einzige Hoffnung auf Lebensrettung.

SORTEN VON GANGRÄN

Arten von Gangrän, die im Wesentlichen auf eine Störung der Durchblutung zurückzuführen sind

Während die in dieser Gruppe enthaltenen Arten von Gangrän in erster Linie auf einer Durchblutungsstörung beruhen, muss berücksichtigt werden, dass der klinische Verlauf der Erkrankung durch eine zusätzliche Infektion mit Mikroorganismen erheblich beeinflusst werden kann. Obwohl die Bakterien nicht die wichtigste Rolle bei der Entstehung von Gewebenekrose spielen, ist ihre spätere Einführung ein Unfall von so großer Bedeutung, dass sie den gesamten Aspekt der Dinge verändern und eine trockene Form von Gangrän in eine feuchte Form umwandeln kann. Darüber hinaus kommt es aufgrund der geringen Vitalität des Gewebes und der extremen Schwierigkeit, die Asepsis sicherzustellen und aufrechtzuerhalten, zu einer Folgeerkrankung mit großer Häufigkeit.

Senile Gangrän. – Senile Gangrän ist das häufigste Beispiel für einen lokalen Tod, der durch eine *allmähliche* Verringerung der durch die Teile fließenden Blutmenge als Folge von Arteriosklerose oder einer anderen chronischen Erkrankung der Arterien entsteht, die zu einer Verringerung ihres Kalibers führt. Es ist das charakteristischste Beispiel für die trockene Gangrän. Wie der Begriff schon sagt, kommt es bei alten Menschen vor, aber das Alter des Patienten ist eher anhand des Zustands seiner Arterien als anhand der Anzahl seiner Jahre zu bestimmen. Daher sind die Gefäße eines verhältnismäßig jungen Mannes, der an Syphilis gelitten hat und alkoholabhängig war, anfälliger für eine atheromatöse Degeneration, die zu dieser Form der Gangrän führt, als die eines viel älteren Mannes, der ein regelmäßiges und enthaltsames Leben geführt hat. Diese Form der Gangrän kommt bei Männern deutlich häufiger vor als bei Frauen. Während es normalerweise nur einen Fuß befällt, ist es nicht ungewöhnlich, dass nach einer gewissen Zeit auch der andere Fuß betroffen ist, und in manchen Fällen ist es von Anfang an beidseitig. Es muss klar verstanden werden, dass bei alten Menschen jede Form von Gangrän auftreten kann, wobei der Begriff senil hier auf die Art beschränkt wird, die aus Arteriosklerose resultiert.

ABB. 20. – Senile Gangrän des Fußes, zeigt die Demarkationslinie.

Klinische Merkmale. – Der häufigste Sitz der Krankheit sind die Zehen, besonders die große Zehe, von wo aus sie sich über den Fuß bis zur Ferse oder sogar bis zum Bein ausbreitet (Abb. 20). Dem Beginn der Erkrankung gehen häufig leichte Verletzungen voraus. Die Vitalität des Gewebes ist so gering, dass das Gleichgewicht zwischen Leben und Tod bereits durch die unbedeutendste Verletzung, wie einen Schnitt beim Schneiden eines Zehennagels oder eines Hühnerauges, eine durch einen schlecht sitzenden Schuh oder den Kontakt mit dem Körper verursachte Blase, verändert werden kann einer Wärmflasche. In einigen Fällen wird die eigentliche Gangrän durch eine Thrombose der Kniekehlen- oder Schienbeinarterien bestimmt, die bereits durch eine obliterierende Endarteriitis verengt sind.

Es kommt häufig vor, dass der Patient lange Zeit unter Beschwerden litt, bevor eindeutige Anzeichen einer Gangrän auftraten, mit kalten Füßen, Kribbeln und Gefühlsverlust oder einem eigenartigen Gefühl, als würde er auf Watte gehen.

Die ersten Hinweise auf den Tod des Teils variieren in den einzelnen Fällen. Manchmal erscheint ein dunkelblauer Fleck auf der medialen Seite der großen Zehe, der allmählich an Größe zunimmt; oder es kann sich eine Blase mit blutiger Flüssigkeit bilden. Weiter oben am Fuß oder Bein erscheinen Streifen oder Flecken dunkelblauer Flecken. In anderen Fällen bildet sich um den Nagel herum eine kleine Wunde, die von einem verstopften Warzenhof umgeben ist und nicht heilen kann. Solche Wunden an den Zehen alter Menschen sind immer mit Argwohn zu betrachten und mit größter Sorgfalt zu behandeln; und der Urin sollte auf Zucker untersucht werden. Oft kommt es zu starken, tiefsitzenden Schmerzen neuralgischen Charakters mit

Krämpfen in den Gliedmaßen, die auch noch lange nach der Ausbildung einer Demarkationslinie anhalten können. Der sterbende Teil verliert die Berührungsempfindlichkeit und wird kalt und schrumpft.

Alle körperlichen Erscheinungen und klinischen Symptome, die mit trockener Gangrän einhergehen, treten auf, und der tote Teil wird durch eine Demarkationslinie abgegrenzt. Wenn sich dieser langsam und unregelmäßig bildet, deutet dies auf einen sehr unbefriedigenden Kreislaufzustand hin; Wenn es sich jedoch schnell und deutlich bildet, kann man davon ausgehen, dass die Zirkulation in den oben genannten Teilen ziemlich gut ist. Die Abtrennung des toten Teils birgt immer das Risiko einer Infektion, und sollte diese eintreten, steigt die Temperatur und es treten andere Anzeichen einer Vergiftung auf.

Prophylaxe. – Die Zehen und Füße alter Menschen, deren Durchblutungszustand sie für Brandwunden prädisponiert, sollten vor leichten Verletzungen geschützt werden, die beim Nägelschneiden, beim Schneiden von Hühneraugen oder beim Tragen schlecht sitzender Stiefel auftreten können. Der Patient sollte außerdem vor der Gefahr gewarnt werden, sich der Kälte auszusetzen, Wärmflaschen zu verwenden und seine Füße in die Nähe eines Feuers zu bringen. Es wurden Versuche unternommen, die periphere Durchblutung zu verbessern, indem eine Anastomose zwischen der Hauptarterie einer Extremität und ihrer Begleitvene eingerichtet wurde, sodass arterielles Blut die peripheren Kapillaren erreichen kann – eine Umkehrung des Kreislaufs –, aber die klinischen Ergebnisse erwiesen sich als enttäuschend. (Siehe *Op. Surg.*, S. 29.)

Behandlung. – Wenn es Anzeichen dafür gibt, dass Gangrän aufgetreten ist, besteht der erste Hinweis darin, eine Infektion zu verhindern, indem man den Körperteil reinigt und ihn nach sorgfältigem Trocknen in eine dicke Schicht saugfähiger und antiseptischer Wolle einwickelt , die durch einen locker angelegten Verband an Ort und Stelle gehalten wird. Eine leichte Anhebung der Gliedmaße ist von Vorteil, darf aber nicht ausreichen, um die Blutmenge, die in das Glied eindringt, zu verringern. Wärmflaschen sind mit größter Vorsicht zu verwenden. Da absolute Trockenheit unerlässlich ist, sind Salben oder andere fetthaltige Verbände zu vermeiden, da diese dazu neigen, die Verdunstung aus der Haut zu verhindern. Zur Schmerzlinderung sollte Opium großzügig verabreicht werden. Eine Stimulation ist zu vermeiden und der Patient sollte eine sorgfältige Diät einhalten.

Wenn die Gangrän bei alten und geschwächten Patienten auf die Zehen beschränkt ist, empfehlen einige Chirurgen die abwartende Behandlungsmethode, bei der sie darauf warten, dass sich eine Demarkationslinie bildet, und den toten Teil abtrennen lassen. Dies geschieht jedoch so langsam, dass der Patient mehrere Wochen oder sogar

Monate lang ruhig bleiben muss; und wir stimmen mit der Mehrheit darin überein, eine frühzeitige Amputation zu empfehlen.

In diesem Zusammenhang ist es erwähnenswert, dass es bestimmte Punkte gibt, an denen Gangrän von Natur aus zum Stillstand neigt, nämlich an den stark vaskulär besiedelten Stellen in der Nähe von Gelenken. Daher hört die Gangrän der großen Zehe oft auf, wenn sie das Großzehengrundgelenk erreicht; oder wenn es diese Grenze überschreitet, kann es entweder am Tarso-Metatarsal- oder am Knöchelgelenk gestoppt werden. Wenn diese überwunden werden, breitet es sich in der Regel über das Bein bis knapp unter das Knie aus, bevor Anzeichen einer Blockierung auftreten. Darüber hinaus lässt sich aus pathologischen Proben erkennen, dass die Ausbreitung auf der dorsalen Seite stärker ist als auf der plantaren Seite und dass der Tod von Haut und Unterhautgewebe weiter reicht als der von Knochen und Muskeln.

Diese Tatsachen geben uns Hinweise auf den Sitz und die Art der Amputation. Die Erfahrung hat gezeigt, dass bei seniler Gangrän der unteren Extremität die zuverlässigsten und zufriedenstellendsten Ergebnisse durch eine Amputation im Bereich des Knies erzielt werden, wobei darauf zu achten ist, dass die Operation so durchgeführt wird, dass die präpatellare Anastomose intakt bleibt und die Patella im vorderen Bereich erhalten bleibt Klappe. Die zufriedenstellendste Operation ist in diesen Fällen die suprakondyläre Amputation nach Gritti. Blutungen lassen sich leicht durch Fingerdruck kontrollieren, und auf die Verwendung eines Tourniquets sollte verzichtet werden, da die Verengung der Gliedmaße die Vitalität der Lappen beeinträchtigen kann.

Wenn das Pulsieren der Schienbeingefäße am Knöchel zu spüren ist, kann es gerechtfertigt sein, wenn der Patient dies dringend wünscht, tiefer als das Knie zu amputieren; Es besteht jedoch ein erhebliches Risiko, dass die Brandwunde im Stumpf erneut auftritt und eine zweite Operation erforderlich macht.

Dass die Amputation einer senilen Gangrän zwischen Knöchel und Knie selten gelingt, erklärt sich aus der Tatsache, dass sich die Gefäßobstruktion meist im oberen Teil der Arteria tibialis posterior befindet und die Operation daher durch ungenügend durchblutetes Gewebe durchgeführt wird. Tatsächlich kommt es bei einer Amputation oberhalb des Knies nicht selten vor, dass sogar die Arteria poplitea durch ein Gerinnsel verstopft ist. Diese sollte bei der Amputation durch Zusammendrücken des Gefäßes von oben nach unten durch eine „melkende" Bewegung oder durch „Katheterisierung der Arterie" mit Hilfe einer Kanüle mit Endöffnung entfernt werden.

Es ist zu bedenken, dass der Zweck der Amputation in diesen Fällen lediglich darin besteht, den gangränösen Teil zu entfernen und so den Patienten von den mit seinem Vorhandensein verbundenen Beschwerden und Infektionsrisiken zu befreien. Obwohl es stimmt, dass viele dieser Patienten die Operation bemerkenswert gut vertragen, muss man bedenken, dass diejenigen, die an seniler Gangrän leiden, zwangsläufig ein schlechtes Leben führen und dass eine zurückhaltende Meinung über die Überlebensaussichten geäußert werden sollte. Auf die Möglichkeit einer Erkrankung der anderen Extremität wurde bereits hingewiesen.

ABB. 21. – Embolische Gangrän an Hand und Arm.

Embolische Gangrän (Abb. 21). – Dies ist die typischste Form von Gangrän, die aus dem *plötzlichen* Verschluss eines Teils der Hauptarterie resultiert, sei es durch die Einklemmung eines Embolus oder die Bildung eines Thrombus in ihrem Lumen, wenn die Kollaterale Die Durchblutung ist nicht ausreichend frei, um die Vitalität des Gewebes aufrechtzuerhalten.

An der Einklemmstelle des Embolus kommt es zu plötzlichen Schmerzen, und die Impulse dahinter gehen verloren. Das Glied wird kalt, taub, gefühllos und kraftlos. Anfangs ist es oft blass – daher der Begriff „weißer Gangrän", der manchmal auf die frühen Erscheinungen zutrifft, die denen von Gliedmaßen einer Leiche sehr ähneln.

Wenn der Teil aseptisch ist, schrumpft er und weist die üblichen Merkmale einer trockenen Gangrän auf. Es besteht jedoch die Gefahr, dass es, insbesondere in den unteren Extremitäten und wenn auch die Venen verstopft sind, infiziert wird und die Merkmale des feuchten Typs annimmt.

Das Ausmaß der Gangrän hängt von der Einklemmstelle des Embolus ab. Wenn also die *Bauchaorta* an ihrer Gabelung plötzlich durch einen Embolus verschlossen wird, führt die Obstruktion der Darmbeine und Oberschenkelknochen zu einer symmetrischen Gangrän beider Extremitäten bis zu den Leistenbändern. Wenn eine Gangrän auf einen Verschluss des *äußeren Beckens* oder der *Oberschenkelarterie* oberhalb des Ursprungs ihres tiefen

Astes folgt, reicht der Tod der Extremität bis zum mittleren oder oberen Drittel des Oberschenkels. Wenn der *Oberschenkelknochen* unterhalb des Ursprungs seines tiefen Astes oder der *Kniekehlenarterie* verstopft ist und die Venen durchlässig bleiben, reicht die Anastomose durch die Profunda aus, um die Gefäßversorgung aufrechtzuerhalten, und es kommt nicht unbedingt zu einer Gangrän. Die Ruptur eines Kniekehlenaneurysmas durch Kompression der Vene und der Gelenkäste führt jedoch in der Regel zu einer Gangrän. Wenn ein Embolus an der *Bifurkation der Kniekehle* eingeklemmt wird und eine Brandwunde entsteht, breitet sie sich in der Regel weit über das Bein aus.

Wenn die *Arteria axillaris* der Sitz einer Embolie-Impaktion ist und es zu einer Gangrän kommt, erreicht der Prozess normalerweise die Mitte des Oberarms. Gangrän infolge der Blockierung des *Oberarms* an seiner Bifurkation erstreckt sich normalerweise bis zur Verbindung des unteren und mittleren Drittels des Unterarms.

Gangrän aufgrund einer Thrombose oder Embolie tritt manchmal bei Patienten auf, die sich von Typhus, Typhus oder anderen Fieberzuständen erholen, die beispielsweise mit dem Wochenbett einhergehen. Es tritt in peripheren Teilen wie Zehen, Fingern, Nase oder Ohren auf.

Behandlung. – Die allgemeine Behandlung der embolischen Gangrän ist die gleiche wie bei der senilen Form. Nach der Öffnung der Arterie und der Entfernung des Embolus war der Erfolg erfolgreich. Die Arterie wird an der Impaktionsstelle freigelegt, und nachdem sie oben und unten abgeklemmt wurde, wird eine Längsöffnung angelegt und das Gerinnsel vorsichtig mit Hilfe einer Pinzette entfernt; es ist manchmal unerwartet lang (eine Aufnahme aus der Oberschenkelarterie maß fast 34 Zoll); Anschließend wird die Wunde in der Arterie mit feiner, in Paraffin getränkter Seide vernäht. Wenn eine Amputation indiziert ist, muss diese so hoch durchgeführt werden, dass eine freie Gefäßversorgung der Lappen gewährleistet ist.

Gangrän nach Arterienunterbindung. – Nach der Unterbindung einer Arterie in ihrer Kontinuität – zum Beispiel bei der Behandlung eines Aneurysmas – kann das Glied einige Tage lang in einem an Gangrän grenzenden Zustand verbleiben, wobei die distalen Teile kalt, gefühllos und kraftlos sind. Mit der Etablierung der Kollateralzirkulation wird die Vitalität des Gewebes allmählich wiederhergestellt und diese Symptome verschwinden. In einigen Fällen jedoch – und insbesondere in der unteren Extremität – kommt es zu einer Gangrän, die die gleichen Symptome aufweist wie eine Embolie. Es handelt sich in der Regel um einen trockenen Typ. Es wurde nicht festgestellt, dass der Verschluss der Vene sowie der Arterie das Risiko einer Gangrän erhöht.

Gangrän durch mechanische Verengung der Gefäße des Teils. – Es ist bekannt, dass das Anlegen einer Bandage oder eines Gipsverbandes zu fest oder das Anlegen eines Tourniquets über einen zu langen Zeitraum zum Tod des darüber liegenden Teils führt; aber solche Fälle sind selten, ebenso wie solche, die auf den Druck eines gebrochenen Knochens oder eines Tumors auf eine große Arterie oder Vene zurückzuführen sind. Wenn aus solchen Gründen Gangrän auftritt, handelt es sich in der Regel um feuchten Typ.

Viel häufiger kommt es zu lokalisierten Nekrosebereichen aufgrund des übermäßigen *Drucks der Schienen* auf knöcherne Vorsprünge wie den lateralen Malleolus, den medialen Kondylus des Humerus oder Femur oder über den Fußrücken. Dies kann insbesondere dann auftreten, wenn die Ernährung der Haut durch eine Beeinträchtigung ihrer Nervenversorgung beeinträchtigt wird, wie z. B. durch Verletzungen der Wirbelsäule oder peripherer Nerven, Erkrankungen des Gehirns oder akute vordere Poliomyelitis. Wenn die Schiene entfernt wird, stellt man fest, dass die Haut, auf die man drückt, eine blassgelbe oder graue Farbe hat und von einem Ring aus Hyperämie umgeben ist. Bei Schutz vor einer Infektion verläuft der klinische Verlauf wie eine trockene Gangrän.

Dekubitus, das eng mit Druckgeschwüren verwandt ist, wird am Ende dieses Kapitels beschrieben.

Wenn ein örtlich begrenzter Teil des Gewebes, zum Beispiel ein Stück Haut, so stark *gequetscht* oder *gequetscht wird* , dass seine Blutgefäße verstopft und seine Struktur zerstört wird, stirbt es ab und trocknet aus, wenn es nicht mit Bakterien infiziert ist, und das schrumpft braun Die Haut wird durch das Wachstum von Granulationsgewebe darunter und um sie herum langsam abgetrennt.

Ebenso können Finger, Zehen oder auch große Teile der Gliedmaßen durch ein schweres Trauma plötzlich zerstört und mumifiziert werden. Wenn Organismen Zugang erhalten, kann es zur typischen feuchten Brandwunde kommen oder es kann zu Veränderungen kommen, die denen einer gewöhnlichen postmortalen Verwesung ähneln.

Behandlung. —Die erste Indikation besteht darin, Bakterien auszuschließen, indem der beschädigte Teil und seine Umgebung gereinigt und trockene, nicht reizende Verbände angelegt werden.

Wenn diese Maßnahmen erfolgreich sind, kommt es zu trockenem Brand. Die rohe Oberfläche, die nach der Abtrennung der abgestorbenen Haut zurückbleibt, kann durch Granulation heilen oder durch Hauttransplantate abgedeckt werden. Bei einem Finger oder einer Gliedmaße muss man nicht warten, bis die spontane Trennung erfolgt, da dies oft ein langsamer Prozess ist. Wenn sich eine deutlich ausgeprägte Demarkationslinie gebildet hat, kann die Amputation gerade so weit darüber erfolgen, dass geeignete Lappenplastiken vorgenommen werden können.

Das Ende eines Stumpfes muss nach der spontanen Ablösung des gangränösen Teils beschnitten werden, wobei ausreichend Knochen entfernt werden muss, damit die Weichteile zusammenkommen können.

Wenn eine feuchte Gangrän auftritt, muss die Amputation unverzüglich und auf einer höheren Ebene durchgeführt werden.

Gangrän durch Hitze, chemische Wirkstoffe und Kälte. —Schwere **Verbrennungen** und **Verbrühungen** können zu Gewebenekrosen führen. Solange die Teile absolut trocken gehalten werden – wie zum Beispiel bei der Behandlung mit Pikrinsäure – kommt es in den stark geschädigten Gewebeteilen zu trockenem Brand; Wenn jedoch nasse oder ölige Verbände angelegt werden und Organismen Zugang erhalten, entsteht feuchter Brand.

Starke **chemische Mittel** wie Kalilauge, Salpetersäure oder Schwefelsäure können ebenfalls eine lokale Gewebenekrose hervorrufen, wobei das allgemeine Erscheinungsbild der erzeugten Läsionen dem von schweren Verbrennungen ähnelt. Die entstehenden Ablagerungen lösen sich nur langsam und hinterlassen tiefe, ausgestanzte Hohlräume, deren Heilung lange dauert.

Karbolische Gangrän. – Karbolsäure neigt, selbst in verhältnismäßig schwacher Lösung, dazu, trockenen Brand zu induzieren, wenn sie als Nährmittel auf einen Finger aufgetragen wird, besonders bei Frauen und Kindern. Thrombosen treten in den Blutgefäßen des Teils auf, der zunächst blass und weich ist, später jedoch dunkel und ledrig wird. Aufgrund der anästhetischen Wirkung der Karbolsäure ist der Beginn des Prozesses schmerzlos und der Patient ist sich seiner Gefahr nicht bewusst. Bald bildet sich eine Demarkationslinie, aber der tote Teil trennt sich nur sehr langsam.

Gangrän durch Erfrierungen. – Es ist schwierig, die Grenze zwischen Frostbeulen dritten Grades und den milderen Formen echter Erfrierungen zu ziehen; Der Unterschied ist lediglich gradueller Natur. Erfrierungen betreffen vor allem die Zehen und Finger – insbesondere die große Zehe und den kleinen Finger –, die Ohren und die Nase. In diesem Land wird es nur selten beobachtet, außer bei Angehörigen der Landstreicherklasse, die nicht nur durch das Schlafen im Freien der Kälte ausgesetzt sind, sondern auch schlecht ernährt und allgemein geschwächt sind. Der Zustand manifestiert sich normalerweise, nachdem die Teile, die extremer Kälte ausgesetzt waren, in eine warme Umgebung gebracht werden. Das erste Symptom ist ein Taubheitsgefühl in der betroffenen Stelle, gefolgt von Schweregefühl, Kribbeln und schließlich völligem Gefühlsverlust. Der befallene Teil wird weiß und sieht ausgebleicht aus, fühlt sich eiskalt an und ist unempfindlich gegen Berührung. Entweder sofort oder auch erst nach mehreren Tagen verfärbt es sich, schwillt an und zieht sich schließlich zusammen und schrumpft. Oberhalb des toten Bereichs kann das Glied der Sitz entsetzlicher Schmerzen sein. Der tote Teil wird, wie bei anderen Formen der trockenen Gangrän, durch die Bildung einer Demarkationslinie abgestoßen.

Um das Auftreten von Gangrän durch Erfrierungen zu verhindern, ist es notwendig, die plötzliche Anwendung von Hitze zu vermeiden. Der Patient sollte in einen kalten Raum gebracht und der Teil mit Schnee eingerieben oder in ein kaltes Bad gelegt und leicht gerieben werden. Wenn die Zirkulation wiederhergestellt ist, wird die allgemeine Umgebung und die lokalen Anwendungen allmählich wärmer. Das Anheben des Teils, das Einwickeln in Watte und das Verbringen in einen wärmeren Raum sind dann zulässig, und die Gabe von Aufputschmitteln und warmen Getränken kann mit Vorsicht erfolgen. Wenn auf diese Weise das Auftreten von Gangrän verhindert wird, kommt es zu einer Genesung, deren Beginn dadurch angezeigt wird, dass die weißen Teile eine livide rote Färbung annehmen und zum Ausgangspunkt eines akuten Brennens werden.

eine Erkrankung namens „*Grabenfüße*" weit verbreitet. Obwohl Kälte mit Erfrierungen in Zusammenhang steht, scheint sie bei ihrer Entstehung eine weniger wichtige Rolle zu spielen als Feuchtigkeit und Verengung der Gliedmaßen, die zu einer Ischämie der Füße führen. Veränderungen fanden sich im Endothel der Blutgefäße, den Achsenzylindern der Nerven und den Muskeln. Im Zivilleben kommt dieser Zustand nicht vor.

Diabetische Gangrän. – Diese Form der Gangrän tritt häufig bei Personen über fünfzig Jahren auf, die an Glykosurie leiden. Die Arterien sind oft deutlich erkrankt. In einigen Fällen ist das Vorliegen einer Glykosurie vor dem Einsetzen der Gangrän nicht zu vermuten, und erst durch die Untersuchung des Urins kann die Ursache der Erkrankung entdeckt werden. Der gangränöse Prozess beginnt selten so plötzlich wie der, der mit einer Embolie einhergeht, und wie der senile Gangrän, den er in seinen frühen Stadien sehr gut simulieren kann, beginnt er nicht selten nach einer leichten Verletzung einer der Zehen. Allerdings handelt es sich selten um einen trockenen, schrumpfenden Typ, der in der Regel mit Schwellung, Ödem und dunkler Rötung des Fußes sowie starken Schmerzen einhergeht. Laut Paget bleibt der tote Teil länger warm als bei anderen Formen der Altersbrandwunde; Es besteht eine größere Tendenz, dass Hautflecken in einiger Entfernung vom primären Krankheitsherd brandig werden und dass sich das Absterben von Gewebe in die subkutanen Ebenen nach oben ausdehnt, sodass die darüber liegende Haut unberührt bleibt. Die geringe Vitalität des Gewebes begünstigt das Wachstum von Bakterien, und wenn diese eindringen, nimmt die Gangrän den Charakter feuchter Art an und breitet sich schnell aus.

Für die Amputation gelten die gleichen Regeln wie für die Behandlung von seniler Gangrän. Die Entfernung der Gliedmaße hängt davon ab, ob es sich um trockene oder feuchte Gangrän handelt. Selbstverständlich muss die allgemeine Behandlung von Diabetes angewendet werden, unabhängig davon, ob eine Amputation durchgeführt wird oder nicht. Paget empfahl, dass die diätetische Behandlung nicht so streng sein sollte wie bei unkompliziertem Diabetes und dass Opium großzügig verabreicht werden sollte.

die *Prognose* ungünstig. In vielen Fällen verstirbt der Patient innerhalb weniger Tage nach der Operation mit den Symptomen eines diabetischen Komas; oder, wenn er dies überlebt, kann es sein, dass er irgendwann an Diabetes erkrankt. In anderen Fällen kommt es zu einer Ablösung der Lappen und zum Tod durch Toxämie. Gelegentlich wird das andere Glied brandig. Andererseits kann die Glykosurie nach der Amputation abnehmen oder sogar verschwinden.

Gangrän im Zusammenhang mit Krämpfen der Blutgefäße. — Die Raynaud-Krankheit oder symmetrische Gangrän soll auf einen Arteriolenspasmus infolge einer peripheren Neuritis zurückzuführen sein. Sie tritt am häufigsten bei Frauen im Alter zwischen 18 und 30 Jahren auf, die an Gebärmuttererkrankungen, Anämie oder Chlorose leiden. Kälte ist ein erschwerender Faktor, da die Krankheit in den Wintermonaten am häufigsten auftritt. Die Finger beider Hände oder die Zehen beider Füße werden gleichzeitig befallen, und die Krankheit breitet sich selten über die Phalangen oder tiefer als die Haut aus.

Der erste Hinweis ist, dass die Finger kalt, weiß und unempfindlich gegenüber Berührungen und Schmerzen werden. Diese *lokalen Synkopenanfälle* treten in unterschiedlichen Abständen über Monate oder sogar Jahre hinweg auf. Sie dauern einige Minuten oder sogar einige Stunden, und wenn sie abklingen, werden die Teile hyperämisch und schmerzhaft.

Ein fortgeschritteneres Stadium der Krankheit wird als *lokale Asphyxie bezeichnet* . Die Durchblutung der Finger wird äußerst träge und die Teile nehmen einen matten, fahlen Farbton an. Es kommt zu Schwellungen und brennenden oder stechenden Schmerzen. Dies kann innerhalb weniger Tage vergehen oder mit der Bildung von Blasen an Schwere zunehmen und in trockener Gangrän enden. In der Regel ist der sich bildende Belag vergleichsweise klein und oberflächlich, es kann jedoch einige Monate dauern, bis er sich ablöst. Der Zustand tritt tendenziell in aufeinanderfolgenden Wintern erneut auf.

Die *Behandlung* besteht in der Behebung eventuell vorhandener Nerven- oder Gebärmutterstörungen, dem Warmhalten der Körperteile durch Einwickeln in Watte und der Verwendung von Heißluft- oder Elektrobädern, wobei die Körperteile in Wasser getaucht werden, durch das ein konstanter Strom fließt bestanden. Wenn eine Gangrän auftritt, wird sie nach den gleichen Grundsätzen behandelt wie andere Formen der trockenen Gangrän, wenn jedoch eine Amputation erforderlich ist, geschieht dies nur im Hinblick auf die Entfernung des abgestorbenen Teils.

Angiosklerotische Gangrän. — Eine Form von Gangrän aufgrund von *Angiosklerose* kommt gelegentlich bei jungen Menschen, sogar bei Kindern, vor. Es weist gewisse Analogien zur Raynaud-Krankheit auf, da Gefäßkrämpfe eine Rolle bei der Bestimmung des lokalen Todes spielen.

Die Hauptarterien werden durch eine hyperplastische Endarteriitis mit anschließender Thrombose verengt, und ähnliche Veränderungen finden sich auch in den Venen. Die Erkrankung tritt meist an den Füßen auf, kann aber auch an der oberen Extremität betroffen sein und geht mit sehr starken Schmerzen einher, die den Schlaf unmöglich machen.

Der Patient ist anfällig für plötzliche Anfälle von Taubheitsgefühl, Kribbeln und Schwäche der Gliedmaßen, die offim Ruhezustand vergehen – *Claudicatio intermittens* . Während dieser Anfälle sind die großen Arterien – Oberschenkel-, Oberarm- und Schlüsselbeinarterien – als feste Stränge zu spüren, während die Pulsation in den peripheren Gefäßen verloren geht. Schließlich kommt es zu einer Gangrän, die mit großen Schmerzen einhergeht und einen langsamen Verlauf nimmt. Die Behandlung erfolgt nach den gleichen Grundsätzen wie die Raynaud-Krankheit.

Gangrän vom Mutterkorn. —Gangrän kann durch eine Störung der Blutversorgung entstehen, die das Ergebnis einer tetanischen Kontraktion der winzigen Gefäße ist, wie sie beispielsweise bei schlecht ernährten Personen auftritt, die große Mengen grobes Roggenbrot essen, das mit *Claviceps purpurea kontaminiert ist* und Roggenmutterkorn enthält. Es kam auch an den Fingern von Patienten vor, die Mutterkorn über einen längeren Zeitraum medikamentös eingenommen hatten. Der Gangrän, die die Zehen, Finger, Ohren oder Nase befällt, geht mit Kribbeln, Taubheitsgefühl und Schmerzen in den betroffenen Teilen voraus und ist von der trockenen Art.

Hierzulande ist es vor allem bei Seeleuten ausländischer Schiffe anzutreffen, deren Nahrung größtenteils aus Roggenbrot besteht. Bagatellverletzungen können der Ausgangspunkt sein, da die Betäubung durch das Ergotin verhindert, dass der Patient sie bemerkt. Alkoholismus ist eine starke prädisponierende Ursache.

Da man nicht vorhersagen kann, wie weit sich der Prozess ausbreiten wird, empfiehlt es sich, vor der Operation die Bildung einer Demarkationslinie abzuwarten und dann direkt oberhalb des toten Teils zu amputieren.

BAKTERIENARTEN VON GANGRÄN

Die akuten bakteriellen Formen der Gangrän nehmen alle von Anfang an den feuchten Typ an, breiten sich schnell aus, führen zu ausgedehnten Gewebsnekrosen und enden oft tödlich.

Bei der Infektion handelt es sich meist um eine Mischinfektion, bei der anaerobe Bakterien vorherrschen. Der am häufigsten vorkommende Anaerobier ist der *Bacillus ærogenes capsulatus* , meist in Verbindung mit anderen Anaerobiern und manchmal mit pyogenen Diplo- und Streptokokken. Je nach Wirkungsweise der assoziierten Organismen und der kombinierten Wirkung ihrer Toxine auf das Gewebe weist der Gangränprozess unterschiedliche pathologische und klinische Merkmale auf. Einige Kombinationen führen beispielsweise zu einer sich schnell ausbreitenden Cellulitis mit früher Nekrose des Bindegewebes, begleitet von Thrombosen im gesamten Kapillar- und Venenkreislauf der betroffenen Teile; andere Kombinationen verursachen starke Ödeme des Körperteils, und andere wiederum führen zur Bildung von Gasen im Gewebe, insbesondere in den Muskeln.

Diese unterschiedlichen Wirkungen scheinen nicht auf eine spezifische Wirkung eines der vorhandenen Organismen zurückzuführen zu sein, sondern auf die kombinierte Wirkung einer bestimmten, in Symbiose lebenden Gruppe.

Je nachdem, ob die cellulitischen, die ödematösen oder die gasförmigen Merkmale vorherrschen, können die klinischen Varianten der bacillären Gangrän getrennt beschrieben werden, es muss jedoch klar sein, dass sie sich häufig überschneiden und nicht immer voneinander unterschieden werden können.

Klinische Arten von bazillärem Gangrän. — Akute infektiöse Gangrän ist die in der Zivilpraxis am häufigsten anzutreffende Form. Es kann sich um so triviale Verletzungen wie einen Nadelstich oder einen Kratzer handeln, wobei die Anzeichen einer akuten Zellulitis schnell denen einer sich ausbreitenden Gangrän weichen. Oder es kann zu einem schweren Eisenbahn-, Maschinen- oder Straßenunfall kommen, bei dem zerrissenes und gequetschtes Gewebe mit grobem Schmutz verunreinigt wird. Oftmals wird der gesamte Teil innerhalb weniger Stunden nach der Verletzung schnell schmerzhaft, geschwollen, ödematös und verspannt. Die Haut ist zunächst glasig und vielleicht blasser als normal, nimmt aber bald einen matten roten oder violetten Farbton an und es bilden sich Bullen auf der Oberfläche. Im Gewebe können sich Fäulnisgase entwickeln, deren Anwesenheit durch emphysematöses Knistern beim Umgang mit dem Teil angezeigt wird. Die Ausbreitung der Krankheit ist so schnell, dass ihr Fortschritt von Stunde zu Stunde deutlich sichtbar ist und durch das Auftreten roter Linien entlang der Lymphgefäße der Extremität verfolgt werden kann. In den akutesten Fällen erfolgt der Tod des betroffenen Teils so schnell, dass die lokalen Veränderungen, die auf eine Gangrän hindeuten, keine Zeit haben, einzutreten, und die Tatsache, dass der Teil tot ist, übersehen werden kann.

ABB. 22. – Gangrän der Endphalanx des Zeigefingers, nach Cellulitis der Hand infolge eines Kratzers auf der Handfläche.

Es kann zu Schüttelfrost kommen, aber die Temperatur ist nicht unbedingt erhöht – manchmal liegt sie sogar unter dem Normwert. Der Puls ist klein, schwach, schnell und unregelmäßig. Sofern die Amputation nicht umgehend durchgeführt wird, tritt der Tod normalerweise innerhalb von 36 oder 48 Stunden ein. Selbst eine frühzeitige Operation kann den tödlichen Ausgang nicht immer verhindern, da die Menge des aufgenommenen Toxins und seine extreme Virulenz oft größer sind, als selbst ein robuster Proband überleben kann.

Behandlung. – Es müssen alle Anstrengungen unternommen werden, um alle Wunden zu reinigen, die durch Erde, Straßenstaub, Stallabfälle oder andere

Formen groben Schmutzes verunreinigt sind. Devitalisiertes und kontaminiertes Gewebe wird mit dem Messer oder der Schere entfernt und die Wunde mit Antiseptika der Chlorgruppe oder mit Wasserstoffperoxid gereinigt. Wenn die begründete Aussicht besteht, dass die Infektion überstanden ist, kann die Wunde sofort genäht werden, wenn dies jedoch zweifelhaft ist, wird sie offen gelassen und verschlossen oder gespült.

Wenn eine akute Gangrän eingesetzt hat, hilft keine andere Behandlung als eine Amputation, und je früher dies geschieht, desto größer ist die Hoffnung, den Patienten zu retten. Das Glied muss weit über die scheinbaren Grenzen des infizierten Bereichs hinaus amputiert werden, und es müssen strenge Vorsichtsmaßnahmen getroffen werden, um zu verhindern, dass Ausfluss aus dem bereits gangränösen Bereich die Operationswunde erreicht. Einem Assistenten oder einer Krankenschwester, die sonst nicht an der Operation beteiligt sein soll, wird die Aufgabe übertragen, die Vorreinigung durchzuführen und das Glied während der Operation zu halten.

Bösartiges Ödem. —Diese Form der akuten Gangrän wurde definiert als „ein sich ausbreitendes entzündliches Ödem, das mit einem Emphysem einhergeht und schließlich von Gangrän der Haut und angrenzender Teile gefolgt wird." Der vorherrschende Organismus ist der *Bazillus des bösartigen Ödems* oder *Vibrion septique* von Pasteur, der in Gartenerde, Mist und verschiedenen Fäulnisstoffen vorkommt. Es ist anaerob und kommt in Form langer, dicker Stäbchen mit etwas abgerundeten Enden und mehreren seitlich platzierten Geißeln vor. In der Mitte der Stäbchen bilden sich Sporen mit hoher Widerstandskraft, die sich an den Seiten auswölben und den Organismen eine spindelförmige Gestalt verleihen. Auch andere Krankheitserreger sind vorhanden und unterstützen den spezifischen Bazillus bei seiner Wirkung.

Am Krankenbett ist es schwierig, wenn nicht unmöglich, sie von einer akuten infektiösen Gangrän zu unterscheiden. Beide haben die gleichen Verletzungen und verlaufen überaus rasant. Bei bösartigen Ödemen tritt die Krankheit jedoch hauptsächlich in den oberflächlichen Teilen auf, die ödematös und emphysematös werden und ein marmoriertes Aussehen mit klar umrissenen Venen annehmen. Ein frühes Verschwinden der Empfindung ist ein besonders schwerwiegendes Symptom. Auf der Haut bilden sich Blasen, und das Gewebe hat „einen eigentümlichen schweren, aber nicht fauligen Geruch". Die konstitutionellen Auswirkungen sind äußerst schwerwiegend und können innerhalb weniger Stunden zum Tod führen.

Akute emphysematöse Gangrän oder **Gasbrand** waren in bestimmten Gebieten zu verschiedenen Zeiten während des Europäischen Krieges weit verbreitet. Sie folgt auf eine Infektion zerrissener Wunden mit dem *Bazillus* *ærogenes capsulatus* , meist in Kombination mit anderen Anaerobiern, und betrifft vor allem die Muskeln, die schnell mit Gas infiltriert werden, das sich über die gesamte Ausdehnung des Muskels ausbreitet, seine Fasern auflöst und zu einer Zerstörung der Fasern führt Nekrose. Der gangränöse Prozess breitet sich mit entsetzlicher Geschwindigkeit aus, wobei das Glied enorm anschwillt, schmerzt und krepiert oder sogar tympanitisch wird. Auf der Haut erscheinen kupferfarbene oder violette Flecken und auf der Oberfläche bilden sich Blasen mit blutigem Serum. Die Vergiftung ist tiefgreifend und Gesicht und Lippen nehmen eine charakteristische Zyanose an. Der Zustand geht mit einer hohen Mortalität einher. Nur im Anfangsstadium und wenn die Infektion begrenzt ist, können lokale Maßnahmen die Ausbreitung erfolgreich eindämmen; In schwereren Fällen ist eine Amputation die einzige Möglichkeit, Leben zu retten.

Cancrum Oris oder **Noma** . – Es wird angenommen, dass diese Krankheit auf einen spezifischen Bazillus zurückzuführen ist, der in langen, zarten Stäbchen vorkommt und hauptsächlich am Rand des gangränösen Bereichs vorkommt. Es ist anfällig, kranke Kinder im Alter von zwei bis fünf Jahren zu befallen, insbesondere während der Rekonvaleszenz von Krankheiten wie Masern, Scharlach oder Typhus, kann aber auch Erwachsene befallen, wenn sie geschwächt sind. Sie tritt am häufigsten im Mund auf, kommt aber manchmal auch an der Vulva vor. Im Mund beginnt sie als ulzerative Stomatitis und betrifft insbesondere das Zahnfleisch oder die Innenseite der Wange. Das Kind liegt auf dem Boden, und aus dem offenen Mund tritt übelriechender, blutverschmierter Speichel aus; Das Gesicht ist aschgrau, die Lippen dunkel und geschwollen. Auf der Innenseite der Wange befindet sich eine stark geschwürige Oberfläche, deren Basis mit schlammigen Fetzen dunkelbraunen oder schwarzen Gewebes bedeckt ist. Die Ränder sind unregelmäßig, fest und geschwollen, die umgebende Schleimhaut ist infiltriert und ödematös. Im Laufe einiger Stunden entsteht auf der Außenseite der Wange ein dunkler Fleck, der rasch an Größe zunimmt; Zur Mitte hin ist es schwarz und geht über Blau und Grau in einen dunkelroten Bereich über, der sich über die Wange erstreckt (Abb. 23). Das betroffene Gewebe ist zunächst fest und verhärtet, doch wenn es seine Vitalität verliert, wird es teigig und durchnässt. Schließlich bildet sich ein Belag, der sich löst und die Wange perforiert.

Mittlerweile breitet sich der Prozess im Mund aus und das Zahnfleisch, der Mundboden oder sogar der Kiefer können brandig werden und die Zähne fallen aus. Die Konstitutionsstörung ist schwerwiegend, die Temperatur erhöht und der Puls schwach und schnell.

ABB. 23. – Cancrum oris.

(Aus einem von Sir George T. Beatson geliehenen Foto.)

Der äußerst übelriechende Geruch, der den Raum oder sogar das Haus des Patienten durchdringt, reicht in der Regel aus, um die Diagnose eines Cancrum oris vorzuschlagen. Der Geruch darf nicht mit Zersetzungsgeruch auf den Zähnen und dem Zahnfleisch eines geschwächten Patienten verwechselt werden.

Die *Prognose* ist im Extremfall immer ernst, die Hauptrisiken sind eine allgemeine Vergiftung und eine septische Pneumonie. Bei der Genesung kommt es zu einer schwerwiegenden Deformation und es können erhebliche Teile des Kiefers durch Nekrose verloren gehen.

Behandlung. – Die einzig zufriedenstellende Behandlung ist die gründliche Entfernung des gesamten schorfigen Gewebes und der umgebenden Zone, in der die Organismen aktiv sind, unter Narkose. Dies geschieht am wirksamsten, indem man mit einem Messer oder einer Schere so lange schneidet, bis das Gewebe frei ausblutet. Anschließend wird die rohe Oberfläche mit unverdünnter Karbolsäure bestrichen und mit Jodoformgaze abgedeckt. Es kann notwendig sein, große Knochenstücke zu entfernen, wenn der nekrotische Prozess den Kiefer befallen hat. Der Mund muss ständig mit Wasserstoffperoxid besprüht und mit einer desinfizierenden und desodorierenden Lotion wie Condy's Fluid ausgewaschen werden. Der Allgemeinzustand des Patienten erfordert eine kostenlose Stimulation.

Die aus diesen notwendigerweise heroischen Maßnahmen resultierende Deformität ist nicht so groß, wie man erwarten könnte, und kann durch plastische Operationen, die durchgeführt werden sollten, bevor eine Narbenkontraktion eingetreten ist, noch weiter verringert werden.

WUNDLIEGEN

Dekubitus tritt am häufigsten bei alten und geschwächten Patienten auf oder bei Patienten, deren Gewebe durch akute oder chronische Erkrankungen, die mit einer Blutstauung in den peripheren Venen einhergehen, devitalisiert ist. Jede Störung der Nervenversorgung der Haut, sei es durch eine Verletzung oder Erkrankung des Zentralnervensystems oder der peripheren Nerven, begünstigt stark die Entstehung von Dekubitus. Längerer und übermäßiger Druck auf einen Knochenvorsprung, insbesondere wenn die Teile mit Hautsekret, Urin oder Wundsekret feucht sind, führt zur Bildung einer Wunde. Exkoriationen, die sich zu echten Wundliegen entwickeln können, entstehen manchmal dort, wo zwei Hautoberflächen ständig aneinanderliegen, wie im Bereich des Hodensacks oder der Schamlippen, unter herabhängenden Brustdrüsen oder zwischen Fingern oder Zehen, die in einer Schiene eingeschlossen sind.

ABB. 24. – Akute Wundliegen über dem rechten Gesäß.

Klinische Merkmale. Es gibt zwei klinische Varianten: das akute und das chronische Dekubitus.

Das *akute* Dekubitus tritt meist am Kreuzbein oder am Gesäß auf. Sie entwickelt sich rasch nach Wirbelsäulenverletzungen und im Verlauf bestimmter Hirnerkrankungen. Der betroffene Teil wird rot und verstopft, während die umliegenden Teile ödematös und geschwollen sind, sich Blasen bilden und die Haut ihre Vitalität verliert (Abb. 24).

In fortgeschrittenen Fällen allgemeiner Lähmung von Geisteskranken kommt es an Stellen wie der medialen Seite des Bettes zu einer eigentümlichen Form von akutem Dekubitus, das als Blase beginnt und in die Bildung eines schwarzen, trockenen Schorfs übergeht, der sich langsam ablöst Knie, der Winkel des Schulterblatts und die Ferse.

Das *chronische* Dekubitus beginnt als dunkelrot-violetter Fleck, der allmählich dunkler wird, bis er fast schwarz ist. Die umliegenden Stellen sind ödematös und es kann sich eine Blase bilden. Dadurch platzen die Papillen der Haut, die einen grünlichen Farbton haben, und legen sie frei. Es bildet sich ein zäher, grauschwarzer Belag, der sich langsam ablöst. Es ist nicht ungewöhnlich, dass sich der Gangränbereich sowohl in die Breite als auch in die Tiefe weiter ausbreitet, bis er das Periost oder den Knochen erreicht. Dekubitus über dem Kreuzbein betrifft manchmal den Wirbelkanal und führt zu einer spinalen Meningitis, die normalerweise tödlich endet.

Bei alten und geschwächten Patienten erweist sich die septische Resorption aufgrund eines Wundliegens häufig als schwerwiegende Komplikation anderer chirurgischer Erkrankungen. Aus dieser Ursache können beispielsweise alte Menschen bei der Behandlung eines Oberschenkelbruchs erliegen.

Die beim Abtrennen des Schorfs verbleibende Granulatoberfläche neigt dazu, vergleichsweise schnell zu heilen.

Vorbeugung von Dekubitus. – Das erste Wesentliche bei der Vorbeugung von Dekubitus ist die regelmäßige Veränderung der Lage des Patienten, so dass kein Körperteil über längere Zeit ständig gedrückt wird. Ringpolster aus Wolle, Luftkissen oder Wasserbetten sind notwendig, um den Druck von hervorstehenden Stellen zu entlasten. Absolute Trockenheit der Haut ist das A und O. Mindestens einmal am Tag müssen Kreuzbein, Gesäß, Schulterblätter, Fersen, Ellenbogen, Knöchel oder andere Teile, die Druck ausgesetzt sind, mit Wasser und Seife abgewischt, gründlich getrocknet und anschließend mit Brennspiritus eingerieben werden, was zulässig ist trocken auf der Haut. Das Bestäuben des Teils mit Borsäurepulver hält es nicht nur trocken, sondern verhindert auch die Entwicklung von Bakterien in den Hautsekreten.

Bei Operationen muss darauf geachtet werden, dass sich reizende Chemikalien, die zur Hautreinigung verwendet werden, nicht unter dem Patienten ansammeln und während der Zeit, in der er auf dem Operationstisch liegt, mit der Haut des Kreuzbeins und des Gesäßes in Kontakt bleiben. Es besteht Grund zu der Annahme, dass das sogenannte

„Wundliegen nach der Operation" auf solche Ursachen zurückzuführen sein könnte. Ein ähnliches Ergebnis ist bekannt, wenn die Bettwäsche durch den Austritt eines Terpentineinlaufs verschmutzt wird.

Behandlung. — Sobald sich ein Wundliegen gebildet hat, müssen alle Anstrengungen unternommen werden, um seine Ausbreitung zu verhindern. Zur Reinigung der gebrochenen Oberfläche wird Alkohol verwendet, außerdem werden trockene, saugfähige Verbände angelegt und häufig gewechselt. Manchmal erweist es sich als notwendig, feuchte oder ölige Substanzen wie Borsäureumschläge, Eukalyptussalbe oder Perubalsam zu verwenden, um die Ablösung von Belägen zu erleichtern oder das Wachstum von Granulationen zu fördern. Bei Patienten, die nicht extrem geschwächt sind, kann der Belag herausgeschnitten, die rohe Oberfläche abgekratzt und dann mit Jod bestrichen werden.

Eine Hauttransplantation ist manchmal nützlich, um die große rohe Oberfläche abzudecken, die nach der Abtrennung oder Entfernung von Belägen zurückbleibt.

KAPITEL VII
BAKTERIELLE UND ANDERE WUNDINFEKTIONEN

- *Erysipel*
- — *Diphtherie*
- - *Tetanus*
- — *Hydrophobie*
- – *Anthrax*
- – *Rotz*
- — *Aktinomykose*
- — *Myzetom*
- – *Delhi kocht*
- – *Chigoe*
- — *Vergiftung durch Insekten*
- - *Schlangenbisse* .

ERYSIPEL

Erysipel, im Volksmund „Rose" genannt, ist eine akute, sich ausbreitende Infektionskrankheit der Haut oder Schleimhaut, die durch die Wirkung von Streptokokken verursacht wird. Eine Infektion erfolgt stets durch eine Abschürfung der Oberfläche, auch wenn diese so geringfügig sein kann, dass sie selbst bei Bedarf der Beobachtung entgeht. Die Streptokokken kommen am häufigsten in den Lymphräumen direkt hinter dem geschwollenen Rand des Entzündungsbereichs und in den serösen Bläschen vor, die sich manchmal an der Oberfläche bilden.

Klinische Merkmale. — *Gesichtserysipel* ist die häufigste klinische Variante. Die Infektion erfolgt meist durch eine leichte Abschürfung im Mund- oder Nasenbereich oder durch eine Operationswunde in diesem Bereich. Von diesem Ursprungsort aus kann sich die Entzündung über das gesamte Gesicht und die Kopfhaut bis hin zum Nacken ausbreiten. Es hört jedoch am Kinn auf und erstreckt sich nie bis zur Vorderseite des Halses. Es besteht eine starke Ödembildung im Gesicht, die Augen sind geschlossen und die Gesichtszüge sind nicht mehr wiederzuerkennen. Die Entzündung kann sich auf die Hirnhäute, die intrakraniellen Venennebenhöhlen, das Auge oder das Ohr ausbreiten. In einigen Fällen dringt das Erysipel in die Mundschleimhaut ein und breitet sich auf den Rachen und den Kehlkopf aus, wodurch ein Ödem der Stimmritze entsteht, das lebensgefährlich sein kann.

Erysipel befällt gelegentlich eine septisch gewordene Operationswunde; und es kann eine septische Infektion des Genitaltrakts bei Wochenbettfrauen oder die Ablösung der Nabelschnur bei Säuglingen (*Erysipel neonatorum*) begleiten. Nach einer Inkubationszeit von fünfzehn bis sechzig Stunden klagt der Patient über Kopfschmerzen, Rücken- und Gliederschmerzen, Appetitlosigkeit, Übelkeit und häufig auch Erbrechen. Er hat einen Schüttelfrost oder einen leichten Schüttelfrost, der zu einem Temperaturanstieg auf 103°, 104° oder 105° F führt; und ein voller Grenzimpuls von etwa 100 (Abb. 25). Die Zunge ist faul, der Atem schwer und in der Regel ist der Darm verstopft. Es kommt häufig zu Albuminurie und gelegentlich zu nächtlichem Delirium. Normalerweise liegt eine mittelschwere Leukozytose (15.000 bis 20.000) vor.

Um den Impfherd bildet sich ein diffuser roter Fleck, dessen Farbton von einem hellen Scharlachrot bis zu einem matten Ziegelrot variiert. Die Ränder sind leicht über das Niveau der umgebenden Haut erhaben, was leicht zu erkennen ist, wenn man den Teil sanft vom gesunden zum betroffenen Bereich streicht. Die Haut ist glatt, gespannt und glänzend und weist hier und da Blasen auf, die mit seröser Flüssigkeit gefüllt sind. Die örtliche Temperatur ist erhöht, und der Körperteil ist der Sitz eines brennenden Gefühls und fühlt sich empfindlich an. Der empfindlichste Bereich ist die sich aktiv ausbreitende Zone, die etwa einen halben Zoll hinter dem roten Rand liegt.

ABB. 25. – Diagramm von Erysipel, das in einer Wunde auftritt.

Die Krankheit neigt dazu, sich krampfhaft und unregelmäßig auszubreiten, und die Richtung und das Ausmaß ihres Fortschreitens können durch die Kartierung der peripheren Schmerzzone erkannt werden. Entlang der oberflächlichen Lymphgefäße erscheinen rote Streifen, und die tiefen Lymphgefäße können manchmal als feste, empfindliche Stränge ertastet werden. Auch die benachbarten Drüsen sind im Allgemeinen vergrößert und empfindlich.

Die Krankheit dauert zwei bis drei Tage bis zu mehreren Wochen und es kommt häufig zu Rückfällen. In der Regel kommt es zu einer spontanen Heilung, die Krankheit kann jedoch aufgrund der Aufnahme von Toxinen, einer Beteiligung des Gehirns oder der Hirnhäute oder einer allgemeinen Streptokokkeninfektion tödlich verlaufen.

Komplikationen. — *Die diffuse suppurative Cellulitis* ist die schwerwiegendste lokale Komplikation und resultiert aus einer Mischinfektion mit anderen pyogenen Bakterien. Im Rekonvaleszenzstadium können sich kleine *lokalisierte oberflächliche Abszesse bilden.* Sie sind zweifellos auf die Wirkung von Hautbakterien zurückzuführen, die das durch das Erysipel devitalisierte Gewebe angreifen. Eine anhaltende Form des *Ödems* bleibt manchmal nach wiederkehrenden Erysipelanfällen bestehen, insbesondere wenn sie das Gesicht oder die unteren Extremitäten betreffen, ein Zustand, der als Elefantiasis bezeichnet wird.

Behandlung. – Der erste Hinweis besteht darin, sich darum zu bemühen, die Ausbreitung des Prozesses aufzuhalten. Wir haben herausgefunden, dass durch Bemalen mit Linimentum Iodi, einem Ring von einem halben Zoll Breite, etwa einen Zoll vor der peripheren empfindlichen Zone – nicht dem roten Rand – eine künstliche Leukozytose erzeugt wird und die fortschreitenden Streptokokken dadurch gestoppt werden. Es werden mehrere Schichten Jod aufgetragen, eine nach der anderen, und dies wird mehrere Tage lang täglich wiederholt, auch wenn das Erysipel den Ring nicht überschritten hat. Der Erfolg hängt davon ab, ob man das Jod-Liniment verwendet (die Tinktur ist nicht stark genug) und es rechtzeitig vor der Erkrankung anwendet. Um Schmerzen zu lindern, sind Ichthyol-Salbe (1 von 6) oder Blei- und Opiumfomentationen die nützlichsten lokalen Anwendungen.

Die allgemeine Behandlung besteht darin, sich um die Ausscheidungen zu kümmern, alle vier Stunden Chinin in kleinen Dosen (zwei Körnchen) oder Eisensalicylat (2–5 g alle drei Stunden) zu verabreichen und reichlich flüssige Nahrung zu geben. Es ist erwähnenswert, dass sich das Anti-Streptokokken-Serum bei der Behandlung von Erysipel als weniger wertvoll erwiesen hat, als man hätte erwarten können, wahrscheinlich weil das Serum nicht aus dem richtigen Streptokokken-Stamm hergestellt wurde.

Es ist nicht notwendig, Fälle von Erysipel zu isolieren, sofern die üblichen Vorsichtsmaßnahmen gegen die Übertragung einer Infektion von einem Patienten auf einen anderen strikt eingehalten werden.

DIPHTHERIE

Diphtherie ist eine akute Infektionskrankheit, die durch die Wirkung eines bestimmten Bakteriums, des *Bacillus diphtheriæ* oder *Klebs-Löffler-Bazillus*, *verursacht wird* . Die Krankheit wird normalerweise von einem Patienten auf einen anderen übertragen, sie kann jedoch auch durch Katzen, Geflügel oder durch die Milch infizierter Kühe übertragen werden. Es sind Fälle aufgetreten, in denen der Chirurg die Infektion durch Vernachlässigung antiseptischer Vorsichtsmaßnahmen von einem Patienten auf einen anderen übertragen hat . Die Inkubationszeit variiert zwischen zwei und sieben Tagen.

Klinische Merkmale. - Bei *Rachendiphtherie sind* am ersten oder zweiten Krankheitstag Rötungen und Schwellungen der Schleimhaut des Rachens, der Mandeln und des Gaumens deutlich ausgeprägt und es treten kleine, kreisförmige grünliche oder graue Flecken falscher Membranen auf, die aus nekrotischem Epithel bestehen , Fibrin, Leukozyten und rote Blutkörperchen beginnen zu erscheinen. Diese nehmen schnell an Fläche und Dicke zu, bis sie zusammenwachsen und eine vollständige Abdeckung der Teile bilden. Im Rachenraum haftet die falsche Membran weniger an der Oberfläche, als wenn die Krankheit die Luftwege befällt. Der diphtherische Prozess kann sich vom Rachenraum auf die Nasenhöhlen ausbreiten und zu einer Verstopfung der Nasenlöcher mit starkem sekrethaltigem Ausfluss aus den Nasenlöchern und manchmal zu schwerem Nasenbluten führen. Die Infektion kann sich über den Nasengang bis zur Bindehaut ausbreiten. Auch das Mittelohr kann durch Ausbreitung entlang der Gehörröhre (Eustachische Röhre) betroffen sein.

Die Lymphdrüsen hinter dem Kieferwinkel vergrößern sich, werden empfindlich und können aufgrund einer zusätzlichen Infektion eitern. Es gibt Schmerzen beim Schlucken und oft auch Ohrenschmerzen; und der Patient spricht mit nasalem Akzent. Er wird schwach und anämisch und verliert seinen Appetit. Es besteht häufig eine Albuminurie. Die Leukozytose ist in der Regel vor der Injektion des Antitoxins deutlich ausgeprägt; Nach der Injektion kommt es in der Regel zu einer Verminderung der Leukozytenzahl. Die falsche Membran kann sich lösen und abgestoßen werden, woraufhin sich der Patient allmählich erholt. Der Tod kann durch allmähliches Versagen der Herztätigkeit oder durch Synkope bei geringer Anstrengung eintreten.

Kehlkopfdiphtherie. – Die Krankheit kann im Kehlkopf entstehen, obwohl sie sich in der Regel vom Rachen aus ausbreitet. Sie äußert sich zunächst durch einen kurzen, trockenen, kruppigen Husten und Heiserkeit der Stimme. Die ersten Atembeschwerden treten meist nachts auf und verschlimmern sich dann schnell, wenn sie beginnen. Die Inspiration wird geräuschvoll, manchmal schrill, metallisch oder zischend, und es kommt zu einem deutlichen Einziehen des Epigastriums und der unteren Interkostalräume. Die Heiserkeit wird stärker, der Husten stärker und der Patient unruhig. Die Atembeschwerden treten in Anfällen auf, deren Häufigkeit und Schwere allmählich zunimmt, bis der Patient schließlich erstickt. Die Krankheitsdauer variiert zwischen einigen Stunden und vier bis fünf Tagen.

Nach sypmtomsAbklingen der akuten Erkrankung können sich verschiedene lokale Lähmungen entwickeln, die vor allem die Nerven der Gaumen- und Augenhöhlenmuskulatur, seltener auch die unteren Gliedmaßen, betreffen.

Diagnose. —Der Nachweis des Klebs-Löffler-Bazillus ist der einzige schlüssige Beweis für die Krankheit. Der Bazillus kann gewonnen werden, indem der Hals mit einem Stück aseptischer – nicht antiseptischer – Watte oder einem sauberen Leinenlappen abgetupft wird , der mit einer Pinzette gehalten und gedreht wird, um Teile der falschen Membran oder des Exsudats zu verfangen. Der so gewonnene Abstrichtupfer wird in ein Reagenzglas gegeben, zuvor durch Kochen von etwas Wasser sterilisiert und zur Untersuchung an ein Labor geschickt. Um den Bazillus zu identifizieren, wird ein Stück der Membran des Tupfers über ein Deckglas gerieben, getrocknet und mit Methylenblau oder einem anderen basischen Farbstoff angefärbt. oder Kulturen können auf Agar oder einem anderen geeigneten Medium hergestellt werden. Wenn eine bakteriologische Untersuchung nicht möglich ist oder die klinischen Symptome nicht mit den erzielten Ergebnissen übereinstimmen, sollte der Patient immer unter der Annahme behandelt werden, dass er an Diphtherie leidet. Es bestehen so viele Zweifel an der wahren Natur der häutigen Kruppe und ihrer Beziehung zur echten Diphtherie, dass es am sichersten ist, den Fall als Diphtherie zu behandeln, wenn die Diagnose zwischen beiden unsicher ist.

Bei Kindern kann Diphtherie an der Vulva, der Vagina, der Vorhaut oder der Eichel auftreten und zu diagnostischen Schwierigkeiten führen, die nur durch den Nachweis des Bazillus geklärt werden können.

Behandlung. – Es kann versucht werden, die Organismen zu zerstören oder ihnen entgegenzuwirken, indem man den Hals mit starken antiseptischen Lösungen abwischt, beispielsweise 1 zu 1000 ätzendes Sublimat oder 1 zu 30 Karbolsäure, oder indem man Wasserstoffperoxid besprüht.

Das antitoxische Serum ist unser Anker bei der Behandlung der Diphtherie und sollte so früh wie möglich eingesetzt werden.

Schluckbeschwerden können durch die Verwendung einer Magensonde behoben werden, die entweder durch den Mund oder die Nase eingeführt wird. Wenn dies nicht praktikabel ist, sind Nährstoffeinläufe erforderlich.

Bei der Larynxdiphtherie kann die Störung der Atmung eine Intubation des Kehlkopfes oder eine Tracheotomie erforderlich machen, aber die Antitoxinbehandlung hat die Zahl der Fälle, in denen diese Maßnahmen erforderlich werden, erheblich verringert.

Bei der Intubation wird durch den Mund ein Schlauch in den Kehlkopf eingeführt, der es dem Patienten ermöglicht, während der Zeit, in der sich die Membran löst und abstößt, frei zu atmen. Dies geschieht am besten mit dem Apparat von O'Dwyer; Wenn dieses Instrument jedoch nicht verfügbar ist, kann ein einfacher gummielastischer Katheter mit einer Endöffnung (wie von Macewen und Annandale vorgeschlagen) verwendet werden.

Wenn eine Intubation nicht möglich ist, ist die Operation einer Tracheotomie erforderlich, wenn das Leben des Patienten durch Atembeschwerden gefährdet ist. Sofern sich der Patient nicht im Krankenhaus befindet und ihm fachkundige Hilfe zur Verfügung steht, ist die Tracheotomie das sicherere der beiden Verfahren.

TETANUS

Tetanus ist eine Krankheit, die aus der Infektion einer Wunde durch einen bestimmten Mikroorganismus, den *Bacillus tetani* , resultiert und durch erhöhte Reflexerregbarkeit, Hypertonus und Krämpfe einer oder mehrerer Gruppen willkürlicher Muskeln gekennzeichnet ist.

Ätiologie und krankhafte Anatomie. – Der Tetanusbazillus, ein perfekter Anaerobe, ist in der Natur weit verbreitet und kann aus Gartenerde, Misthaufen und Stallabfällen isoliert werden. Es handelt sich um einen schlanken, stäbchenförmigen Bazillus mit einer einzigen großen Spore an einem Ende, die ihm die Form eines Trommelstocks verleiht (Abb. 26). Die Sporen, die die aktiven Wirkstoffe bei der Entstehung von Tetanus sind, sind äußerst resistent gegen chemische Wirkstoffe, behalten ihre Vitalität im trockenen Zustand und überstehen sogar das Kochen für fünf Minuten.

Der Organismus etabliert sich nicht ohne weiteres im menschlichen Körper und scheint am besten zu gedeihen, wenn er in nekrotischem Gewebe einen Nidus findet und von aeroben Organismen begleitet wird, die ihm eine geeignete Umgebung bieten, indem sie den Sauerstoff im Gewebe verbrauchen. Das Vorhandensein eines Fremdkörpers in der Wunde scheint seine Wirkung zu begünstigen. In der Praxis handelt es sich um eine lokale Infektion, da die Krankheitssymptome auf die in der Infektionswunde produzierten Toxine zurückzuführen sind, die auf das Zentralnervensystem einwirken.

Das Toxin wirkt hauptsächlich auf die Nervenzentren im Rückenmark, zu denen es vom Infektionsherd über die Nervenfasern gelangt, die die willkürlichen Muskeln versorgen. Seine erste Wirkung auf die motorischen Ganglien des Rückenmarks besteht darin, sie überempfindlich zu machen, so dass sie durch milde Reize erregt werden, die unter normalen Bedingungen keine Reaktion hervorrufen würden. Wenn sich das Toxin ansammelt, wird der Reflexbogen beeinträchtigt, was zur Folge hat, dass, wenn ein Reiz die Ganglien erreicht, eine motorische Entladung stattfindet, die sich über auf- und absteigende Kollateralen auf den Reflexapparat des gesamten Rückenmarks ausbreitet. Wenn sich das Toxin ausbreitet, verursacht es sowohl einen motorischen Hypertonus als auch eine Hypererregbarkeit, die für die tonische Kontraktion und die für Tetanus charakteristischen klonischen Krämpfe verantwortlich sind.

ABB. 26. – Tetanusbazillus durch Kratzen einer Fingerwunde, × 1000 Durchm. Grundlegende Fuchsinbeize.

Klinische Varianten von Tetanus. – *Akuter* oder *fulminanter Tetanus* . – Diese Variante zeichnet sich durch die Kürze der Inkubationszeit, die Schnelligkeit ihres Fortschreitens, die Schwere ihrer Symptome und ihren fast überall tödlichen Verlauf trotz Behandlung aus , wobei der Tod innerhalb von 1 bis 2 Jahren eintritt vier Tage. Die charakteristischen Symptome können innerhalb von drei bis vier Tagen nach der Zufügung der Wunde auftreten, die Inkubationszeit kann sich jedoch auf bis zu drei Wochen erstrecken und die Wunde kann vollständig verheilt sein, bevor sich die Krankheit manifestiert – *verzögerter Tetanus* . Meist ist die Wunde jedoch entzündet und eitert, mit ausgefransten und schorfigen Rändern. Ein leichter Fieberanfall kann den Beginn der tetanischen Erkrankung markieren, oder der Patient fühlt sich vollkommen wohl, bis die Krämpfe beginnen. Bei sorgfältiger Beobachtung kann man feststellen, dass die Muskeln in unmittelbarer Nähe der Wunde als erste zusammengezogen werden; In den meisten Fällen beklagt sich der Patient jedoch zunächst über Schmerzen und Steifheit in den Kaumuskeln, insbesondere im Kaumuskel, so dass er Schwierigkeiten hat, den Mund zu öffnen – daher der populäre Name „Klammerkiefer". Die Ausdrucksmuskeln nehmen bald an der Starrheit teil, und das Gesicht nimmt ein straffes, maskenhaftes Aussehen an. Die Mundwinkel können zurückgezogen werden, wodurch ein grinsender Ausdruck entsteht, der als *Risus sardonicus bekannt ist* .

Die nächsten Muskeln, die steif und schmerzhaft werden, sind die Nackenmuskeln, insbesondere der Sternomastoideus und der Trapezius. Der Patient neigt dazu, die Schmerzen und die Steifheit auf Kälteeinwirkung oder Rheuma zurückzuführen. In einem frühen Stadium kommt es zu einer Kontraktion des Zwerchfells und der Muskeln der vorderen Bauchwand; später sind die Rücken- und Brustmuskeln beteiligt; und schließlich die der Gliedmaßen. Obwohl dies die typische Reihenfolge der Beteiligung der verschiedenen Muskelgruppen ist, wird sie nicht immer eingehalten.

Zu dieser permanenten tonischen Kontraktion der Muskeln kommen bald klonische Krämpfe hinzu. Diese Krämpfe sind zunächst leicht und vorübergehend, mit längeren Abständen zwischen den Anfällen, neigen aber schnell dazu, häufiger, schwerer und länger anhaltend zu werden, bis der Patient schließlich einfach von einem Anfall in einen anderen übergeht.

Die Verteilung der Krämpfe ist in den einzelnen Fällen unterschiedlich: In manchen Fällen sind sie auf bestimmte Muskelgruppen beschränkt, beispielsweise im Nacken, Rücken, an den Bauchwänden oder in den Gliedmaßen. in anderen sind alle diese Gruppen gleichzeitig beteiligt.

Bei krampfhafter Kontraktion der Rückenmuskulatur wird der Körper vom Bett angehoben, manchmal so weit, dass der Patient nur noch auf den Fersen und dem Hinterkopf ruht – die Position des *Opisthotonus* . Eine seitliche Wölbung des Körpers aufgrund übermäßiger Muskeltätigkeit auf einer Seite – *Pleurosthotonus* – ist keine Seltenheit, wobei die Wölbung normalerweise zu der Seite hin erfolgt, auf der sich die Infektionswunde befindet. Seltener ist der Körper nach vorne gebeugt, so dass Knie und Kinn fast aneinanderstoßen (*Emprosthotonus*). Manchmal versteifen sich alle Muskeln gleichzeitig, so dass der Körper eine statuarische Haltung einnimmt (*Orthotonus*). Wenn die Brustmuskulatur, einschließlich des Zwerchfells, verkrampft, verspürt der Patient ein quälendes Gefühl, als ob er in einem

Schraubstock festgehalten würde, und hat extreme Schwierigkeiten, Luft zu bekommen. Zwischen den Angriffen werden die Gliedmaßen starr gestreckt gehalten. Die klonischen Krämpfe können so schwerwiegend sein, dass sie zu einem Muskelriss oder sogar zum Bruch eines der langen Knochen führen.

Mit der Zeit werden die klonischen Exazerbationen immer häufiger und der geringste äußere Reiz, wie das Gefühl des Pulses, ein Flüstern im Zimmer, ein Lärm auf der Straße, ein kalter Luftzug, die Anstrengung beim Schlucken , eine an den Patienten gerichtete Frage oder sein Antwortversuch, reicht aus, um einen Anfall festzustellen. Die Bewegungen sind so kraftvoll und so kontinuierlich, dass die Krankenschwester große Schwierigkeiten hat, die Bettwäsche am Patienten zu halten oder ihn sogar im Bett zu halten.

Der Allgemeinzustand des Patienten ist äußerst erbärmlich. Er ist sich der Schwere der Krankheit voll bewusst und bleibt bis zum Schluss klar im Kopf. Das durch die krampfartigen Muskelkrämpfe hervorgerufene Leiden hält ihn in einem ständigen Zustand ängstlicher Angst vor dem nächsten Anfall, und er kann nicht schlafen, bis er völlig erschöpft ist.

Die Temperatur ist mäßig erhöht (100 bis 102 °F) oder kann die ganze Zeit über normal bleiben. Kurz vor dem Tod wurden sehr hohe Temperaturen (110 °F) gemessen, und es wurde beobachtet, dass das Thermometer manchmal nach dem Tod weiter ansteigt und bis zu 112 °F oder mehr erreichen kann.

Der Puls entspricht dem fieberhaften Zustand. Während der Krämpfe beschleunigt sich die Erkrankung und kann vor dem Tod außerordentlich schnell und schwach werden, wahrscheinlich aufgrund einer Vaguslähmung. Ein plötzlicher Tod durch Herzlähmung oder Herzkrampf ist keine Seltenheit.

Die Atmung wird insofern beeinträchtigt, als die Krämpfe der Atemmuskulatur Atemnot und ein Gefühl drohender Erstickung hervorrufen, was die Schrecken der Krankheit noch verstärkt.

Eines der beständigsten Symptome ist starkes Schwitzen, wobei der Patient buchstäblich in Schweiß gebadet ist. Die Menge des Urins ist verringert, die Zusammensetzung ist jedoch in der Regel normal; Wie bei anderen akuten Infektionszuständen können Eiweiß und Blut vorhanden sein. Eine Urinretention kann durch Krämpfe der Harnröhrenmuskulatur verursacht werden und macht die Verwendung eines Katheters erforderlich.

Die Anfälle können einige Zeit vor dem Tod aufhören, oder andererseits kann der Tod während eines Paroxysmus durch Fixierung des Zwerchfells und Atemstillstand eintreten.

Differenzialdiagnose. – Die Diagnose eines fulminanten Tetanus stellt in der Regel kaum Schwierigkeiten dar, es gibt jedoch mehrere Erkrankungen, mit denen er gelegentlich verwechselt werden kann. Bei einer *Strychnin-Vergiftung* treten die Krämpfe beispielsweise sofort auf, nachdem der Patient eine toxische Dosis des Arzneimittels eingenommen hat; Sie haben klonischen Charakter, aber die Muskeln sind zwischen den Anfällen entspannt. Wenn die Dosis nicht tödlich ist, hören die Krämpfe bald auf. Bei *Hydrophobie* liegt in der Regel die Vorgeschichte eines Bisses durch ein tollwütiges Tier vor; Die Krämpfe, die klonischer Natur sind, betreffen hauptsächlich die Atem- und Schluckmuskulatur und verschwinden in den Intervallen zwischen den Anfällen vollständig. Bestimmte Fälle von *Blutungen in die Seitenventrikel* des Gehirns täuschen auch Tetanus vor, eine Analyse der Symptome verhindert jedoch Fehler bei der Diagnose. *Zerebrospinale Meningitis* und *Basalmeningitis* weisen gewisse oberflächliche Ähnlichkeiten mit Tetanus auf, es liegt jedoch kein Trismus vor, und die Krämpfe betreffen hauptsächlich die Nacken- und Rückenmuskulatur. *Hysterie und Katalepsie* können einen ähnlichen Charakter wie Tetanus annehmen, es bereitet jedoch kaum Schwierigkeiten, zwischen diesen Krankheiten zu unterscheiden. Bei der *Tetanie* bei Kindern oder nach Operationen an der Schilddrüse schließlich sind die Krämpfe ruckartiger Natur, betreffen hauptsächlich die Hände und Finger und erfordern eine medikamentöse Behandlung.

Chronischer Tetanus. – Der Unterschied zwischen diesem und akutem Tetanus besteht hauptsächlich im Grad. Die Inkubationszeit ist länger, sie verläuft langsamer und heimtückischer und erreicht nie den gleichen Schweregrad. Trismus ist die ausgeprägteste und beständigste Form des Krampfes; und während die Rumpfmuskeln beteiligt sein können, bleiben die der Atmung in der Regel unberücksichtigt. Jeder zusätzliche Tag, den der Patient lebt, erhöht die Wahrscheinlichkeit seiner endgültigen Genesung. Wenn die Krankheit tatsächlich tödlich verläuft, ist dies auf Erschöpfung zurückzuführen und nicht auf Atem- oder Herzkrämpfe. Die übliche Dauer beträgt sechs bis zehn Wochen.

Verzögerter Tetanus. —Während des Europäischen Krieges entwickelte sich akuter Tetanus gelegentlich viele Wochen oder sogar Monate nach der Verletzung eines Patienten und nachdem die ursprüngliche Wunde vollständig verheilt war. In der Regel folgte eine sekundäre Operation, *z. B.* zur Entfernung eines Fremdkörpers oder zur Auflösung von Adhäsionen, die latente Organismen hervorriefen.

Lokaler Tetanus. – Dieser Begriff wird für eine Form der Krankheit verwendet, bei der der Hypertonus und die Krämpfe auf die Muskeln in der Nähe der Wunde beschränkt sind. Sie tritt in der Regel bei Patienten auf, denen prophylaktisch antitetanisches Serum injiziert wurde, wobei die ins Blut gelangenden Toxine wahrscheinlich durch die zirkulierenden

Antikörper neutralisiert werden, während diejenigen, die über die motorischen Nerven wandern, davon unberührt bleiben.

Wenn es in den *Gliedmaßen auftritt* , wird die Aufmerksamkeit normalerweise durch Schmerzen, die die Krämpfe begleiten, darauf gelenkt; Die Muskeln sind hart und es kommt zu häufigen Zuckungen der Gliedmaßen. In der unteren Extremität ist ein charakteristischer Reflex vorhanden, nämlich die Streckung des Fußes und des Beins, wenn die Fußsohle gekitzelt wird.

Cephaler Tetanus ist eine weitere lokalisierte Form, die auf eine Verletzung im Bereich des Gesichtsnervs folgt. Sie ist gekennzeichnet durch das Auftreten von Gesichtskrämpfen auf der Seite der Verletzung, auf die sich schnell eine mehr oder weniger vollständige Lähmung der Ausdrucksmuskeln mit einseitigem Trismus und Schluckbeschwerden anschließt. Auch andere Hirnnerven, insbesondere der Oculomotorius und der Hypoglossus, können betroffen sein. Ein bemerkenswertes Merkmal dieser Erkrankung ist, dass die Muskeln zwar nicht auf gewöhnliche physiologische Reize reagieren, aber durch die abnormalen Impulse von Tetanus in Krämpfe geraten.

Trismus. – Mit diesem Begriff wird eine Form des tetanischen Krampfes bezeichnet, der auf die Kaumuskulatur beschränkt ist. Es handelt sich tatsächlich um eine milde Form des chronischen Tetanus und die Prognose ist günstig. Es darf nicht mit der Fixierung des Kiefers verwechselt werden, die manchmal mit einem Zahnfleischschwund der Weisheitszähne, mit einer Mandelentzündung oder mit Erkrankungen des Kiefergelenks einhergeht.

Tetanus neonatorum ist eine Form von Wundstarrkrampf, die bei Säuglingen im Alter von etwa einer Woche auftritt. Die Infektion erfolgt über den Nabel und äußert sich klinisch durch Krämpfe der Kaumuskulatur. Es verläuft fast immer innerhalb weniger Tage tödlich.

Prophylaxe. —Die Erfahrung im Europäischen Krieg hat gezeigt, dass die routinemäßige Injektion von Anti-Tetanie-Serum bei allen Patienten mit zerrissenen und kontaminierten Wunden die Häufigkeit von Tetanus erheblich reduziert. Je früher das Serum nach der Verletzung verabreicht wird, desto sicherer ist seine Wirkung; Innerhalb von 24 Stunden reichen 1500 subkutan injizierte Einheiten für die Anfangsdosis aus; Ist ein längerer Zeitraum vergangen, sollten 2000 bis 3000 Einheiten intramuskulär verabreicht werden, da dies eine schnellere Resorption gewährleistet. Eine zweite Injektion wird eine Woche nach der ersten verabreicht.

Die Wunde muss in üblicher Weise gereinigt werden, und alle Instrumente und Geräte, die für Operationen an Tetanikern verwendet werden, müssen sofort durch längeres Kochen sterilisiert werden.

Behandlung. —Wenn sich Tetanus entwickelt hat, besteht die Hauptindikation darin, die weitere Produktion von Giftstoffen in der Wunde zu verhindern und diejenigen zu neutralisieren, die in das Nervensystem aufgenommen wurden. Zunächst erfolgt eine gründliche Reinigung mit Antiseptika, die Entfernung devitalisierten Gewebes und die Drainage der Wunde. Um die Aufnahme von Toxinen zu stoppen, werden täglich 10.000 Einheiten Serum intramuskulär in die Muskeln der betroffenen Extremität oder direkt in die Nervenstämme gespritzt, die vom Infektionsherd ausgehen, in der Hoffnung, die Nerven mit Antitoxin zu „blockieren". und verhindert so den Durchgang von Giftstoffen zum Rückenmark.

Um die Giftstoffe, die bereits das Rückenmark erreicht haben, zu neutralisieren, sollten vier bis fünf Tage lang täglich 5000 Einheiten intrathekal injiziert werden, wobei das Fußende des Bettes angehoben werden sollte, damit das Serum die oberen Teile des Rückenmarks erreichen kann.

Die im Blut zirkulierende Toxinmenge ist so gering, dass sie praktisch vernachlässigbar ist, und das Risiko eines anaphylaktischen Schocks bei einer intravenösen Injektion überwiegt alle Vorteile, die sich aus diesem Verfahren ergeben.

Baccelli empfiehlt die Injektion von 20 ml einer 1:100-Lösung von Karbolsäure in das Unterhautgewebe alle vier Stunden während der Dauer der Wehen. Über die Wirksamkeit dieser Behandlung gehen die Meinungen auseinander. Die intrathekale Injektion von 10 ml einer 15-prozentigen Lösung. Eine Lösung von Magnesiumsulfat hat sich bei der Linderung der Schwere der Krämpfe als vorteilhaft erwiesen, scheint jedoch keine heilende Wirkung zu haben.

Um die Kräfte des Patienten zu schonen und die Schwere der Krämpfe zu verhindern oder zu mildern, sollte er in einem ruhigen Raum untergebracht werden und jede Art von Störung vermieden werden. Beruhigungsmittel wie Bromide, Paraldehyd oder Opium müssen in großen Dosen verabreicht werden. Chloral ist vielleicht das Beste, und der Patient sollte selten weniger als 150 Körner in 24 Stunden zu sich nehmen. Wenn er nicht schlucken kann, sollte es über den Mastdarm verabreicht werden. Die Verabreichung von Chloroform ist wertvoll, um die Kräfte des Patienten zu erhalten, indem es die Krämpfe beseitigt und es dem Pflegepersonal ermöglicht, Nahrung oder Medikamente entweder durch eine Magensonde oder durch das Rektum zu verabreichen. Einem extremen Temperaturanstieg begegnet man durch lauwarmes Spülen mit dem Schwamm. Bei Harnverhalt ist die Verwendung des Katheters erforderlich.

HYDROPHOBIE

Hydrophobie ist eine akute Infektionskrankheit, die auf den Biss eines tollwütigen Tieres folgt. Am häufigsten folgt der Biss oder das Lecken eines tollwütigen Hundes oder einer tollwütigen Katze. Das Virus scheint über den Speichel des Tieres übertragen zu werden und eine ausgeprägte Affinität zu Nervengeweben zu zeigen; und die Krankheit entwickelt sich am wahrscheinlichsten, wenn der Patient im Gesicht oder an einem anderen unbedeckten Teil oder an einem Teil, der reich mit Nerven ausgestattet ist, infiziert wird.

Ein Hund, der eine Person gebissen hat, sollte auf keinen Fall getötet werden, bis sein Zustand auf die eine oder andere Weise nachgewiesen ist. Sollte sich Tollwut entwickeln und eine Vernichtung erforderlich werden, sollten Kopf und Rückenmark zurückbehalten und in Eis verpackt an einen sachkundigen Beobachter weitergeleitet werden. Wenn diese Regeln eingehalten würden, würde dem Gebissenen und seinen Freunden viel Angst erspart bleiben, denn in vielen Fällen wird sich zeigen, dass das Tier doch nicht an Tollwut erkrankt war und der Patient somit keiner Gefahr ausgesetzt ist. Wenn hingegen Tollwut nachgewiesen wird, sollte der Patient der Pasteur-Behandlung unterzogen werden.

Klinische Merkmale. —Es gibt fast immer eine Vorgeschichte, in der der Patient von einem Tier gebissen oder geleckt wurde, das angeblich an Tollwut erkrankt ist. Die Inkubationszeit beträgt durchschnittlich etwa vierzig Tage, schwankt jedoch zwischen vierzehn Tagen und sieben oder acht Monaten und ist bei jungen Menschen kürzer als bei alten Menschen. Die ursprüngliche Wunde ist längst verheilt und weist außer einem leichten Juckreiz oder einem Schmerz, der entlang der Nerven des Teils schießt, keine Anzeichen einer Störung auf. Dem Einsetzen der akuten Symptome, die vor allem die Schluck- und Atemmuskulatur betreffen, gehen einige Tage allgemeines Unwohlsein mit Schüttelfrost und Schwindelgefühlen voraus. Eines der frühesten Anzeichen ist, dass der Patient regelmäßig einen plötzlichen Atemstillstand hat, „ähnlich dem, was oft auftritt, wenn eine Person in ein kaltes Bad geht". Dies ist auf einen Zwerchfellspasmus zurückzuführen und wird häufig von einem lauten Schluckauf begleitet, den Laien mit dem Bellen eines Hundes vergleichen. Schwierigkeiten beim Schlucken von Flüssigkeiten können das erste Symptom sein.

Die Krämpfe breiten sich schnell auf die gesamte Schluck- und Atemmuskulatur aus, so dass der Patient nicht nur größte Schwierigkeiten beim Schlucken hat, sondern auch ständig das Gefühl hat, zu ersticken. Um sein Leid noch schlimmer zu machen, füllt sich reichlich zäher Speichel in seinem Mund. Jede freiwillige Anstrengung sowie alle Formen äußerer Reize verstärken nur die Krämpfe, die immer durch den Versuch, Flüssigkeit zu schlucken, oder sogar durch das Geräusch von fließendem Wasser hervorgerufen werden.

Die Temperatur wird erhöht; der Puls ist klein, schnell und intermittierend; und der Urin kann Zucker und Eiweiß enthalten.

Der Geist bleibt möglicherweise bis zum Ende klar, oder der Patient hat Wahnvorstellungen und glaubt, von schrecklichen Formen umgeben zu sein. Es herrscht immer extreme geistige Unruhe und Verzweiflung, und der Betroffene hat ständig Angst vor seinem bevorstehenden Schicksal. Glücklicherweise lässt das unvermeidliche Problem nicht lange auf sich warten, denn der Tod tritt normalerweise zwei bis vier Tage nach dem Ausbruch ein. Die Krankheitssymptome sind so charakteristisch, dass die Diagnose keine Schwierigkeiten bereitet. Die einzige Erkrankung, mit der es leicht verwechselt werden kann, ist die Form des Tetanus cephalica, bei der besonders die Schluckmuskeln betroffen sind – der sogenannte Tetanus hydrophobicus.

Prophylaxe. – Der Biss eines Tieres, bei dem der Verdacht auf Tollwut besteht, sollte sofort mit dem echten oder Paquelin-Kauter oder mit einem starken chemischen Escharotikum wie reiner Karbolsäure kauterisiert werden, wonach antiseptische Verbände angelegt werden.

Unsere beste Hoffnung, das Auftreten von Symptomen abzuwenden, ist jedoch die *vorbeugende Impfung von Pasteur.* „Es kann nun davon ausgegangen werden, dass die Betroffenen eine große Verantwortung tragen, wenn eine von einem verrückten Tier gebissene Person nicht der Pasteur-Behandlung unterzogen wird" (Muir und Ritchie).

Diese Methode basiert auf der Tatsache, dass die lange Inkubationszeit der Krankheit es ermöglicht, dass der Patient mit einem modifizierten Virus geimpft wird, das einen milden Angriff auslöst, der ihn vor der natürlichen Krankheit schützt.

Behandlung. —Wenn sich die Symptome einmal entwickelt haben, können sie nur noch gelindert werden. Der Patient muss absolut ruhig und frei von jeglichen Reizquellen gehalten werden. Die Krämpfe können durch Chloral und Bromide oder durch Chloroform-Inhalation gelindert werden.

MILZBRAND

Anthrax ist eine vergleichsweise seltene Krankheit, die von bestimmten niederen Tieren wie Schafen, Ochsen, Pferden, Hirschen und anderen Pflanzenfressern auf den Menschen übertragen werden kann. Bei Tieren ist es durch Symptome einer akuten allgemeinen Vergiftung gekennzeichnet und wird in der Veterinärchirurgie aufgrund der Tatsache, dass es zu einer deutlichen Vergrößerung der Milz führt, als „Milzfieber" bezeichnet.

Der *Bacillus anthracis* (Abb. 27), der größte der bekannten pathogenen Bakterien, kommt in Gruppen oder in Ketten aus zahlreichen Bazillen vor, wobei jeder Bazillus eine Länge von 6 bis 8 μ hat. Die Organismen kommen in enormer Zahl im Körper von Tieren vor, die an Milzbrand gestorben sind, und sind leicht zu erkennen und zu kultivieren. Die Sporulation findet nur außerhalb des Körpers statt, wahrscheinlich weil für den Prozess freier Sauerstoff notwendig ist. Im sporenfreien Zustand werden die Organismen durch gewöhnliche keimtötende Mittel und durch den Magensaft leicht zerstört. Die Sporen hingegen weisen eine hohe Resistenz auf. Sie bleiben im trockenen Zustand nicht nur über lange Zeiträume, sogar bis zu einem Jahr, lebensfähig, sondern überstehen auch das Kochen von fünf Minuten und müssen mehrere Stunden lang trockener Hitze bei 140 °C ausgesetzt werden, bevor sie zerstört werden.

ABB. 27. – Milzbrandbazillus im Hautschnitt, aus einem Fall von bösartiger Pustel; zeigt Vesikel mit Bazillen. × 400 Durchm. Omas Fleck.

Klinische Sorten von Anthrax. —Beim Menschen kann sich Milzbrand in einer von drei klinischen Formen manifestieren.

Es kann durch Sporen oder Bazillen direkt von einem erkrankten Tier auf diejenigen übertragen werden, die beruflich oder auf andere Weise damit in Kontakt kommen – zum Beispiel Hirten, Metzger, Tierärzte oder Versteckträger. Durch die Verwendung eines mit Sporen verunreinigten Rasierpinsels kann es zu einer Infektion im Gesicht kommen. Der

Infektionsweg verläuft in der Regel über eine Abschürfung der Haut und die primären Manifestationen sind lokal und bilden *die sogenannte bösartige Pustel*.

In anderen Fällen wird die Krankheit durch das Einatmen der getrockneten Sporen in die Atemwege übertragen. Dies kommt am häufigsten bei Menschen vor, die mit Wolle, Pelzen und Lumpen arbeiten, und es kommt zu einer Form akuter Lungenentzündung von großer Virulenz. Diese Erkrankung ist als *Wollsortiererkrankheit* bekannt und verläuft fast immer tödlich.

Es besteht Grund zu der Annahme, dass eine Infektion auch durch Sporen erfolgen kann, die in Fleisch oder Milch von erkrankten Tieren oder in infiziertem Wasser in den Verdauungskanal aufgenommen werden.

Klinische Merkmale einer bösartigen Pustel. – Wir beschränken uns hier auf die Betrachtung der lokalen Läsion, wie sie in der Haut auftritt – *der bösartigen Pustel*.

Der Infektionsherd liegt meist an einem unbedeckten Körperteil, etwa im Gesicht, an den Händen, an den Armen oder im Nacken, und die Wunde kann äußerst klein sein. Nach einer Inkubationszeit von einigen Stunden bis zu mehreren Tagen bildet sich am Ort der Inokulation ein rötlicher Knoten, der einem kleinen Furunkel ähnelt, die unmittelbar umgebende Haut schwillt an und verhärtet sich, und über dem verhärteten Bereich erscheinen eine Reihe kleiner Bläschen, die Serum enthalten , das zunächst klar ist, sich aber bald blutig verfärbt (Abb. 28). Gleichzeitig wird das Unterhautgewebe über eine beträchtliche Entfernung hinweg deutlich ödematös und die Haut ist rot und spannt. Innerhalb weniger Stunden tritt Blut in die Mitte des verhärteten Bereichs aus, die Blasen platzen und es bildet sich ein dunkelbrauner oder schwarzer Schorf, bestehend aus nekrotischer Haut und Unterhautgewebe sowie verändertem Blut (Abb. 29). Währenddessen dehnt sich die Verhärtung aus, es bilden sich neue Bläschen, die wiederum aufplatzen, und der Schorf nimmt an Größe zu. Die benachbarten Lymphdrüsen schwellen bald an und sind empfindlich. Der betroffene Teil ist heiß und juckt, der Patient klagt jedoch nicht über große Schmerzen. Es besteht eine mittelschwere Konstitutionsstörung mit Kopfschmerzen, Übelkeit und manchmal Frösteln.

Wenn sich die Infektion verallgemeinert – *Anthrakämie* –, steigt die Temperatur auf 45 bis 40 °C, der Puls wird schwach und schnell und es treten andere Anzeichen einer schweren Blutvergiftung auf: Erbrechen, Durchfall, Gliederschmerzen, Kopfschmerzen und Delirium. und der Zustand erweist sich innerhalb von fünf bis acht Tagen als tödlich.

Differenzialdiagnose. —Wenn die bösartige Pustel vollständig entwickelt ist, sind der zentrale Belag mit den umgebenden Bläschen und das ausgedehnte

Ödem charakteristisch. Der Bazillus kann aus dem peripheren Teil des Schorfs, aus den Blasen und aus den angrenzenden Lymphgefäßen und Drüsen gewonnen werden. Der Beruf des Patienten kann auf die Möglichkeit einer Milzbrandinfektion hinweisen.

ABB. 28. – Bösartige Pustel, dritter Tag nach der Infektion mit Anthrax, die ein großes Ödem der oberen Extremität und der Brustregion zeigt (vgl. Abb. 29).

ABB. 29. – Bösartige Pustel, vierzehn Tage nach der Infektion, mit schwarzem Schorf, der sich ablöst. Das Ödem ist weitgehend verschwunden. Behandelt mit Sclavos Serum (vgl. Abb. 28).

Prophylaxe. – Jede Wunde, bei der der Verdacht besteht, dass sie mit Anthrax infiziert ist, sollte sofort mit Kalilauge, dem eigentlichen Kauter oder reiner Karbolsäure kauterisiert werden.

Behandlung. – Die besten Ergebnisse wurden bisher mit dem von Sclavo eingeführten Anti-Milzbrand-Serum erzielt. Die Anfangsdosis beträgt 40 ml, und wenn das Serum zu Beginn der Krankheit verabreicht wird, zeigt sich die positive Wirkung innerhalb weniger Stunden. Positive Ergebnisse wurden auch mit der Verwendung von Pyocyanase erzielt, einem Impfstoff, der aus dem Bazillus pyocyaneus hergestellt wird.

Einige empfehlen, dass die lokale Läsion frei entfernt werden sollte; andere befürworten die Kauterisierung des betroffenen Teils mit fester Kalilauge, bis der gesamte verhärtete Bereich aufgeweicht ist. Gräf hat mit der letztgenannten Methode in einer großen Anzahl von Fällen hervorragende Ergebnisse erzielt, wobei das Ödem innerhalb von etwa 24 Stunden abklang und sich die konstitutionellen Symptome rasch besserten. Wolff und Wiewiorowski hingegen erzielten ebenso gute Ergebnisse, indem sie einfach die lokale Läsion mit einem milden antiseptischen Verband schützten und sich auf eine allgemeine Behandlung verließen.

Die allgemeine Behandlung besteht darin, den Patienten möglichst frei zu ernähren und zu stimulieren. Chinin in Dosen von 5 bis 10 Körnern alle vier Stunden und Ipecacuanha-Pulver in Dosen von 40 bis 60 Körnern alle vier Stunden wurden ebenfalls mit offensichtlichem Nutzen eingesetzt.

ROTZ

Drüsen entstehen durch die Wirkung eines bestimmten Bakteriums, des *Bacillus mallei* , der dem Tuberkelbazillus ähnelt, nur dass er etwas kürzer und breiter ist und sich nach Grams Methode nicht verfärbt. Für seine Kultivierung benötigt er höhere Temperaturen als der Tuberkelbazillus, und sein Wachstum auf Kartoffeln hat eine charakteristische schokoladenbraune Farbe mit einem grünlich-gelben Ring am Wachstumsrand. Der Bazillus mallei behält unter normalen Bedingungen über lange Zeiträume seine Vitalität, wird jedoch durch Hitze und chemische Mittel leicht abgetötet. Es bildet keine Sporen.

Klinische Merkmale. – Sowohl bei niederen Tieren als auch beim Menschen verursacht der Bazillus zwei verschiedene Arten von Krankheiten: *akute Rotzkrankheit* und *chronische* Rotzkrankheit .

Akute Drüsen treten am häufigsten bei Pferden und anderen Pferdetieren auf, wobei Hornrinder immun sind. Befällt die Nasenscheidewand und angrenzende Teile, wobei in der Schleimhaut feste, durchscheinende, gräuliche Knötchen mit lymphoiden und epitheloiden Zellen auftreten.

Diese Knötchen lösen sich anschließend in der Mitte auf und bilden unregelmäßige Geschwüre, die mit starkem Ausfluss und deutlicher entzündlicher Schwellung einhergehen. Die zervikalen Lymphdrüsen sowie die Lunge, die Milz und die Leber können Sitz sekundärer Knoten sein.

Beim Menschen kommt der akute Rotz häufiger vor als der chronische. Die Infektion erfolgt immer über eine abgeschürfte Oberfläche und normalerweise an einem der unbedeckten Körperteile – am häufigsten an der Haut der Hände, Arme oder des Gesichts; oder auf der Schleimhaut von Mund, Nase oder Auge. Die Krankheit wurde im Rahmen experimenteller Untersuchungen im Labor durch versehentliche Inokulation erworben und verlief tödlich. Die Inkubationszeit beträgt drei bis fünf Tage.

Die *lokalen* Manifestationen sind Schmerzen und Schwellungen im Bereich der infizierten Wunde mit entzündlicher Rötung um die Wunde herum und entlang der oberflächlichen Lymphbahnen. Im Laufe einer Woche bilden sich kleine, feste Knötchen, die sich rasch in Pusteln verwandeln. Diese können im Gesicht und in der Nähe von Gelenken auftreten und mit dem Ausbruch von Pocken verwechselt werden.

Nach dem Zerfall bilden sich aus diesen Pusteln unregelmäßige Geschwüre, die durch ihr Zusammenfließen zu einer großflächigen Zerstörung der Haut führen. Manchmal wird die Nasenschleimhaut befallen und es kommt zu einem Ausfluss – zunächst wässrig, später aber gesundheitsschädlich und eitrig. Es kann zu einer Nekrose der Nasenknochen kommen, wodurch der Ausfluss besonders unangenehm wird. In fast allen Fällen bilden sich metastatische Abszesse an verschiedenen Stellen des Körpers, beispielsweise in der Lunge, den Gelenken oder den Muskeln.

Im Verlauf der Krankheitsentwicklung fühlt sich der Patient unwohl, klagt über Kopf- und Gliederschmerzen, die Temperatur steigt auf 40 bis 40 °C und nimmt einen pyämischen Typ an. Der Puls wird schnell und schwach. Die Zunge ist trocken und braun. Es kommt zu starkem Schwitzen, Albuminurie und häufig zu Schlaflosigkeit mit Delirium. Der Tod kann innerhalb einer Woche eintreten, häufiger tritt er jedoch in der zweiten oder dritten Woche auf.

Differenzialdiagnose. – An der Stelle der primären Läsion beim Menschen gibt es keine charakteristischen Anzeichen, und im Frühstadium kann der Zustand mit einem Furunkel oder Karbunkel oder einem akuten entzündlichen Zustand verwechselt werden. Später kann die Krankheit einen akuten Gelenkrheumatismus vortäuschen oder alle Symptome einer akuten Septikämie oder Pyämie aufweisen. Die Diagnose wird durch die Erkennung des Bazillus gestellt. Veterinärmediziner legen großen Wert auf den Mallein-Test als Diagnosemittel bei Tieren, beim Menschen ist seine Anwendung jedoch mit erheblichen Risiken verbunden und nicht zu empfehlen.

Behandlung. – Die Entfernung des primären Knotens, gefolgt von der Anwendung des Thermokauters und dem Beschwammen mit reiner Karbolsäure sollte durchgeführt werden, sofern der Zustand ausreichend begrenzt ist, um eine vollständige Entfernung durchführbar zu machen.

Wenn sich an zugänglichen Stellen sekundäre Abszesse bilden, müssen diese eingeschnitten, desinfiziert und entleert werden. Die allgemeine Behandlung erfolgt nach den gleichen Grundsätzen wie bei anderen akuten Infektionskrankheiten.

Chronische Drüsen. – *Bei Pferden* ist die chronische Form des Rotz als *Farcy bekannt* und folgt einer Infektion durch eine Abschürfung der Haut, wobei hauptsächlich die oberflächlichen Lymphgefäße und Drüsen betroffen sind. Die Lymphgefäße werden verhärtet und knötchenartig und bilden das, was Tierärzte *Farcy-Röhren* und *Farcy-Knospen nennen* .

beim Menschen unterscheiden sich die klinischen Merkmale der chronischen Form der Krankheit etwas von denen der akuten Form. Auch hier erfolgt die Infektion durch eine gebrochene Hautoberfläche und führt zu einer oberflächlichen Lymphangitis mit knotiger Verdickung der Lymphgefäße (*Farcy-Knospen*). Die benachbarten Drüsen schwellen bald an und verhärten sich. Die primäre Läsion entzündet sich, eitert und hinterlässt nach dem Zusammenbruch ein großes, unregelmäßiges Geschwür mit verdickten Rändern und einem stinkenden, eitrigen oder blutigen Ausfluss. Die Drüsen brechen auf die gleiche Weise zusammen und führen zu einer großflächigen Zerstörung der Haut. Die daraus resultierenden Nebenhöhlen und Geschwüre sind äußerst hartnäckig. Sekundäre Ablagerungen im Unterhautgewebe, in der Muskulatur und an anderen Stellen sind keine Seltenheit, auch die Nasenschleimhaut kann betroffen sein. Die Krankheit verläuft häufig chronisch und dauert vier bis fünf Monate oder sogar länger. Bei etwa 50 Prozent erfolgt eine Genesung. In einigen Fällen dauert die Genesung jedoch länger, und jederzeit kann die Krankheit den Charakter einer akuten Variante annehmen und sich schnell als tödlich erweisen.

Die *Differentialdiagnose* ist oft schwierig, insbesondere bei chronischen Knoten, bei denen der Nachweis des Bazillus möglicherweise nicht möglich ist. Die ulzerierten Läsionen von Farcy müssen von denen von Tuberkel, Syphilis und anderen Formen infektiöser Granulome unterschieden werden.

Behandlung. —Begrenzte Krankheitsbereiche sollten vollständig entfernt werden. Der Allgemeinzustand des Patienten muss durch Stärkungsmittel, gutes Essen und eine günstige hygienische Umgebung verbessert werden. In manchen Fällen wirkt Kaliumjodid positiv.

AKTINOMYKOSE

Aktinomykose ist eine chronische Krankheit, die auf die Wirkung eines Organismus zurückzuführen ist, der auf der pflanzlichen Skala etwas höher liegt als gewöhnliche Bakterien – der *Streptothrix actinomyces* oder *Strahlenpilz*.

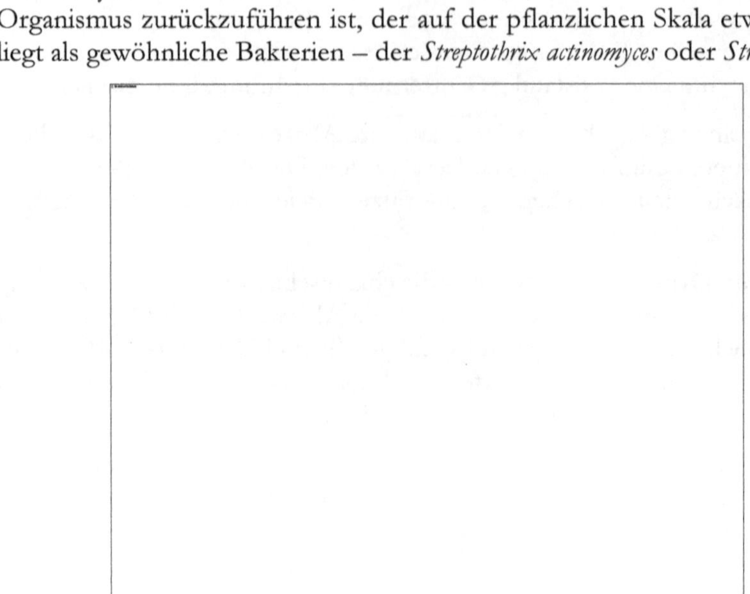

ABB. 30. – Abschnitt einer Aktinomykose-Kolonie im Eiter eines Leberabszesses, der Filamente und Keulen von Streptothrix actinomyces zeigt. × 400 Durchm. Omas Fleck.

Ätiologie und krankhafte Anatomie. – Die Actinomyces, die nie außerhalb des Körpers angetroffen wurden, verursachen bei Ochsen, Pferden und anderen Tieren die Entstehung tumorartiger, aus Granulationsgewebe bestehender Massen; und beim Menschen zu chronischen eitrigen Prozessen, die zu einem Zustand führen können, der einer chronischen Pyämie ähnelt. Die Actinomyces haben eine komplexere Struktur als andere pathogene Organismen und kommen im Gewebe in Form kleiner, runder, halbdurchsichtiger Körper vor, die etwa die Größe eines Stecknadelkopfes oder weniger haben und aus Kolonien des Pilzes bestehen. Aufgrund ihrer gelben Färbung werden sie auch „Schwefelkörner" genannt. Jede Kolonie besteht aus einer Reihe dünner, ineinander verschlungener und verzweigter *Filamente*, von denen einige aufgebrochen sind, um Massen oder Ketten zu bilden *Kokken*; und rund um die Peripherie der Kolonie befinden sich längliche, birnenförmige, hyaline, *keulenartige Körper* (Abb. 30).

Es wird angenommen, dass die Infektion durch die Schalen von Getreide, insbesondere Gerste, übertragen wird; Es wurde festgestellt, dass der

Organismus an Getreidepartikeln haftet, die im Gewebe von an der Krankheit erkrankten Tieren eingebettet sind. Bei Menschen besteht häufig eine Vorgeschichte, in der sie Infektionen aus solchen Quellen ausgesetzt waren, und die Krankheit soll in den Erntemonaten am häufigsten auftreten.

Um jede Actinomyces-Kolonie herum befindet sich eine Zone aus Granulationsgewebe, in der es normalerweise zur Eiterung kommt, so dass der Pilz in einem Bad aus grünlich-gelbem Eiter zu liegen kommt. Mit der Ausbreitung des Prozesses verschmelzen diese eitrigen Herde und bilden Abszesshöhlen. Wenn es zu einer Metastasierung kommt, was gelegentlich vorkommt, wird der Pilz über die Blutgefäße übertragen, wie bei der Pyämie.

Klinische Merkmale. - Beim Menschen kann die Krankheit in der Haut auftreten, wobei sich die Organismen durch Abschürfungen Zugang verschaffen und sich durch die Bildung neuer Knötchen auf die gleiche Weise wie Tuberkulose ausbreiten.

Der Mund- und Kieferbereich ist eine der häufigsten Lokalisationen einer chirurgischen Aktinomykose. Die Infektion erfolgt in der Regel an der Seite eines kariösen Zahns und breitet sich auf den Unterkiefer aus. Eine Schwellung entwickelt sich langsam und schleichend, aber wenn das lockere Bindegewebe des Halses infiltriert wird, erfolgt die Ausbreitung schneller. Die gesamte Region wird infiltriert und geschwollen, schließlich gibt die Haut nach und es kommt zu einer freien Eiterung, was zur Bildung von Nebenhöhlen führt. Die charakteristischen grünlich-grauen oder gelben Körnchen sind im Eiter zu sehen und zeigen bei mikroskopischer Untersuchung die Kolonien von Actinomyces.

Weniger häufig ist der Oberkiefer betroffen und die Krankheit kann sich auf die Schädelbasis und das Gehirn ausbreiten. Die Wirbel können durch eine Infektion, die über den Rachen oder die Speiseröhre erfolgt, befallen werden und zu einem Zustand führen, der eine tuberkulöse Erkrankung der Wirbelsäule vortäuscht. Wenn der Darmkanal und seine Nebendrüsen, die Lunge, die Pleura und die Bronchien oder das Gehirn betroffen sind, ist eine chirurgische Behandlung der Krankheit nicht möglich.

Differenzialdiagnose. – Die Erkrankungen, die wahrscheinlich mit einer chirurgischen Aktinomykose verwechselt werden, sind Sarkom, Tuberkel und Syphilis. Im Frühstadium ist die Differenzialdiagnose äußerst schwierig. In vielen Fällen ist dies erst möglich, wenn eine Eiterung stattgefunden hat und der Pilz nachgewiesen werden kann.

Die langsame Zerstörung des betroffenen Gewebes durch Eiterung, das Fehlen von Schmerzen, Druckempfindlichkeit und Rötung täuschen Tuberkulose vor, aber das Fehlen einer Drüsenbeteiligung hilft, sie zu unterscheiden.

Syphilitische Läsionen werden leicht mit Aktinomykose verwechselt, umso mehr, als bei beiden Erkrankungen eine Besserung durch Jodidgabe erfolgt. Wenn die Aktinomykose im Frühstadium den Unterkiefer befällt, kann sie einem Periostsarkom sehr ähnlich sein.

ABB. 31. – Aktinomykose des Oberkiefers. Die Krankheit breitete sich auf die Gegenseite aus; Schließlich war die Schädelbasis betroffen und erwies sich als tödlich. Mit Radium behandelt.

(Der Fall von Herrn D. P. D. Wilkie.)

Das Erkennen des Pilzes ist der entscheidende Punkt bei der Diagnose.

Prognose. —Eine spontane Heilung kommt selten vor. Wenn die Krankheit innere Organe befällt, verläuft sie fast immer tödlich. Auf äußere Teile breitet sich der zerstörerische Prozess allmählich aus, und der Patient erliegt schließlich einer zusätzlichen septischen Infektion. Lässt sich der Primärherd aus seiner Situation heraus entfernen, ist die Prognose günstiger.

Behandlung. —Die chirurgische Behandlung besteht in der frühzeitigen und schonenden Entfernung des betroffenen Gewebes. Anschließend wird die Wunde durch den eigentlichen Kauter kauterisiert und mit reiner Karbolsäure abgewischt. Der Hohlraum wird mit Jodoform-Gaze gefüllt, es wird kein Versuch unternommen, die Wunde zu verschließen.

Der Einsatz eines Impfstoffs, der aus Kulturen des Organismus hergestellt wurde, war erfolgreich; und die Röntgenstrahlen und Radium, kombiniert mit der Verabreichung von Jodiden in großen Dosen oder mit intramuskulären Injektionen von 10 Prozent. Lösung von Natronkacodylat haben sich als vorteilhaft erwiesen.

MYCETOM ODER MADURA-FUß. —Myzetom ist eine chronische Erkrankung, die durch einen Organismus verursacht wird, der dem der Aktinomykose ähnelt, aber nicht mit ihr identisch ist. Sie ist in bestimmten tropischen Ländern endemisch und kommt am häufigsten in Indien vor. Die Infektion erfolgt durch Abschürfung der Haut und die Krankheit tritt meist an den Füßen erwachsener Männer auf, die barfuß auf den Feldern arbeiten.

Klinische Merkmale. – Die Krankheit beginnt am Fuß als verhärteter Fleck, der sich verfärbt und von schwarzen oder gelben Knötchen durchzogen wird, die den Erreger enthalten. Diese Knötchen zerfallen durch Eiterung und es bilden sich zahlreiche winzige Abszesse, die mit Granulationsgewebe ausgekleidet sind. Im Eiter finden sich gelbe Partikel, die Fischrogen ähneln, oder schwarz pigmentierte Körnchen wie Schießpulver. Es bilden sich Nebenhöhlen und der gesamte Fuß schwillt stark an und verformt sich durch die Abflachung der Sohle und die Dorsalflexion der Zehen. In den Knochen treten Karies- oder Nekrosenbereiche auf, und die Krankheit breitet sich allmählich bis zum Bein aus (Abb. 32). Es bestehen nur geringe Schmerzen und keine Drüsenbeteiligung oder Konstitutionsstörung. Die Krankheit verläuft über einen längeren Zeitraum und dauert manchmal zwanzig oder dreißig Jahre. Eine spontane Heilung findet nie statt und die Lebensgefahr besteht in einer längeren Eiterung.

Wenn die Krankheit lokalisiert ist, kann sie mit einem Messer oder einem scharfen Löffel entfernt und der Teil anschließend kauterisiert werden. In der Regel ist eine Amputation deutlich oberhalb der Erkrankung die beste Behandlungslinie. Im Gegensatz zur Aktinomykose scheint diese Krankheit nicht durch Jodide begünstigt zu werden.

ABB. 32. – Mycetoma oder Madura-Fuß.

(Museum des Royal College of Surgeons, Edinburgh.)

DELHI KOCHEN. — *Synonyme* —Aleppo-Furunkel, Biskra-Knopf, Furunculus orientalis, Natal-Schmerz.

Delhi Furunkel ist eine chronisch entzündliche Erkrankung, die in Indien am häufigsten vorkommt, insbesondere gegen Ende der Regenzeit. Die Krankheit tritt am häufigsten im Gesicht auf und wird vermutlich auf einen Organismus zurückgeführt, obwohl dies nicht nachgewiesen wurde. Die Infektion soll durch Waschwasser oder durch Insektenstiche übertragen werden.

Klinische Merkmale. — Auf der betroffenen Stelle erscheint ein roter Fleck, der dem Abdruck eines Mückenstichs ähnelt und mit Juckreiz einhergeht. Nachdem es papulös geworden ist und die Größe einer Erbse erreicht hat, kommt es zur Abschuppung, wobei eine mattrote Oberfläche zurückbleibt, auf der sich im Laufe mehrerer Wochen eine Reihe kleiner gelblich-weißer Flecken entwickelt, aus denen Serum austritt und trocknet , bildet einen dicken Schorf. Unter diesem Schorf ulzeriert die Haut und hinterlässt kleine ovale Wunden mit scharf abgeschrägten Rändern und einem unebenen Boden, der mit gelbem oder klebrigem Eiter bedeckt ist. Die Anzahl dieser Wunden variiert zwischen eins und vierzig oder fünfzig. Sie können Monate anhalten und dann spontan abheilen oder sich weiter ausbreiten, bis sie durch eine geeignete Behandlung gestoppt werden. Es kommt zu keiner Vergrößerung benachbarter Drüsen und nur zu einer geringen Entzündungsreaktion im umliegenden Gewebe. Es liegt auch keine ausgeprägte Verfassungsstörung vor. Auf die Genesung folgt häufig eine Narbenkontraktion, die zu einer Deformierung des Gesichts führt.

Die *Behandlung* besteht in der Zerstörung der ursprünglichen Papel durch eigentlichen Kauter, saures Quecksilbernitrat oder reine Karbolsäure. Die Geschwüre sollten mit dem scharfen Löffel abgekratzt und kauterisiert werden.

CHIGOE. – Chigoe oder Jigger entsteht durch das Einbringen der Eier des Sandflohs (*Pulex penetrans*) in das Gewebe. Es kommt im tropischen Afrika, in Südamerika und auf den Westindischen Inseln vor. Der befruchtete weibliche Floh bleibt an dem Teil haften, bis die Eier reifen. Durch ihre Reizung verursachen sie dann eine lokale Entzündung mit Pusteln oder Bläschen auf der Oberfläche. Kinder werden am häufigsten befallen, insbesondere an den Zehennägeln und am Hodensack. Die Behandlung besteht darin, das Insekt mit einer stumpfen Nadel herauszupicken, wobei besonders darauf geachtet wird, es nicht zu zerbrechen. Anschließend wird die Punktion kauterisiert. Vorbeugend wirkt die Anwendung ätherischer Öle auf die Füße.

VERGIFTUNG DURCH INSEKTEN. —Die Bisse bestimmter Insekten wie Mücken, Mücken, verschiedene Fliegenarten, Wespen und Spinnen können schwerwiegende Komplikationen nach sich ziehen. Die Wirkungen sind hauptsächlich auf die Injektion eines reizenden Säuresekrets zurückzuführen, dessen genaue Art nicht geklärt ist.

Bei der lokalen Läsion handelt es sich um einen Einstich, der von einer Zone aus Hyperämie, Quaddeln oder Bläschen umgeben ist und mit brennenden Empfindungen und Juckreiz einhergeht, die normalerweise nach einigen Stunden verschwinden, aber in Abständen wieder auftreten können, insbesondere wenn der Patient warm im Bett liegt . Durch Kratzen werden auch die lokalen Anzeichen und Symptome reproduziert. Bei lockerem Bindegewebe – zum Beispiel am Augenlid oder am Hodensack – kommt es oft zu erheblichen Schwellungen; und im Mund und Rachen kann dies zu einem Ödem der Stimmritze führen, das tödlich sein kann.

Die *Behandlung* besteht in der lokalen Anwendung verdünnter Alkalien wie Ammoniakwasser, Lösungen von Carbonaten oder Bicarbonaten von Soda oder flüchtigen Salzen. Schwache karbolische Lotionen oder Blei- und Opiumlotionen sind nützlich, um die lokale Reizung zu lindern. Eines der besten Mittel, das Gift zu neutralisieren, besteht darin, auf den Stich einen Tropfen einer Mischung aufzutragen, die gleiche Teile reiner Karbolsäure und Ammoniak enthält.

Bei schweren konstitutionellen Symptomen ist eine freie Stimulation erforderlich.

SCHLANGENBISSE. – Wir befassen uns hier nur mit den Verletzungen, die durch die giftigen Schlangenarten verursacht werden, von denen die wichtigsten die Haubenschlangen Indiens, die Klapperschlangen Amerikas, die Gehörntschlangen Afrikas, die Viper Europas und die Kreuzotter sind des Vereinigten Königreichs.

Obwohl die Virulenz dieser Lebewesen sehr unterschiedlich ist, sind sie alle in der Lage, bei Menschen und anderen Tieren mehr oder weniger starke Symptome einer akuten Vergiftung hervorzurufen. Mittels zweier zurückgebogener Reißzähne, die am Oberkiefer befestigt und durch einen Gang mit giftigen Drüsen verbunden sind, führen sie ihrer Beute eine dicke, durchsichtige, gelbliche Flüssigkeit mit saurer Reaktion ein, die wahrscheinlich der Natur einer Albumose ähnelt und bekannt ist als das *Gift*
.

Die aus der Injektion des Giftes resultierenden *klinischen Symptome variieren in ihrer Intensität direkt mit der Menge des eingeführten Giftes und der Geschwindigkeit, mit der es das zirkulierende Blut erreicht, und sind am deutlichsten, wenn es sofort in eine große Vene gelangt.* Das Gift ist harmlos, wenn es in den Magen gelangt.

Lokal verursacht die Schlange eine doppelte Wunde, die vertikal in das Unterhautgewebe eindringt; Die Einstichränder sind verblutet und die angrenzenden Gefäße sind Thromboseherde. Es treten sofort starke Schmerzen und eine starke Schwellung mit Stauung auf, die sich tendenziell in Richtung Rumpf ausbreitet. Es kann zu ausgedehnten Brandwunden kommen. Es besteht keine besondere Beteiligung der Lymphgefäße.

Die *allgemeinen Symptome* können sofort auftreten, wenn es sich um eine besonders giftige Schlange handelt, oder erst nach einigen Stunden, wenn sie weniger ansteckend ist. Bei den meisten Vipern- oder Kreuzotterbissen ist die Konstitutionsstörung, wenn überhaupt, nur geringfügig und vorübergehend. Besonders gefährlich sind Schlangenbisse bei Kindern.

Der Zustand des Patienten ist von einem tiefen Schock mit Ohnmacht, Schwindel, Sehstörungen und einem Gefühl großer Angst geprägt. Die Pupillen weiten sich, die Haut wird mit klammem Schweiß feucht und es kommt zu Übelkeit mit Erbrechen, manchmal auch von Blut. Zu den weiteren Symptomen, die auftreten können, gehören hohes Fieber, Krämpfe, Gefühlsverlust, Hämaturie und Melaena. Der Puls wird schwach und schnell, die Atemnervenzentren sind stark geschwächt, und dem tödlichen Krankheitsverlauf, der innerhalb von fünf bis achtundvierzig Stunden eintreten kann, geht meist ein Delirium mit anschließendem Koma voraus. Wenn der Patient zwei Tage überlebt, ist die Prognose günstig.

Behandlung. – Eine breite Ligatur sollte fest um das Glied über dem Infektionsherd gebunden werden, um zu verhindern, dass das Gift in den allgemeinen Kreislauf gelangt, und um die Blutung aus der Wunde zu fördern. Es wird empfohlen, einen elastischen Verband von oben nach unten anzulegen, um das Blut aus dem infizierten Teil der Extremität zu entleeren. Der gesamte Biss sollte sofort herausgeschnitten werden und Kristalle von permanganiertem Kali in die Wunde eingerieben werden, bis sie schwarz ist, oder Peroxid von Wasserstoff sollte aufgetragen werden, um das Gift durch Oxydation zu zerstören.

Die allgemeine Behandlung besteht in der freien Stimulation mit Whisky, Brandy, Ammoniak, Digitalis usw. Subkutane Injektionen von Strychnin in ausreichend hohen Dosen, um eine leichte Vergiftung durch das Medikament hervorzurufen, sind besonders nützlich. Die rationalste Behandlung, sofern verfügbar, ist die Verwendung des von Fraser und Calmette eingeführten *Gegengifts* .

Kapitel VIII
Tuberkulose

Tuberkulose tritt in manchen Situationen häufiger auf als in anderen; Es kommt beispielsweise häufig in Lymphdrüsen, in Knochen und Gelenken, im Peritoneum, im Darm, in der Niere, in der Prostata und im Hoden sowie in der Haut und im subkutanen Zellgewebe vor; selten tritt es in der Brust oder in den Muskeln auf und betrifft nur selten den Eierstock, die Bauchspeicheldrüse, die Ohrspeicheldrüse oder die Schilddrüse.

Tuberkelbazillen weisen große Unterschiede in ihrer Virulenz auf und sind lebensresistenter als die gewöhnlichen pyogenen Bakterien. Im trockenen Zustand können sie beispielsweise über Monate hinweg ihre Vitalität behalten; und sie können auch längeres Eintauchen in Wasser überstehen. Sie widerstehen der Einwirkung von Fäulnisprodukten über längere Zeit und werden durch Verdauungsprozesse im Magen und Darm nicht zerstört. Sie können innerhalb weniger Minuten abgetötet werden, indem man sie kocht, Dampf unter Druck aussetzt oder sie weniger als eine Minute lang in eine 1:20 Karbollotion eintaucht.

Infektionsmethoden. – Im deutlichen Gegensatz zu den bereits beschriebenen Infektionskrankheiten entsteht Tuberkulose selten durch die *Infektion einer Wunde* . In Ausnahmefällen kommt dies jedoch vor, und zur Veranschaulichung dieser Tatsache kann der Fall einer Dienerin angeführt werden, die sich mit einem zerbrochenen Spucknapf, der den Auswurf ihres schwindsüchtigen Herrn enthielt, in den Finger schnitt; Die Wunde wies anschließend Anzeichen einer tuberkulösen Infektion auf, die sich schließlich entlang der Lymphgefäße des Arms ausbreitete. Auch Pathologen, deren Hände vor der Einführung von Gummihandschuhen häufig dem Kontakt von tuberkulösem Gewebe und Eiter ausgesetzt waren, litten häufig an einer Form der Tuberkulose der Fingerhaut, dem sogenannten *anatomischen Tuberkel*. Leichte Wunden an den Füßen von Kindern, die barfuß in der Stadt herumlaufen, können sich manchmal mit Tuberkulose infizieren. Es ist auch bekannt, dass Operationswunden, die mit mit Tuberkulose verunreinigten Instrumenten entstanden sind, infiziert werden. Es ist sehr wahrscheinlich, dass die häufigste Form der Hauttuberkulose, bekannt als „Lupus", durch direkte Infektion von außen entsteht.

ABB. 33. – Tuberkelbakterien in verkästem Material × 1000 Durchm. Z. Neilsen-Färbung.

In den allermeisten Fällen gelangt der Tuberkelbazillus über die Schleimhäute in den Körper, wobei die Erreger entweder eingeatmet oder verschluckt werden; Die eingeatmeten Stoffe stammen meist vom Menschen, die verschluckten von Rindern. Bakterien, ob eingeatmet oder verschluckt, neigen besonders dazu, sich im Rachenraum festzusetzen und zum Rachen-Lymphgewebe und den Mandeln sowie über die Lymphgefäße zu den Drüsen zu gelangen. Die am häufigsten auf diese Weise infizierten Drüsen sind die Halsdrüsen und die Drüsen in der Brusthöhle –

insbesondere die Bronchialdrüsen an der Lungenwurzel. Von dort aus breitet sich die Infektion in jedem späteren Lebensabschnitt auf Knochen, Gelenke und innere Organe aus.

Es gibt Grund zu der Annahme, dass die Organismen für eine unbestimmte Zeit in diesen Drüsen in einem Ruhezustand bleiben und erst lange danach aktiv werden, wenn eine Verschlechterung des Gesundheitszustands des Patienten Bedingungen hervorruft, die ihr Wachstum begünstigen. Wenn die Organismen auf diese Weise aktiv werden, erweicht und zerfällt das Tuberkulosegewebe, und das infektiöse Material kann durch Platzen in eine benachbarte Vene in den Blutkreislauf gelangen, von wo aus es in entfernte Teile des Körpers transportiert wird. Auf diese Weise kann eine *allgemeine Tuberkulose* entstehen oder es können sich lokalisierte Tuberkuloseherde in den Geweben entwickeln, in denen sich die Organismen ansiedeln. Man geht davon aus, dass viele Tuberkulosepatienten in ihren Bronchialdrüsen oder anderswo über einen inneren Vorrat an Bazillen verfügen, denen die Krankheit, für die Rat gesucht wird, ihren Ursprung verdankt und von denen in der Zukunft ähnliche Tuberkuloseausbrüche ausgehen könnten.

Die Verdauungsschleimhaut , insbesondere die des unteren Ileums und des Blinddarms, ist einer Infektion durch verschlucktes Sputum und durch Tuberkelbakterien enthaltende Nahrungsmaterialien wie Milch ausgesetzt. Die Organismen können sich in der Schleimhaut festsetzen und tuberkulöse Geschwüre verursachen, oder sie können durch die Darmwand in die Milchdrüsen transportiert werden, über die sie zu den Mesenterialdrüsen gelangen, wo sie sich festsetzen und eine tuberkulöse Erkrankung auslösen.

Zusammenhang von Tuberkulose und Trauma. —Jedes Gewebe, dessen Vitalität durch Verletzung oder Krankheit gemindert wurde, bietet einen günstigen Nährboden für die Ansiedlung und das Wachstum von Tuberkelbazillen. Die Verletzung oder Krankheit ist jedoch eher als bestimmend für die *Lokalisation* der tuberkulösen Läsion denn als wesentlicher Faktor für deren Verursachung anzusehen . Bei einer Person beispielsweise, in deren Blut Tuberkelbazillen zirkulieren und jedes Gewebe und Organ des Körpers erreichen, kann das Auftreten einer Tuberkuloseerkrankung in einem bestimmten Teil durch die Gewebedepression infolge einer Verletzung dieses Teils festgestellt werden. Es besteht kein Zweifel, dass übermäßige Bewegung und Erschütterungen einer Gliedmaße eine tuberkulöse Erkrankung eines Gelenks verschlimmern; auch, dass eine Verletzung einen Fokus erhellen kann, der lange inaktiv war, aber wir stimmen nicht mit denen überein – zum Beispiel Da Costa –, die behaupten, dass eine Verletzung eine entscheidende Ursache für Tuberkulose sein könnte. Die Frage ist nicht nur von akademischem Interesse, sondern kann vor den Gerichten wichtige Fragen aufwerfen.

Tuberkulose bei Menschen und Rindern. – Die Häufigkeit des Rinderbazillus in den abdominalen, drüsigen und knöchernen tuberkulösen Läsionen von Kindern scheint die Schlussfolgerung zu rechtfertigen, dass die Krankheit vom Ochsen auf den Menschen übertragbar ist und dass die Milch tuberkulöser Kühe wahrscheinlich eine häufige Erkrankung ist Fahrzeug der Übertragung.

Veränderungen im Gewebe nach erfolgreicher Einnistung von Tuberkelbazillen. —Die Einwirkung der Bazillen auf das Gewebe führt zur Bildung von Granulationsgewebe, das charakteristische Gewebeelemente enthält und eine ausgeprägte Neigung zur Verkäsung aufweist.

Das Erkennen der charakteristischen Elemente mit oder ohne Verkäsung ist in der Regel ein ausreichender Beweis für die tuberkulöse Natur eines für diagnostische Zwecke untersuchten Gewebeteils. Die Erkennung des Bazillus selbst durch geeignete Färbemethoden macht die Diagnose sicher; Da es aber bei vielen Formen der chirurgischen Tuberkulose keineswegs einfach ist, den Erreger zu identifizieren, kann es notwendig sein, auf experimentelle Impfungen anfälliger Tiere wie Meerschweinchen zurückzugreifen.

Die Veränderungen nach der Bildung von tuberkulösem Granulationsgewebe unterliegen vielen Variationen. Es muss immer bedacht werden, dass, obwohl die Bazillen eine Ansiedlung bewirkt und eine Krankheit ausgelöst haben, die Beziehung zwischen ihnen und den Geweben weiterhin von gegenseitigem Antagonismus geprägt ist; Wer von ihnen im Konflikt die Oberhand gewinnen und behalten soll, hängt von ihrer relativen Widerstandskraft ab.

Wenn sich das Gewebe durchsetzt, kommt es zu einem Reparaturprozess. In unmittelbarer Nähe des Infektionsherdes bildet sich junges Bindegewebe und später faseriges Gewebe. Dies kann das tuberkulöse Gewebe ersetzen und eine Reparatur herbeiführen – eine faserige Narbe bleibt zurück und markiert die Stelle des vorherigen Wettbewerbs. Narben dieser Art werden häufig nach dem Tod an der Lungenspitze bei Personen entdeckt, die einmal an Lungenschwindsucht gelitten haben. Unter anderen Umständen wird das verkäste oder gar verkalkte Tuberkulosegewebe nur wie ein Fremdkörper vom neuen Fasergewebe umhüllt. Obwohl dies als ein Sieg für das Gewebe angesehen werden kann, ist die Heilung, wenn man sie überhaupt nennen kann, nicht notwendigerweise eine dauerhafte, denn wenn der betroffene Teil zu einem späteren Zeitpunkt durch eine Verletzung oder einen anderen Einfluss gestört wird, kann dies nicht der Fall sein Der eingekapselte Tuberkel kann wieder aktiv werden und die Oberhand über das Gewebe gewinnen, was zu einem Rückfall oder Wiederaufflammen der Krankheit führt. Diese *Tendenz zum Rückfall nach scheinbarer Heilung ist ein bemerkenswertes*

Merkmal der Tuberkuloseerkrankung, wie sie in der Wirbelsäule oder im Hüftgelenk auftritt , und erfordert eine längere Behandlungsdauer, um die besten Chancen auf eine dauerhafte Heilung zu haben.

Wenn jedoch zu Beginn der Tuberkuloseerkrankung die Bazillen vorherrschen, neigt die Infektion dazu, sich auf die Gewebe auszubreiten, die die ursprünglich Infizierten umgeben, und es bildet sich immer mehr tuberkulöses Granulationsgewebe. Schließlich löst sich das tuberkulöse Gewebe auf und verflüssigt sich, was zur Bildung eines kalten Abszesses führt. Bei ihrem Kampf mit dem Gewebe erhalten Tuberkelbazillen erhebliche Unterstützung und Unterstützung durch eventuell vorhandene Eitererreger. Eine Tuberkuloseinfektion kann ihre aggressiven Eigenschaften in ernsterer Weise entfalten, indem sie Ablösungen von Bazillen aussendet, die von den Lymphgefäßen zu den nächstgelegenen Drüsen oder von der Blutbahn zu weiter entfernten, möglicherweise sogar allen Teilen davon transportiert werden der Körper. Wenn die Infektion auf diese Weise generalisiert wird, spricht man von *allgemeiner Tuberkulose* . Angesichts der außergewöhnlichen Häufigkeit lokalisierter Formen der chirurgischen Tuberkulose ist eine allgemeine Ausbreitung der Krankheit selten.

Die klinischen Merkmale der chirurgischen Tuberkulose werden anhand der einzelnen Gewebe und Organe beschrieben, da sie je nach Läsionssituation stark variieren.

Die allgemeine Behandlung besteht in der Bekämpfung der schädlichen Einflüsse, von denen erwähnt wurde, dass sie die Anfälligkeit für tuberkulöse Infektionen erhöhen. In den letzten Jahren wurde der Wert der „Open-Air"-Behandlung weithin anerkannt. Ein Leben unter freiem Himmel, selbst im Stadtzentrum, kann zu einer deutlichen Besserung führen, insbesondere bei Patienten im Krankenhausbereich, deren häusliche Umgebung tendenziell das Fortschreiten der Krankheit begünstigt. Die reinere Luft an Orten abseits der Ballungszentren ist noch besser; und je nach den Eigenheiten des einzelnen Patienten kann die Bergluft oder die der Meeresküste bevorzugt werden. Angesichts der möglichen Beschwerden und Magenbeschwerden, die mit einer Seereise einhergehen können, sollte dies Patienten mit tuberkulösen Läsionen mit größerer Vorsicht als bisher empfohlen werden. Die Ernährung muss großzügig sein und Lebensmittel enthalten, die gleichzeitig leicht verdaulich und nahrhaft sind, insbesondere Eiweiße und Fette. Milch aus einer zuverlässigen Quelle und halbgares Schlachtfleisch gehören zu den besten. Wenn die normale Nahrungsaufnahme nicht ausreicht, kann sie durch Produkte wie Malzextrakt, Stout und Lebertran ergänzt werden. Letzteres ist besonders vorteilhaft für Patienten, die in anderen Formen nicht genügend Fett zu sich nehmen. Bemerkenswert ist, dass viele Tuberkulosepatienten eine Abneigung gegen Fett zeigen.

Zur *Verwendung von Tuberkulin in der Diagnose* und zur *Impfstoffbehandlung von Tuberkulose* wird der Leser auf medizinische Lehrbücher verwiesen.

Neben der Erhöhung der Widerstandskraft des Patienten ist es wichtig, den so veränderten Körperflüssigkeiten den Kontakt mit dem tuberkulösen Herd zu ermöglichen. Eines der Hindernisse dabei ist, dass der Herd oft von Geweben oder Flüssigkeiten umgeben ist, denen bakterizide Substanzen fast vollständig entzogen sind. Bei verkäseten Drüsen am Hals ist es beispielsweise offensichtlich, dass die Entfernung dieses inerten Materials notwendig ist, bevor das Gewebe mit Flüssigkeiten mit hoher bakterizider Wirkung gespült werden kann. Auch bei tuberkulösem Aszites ist die Bauchhöhle mit einer Flüssigkeit gefüllt, die praktisch keine antibakteriellen Substanzen enthält, so dass die Bazillen gedeihen und auf das Gewebe einwirken können. Wenn die stehende Flüssigkeit durch Laparotomie entfernt wird, werden die Teile sofort mit Lymphe gespült, die mit schützenden Substanzen angereichert ist, deren bakterizide Wirkung um ein Vielfaches höher sein kann als die der verdrängten Flüssigkeit.

Es ist wahrscheinlich, dass der positive Einfluss von *Reizstoffen* wie Blasen und der Einwirkung von *Finsen-Licht* und anderen Formen von *Strahlen* teilweise auf den erhöhten Blutfluss zu den infizierten Geweben zurückzuführen ist.

Künstliche Hyperämie. – Wie bereits erläutert, stellt die Herbeiführung einer Hyperämie nach der von Bier entwickelten Methode eines unserer wirksamsten Mittel zur Bekämpfung bakterieller Infektionen dar. Die Behandlung der Tuberkulose nach diesem Plan hat sich erfahrungsgemäß als wertvolle Ergänzung unserer Therapiemaßnahmen erwiesen und die Einfachheit ihrer Anwendung hat zu einer breiten Anwendung in der Praxis geführt. Dies führt zu einer Zunahme der reaktiven Veränderungen rund um den Tuberkuloseherd, einer Zunahme der Einwanderung von Leukozyten und einer Infiltration mit Lymphozyten.

Der zusammenschnürende Verband sollte in einiger Entfernung über dem Infektionsherd angelegt werden; Beispielsweise wird es bei einer Erkrankung des Handgelenks oberhalb des Ellenbogens angelegt und darf weder an der Stelle, an der es angelegt wird, noch an der erkrankten Stelle Schmerzen verursachen. Der Verband wird nur für ein paar Stunden am Tag angelegt, entweder zwei Stunden am Stück oder zweimal täglich für eine Stunde, und während er angelegt ist, werden alle Verbände entfernt, bis auf ein Stück sterile Gaze über einer eventuellen Wunde oder Nebenhöhle anwesend sein. Der Heilungsprozess dauert lange – bei einer schweren Gelenkerkrankung neun oder sogar zwölf Monate.

In Fällen, in denen ein abschnürender Verband nicht anwendbar ist, beispielsweise bei kalten Abszessen, Tuberkulosedrüsen oder

Sehnenscheiden, kommt die Klapp-Saugglocke zum Einsatz. Der Becher wird jeweils fünf Minuten lang angelegt und dann drei Minuten lang abgenommen, was über einen Zeitraum von etwa einer Dreiviertelstunde wiederholt wird. Der Eiter kann durch einen kleinen Einschnitt entweichen, es darf kein Tampon oder eine Drainage angelegt werden.

Es wurde festgestellt, dass tuberkulöse Läsionen tendenziell geheilt werden, wenn das infizierte Gewebe den Sonnenstrahlen ausgesetzt wird – *Heliotherapie* – daher sollte, wann immer möglich, auf diese therapeutische Maßnahme zurückgegriffen werden.

Seit der Einführung der oben beschriebenen Behandlungsmethoden und insbesondere durch deren Einsatz in einem frühen Krankheitsstadium ist die Zahl der Fälle von Tuberkulose, die einen operativen Eingriff erfordern, stark zurückgegangen. Es gibt jedoch immer noch Umstände, in denen eine Operation erforderlich ist; zum Beispiel bei Erkrankungen der Lymphdrüsen zur Entfernung träger Massen von verkästem Material, bei Erkrankungen der Knochen zur Entfernung von Sequestern oder bei Erkrankungen der Gelenke zur Verbesserung der Funktion der Gliedmaßen. Es versteht sich jedoch, dass einer operativen Behandlung immer andere therapeutische Maßnahmen vorausgehen und mit diesen kombiniert werden müssen.

TUBERKULÖSE ABSZESS

Die Verkäsung von tuberkulösem Granulationsgewebe und seine Verflüssigung ist ein langsamer und schleichender Prozess, der nicht mit den klassischen Anzeichen einer Entzündung einhergeht – daher werden für den tuberkulösen Abszess die Begriffe „kalt“ und „chronisch“ verwendet.

Bei einem kalten Abszess, wie er beispielsweise aus einer tuberkulösen Erkrankung der Wirbel resultiert, besteht das klinische Erscheinungsbild in einer weichen, flüssigen Schwellung ohne Hitze, Rötung, Schmerz oder Fieber. Wenn toxische Symptome vorliegen, sind sie meist auf eine Mischinfektion zurückzuführen.

Ein tuberkulöser Abszess entsteht durch den Zerfall und die Verflüssigung von verkästem tuberkulösem Granulationsgewebe. Flüssigkeit und Zellen aus den angrenzenden Blutgefäßen gelangen in die Höhle und führen zu Veränderungen in der Beschaffenheit ihres Inhalts. In einigen Fällen besteht der Inhalt aus einer klaren bernsteinfarbenen Flüssigkeit, in der Fragmente von verkäsetem Gewebe suspendiert sind; in anderen Fällen aus einem weißen Material wie Frischkäse. Bei ausreichender Anzahl an Leukozyten kann der Inhalt dem Eiter eines gewöhnlichen Abszesses ähneln.

Die Wand des Abszesses ist mit tuberkulösem Granulationsgewebe ausgekleidet, dessen innere Schichten einer Verkäsung und Auflösung unterliegen und ein zerfetztes Aussehen aufweisen; Die äußeren Schichten bestehen aus tuberkulösem, noch nicht verkästem Gewebe. Der Abszess neigt dazu, durch fortschreitende Verflüssigung der inneren Schichten, Verkäsung der äußeren Schichten und weitere Invasion der umliegenden Gewebe durch Tuberkelbazillen an Größe zuzunehmen . Auf diese Weise kann sich ein tuberkulöser Abszess unbegrenzt ausdehnen und vergrößern, bis er eine freie Oberfläche erreicht und nach außen reißt. Die Ausbreitungsrichtung wird durch die anatomische Anordnung des Gewebes und möglicherweise in gewissem Maße durch die Schwerkraft beeinflusst, und der Abszess kann die Oberfläche in beträchtlicher Entfernung von seinem Ursprungssitz erreichen. Das beste Beispiel dafür ist der Psoas-Abszess, der von den Rückenwirbeln ausgehen kann, sich innerhalb der Hülle des Psoas-Muskels nach unten erstreckt und schließlich im Oberschenkel auftritt.

Klinische Merkmale. —Die schleichende Entwicklung des tuberkulösen Abszesses ist eines seiner charakteristischen Merkmale. Die Schwellung kann eine beträchtliche Größe erreichen, ohne dass der Patient sich ihrer Existenz bewusst ist, und tatsächlich wird sie oft zufällig entdeckt. Das Fehlen einer Toxämie ist darauf zurückzuführen, dass die Wand des Abszesses nicht in der Lage ist, eine Absorption zu ermöglichen; Dies zeigt sich auch daran, dass auch beim Einbringen einer großen Menge Jodoform in die Abszesshöhle keine Vergiftungserscheinungen auftreten. Die Größe des Abszesses variiert von einer kleinen Kirsche bis hin zu einer Höhle, die mehrere Liter Eiter enthält. Auch seine Form variiert; Normalerweise handelt es sich um eine abgeflachte Kugel, sie kann jedoch in verschiedene Richtungen verlaufende Taschen oder Gänge aufweisen. Manchmal hat es die Form einer Sanduhr oder einer Hantel, was am deutlichsten im Bereich der Leistengegend bei einer Erkrankung der Wirbelsäule oder des Beckens zu sehen ist, wo sich ein großer Sack im unteren Darmbeinbereich und ein kleinerer im Oberschenkel befinden kann. Die beiden kommunizieren durch einen schmalen Kanal unter dem Poupart-Band. Durch Drücken mit den Fingern kann der Eiter von einem Kompartiment in das andere verlagert werden. Der übliche Ablauf ist, dass der Abszess langsam voranschreitet und schließlich eine freie Oberfläche erreicht – im Allgemeinen die Haut. Dabei kann es zu Schmerzen, Rötungen und einem lokalen Temperaturanstieg kommen. Schwankungen werden offensichtlich und oberflächlich, die Haut wird fahl und gibt schließlich nach. Überlässt man den Fall der Natur, setzt sich der Eiterausfluss fort und die Bahnöffnung auf der Haut bleibt als *Nebenhöhlen bestehen* . Das Fortbestehen der Eiterung ist auf das Vorhandensein von tuberkulösem Granulationsgewebe in der Wand des Abszesses und des Sinus zurückzuführen, das, solange es vorhanden ist, weiterhin Absonderung liefert und so die Heilung verhindert. Früher oder später gelangen eitrige Organismen in die Nebenhöhlen und durch diese zur

Abszesswand. Sie neigen dazu, die Widerstandskraft des Gewebes weiter zu schwächen und dadurch die Tuberkulosekrankheit zu verschlimmern und fortzusetzen. Diese zusätzliche Infektion mit pyogenen Organismen setzt den Patienten den weiteren Risiken einer septischen Vergiftung aus, insbesondere in Form von hektischem Fieber und Septikämie, und erhöht die Anfälligkeit für allgemeine Tuberkulose und für wachsartige Degeneration der inneren Organe. Die Mischinfektion ist hauptsächlich für das Fieber, das Schwitzen und die Abmagerung verantwortlich, die Laien mit Schwindsuchtskrankheiten assoziieren. Ein tuberkulöser Abszess kann auf die eine oder andere Weise eine Todesursache sein.

Als Residualabszess wird ein Abszess bezeichnet, der Monate oder sogar Jahre nach der scheinbaren Heilung einer Tuberkuloseerkrankung auftritt — beispielsweise im Hüftgelenk oder in der Wirbelsäule. Man nennt es Residual, weil es seinen Ursprung in den Überresten der ursprünglichen Krankheit hat.

ABB. 34. – Tuberkulöser Abszess in der rechten Lendengegend bei einer Frau im Alter von 30 Jahren.

Diagnose. – Ein kalter Abszess muss anhand eines syphilitischen Gummas, einer Zyste sowie eines Lipoms und anderer weicher Tumoren diagnostiziert werden. Auf die Differentialdiagnose dieser Erkrankungen wird später eingegangen; Dies wird oft erleichtert, wenn das Vorhandensein einer Läsion erkannt wird, die wahrscheinlich einen kalten Abszess verursacht, wie z. B. eine tuberkulöse Erkrankung der Wirbelsäule oder des Iliosakralgelenks. Wenn der Abszess äußerlich kurz vor dem Platzen steht, kann es aufgrund einer Infektion mit pyogenen Organismen schwierig sein, einen tuberkulösen Abszess von einem Abszess zu unterscheiden. Selbst wenn der Abszess geöffnet ist, liefert das Erscheinungsbild des Eiters möglicherweise nicht die gewünschte Information und es kann notwendig sein, ihn einer bakteriologischen Untersuchung zu unterziehen. Wenn sich herausstellt, dass der Eiter steril ist, kann man in der Regel davon ausgehen, dass es sich um eine Tuberkulose handelt, da bei anderen Formen der Eiterung die Erreger meist erkennbar sind. Durch eine experimentelle Impfung kann eine eindeutige Diagnose gestellt werden, sie erfordert jedoch eine Verzögerung von zwei bis drei Wochen.

Behandlung. —Der tuberkulöse Abszess kann sich unter allgemeiner Behandlung zurückbilden und verschwinden. Viele Chirurgen raten dazu, den Abszess in Ruhe zu lassen, solange er ruhig ist. Alle sind sich jedoch einig, dass, wenn es die Tendenz zeigt, sich auszubreiten, an Größe zuzunehmen oder sich der Haut oder einer Schleimhaut zu nähern, etwas unternommen werden sollte, um die Gefahr eines Platzens und einer Infektion mit pyogenen Organismen zu vermeiden. Eine einfache Evakuierung des Abszesses mit einer Hohlnadel kann ausreichen, oder nach Entnahme des Inhalts kann Wismut oder Jodoform injiziert werden.

Evakuierung des Abszesses und Injektion von Jodoform. – Das Jodoform wird in Form einer 10prozentigen Lösung eingesetzt. Lösung in Ether oder der gleiche Anteil in Glycerin suspendiert. Jede Form wird bald nach der Zubereitung steril. Seine heilende Wirkung scheint von der Freisetzung von Jod abzuhängen, das die Aktivität der Bazillen hemmt, und von seiner Fähigkeit, das Gewebe zu reizen und so eine schützende Leukozytose auszulösen und auch die Bildung von Narbengewebe zu stimulieren. Außer bei Kindern ist eine Anästhesie selten erforderlich. Der Abszess wird zunächst mithilfe eines großen Trokars und einer Kanüle evakuiert, die schräg durch die darüber liegenden Weichteile eingeführt werden, wobei Bereiche mit dünner oder geröteter Haut vermieden werden. Wenn die Kanüle durch verkästes Material verstopft ist, kann sie mit einer Sonde gereinigt werden, oder es wird eine kleine Menge Kochsalzlösung mit der Spritze hineingedrückt. Die Injektion des Jodoforms erfolgt mittels einer Glasspritze, die fest auf die Kanüle aufgeschraubt ist. Die injizierte Menge variiert je nach Größe des Abszesses und dem Alter des Patienten; Man kann sagen, dass die Menge zwischen zwei oder drei Schlucken bei Kindern und mehreren Unzen bei großen Abszessen bei Erwachsenen liegt. Die Kanüle wird zurückgezogen, die Punktion mit einer Michel-Klemme verschlossen und ein Verband angelegt, der eine gewisse Kompression ausübt. Füllt sich der Abszess erneut, sollte der Vorgang wiederholt werden; Dabei zeigt der Inhalt die Verfärbung durch freigesetztes Jod. Wenn der Inhalt halbfest ist und nicht einmal durch eine große Kanüle entnommen werden kann, muss ein Einschnitt gemacht werden und nach dem Entleeren des Hohlraums wird das Jodoform durch einen kurzen, an der Spritze befestigten Gummischlauch injiziert. Die Erfahrung hat gezeigt, dass selbst große Abszesse, wie sie beispielsweise bei Erkrankungen der Wirbelsäule auftreten, durch eine Jodoform-Injektion geheilt werden können, und dies selbst dann, wenn ein Abplatzen des Abszesses auf der Hautoberfläche unmittelbar bevorzustehen schien.

Eine andere Behandlungsmethode, die heutzutage weniger beliebt ist als früher und hauptsächlich bei Abszessen mittlerer Größe anwendbar ist, besteht darin, *den Abszess einzuschneiden und das tuberkulöse Gewebe in seiner Wand* mit dem scharfen Löffel zu entfernen. Es wird ein Einschnitt vorgenommen, der freien Zugang zum Inneren des Abszesses ermöglicht, so dass außenliegende Taschen oder Vertiefungen nicht übersehen werden können. Nach der Entfernung des Eiters wird die Wand des Abszesses mit dem Volkmann-Löffel oder mit dem Barker-Spüllöffel abgekratzt, um das tuberkulöse Gewebe, mit dem sie ausgekleidet ist, zu entfernen. Bei der Verwendung des Löffels muss darauf geachtet werden, dass seine scharfe Kante nicht die Wand einer Vene oder eine andere wichtige Struktur perforiert. Eventuell an den Wänden haftender Schmutz wird durch Abreiben mit trockener Gaze entfernt. Das Austreten von Blut wird gestoppt, indem die Höhle einige Minuten lang mit Gaze ausgefüllt wird. Nach dem Entfernen der Packung wird Jodoformpulver in die rohe Oberfläche eingerieben. Die durch den Schnitt getrennten Weichteile werden schichtweise vernäht, um eine primäre Vereinigung zu gewährleisten. Besteht hingegen die Gefahr einer Mischinfektion, insbesondere bei Abszessen in der Nähe des Rektums oder Anus, ist es sicherer, sie mit der offenen Methode zu behandeln, indem man die Höhle mit Jodoform-Kammgarn oder Wismutgaze ausfüllt und diese in regelmäßigen Abständen erneuert einer Woche oder zehn Tagen, während die Kavität von unten heilt.

Eine andere Methode besteht darin, den Abszess einzuschneiden, die Höhle mit Gaze zu reinigen, mit Carrel-Dakin-Lösung zu spülen und mit Gaze zu füllen, die mit dem verdünnten, ungiftigen BIPP (Wismut und Jodoform 2 Teile, Vaseline 12 Teile, Hartparaffin, ausreichend, um den Abszess zu verdünnen) bestrichen ist Konsistenz von Butter). Die Wunde wird mit „gebippten" Seidennähten verschlossen; Eine davon – die „Wartenaht" – bleibt locker, damit die Gaze nach 48 Stunden entfernt werden kann.

Anschließend wird das wartende Nahtmaterial gebunden und so eine verzögerte Primärheilung herbeigeführt.

Wenn die Haut über dem Abszess rot und dünn ist und kurz davor steht, nachzugeben, was häufig der Fall ist, wenn der Abszess im subkutanen Zellgewebe liegt, sollte jegliche Haut, die unterminiert und mit Tuberkel infiziert ist, mit der Schere entfernt werden Gleichzeitig wird der Abszess behandelt.

Bei Abszessen, die mit der offenen Methode behandelt werden, kann die Höhle, wenn sie mit gesunden Granulationen ausgekleidet ist, durch eine sekundäre Naht verschlossen werden. Wenn die Granulationsoberfläche bündig mit der Haut abschließt, kann die Heilung durch eine Hauttransplantation beschleunigt werden.

Wenn der tuberkulöse Abszess geplatzt ist und einen *Sinus hinterlassen* hat, besteht die Gefahr, dass dieser bestehen bleibt, weil in seiner Wand tuberkulöses Gewebe vorhanden ist und eine zusätzliche pyogene Infektion vorliegt oder weil er als Weg für den Abfluss von Ausfluss aus einem Tuberkuloseherd dient in einem Knochen oder einer Lymphdrüse.

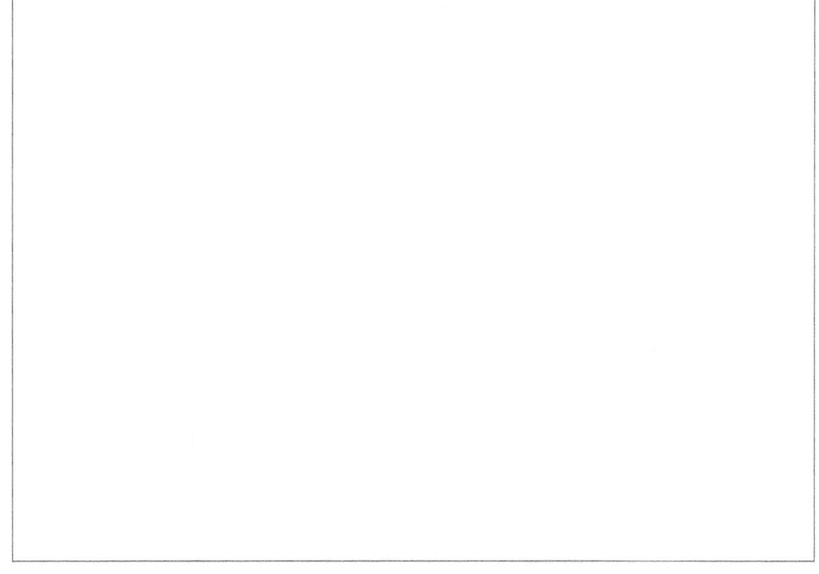

ABB. 35. – Tuberkulöser Sinus, durch seine Öffnung im Unterarm mit Wismutpaste injiziert.

(Der Fall von Herrn Pirie Watson – Radiogramm von Dr. Hope Fowler.)

Die Behandlung variiert je nach den vorliegenden Erkrankungen und muss Maßnahmen umfassen, die auf die Läsion abzielen, aus der die Nebenhöhlen entstanden sind. Das Ausmaß und die Richtung eines bestimmten Sinus kann durch die Verwendung der Sonde oder, genauer gesagt, durch die Injektion einer Paste aus weißer Vaseline mit 10 bis 30 Prozent in den Sinus nachgewiesen werden. von Bismutsubcarbonat und verfolgt seine Spur mit den Röntgenstrahlen (Abb. 35).

Beck aus Chicago fand heraus, dass auf die Injektion von Wismutpaste häufig eine Heilung der Nebenhöhlen folgt und dass, wenn eine Injektion keine Heilung herbeiführt, eine Wiederholung der Injektion jeden zweiten Tag erfolgreich sein kann. Bei dieser Behandlung ist Vorsicht geboten, da nach der Anwendung Vergiftungserscheinungen beobachtet wurden. Wenn sie auftreten, sollte eine Injektion mit warmem Olivenöl verabreicht werden; Wenn man das Öl etwa zwölf Stunden lang einwirken lässt, bildet es mit dem Wismut eine Emulsion, die durch Absaugen entfernt werden kann. In Glycerin suspendiertes Iodoform kann auf ähnliche Weise verwendet werden. Wenn diese und andere nichtoperative Maßnahmen fehlschlagen und der gesamte Verlauf des Sinus zugänglich ist, sollte er offengelegt, abgeschabt und mit Wismut- oder Jodoformgaze gefüllt werden, bis er von unten verheilt ist.

Das *tuberkulöse Geschwür* wird im Kapitel über Geschwüre beschrieben.

KAPITEL IX
SYPHILIS

Syphilis ist eine Infektionskrankheit, die durch das Eindringen eines bestimmten Virus in den Körper verursacht wird. Die Übertragung von einem Individuum zum anderen erfolgt fast immer durch Kontaktinfektion, wobei der Ausfluss aus einer syphilitischen Läsion das Medium ist, durch das das Virus übertragen wird, und der Impfherd fast immer eine mit Plattenepithel bedeckte Oberfläche ist. Die Krankheit war in Europa vor dem Jahr 1493 unbekannt, als sie von Kolumbus' Besatzung nach Spanien eingeschleppt wurde, die sich in Haiti infiziert hatte, wo die Krankheit seit jeher endemisch war (Bloch).

Das Granulationsgewebe, das sich als Folge der Reaktion des Gewebes auf das Vorhandensein des Virus bildet, besteht hauptsächlich aus Lymphozyten und Plasmazellen sowie einer reichlichen Neubildung kapillarer Blutgefäße. Riesenzellen sind keine Seltenheit, aber die Endothelioidzellen, die ein so ausgeprägtes Merkmal des tuberkulösen Granulationsgewebes sind, fehlen praktisch.

Wenn Syphilis durch Kontaktinfektion von einer Person auf eine andere übertragen wird, spricht man von *erworbener Syphilis* , und das erste sichtbare Anzeichen der Krankheit erscheint an der Impfstelle und wird als *primäre Läsion bezeichnet* . Wer die Krankheit auf diese Weise erworben hat, kann sie auf seine Nachkommen übertragen, die dann angeblich an *erblicher Syphilis leiden* .

Das Syphilis-Virus. – Die Ursache der Syphilis, ob erworben oder vererbt, ist der Organismus, der 1905 von Schaudinn und Hoffman unter dem Namen *Spirochæta pallida* oder *Spironema pallidum beschrieben wurde* . Es handelt sich um eine zarte, fadenförmige Spirilla mit einer durchschnittlichen Länge von 8 bis 10 μ und einer Breite von etwa 0,25 μ. Sie unterscheidet sich von anderen Spirochäten durch ihre zarte Form, ihr totenweißes Aussehen und ihre eng gedrehte Spiralform. mit zahlreichen Wellen (10 bis 26), die vollkommen regelmäßig sind und sich dadurch auszeichnen, dass sie in Ruhe und bei aktiver Bewegung gleich bleiben (Abb. 36). Bei einem frischen Präparat, beispielsweise einem Kratzer von einem harten Schanker, der in etwas Salzlösung suspendiert ist, zeigt es aktive Bewegungen. Der Organismus wird durch Hitze leicht zerstört und geht ohne Feuchtigkeit zugrunde. Es wurde experimentell nachgewiesen, dass es nur bis zu sechs Stunden nach seiner Entfernung aus dem Körper infektiös bleibt. Noguchi ist es gelungen, Reinkulturen aus den infizierten Geweben des Kaninchens zu gewinnen.

ABB. 36. – Spirochæta pallida durch Abkratzen des harten Schankers der Vorhaut. × 1000 Durchm. Burri-Methode.

Die Spirochäten können auf Filmen erkannt werden, die durch Abkratzen der tieferen Teile der primären Läsion erstellt wurden, anhand von Papeln auf der Haut oder durch künstlich hervorgerufene Blasen auf Hautläsionen oder auf dem unmittelbar angrenzenden Teil gesunder Haut. Es kommt leicht in den Schleimhäuten und Kondylomata der Sekundärperiode vor. Es lässt sich am besten mit der Giemsa-Methode färben und seine Erkennung wird durch die Verwendung des Ultramikroskops erheblich erleichtert.

Die Spirochäte wurde in jeder Form syphilitischer Läsionen nachgewiesen und konnte – mit Schwierigkeiten – aus dem Blut und aus Lymphe isoliert werden, die mit einer Hohlnadel aus vergrößerten Lymphdrüsen entnommen wurde. Auch der Speichel von Personen, die an syphilitischen Läsionen im Mundraum leiden, enthält den Erreger.

ABB. 37. – Spirochæta refrigerans durch Schaben der Vagina. × 1000
Durchm. Burri-Methode.

Bei tertiären Läsionen ist der Nachweis der Spirochäten schwieriger, eine geringe Anzahl wurde jedoch in den peripheren Teilen der Gummata und in den verdickten Stellen bei syphilitischen Erkrankungen der Aorta gefunden. Noguchi und Moore haben die Spirochäten im Gehirn in einer Reihe von Fällen allgemeiner Lähmung von Geisteskranken entdeckt. Die Spirochäten können nach der Infektion noch lange Zeit im Körper verbleiben; Ihr Vorkommen wurde bereits sechzehn Jahre nach dem ursprünglichen Ausbruch der Krankheit nachgewiesen.

Bei der erblichen Syphilis kommt die Spirochäte in großer Zahl in allen Organen und Körperflüssigkeiten vor.

Erhebliches Interesse gilt den Beobachtungen von Metchnikoff, Roux und Neisser, denen es gelungen ist, Syphilis auf den Schimpansen und andere Mitglieder des Affenstamms zu übertragen, wobei sie primäre und sekundäre Läsionen verursachten, die denen beim Menschen ähnelten und auch die Spirochäten eindämmten. Bei Tieren wurde die Krankheit durch Material aus allen Arten syphilitischer Läsionen übertragen, einschließlich sogar des Blutes im sekundären und tertiären Stadium der Krankheit. Die primäre Läsion hat die Form einer verhärteten Papel, die in jeder Hinsicht der entsprechenden Läsion beim Menschen ähnelt und mit einer Vergrößerung und Verhärtung der Lymphdrüsen einhergeht. Die primäre Läsion tritt in der Regel etwa dreißig Tage nach der Inokulation auf, worauf in etwa der Hälfte der Fälle sekundäre Manifestationen folgen, die meist milder Natur sind; in keinem Fall wurde eine tertiäre Läsion beobachtet. Die Schwere der Zuneigung scheint bei Affen im Verhältnis zur Nähe der Beziehung des Tieres zum Menschen zu stehen. Das Auge des Kaninchens ist auch anfällig für die Impfung durch syphilitische Läsionen; Das Material wird in feinverteiltem Zustand in die vordere Augenkammer eingebracht.

Versuche, sich gegen die Krankheit zu immunisieren, haben sich bisher als negativ erwiesen, aber Metchnikoff hat gezeigt, dass die Einreibung des geimpften Teils mit einer Salbe mit 33 Prozent. Eine Dosis Kalomel innerhalb einer Stunde nach der Infektion reicht aus, um das Virus beim Menschen zu neutralisieren, bei Affen sind es bis zu achtzehn Stunden. Er empfiehlt die Anwendung dieses Verfahrens in der Syphilisprophylaxe.

Noguchi hat eine Emulsion aus toten Spirochäten hergestellt, die er *Luetin nennt* und die eine spezifische Reaktion hervorruft, die der von Tuberkulin bei Tuberkulose ähnelt, wobei sich an der Stelle der intradermalen Injektion eine Papel oder Pustel bildet. Es soll bei den tertiären und latenten Formen der Syphilis am wirksamsten sein, also genau bei den Formen, bei denen die Diagnose mit Schwierigkeiten verbunden ist.

ERWORBENE SYPHILIS

In den allermeisten Fällen erfolgt die Ansteckung während der Geschlechterkongression. Anschließend werden empfindliche, leicht abriebfeste Oberflächen in Kontakt gebracht, und der Ausfluss aus Läsionen, die das Virus enthalten, wird unter günstige Bedingungen gebracht, um die Krankheit von einer Person auf die andere zu übertragen. Bei Männern erhöht sich die Wahrscheinlichkeit einer Infektion, wenn das Virus unter dem Schutz einer langen und dichten Vorhaut zurückgehalten wird und wenn die Oberfläche, mit der es in Kontakt kommt, Abschürfungen aufweist. Die Häufigkeit, mit der Infektionen der Genitalien beim Geschlechtsverkehr auftreten, rechtfertigt die Einstufung der Syphilis als Geschlechtskrankheit, obwohl es auch andere Möglichkeiten gibt, sich mit Syphilis anzustecken.

Einige davon beinhalten direkten Kontakt – wie zum Beispiel Küssen, die digitale Untersuchung von Syphilis-Patienten durch Ärzte oder Krankenschwestern oder eine Infektion der Finger des Chirurgen während der Operation eines Syphilis-Patienten. Beim Stillen kann eine syphilitische Amme einen gesunden Säugling infizieren, oder ein syphilitischer Säugling kann eine gesunde Amme infizieren. In anderen Fällen erfolgt die Infektion durch indirekten Kontakt, wobei das Virus über Gegenstände übertragen wird, die von einem syphilitischen Patienten kontaminiert wurden – beispielsweise chirurgische Instrumente, Tabakpfeifen, Blasinstrumente,

Tischutensilien, Handtücher oder Unterwäsche. Physiologische Sekrete wie Speichel, Milch oder Tränen können die Krankheit nicht übertragen, es sei denn, sie werden durch den Ausfluss einer syphilitischen Wunde kontaminiert. Während der Speichel selbst harmlos ist, kann er durch den Ausfluss von Schleimhäuten oder anderen syphilitischen Läsionen in Mund und Rachen kontaminiert werden und ist dann ein gefährlicher Infektionsträger. Wenn diese extragenitalen Infektionsquellen nicht berücksichtigt werden, besteht die Gefahr, dass die primäre Läsion der Syphilis an ungewöhnlichen Stellen, wie der Lippe, dem Finger oder der Brustwarze, nicht erkannt wird. Wenn die Krankheit auf diese Weise durch unschuldige Übertragung erworben wird, spricht man von *Syphilis insontium* .

Stadien oder Perioden der Syphilis. – Nach der Lehre von Ricord ist es üblich, den Lebensverlauf der Syphilis in drei Perioden oder Stadien zu unterteilen, die der Einfachheit halber als primär, sekundär und tertiär bezeichnet werden. Diese Einteilung ist gewissermaßen willkürlich und künstlich, da die verschiedenen Stadien einander überlappen und die Läsionen eines Stadiums unmerklich in die eines anderen übergehen. Bei den Manifestationen des Sekundärstadiums gibt es große Unterschiede, und histologisch lässt sich keine gültige Unterscheidung zwischen sekundären und tertiären Läsionen treffen.

Die primäre Periode umfasst den Zeitraum zwischen der Erstinfektion und den ersten konstitutionellen Manifestationen, etwa vier bis acht Wochen, und umfasst die Inkubationszeit, die Entwicklung des primären Geschwürs und die Vergrößerung der nächstgelegenen Lymphdrüsen .

Die Dauer der Sekundärperiode variiert zwischen einem und zwei Jahren. Während dieser Zeit kann der Patient unter Manifestationen leiden, die größtenteils oberflächlicher Natur sind und die Haut und ihre Anhangsgebilde, die Schleimhäute und die Lymphdrüsen betreffen.

Die Tertiärperiode hat keine zeitliche Begrenzung, mit der Ausnahme, dass sie sich an die Sekundärperiode anschließt, so dass der Patient im weiteren Verlauf seines Lebens unter Erscheinungen leiden kann, die tiefer liegende Gewebe und innere Organe sowie die Haut und Schleimhäute betreffen können.

Primäre Syphilis. — *Die Inkubationszeit* stellt den Zeitraum dar, der zwischen dem Auftreten einer Infektion und dem Auftreten der primären Läsion an der Inokulationsstelle vergeht. Die Grenzen liegen zwischen zwei und sechs Wochen, im Durchschnitt zwischen einundzwanzig und achtundzwanzig Tagen. Während die Krankheit brütet, gibt es keine Hinweise darauf, dass eine Infektion stattgefunden hat.

Die primäre Läsion. – Nach Ablauf der Inkubationszeit erscheint an der Inokulationsstelle ein umschriebener Infiltrationsbereich, der die Reaktion des Gewebes auf das Eindringen des Virus darstellt. Das erste Erscheinungsbild ist das einer scharf begrenzten Papel, selten größer als eine Erbse. Seine Oberfläche ist zunächst glatt und glänzend, aber wenn in der Mitte eine Nekrose der Gewebeelemente stattfindet, wird sie konkav, und in vielen Fällen wird das Epithel abgestoßen und es bildet sich ein Geschwür. Ein solches Geschwür hat einen erhöhten Rand, scharf geschnittene Kanten, eine verhärtete Basis und sondert einen spärlichen serösen Ausfluss ab; Seine Oberfläche ist zunächst mit gelbem nekrotischem Gewebe besetzt, das jedoch mit der Zeit durch glattes, blassrosa Granulationsgewebe ersetzt wird. Schließlich kann sich das Epithel über die Oberfläche ausbreiten und das Geschwür heilt. In der Regel verspürt der Patient kaum Beschwerden und weiß möglicherweise sogar nichts von der Existenz der Läsion, es sei denn, es kommt zu einer Ulzeration, wenn er mechanischer oder septischer Reizung ausgesetzt wird und die Wunde schmerzhaft und empfindlich wird und eitrig wird Entladung. Die primäre Läsion kann bestehen bleiben, bis die sekundären Manifestationen auftreten, also mehrere Wochen lang.

Es kann nicht genug betont werden, dass die Verhärtung der primären Läsion, die ihr den Namen „harter Schanker" eingebracht hat, ihr wichtigstes Merkmal ist. Man spürt es am besten, wenn man die Wunde zwischen Finger und Daumen von einer Seite zur anderen fasst. Das Gefühl beim Ergreifen wurde treffend mit dem Gefühl verglichen, das ein Knorpelknötchen oder ein Knopf vermittelt, der durch eine Stoffschicht gefühlt wird. Der durch Berührung gewonnene Beweis ist wertvoller als der durch Inspektion gewonnene Beweis, eine Tatsache, die bei der Erkennung *verborgener Schanker* – also solcher, die durch eine enge Vorhaut verborgen sind – ausgenutzt wird . Die Verhärtung ist nicht nur auf die dichte Packung der Bindegewebsräume mit Lymphozyten und Plasmazellen zurückzuführen, sondern auch auf die Bildung neuer Bindegewebselemente. Am stärksten ausgeprägt ist es bei den Schankern, die sich in der Furche zwischen der Eichel und der Vorhaut befinden.

Beim Mann betrifft die primäre Läsion besonders bestimmte *Situationen* , und das Erscheinungsbild variiert je nach: (1) an der Innenseite der Vorhaut und in der Falte zwischen der Vorhaut und der Eichel; Im letzteren Fall verleiht die Verhärtung der Vorhaut eine „kragenartige" Starrheit, die am deutlichsten sichtbar wird, wenn sie über die Korona zurückgerollt wird. (2) An der Öffnung der Vorhaut nimmt die primäre Läsion die Form mehrerer linearer Geschwüre oder Risse an, und da jede davon mit einer Infiltration einhergeht, kann die Vorhaut nicht zurückgezogen werden – ein Zustand, der als *syphilitische Phimose bekannt ist* . (3) An der Eichel kann die Infiltration so oberflächlich sein, dass sie einer Pergamentschicht ähnelt. Wenn sie jedoch in das Schwellkörpergewebe eindringt, entsteht eine dichte Verhärtung. (4) Auf der Außenseite der Vorhaut oder auf der Haut des Penis selbst. (5) An beiden Enden des zerrissenen Frænums in Form eines rautenförmigen Geschwürs, das sich über die Umgebung erhebt. (6) In Bezug auf den Gehörgang und den Harnröhrenkanal kann die Schwellung und Verhärtung in beiden Situationen zu einer Verengung der Harnröhre führen, so dass der Urin nur mit Schmerzen und Schwierigkeiten in einem winzigen Strahl ausgeschieden werden kann; Eine Striktur kommt nur in den Ausnahmefällen vor, in denen der Schanker ulzeriert ist und eine Gewebezerstörung verursacht hat. Ein Schanker in der Harnröhrenöffnung ist selten und kann, da er nicht sichtbar ist, nur am Ausfluss aus dem Gehörgang und an der beim Abtasten der Harnröhre zwischen Finger und Daumen spürbaren Verhärtung erkannt werden.

Bei der Frau ist die primäre Läsion nicht so typisch und nicht so leicht zu erkennen wie bei Männern; es tritt normalerweise an den Schamlippen auf; die Verhärtung ist selten charakteristisch und hält nicht so lange an. Die primäre Läsion kann die Form von Kondylomata annehmen. Ein verhärtetes Ödem mit bräunlich-roter oder livider Verfärbung einer oder beider Schamlippen ist ein diagnostisches Zeichen für Syphilis.

Der harte Schanker kommt normalerweise einzeln vor, aber manchmal gibt es zwei oder mehr; Bei mehreren sind sie einzeln kleiner als der einzelne Schanker.

Es ist die Ausnahme, dass ein harter Schanker eine sichtbare Narbe hinterlässt. Daher kann man sich bei der Untersuchung von Patienten mit einer zweifelhaften Syphilis-Vorgeschichte kaum auf das Vorhandensein oder Fehlen einer Narbe an den Genitalien verlassen. Wenn die primäre Läsion die Form eines offenen Geschwürs mit eitrigem Ausfluss angenommen hat oder sich abgeschält hat, bleibt eine bleibende Narbe zurück.

Eine Infektion der angrenzenden Lymphdrüsen findet meist statt, wenn die primäre Läsion ihre charakteristische Verhärtung erreicht hat. Mehrere der Drüsen entlang des Poupart-Bandes auf einer oder beiden Seiten sind vergrößert, abgerundet und verhärtet; Sie sind normalerweise frei beweglich und selten empfindlich, es sei denn, es liegt zusätzlich eine septische Infektion vor. Für sie wurde der Begriff *Bullet-Bubo verwendet, und ihr Vorhandensein ist für die Diagnose von großem Wert.* In einer bestimmten Anzahl von Fällen verwandelt sich eines der Hauptlymphgefäße *auf* dem Penisrücken in einen faserigen Strang, der beim Abtasten leicht zu erkennen ist und beim Fassen zwischen den Fingern in Größe und Konsistenz dem Samenleiter nicht unähnlich zu sein scheint.

Von verdecktem Schanker spricht man, wenn sich ein oder mehrere Schanker im Sack einer Vorhaut befinden, der nicht zurückgezogen werden kann. Wenn die Verhärtung gut ausgeprägt ist, kann der Schanker durch die Vorhaut hindurch ertastet werden und ist druckempfindlich. Da es dem Patienten unter diesen Umständen unmöglich ist, die Körperteile sauber zu halten, wird eine septische Infektion zu einem auffälligen Merkmal, die Vorhaut ist ödematös und entzündet und es kommt zu reichlich Eiterausfluss aus ihrer Öffnung. Gelegentlich kommt es vor, dass die Infektion einen virulenten Charakter annimmt und zur Ablösung der Vorhaut führt – ein Zustand, der als *Phagedæna bekannt ist*. Der Ausfluss ist dann faulig und blutig, und die Vorhaut nimmt eine dunkelrote oder violette Farbe an und kann sich schließlich ablösen und die Eichel freilegen.

Extragenitale oder unregelmäßige Schanker (<u>Abb. 38</u>). – „Erratischer Schanker" ist der Begriff, den Jonathan Hutchinson für die primäre Läsion der Syphilis verwendet, wenn sie an anderen Körperteilen als den Genitalien auftritt. Er unterscheidet sich in mancher Hinsicht vom harten Schanker, wie man ihn am Penis findet; Sie ist meist größer, die Verhärtung ist diffuser und die vergrößerten Drüsen sind weicher und empfindlicher. Die Drüsen, die der Wunde am nächsten stehen, sind diejenigen, die zuerst betroffen sind, zum Beispiel die Epitrochlearisdrüse oder die Achseldrüse im Schanker des Fingers; die Unterkieferdrüsen im Schanker der Lippe oder des Mundes; oder die präaurikuläre Drüse im Schanker des Augenlids oder der Stirn. Aufgrund ihrer Abweichung vom typischen Schanker und der Tatsache, dass sie häufig bei Personen anzutreffen sind, die aufgrund ihres Alters, ihrer Umgebung oder ihres moralischen Charakters unwahrscheinlich an Geschlechtskrankheiten erkranken, wird die wahre Natur unregelmäßiger Schanker oft übersehen, bis sie fortbestehen Die Läsion, ihr Mangel an Ähnlichkeit mit irgendetwas anderem oder das Auftreten konstitioneller Symptome bestimmen die Diagnose einer Syphilis. Eine einzelne, träge Wunde an der Lippe, am Augenlid, am Finger oder an der Brustwarze, die nicht heilt, sondern tendenziell größer wird und mit einer Verhärtung und Vergrößerung der angrenzenden Drüsen einhergeht, ist höchstwahrscheinlich die primäre Läsion der Syphilis .

ABB. 38. – Primäre Läsion am Daumen, mit sekundärer Eruption am Unterarm. [1]

[1] Aus *A System of Syphilis* , Bd. ii., herausgegeben von D'Arcy Power und J. Keogh Murphy, Oxford Medical Publications.

Das weiche Geschwür, der weiche Schanker oder das Chancroid. – Die Differenzialdiagnose der Syphilis erfordert die Berücksichtigung des *weichen Geschwürs* , *des weichen Schankers* oder *des Schankers* , der ebenfalls eine häufige Form der Geschlechtskrankheit ist und auf eine Infektion mit einem virulenten, eiterbildenden Bazillus zurückzuführen ist, der erstmals 1889 von Ducrey beschrieben wurde. Ducreys Bazillus kommt in Form winziger ovaler Stäbchen mit einer Länge von etwa 1,5 µ vor, die sich leicht mit jedem basischen Anilinfarbstoff anfärben lassen, aber durch die Gram-Methode schnell entfärbt werden. Man findet sie vermischt mit anderen Organismen im eitrigen Ausfluss der Wunde und ist meist in kleinen Gruppen oder kurzen Ketten angeordnet. Herpesbläschen entstehen immer durch direkten Kontakt mit einer anderen Person und die Inkubationszeit ist kurz und beträgt zwei bis fünf Tage. Sie befinden sich normalerweise in der Nähe des Frænum und bei Frauen um die kleinen Schamlippen oder Fourchette; Sie entstehen in diesen Situationen wahrscheinlich durch Abschürfungen. Sie erscheinen als Pusteln, die sich schnell in kleine, akut entzündete Geschwüre mit scharf eingeschnittenen, unregelmäßigen Rändern verwandeln, die leicht bluten und reichlich gelben, eitrigen Ausfluss hervorrufen. Sie weisen keine Verhärtung der Syphilis auf, sind schmerzhaft und fast immer multipel, wobei sie sich in aufeinanderfolgenden Kulturen durch Autoinokulation vermehren. Weiche Wunden werden häufig durch Phimose und Balanitis kompliziert und führen häufig zu einer Infektion der Drüsen in der Leiste. Der daraus resultierende Beulen ist unscharf, schmerzhaft und schmerzempfindlich, und in etwa einem Viertel der Fälle kommt es zu einer Eiterung. Die darüber liegende Haut wird festhaftend und rot, und die Eiterung erfolgt entweder in Form einzelner Herde im Inneren der einzelnen Drüsen oder um diese herum; im letzteren Fall findet man bei der Inzision die Drüsen in Eiter gebadet liegend. Ducrey-Bazillus kommt in Reinkultur im Eiter vor. Manchmal kommen noch andere eitrige Organismen hinzu. Nachdem der Bubo geöffnet wurde, kann die Wunde den Charakter eines weichen Wundes annehmen.

Behandlung. —Weiche Wunden heilen schnell, wenn sie sauber gehalten werden. Wenn es unter einer engen Vorhaut verborgen ist, sollte ein Einschnitt entlang des Rückens vorgenommen werden, um Zugang zu den Wunden zu ermöglichen. Sie sollten mit Eusol gewaschen und mit einer Mischung aus einem Teil Jodoform und zwei Teilen Borsäure oder Salicylsäure oder, wenn der Geruch von Jodoform beanstandet wird, mit gleichen Teilen Borsäure und kohlensaurem Zink bestäubt werden. Es ist sinnvoll, den Penis täglich einige Stunden lang in ein Bad mit Eusol einzutauchen. Die Wunde wird dann mit einem Stück Gaze bedeckt, das durch Ziehen der Vorhaut darüber oder durch ein paar Windungen eines schmalen Verbandes in Position gehalten wird. C. H. Mills empfiehlt, sublimierten Schwefel häufig in die Wunde einzureiben. Sollten sich die Wunden trotzdem ausbreiten, sollten sie mit Kokain bestrichen und anschließend kauterisiert werden. Wenn die Drüsen in der Leiste infiziert sind, muss der Patient ans Bett gefesselt werden und ein mit Ichthyol und Glycerin (10 Prozent) imprägnierter Verband angelegt werden; Der wiederholte Einsatz einer Saugglocke leistet gute Dienste. Harrison empfiehlt die Aspiration eines Beulenabszesses, gefolgt von der Injektion einer 1:20-Lösung einer Jodtinktur in die Höhle; Dies wird wiederum abgesaugt und dann 1 oder 2 cm³ der Lösung injiziert und darin belassen. Dies wird so oft wiederholt, wie sich die Höhle wieder füllt. Manchmal ist es notwendig, den Eiter durch einen oder mehrere kleine Einschnitte abzulassen und die Saugglocke weiterhin zu verwenden.

Diagnose der primären Syphilis. – In Fällen, in denen es eine Inkubationszeit von drei bis fünf Wochen in der Vorgeschichte gibt, wenn die Wunde verhärtet, hartnäckig und träge ist und von Kugelblasen in der Leiste begleitet wird, ist die Diagnose einer primären Syphilis nicht schwierig. Da es jedoch von großer Bedeutung ist, die Behandlung im frühestmöglichen Stadium der Infektion einzuleiten, sollte versucht werden, die Diagnose unverzüglich durch den Nachweis der Spirochäte zu stellen. Bevor ein Antiseptikum aufgetragen wird, wird der Rand der vermuteten Wunde mit Gaze abgerieben und das bei Druck austretende Serum in einem Kapillarröhrchen gesammelt und zur mikroskopischen Untersuchung an einen Pathologen geschickt. Eine bessere Probe kann manchmal erhalten werden, indem man eine vergrößerte Lymphdrüse mit einer Injektionsnadel punktiert, ein paar kleine Mengen steriler Kochsalzlösung injiziert und dann die blutige Flüssigkeit absaugt.

Für die Diagnose im Frühstadium sollte man sich nicht auf den Wassermann-Test verlassen, da er erst auftritt, wenn sich die Krankheit generalisiert hat und die sekundären Manifestationen beginnen. Zu verurteilen ist die Praxis, im Zweifelsfall mit der Diagnose zu warten, bis Sekundärmanifestationen auftreten.

Extragenitale Schanker, *z. B.* Wunden an den Fingern von Ärzten oder Krankenschwestern, werden besonders häufig übersehen, wenn die Möglichkeit einer Syphilis nicht berücksichtigt wird.

Es ist wichtig, die Möglichkeit zu bedenken , *dass sich ein Patient eine Mischinfektion* mit dem Virus des weichen Schankers zugezogen hat, die sich einige Tage nach der Infektion manifestiert, und dem Virus der Syphilis, die sich nach mehreren Wochen manifestiert. Dieses Vorkommnis sorgte früher für große Verwirrung bei der Diagnose, und man glaubte einst, dass Syphilis aus weichen Wunden resultieren könnte. Mittlerweile ist jedoch erwiesen, dass Syphilis nicht auf weiche Wunden folgt, es sei denn, das Syphilisvirus wurde dort eingeschleppt gleiche Zeit. Der Arzt muss daher auf der Hut sein, wenn ein Patient ihn um Rat zu einem Geschlechtsgeschwür fragt, das innerhalb weniger Tage nach der Infektion aufgetreten ist. Ein solcher Patient möchte natürlich unbedingt wissen, ob er an Syphilis erkrankt ist oder nicht, kann aber weder eine positive noch eine negative Antwort geben – es sei denn, die Spirochäte kann identifiziert werden.

Epithelioms , der häufigsten Form von Peniskrebs, diagnostizieren . Insbesondere bei älteren Patienten mit einer straffen Vorhaut besteht die Gefahr, dass die Verhärtung der Syphilis mit der Verhärtung eines Epithelioms verwechselt wird. In schwierigen Fällen muss die Vorhaut aufgeschlitzt werden.

Bei der Diagnose einer primären Syphilis durch *Herpes können Schwierigkeiten auftreten* , da diese erst zehn Tage nach der Ansteckung auftreten kann; Es beginnt als eine Gruppe von Bläschen, die bald platzen und flache Geschwüre mit gelbem Boden hinterlassen. Diese verschwinden bei Verwendung eines antiseptischen Puders schnell.

Besorgte Patienten, die sexuelle Indiskretionen begangen haben, neigen dazu, jede Läsion, die sich zufällig am Penis befindet, als syphilitisch zu betrachten – zum Beispiel Akne-Pusteln, Ekzeme, Psoriasis-Papeln, Furunkel, Balanitis oder Geschlechtswarzen.

Die lokale Behandlung des primären Geschwürs besteht im Versuch, die Organismen *in situ zu zerstören* . Eine Salbe aus 33 Teilen Kalomel, 67 Teilen Lanolin und 10 Teilen Vaseline (Metchnikoff-Creme) wird mehrmals täglich in die Wunde eingerieben. Wenn die Oberfläche intakt ist, kann sie leicht mit einem Pulver bestäubt werden, das zu gleichen Teilen aus Kalomel und kohlensaurem Zink besteht. Es wird ein Mullverband angelegt und Penis und Hodensack sollten mit einem dreieckigen Taschentuch oder Badehosen an der Bauchdecke abgestützt werden; Liegt ein entzündliches Ödem vor, sollte der Patient bettlägerig bleiben.

Bei *verborgenen Schankern* mit Phimose sollte der Vorhautsack entlang des Rückens aufgeschlitzt werden, um das Auftragen der Salbe zu ermöglichen. Tritt eine Phagedäna auf, muss die Vorhaut entlang des Rückens aufgeschlitzt oder bei Ablösung abgeschnitten werden, und der Patient sollte häufig Sitzbäder mit einer schwachen Sublimationslotion nehmen. Befindet sich der Schanker im Gehörgang, werden Jodoform-Bougies in die Harnröhre eingeführt und der Urin sollte durch Trinken großer Flüssigkeitsmengen neutralisiert werden.

Die allgemeine Behandlung wird auf <u>S. 149</u>.

Sekundäre Syphilis. —Die folgende Beschreibung der sekundären Syphilis basiert auf dem durchschnittlichen Krankheitsverlauf in unbehandelten Fällen. Die konstitutionellen Symptome treten sechs bis zwölf Wochen nach der Infektion auf und sind das Ergebnis des Eindringens des Virus in den allgemeinen Kreislauf und seiner Ausbreitung in alle Teile des Körpers. Der Zeitraum, in dem der Patient an sekundären Symptomen leiden kann, liegt zwischen sechs Monaten und zwei Jahren.

In manchen Fällen ist der allgemeine Gesundheitszustand nicht beeinträchtigt; In anderen Fällen ist der Patient fieberhaft und unwohl, verliert den Appetit, wird blass und anämisch und klagt über Mattigkeit, Unfähigkeit zur Anstrengung, Kopfschmerzen und Schmerzen rheumatischer Art, die auf die Knochen übertragen werden. Die Leukozytose ist mäßig ausgeprägt, der Anstieg ist jedoch nicht auf die polymorphkernigen Leukozyten, sondern auf Lymphozyten zurückzuführen. In Einzelfällen steigt die Temperatur auf 45 bis 40 °C und der Patient verliert an Fleisch. Die Lymphdrüsen, insbesondere die am hinteren Rand des Sterno-Mastoideus, sind vergrößert und leicht schmerzempfindlich. Die Haare fallen aus, es treten Ausschläge auf der Haut und den Schleimhäuten auf und der Patient kann unter Halsschmerzen und Augenbeschwerden leiden. Bei den lokalen Läsionen handelt es sich um Reaktionen gegen Ansammlungen des Parasiten, wobei Lymphozyten und Plasmazellen die am reaktiven Prozess hauptsächlich beteiligten Elemente sind.

Hauterkrankungen gehören zu den am weitesten verbreiteten Erscheinungen. Ein flüchtiger Makulaausschlag, der dem von Masern nicht unähnlich ist – *Roseola* –, tritt als erstes auf, normalerweise sechs bis acht Wochen nach dem Datum der Infektion; Es breitet sich weit über den Stamm aus und die ursprüngliche matte rosa Farbe verblasst bald und hinterlässt bräunliche Flecken, die mit der Zeit verschwinden. Darauf folgt meist ein *papulöser Ausschlag* , wobei die einzelnen Papeln glatt oder schuppig über die Hautoberfläche hinausragen und aufgrund der Infiltration der Haut hartnäckiger sind als die Roseolen. Sie variieren in Größe und Verteilung, manchmal sind sie klein, hart, poliert und eng zusammengewachsen wie Flechten, manchmal so groß wie ein Schillingstück, mit einer Ansammlung von Schuppen auf der Oberfläche, wie man sie bei Psoriasis sieht. Das gleichzeitige Vorhandensein von schuppigen Papeln und verblassten Roseolen weist stark auf Syphilis hin.

Andere Arten von Ausschlägen sind seltener und treten ab dem dritten Monat auf. Ein *pustulöser* Ausschlag, der dem von Akne nicht unähnlich ist, ist manchmal ein auffälliges Merkmal, ist jedoch nicht charakteristisch für Syphilis, es sei denn, er betrifft die Kopfhaut und die Stirn und ist mit den

Überresten des papulösen Ausschlags verbunden. Der Begriff *Ekthym* wird verwendet, wenn die Pusteln groß sind und nach dem Aufbrechen an der Oberfläche oberflächliche Geschwüre entstehen; Der Ausfluss aus dem Geschwür trocknet oft aus und bildet einen Schorf oder eine Kruste, die sich von unten immer weiter ausdehnt, wenn sich das Geschwür in Fläche und Tiefe ausdehnt. Der Begriff *Rupia* wird verwendet, wenn die Kruste hervorsteht, dunkel gefärbt und konisch geformt ist und in etwa dem Panzer einer Napfschnecke ähnelt. Wenn sich die Kruste löst, wird ein scharf begrenztes Geschwür freigelegt, und wenn dieses verheilt, hinterlässt es eine Narbe, die normalerweise kreisförmig, dünn, weiß und wie Satin schimmert, und die umgebende Haut ist dunkel pigmentiert; Bei tiefen Geschwüren ist die Narbe eingedrückt und verklebt (Abb. 39).

ABB. 39. – Syphilitische Rupia mit napfschneckenförmigen Krusten oder Schorf.

In den späteren Stadien kann es zu einer Form von schleichender oder *sich ausbreitender Geschwürbildung auf der Haut* des Gesichts, der Leistengegend oder des Hodensacks kommen, die an einem Rand abheilt und sich an einem anderen ausbreitet, ähnlich wie bei tuberkulösem Lupus. Sie unterscheidet sich von dieser jedoch durch ihr schnelleres Fortschreiten und durch die Pigmentierung der Narbe.

Kondylome sind für Syphilis charakteristischer als jede andere Art von Hautläsion. Dabei handelt es sich um Papeln, die an den Körperstellen auftreten, an denen die Haut normalerweise feucht ist, und insbesondere dort, wo zwei Hautoberflächen Kontakt haben. Man trifft sie hauptsächlich an den äußeren Genitalien, besonders bei Frauen, um den Anus, unter großen herabhängenden Brüsten, zwischen den Zehen und an den Mundwinkeln, und in diesen Situationen wird ihre Entwicklung durch Vernachlässigung der Sauberkeit stark begünstigt . Sie erscheinen als gut abgegrenzte kreisförmige oder eiförmige Bereiche, in denen die Haut verdickt und über die Oberfläche hinausragt; Sie sind mit einer weißen, durchnässten Epidermis bedeckt und liefern einen spärlichen, aber sehr infektiösen Ausfluss. Unter dem Einfluss von Reizung und Mangel an Ruhe, wie am Anus oder im Mundwinkel, neigen sie dazu, Risse zu bilden und oberflächlich geschwürig zu werden, und der Ausfluss wird dann reichlich und kann an der Oberfläche verkrusten und gelbe Krusten bilden. Im Mundwinkel können sich die kondylomatösen Flecken auf die Wange ausbreiten, und wenn sie ulzerieren, können rissartige Narben zurückbleiben, die strahlenförmig vom Mund ausgehen – ein Erscheinungsbild, das am besten bei erblicher Syphilis zu beobachten ist (Abb. 44).

Die Anhängsel der Haut. – Das *Haar* verliert seinen Glanz, wird trocken und brüchig und fällt leicht aus, entweder als Übermaß des normalen Haarausfalls oder in vereinzelten Bereichen über die Kopfhaut (*syphilitische Alopæzie*). In den Narben, die durch ulzerierte Läsionen der Kopfhaut entstehen, wird das Haar nicht neu gebildet. Die *Nagelfalten* zeigen gelegentlich einen pustulösen Ausschlag und eine oberflächliche Ulzeration, für die der Name *syphilitische Onychie verwendet* wurde ; häufiger werden die Nägel brüchig und rissig und können sogar abfallen.

Die Schleimhäute , insbesondere im *Mund-* und *Rachenbereich* , leiden unter ähnlichen Läsionen wie auf der Haut. Auf einer Schleimoberfläche nimmt der papulöse Ausschlag die Form von *Schleimflecken an* , bei denen es sich um Bereiche mit einer verstopften Basis handelt, die mit einem dünnen whiteFilm aus durchnässtem Epithel bedeckt sind, der wie nasses Seidenpapier aussieht. Sie sind am besten an der Innenseite der Wangen, am weichen Gaumen, am Zäpfchen, an den Rachensäulen und an den Mandeln zu erkennen. Zusätzlich zu den Schleimflecken kann es zu einer Reihe kleiner, *oberflächlicher, nierenförmiger Geschwüre kommen* , insbesondere entlang der Zungenränder und auf den Mandeln. Fehlen Schleimflecken und Geschwüre, können Halsschmerzen durch einen bläulichen Farbton der entzündeten Schleimhaut und einen dünnen Film abgelösten Epithels auf der Oberfläche gekennzeichnet sein. Manchmal gibt es einen länglichen, gewundenen Film, der mit der Spur einer Schnecke verglichen wird. Im *Kehlkopf* können Stauungen, Ödeme und schleimige Stellen die Ursache für anhaltende Heiserkeit sein. Die *Zunge* weist häufig eine Kombination von Läsionen auf, darunter Geschwüre, Stellen ohne Papillen, Risse und erhabene weiße Papeln, die Warzen ähneln, insbesondere in der Mitte des Zungenrückens. Diese Läsionen treten besonders häufig bei Personen auf, die rauchen, unverdünnten Alkohol oder Spirituosen trinken, übermäßig scharfe Gewürze essen oder unregelmäßige, scharfkantige Zähne haben. Zu einem späteren Zeitpunkt und bei Personen, deren Gesundheitszustand aufgrund von Unmäßigkeit oder aus anderen Gründen beeinträchtigt ist, können Halsschmerzen die Form von sich schnell ausbreitenden, durchdringenden Geschwüren im weichen Gaumen und in den Rachensäulen annehmen, die zu einer umfassenden Zerstörung des Rachens führen können Gewebe, mit anschließenden Narben und Deformationen, die für eine frühere Syphilis sehr charakteristisch sind.

In den *Knochen* treten Läsionen auf, die die klinischen Merkmale einer evaneszenten Periostitis annehmen. Der Patient klagt über nächtliche Schmerzen am Stirnbein, am Brustbein, an den Schienbeinen und den Ulnae sowie über lokalisierte Druckempfindlichkeit beim Klopfen auf diese Knochen.

In den *Gelenken* kann es zu einer serösen Synovitis oder einem Hydrops kommen, vor allem im Knie, ein- oder beidseitig.

Augenerkrankungen sind zwar glücklicherweise selten, aber von großer Bedeutung, da sie schwerwiegende Folgen haben können, wenn sie nicht erkannt und behandelt werden. *Iritis* ist die häufigste dieser Erkrankungen und kann drei bis acht Monate nach der Infektion nacheinander in einem oder beiden Augen auftreten. Der Patient klagt über eine Beeinträchtigung des Sehvermögens und über frontale oder supraorbitale Schmerzen. Das Auge tränen und ist überempfindlich, die Iris ist verfärbt und reagiert träge auf Licht, und um die Hornhaut herum bildet sich eine Zilienstauzone . Das Auftreten winziger weißer Knötchen oder Lymphflocken am Rand der Pupille ist besonders charakteristisch für die syphilitische Iritis. Wenn sich zwischen der Iris und den sie umgebenden Strukturen Verwachsungen gebildet haben, weitet sich die Pupille unter Atropin unregelmäßig. Obwohl bei frühzeitiger und energischer Behandlung mit einer vollständigen Genesung zu rechnen ist, kann es bei Vernachlässigung *zu* einem Pupillenverschluss und einer dauerhaften Beeinträchtigung oder zum Verlust des Sehvermögens kommen.

Die anderen Augenläsionen sind viel seltener und können nur bei einer ophthalmoskopischen Untersuchung entdeckt werden.

Das Syphilisvirus übt einen besonderen Einfluss auf die *Blutgefäße aus* und regt eine Proliferation der Endothelauskleidung an, was zu einer Verengung ihres Lumens, *einer Endarteriitis* und einer perivaskulären Infiltration in Form von Ansammlungen von Plasmazellen um die Gefäße und in den Lymphgefäßen führt begleite sie.

Im *Gehirn* treten in den späteren Perioden der sekundären und tertiären Syphilis Veränderungen auf, die auf eine Verengung des Lumens der Arterien oder deren völlige Obliteration durch Thrombose zurückzuführen sind. Durch die Beeinträchtigung der Ernährung der von den betroffenen Arterien versorgten Teile des Gehirns führen diese Läsionen zu klinischen Symptomen, von denen starke Kopfschmerzen und Lähmungen im Vordergrund stehen.

Erkrankungen des *Rückenmarks* sind äußerst selten, es wurde jedoch eine Querschnittslähmung aufgrund einer Myelitis beobachtet.

Abschließend muss auf die bemerkenswerten Unterschiede hingewiesen werden, die bei verschiedenen Patienten beobachtet werden. Manchmal kann der virulente Charakter der Krankheit nur durch eine Eigenart des Patienten erklärt werden. Konstitutionelle Symptome, insbesondere Fieber und Anämie, treten am häufigsten bei jungen Frauen auf. Patienten über 40 Jahre haben größere Schwierigkeiten, die Infektion zu überwinden als jüngere Erwachsene. Malaria und andere Infektionen sowie die mit dem Leben in tropischen Ländern einhergehenden Erkrankungen neigen aufgrund der von ihnen verursachten Schwäche dazu, die Krankheit zu verschlimmern und zu verlängern, die dann den Charakter dessen annimmt, was man als *bösartige Syphilis* bezeichnet . Alle chronischen Beschwerden haben einen ähnlichen Einfluss, und alkoholische Unmäßigkeit wird allgemein als schwerwiegender erschwerender Faktor angesehen.

Diagnose der sekundären Syphilis. – Eine Routineuntersuchung sollte an den Körperteilen durchgeführt werden, die am häufigsten von dieser Krankheit betroffen sind – der Kopfhaut, des Mundes, des Rachens, der hinteren Halsdrüsen und des Rumpfes. Der Patient muss entkleidet und bei Tageslicht untersucht werden. Zu den *diagnostischen Merkmalen der Hauterkrankungen* zählen: Sie sind häufig und manchmal in ausgeprägtem Maße symmetrisch; mehr als eine Art von Ausschlag – zum Beispiel Papeln und Pusteln – sind gleichzeitig vorhanden; es gibt wenig Juckreiz; Sie haben zunächst eine mattrote Farbe, später weisen sie jedoch eine braune Pigmentierung auf, die mit der Farbe von Rohschinken verglichen wird; Sie haben eine Vorliebe für diejenigen Teile der Stirn und des Halses, die nahe an den Haarwurzeln liegen. sie neigen dazu, spontan zu vergehen; und sie verschwinden unter der Behandlung schnell.

Serumdiagnose – Wassermann-Reaktion. – Wassermann fand heraus, dass, wenn ein Extrakt aus syphilitischer Leber, der reich an Spirochäten ist, mit dem Serum eines syphilitischen Patienten vermischt wird, eine große Menge Komplement fixiert wird. Die Durchführung des Tests ist sehr kompliziert und kann nur von einem erfahrenen Pathologen durchgeführt werden. Zu diesem Zweck werden ihm 5 bis 10 ml Patientenblut zugeführt, unter aseptischen Bedingungen mit einer Serumspritze aus der mittleren Basilikumvene entnommen und in ein sauberes und trockenes Glasröhrchen überführt. Es gibt zahlreiche Belege dafür, dass der Wassermann-Test ein zuverlässiges Mittel zur Feststellung einer Syphilis-Diagnose ist.

Eine eindeutig positive Reaktion kann in der Regel zwischen dem fünfzehnten und dreißigsten Tag nach Auftreten der primären Läsion erzielt werden und wird mit der Zeit immer ausgeprägter. Während der Sekundärperiode ist die Reaktion praktisch immer positiv. Auch im Tertiärstadium ist es positiv, es sei denn, es wird durch die Behandlungsergebnisse modifiziert. Bei parasyphilitischen Läsionen wie allgemeiner Lähmung und Tabes ist fast immer eine positive Reaktion vorhanden. Bei der erblichen Syphilis ist die Reaktion in jedem Fall positiv. Eine positive Reaktion kann auch bei anderen Krankheiten vorliegen, beispielsweise bei Frambesie, Trypanosomiasis und Lepra.

Da das Vorhandensein der Reaktion ein Beweis für die Aktivität der Spirochäten ist, stellen wiederholte Anwendungen des Tests ein wertvolles Mittel zur Abschätzung der Wirksamkeit der Behandlung dar. Ziel ist es, eine anhaltend positive Reaktion in eine dauerhaft negative umzuwandeln.

Behandlung von Syphilis. – Bei der Behandlung von Syphilis bestehen die beiden Hauptziele darin, die allgemeine Gesundheit auf dem höchstmöglichen Niveau zu halten und therapeutische Wirkstoffe in das System einzuführen, die den eindringenden Parasiten hemmen oder zerstören.

Das zweite dieser Ziele wurde durch die Forschungen von Ehrlich erreicht, der zusammen mit seinem Schüler Hata eine Verbindung aufgebaut hat, das Dihydrochlorid von Dioxydiamido-Arseno-Benzol, im Volksmund als Salvarsan oder „606" bekannt. Andere Präparate wie Kharsivan, Arsenobillon und Diarsenol sind chemisch äquivalent zu Salvarsan und enthalten 27 bis 31 Prozent. von Arsen und sind gleichermaßen wirksam. Die volle Dosis beträgt 0,6 g. Alle diese Mitglieder der „606"-Gruppe bilden beim Auflösen in Wasser eine saure Lösung und müssen vor der Injektion alkalisch gemacht werden. Da subkutane und intramuskuläre Injektionen erhebliche Schmerzen verursachen und zu einer Ablösung des Gewebes führen können, müssen „606"-Präparate intravenös injiziert werden. Ehrlich hat ein Präparat entwickelt – Neo-Salvarsan oder „914", das einfacher herzustellen ist und eine neutrale Lösung bildet. Es enthält 18 bis 20 Prozent. von Arsen. Neo-Kharsivan, Novo-Arsenobillon und Neo-Diarsenol gehören zur Gruppe „914", deren volle Dosierung 0,9 g beträgt. Da subkutane und intramuskuläre Injektionen der „914"-Gruppe nicht schmerzhaft und sogar wirksamer als intravenöse Injektionen sind, ist die Verabreichung einfacher.

Galyl, Luargol und andere Präparate wirken auf die gleiche Weise wie die Gruppen „606" und „914".

Die „606"-Präparate können durch Injektion oder mit Hilfe eines Geräts, das den Zufluss der Lösung durch Schwerkraft ermöglicht, in die Venen eingeführt werden. Die linke mittlere Basilikumvene wird ausgewählt und eine Platin-Iridium-Nadel mit einer kurzen Spitze und einer größeren Bohrung als die einer gewöhnlichen Injektionsspritze verwendet. Die Nadel wird einige Millimeter entlang der Vene geführt und dann die Lösung langsam injiziert; Vor dem Herausziehen der Nadel wird etwas Kochsalzlösung eingeleitet, um das Thromboserisiko zu verringern.

Die „914"-Präparate können entweder in das Unterhautgewebe des Gesäßes oder in die Substanz des Gesäßmuskels injiziert werden. Anschließend wird das Teil einige Minuten lang massiert und die Massage einige Tage lang täglich wiederholt.

Es können keine festen Regeln aufgestellt werden, was einen vollständigen Behandlungsverlauf ausmacht. Harrison empfiehlt als *Mindestkur* eines der „914"-Präparate in *frühen Primärfällen* eine Anfangsdosis von 0,45 g. intramuskulär oder in das tiefe Unterhautgewebe verabreicht; die gleiche Dosis eine Woche später; 0,6 gr. die folgende Woche; Dann verpassen Sie eine Woche und geben Sie 9,6 Gramm. an zwei aufeinanderfolgenden Wochen; Dann verpassen Sie zwei Wochen und geben Sie 0,6 Gramm. an zwei weiteren aufeinanderfolgenden Wochen.

Wenn vor Beginn der Behandlung eine *positive Wassermann-Reaktion* vorliegt, wird die obige Kur wie folgt verlängert: Drei Wochen lang wird eine Kur mit Kaliumjodid verabreicht, danach vier weitere wöchentliche Injektionen von 0,6 g. von „914" angegeben.

Bei jeder Injektion von „914" nach der ersten wird während der gesamten Dauer 1 Körnchen Quecksilber intramuskulär injiziert.

Im Laufe einiger Stunden stellt sich meist ein gewisses Unwohlsein mit einem Gefühl von Frösteln und leichtem Temperaturanstieg ein; Diese Symptome verschwinden innerhalb von 24 Stunden und in wenigen Tagen stellt sich eine deutliche Verbesserung des Gesundheitszustandes ein. Drei bis vier

Tage nach einer intramuskulären Injektion kann es zu Schmerzen und Steifheit im Gesäßbereich kommen.

Diese Präparate sind die wirksamsten Therapeutika, die bisher zur Behandlung der Syphilis eingesetzt wurden.

Die Krankheitserscheinungen verschwinden mit bemerkenswerter Geschwindigkeit. Beobachtungen zeigen, dass die Spirochäten ihre Bewegungsfähigkeit innerhalb von ein oder zwei Stunden nach der Verabreichung verlieren und normalerweise innerhalb von 24 bis 36 Stunden vollständig verschwinden. Die Reaktion von Wassermann führt normalerweise innerhalb von drei Wochen bis zwei Monaten zu einem negativen Ergebnis, kann aber später auch wieder positiv ausfallen. Folgedosen des Arsenpräparats sind daher in der Regel angezeigt und sollten je nach Dosis im Abstand von 7 bis 21 Tagen erfolgen.

Wenn bei einer *schwangeren Frau Syphilis auftritt* , sollte ihr in den ersten Monaten eine normale Kur mit „914" verabreicht werden, gefolgt von 10-Grain-Dosen Kaliumjodid zweimal täglich. Die Injektionen können zwei Monate später wiederholt werden, und während der restlichen Schwangerschaft werden zweimal täglich 2-Korn-Quecksilbertabletten verabreicht (A. Campbell). Das Vorhandensein von Eiweiß im Urin ist ein Kontraindikator für eine Behandlung mit Arsen.

Es muss kaum betont werden, dass der Konsum starker Drogen wie „606" und „914" nicht risikofrei ist; Es sei erwähnt, dass jede Dosis fast drei Gran Arsen enthält. Vor der Verabreichung muss der Patient generalüberholt werden; Die Anwendung ist bei Erkrankungen des Herzens und der Blutgefäße kontraindiziert, insbesondere bei einer Kombination aus syphilitischer Aortitis und Sklerose der Koronararterien mit Degeneration des Herzmuskels. bei Erkrankungen des Zentralnervensystems, insbesondere bei fortgeschrittener Lähmung, und bei Stoffwechselstörungen, die mit Diabetes und Morbus Bright einhergehen. Die Anwendung ist bei aktiven Syphilisläsionen nicht kontraindiziert.

Die Kontrolle der Verabreichung erfolgt durch die systematische Untersuchung des Urins auf Arsen.

Die Verwaltung von Merkur. — Der Erfolg der Arsenpräparate hat die Bedeutung von Quecksilber bei der Behandlung der Syphilis verringert, es wird jedoch immer noch zur Ergänzung der Wirkung der Injektionen verwendet. Die zu verabreichende Quecksilbermenge muss in jedem Fall auf die Eigenheiten des Patienten abgestimmt sein, und es empfiehlt sich, vor Beginn der Behandlung eine Urinuntersuchung und eine Aufzeichnung des Körpergewichts durchzuführen. Die zu Beginn gegebene kleine Menge Quecksilber wird nach und nach erhöht. Wenn das Körpergewicht sinkt, das

Zahnfleisch wund wird und der Atem schlecht wird, sollte die Einnahme von Quecksilber eine Zeit lang abgesetzt werden. Tritt Speichelfluss auf, sollte darauf bestanden werden, heißes Wasser zu trinken und heiße Bäder zu nehmen sowie halbe Dosen der alkalischen Sulfate zu verschreiben.

Methoden zur Verabreichung von Quecksilber. –(1) *Durch den Mund.* – Dies war lange Zeit die beliebteste Methode in diesem Land. Die verwendete Zubereitung bestand üblicherweise aus grauem Pulver in Pillen oder Tabletten, von denen jede ein Korn des Pulvers enthielt. Drei davon werden zunächst täglich verabreicht, dann wird die Tagesdosis auf fünf oder sogar sieben Gran erhöht, bis der Standard für den einzelnen Patienten erreicht ist. Da das graue Pulver allein manchmal zu Reizungen des Darms führt, sollte es mit Eisen kombiniert werden, wie in der folgenden Formel: Hydrarg. C. kret. GR. 1; Ferri Sulf. exsiccat. GR. 1 oder 2.

(2) *Durch Einspruch.* - Die Einreibung besteht darin, eine Salbe, die zu gleichen Teilen aus 20 Prozent besteht, in die Poren der Haut einzureiben. Oleat von Quecksilber und Lanolin. Jeden Abend nach einem heißen Bad wird ein Schluck der Salbe (vom Apotheker in Papierpäckchen zusammengestellt) fünfzehn Minuten lang in die Haut eingerieben, wo sie weich und vergleichsweise frei von Haaren ist. Wenn der Patient unter dem Einfluss von Quecksilber steht, kann die Einreibung durch eine der anderen Methoden der Verabreichung des Arzneimittels ersetzt werden.

(3) *Durch intramuskuläre Injektion.* – Hierbei wird das Medikament mittels einer Injektionsspritze in die Substanz der Gesäßmuskulatur eingeführt. Die Spritze besteht aus Glas und hat einen massiven Glaskolben; Die Platin-Iridium-Nadel sollte 5 cm lang sein. lang und von größerem Kaliber als die gewöhnliche Injektionsnadel. Das üblicherweise verwendete Präparat besteht aus: metallischem Quecksilber oder Kalomel 1 Schluck, Lanolin und Olivenöl je 2 Schluck; Es muss erwärmt werden, damit es durch die Nadel gelangen kann. Fünf Minims – enthalten ein Korn metallisches Quecksilber – stellen eine Dosis dar und werden einmal pro Woche in die Muskeln oberhalb und hinter dem großen Trochanter injiziert. Der Inhalt der Spritze wird langsam ausgedrückt und nach dem Herausziehen der Nadel sollte eine sanfte Massage des Gesäßes durchgeführt werden. Im ersten Jahr werden vier Zyklen mit jeweils zehn Injektionen verabreicht, im zweiten und dritten Jahr drei Zyklen mit der gleichen Anzahl und im vierten Jahr (Lambkin) zwei Zyklen.

Die allgemeine Gesundheit. – Der Patient muss ein geregeltes Leben führen und die Gewohnheit pflegen, an die frische Luft zu gehen, was bei Syphilis ebenso vorteilhaft ist wie bei Tuberkulose. Anämie, Malaria und andere Schwächequellen müssen angemessen behandelt werden. Die Ernährung sollte einfach und leicht verdaulich sein und einen ausreichenden Milchvorrat enthalten. Alkohol ist verboten. Die Ausscheidungsorgane werden durch das großzügige Trinken von heißem Wasser zwischen den Mahlzeiten, beispielsweise fünf oder sechs Gläser voll in den vierundzwanzig Stunden, zum Handeln angeregt. Durch häufige heiße Bäder und das Tragen warmer Unterwäsche werden die Hautfunktionen zusätzlich unterstützt. Während der Patient Kälte und übermäßige Anstrengung vermeiden sollte, sollte ihm empfohlen werden, sich an der frischen Luft zu bewegen. Aufgrund der Anfälligkeit für Mund- und Rachenverletzungen sollte er Tabak in Maßen konsumieren, seine Zähne sollten vom Zahnarzt gründlich überprüft werden und er sollte sie nach jeder Mahlzeit mit einem antiseptischen Zahnpulver oder Zahnputzmittel putzen. Mund und Rachen sollten abends und morgens mit einer Lösung aus chloriertem Kali und Alaun oder mit Wasserstoffperoxid ausgespült werden.

Behandlung der lokalen Manifestationen. — Die Hautläsionen werden nach den gleichen Grundsätzen behandelt wie ähnliche Hautausschläge anderen Ursprungs. Als lokale Anwendungen werden meist Quecksilberpräparate gewählt, insbesondere die Salben aus rotem Quecksilberoxyd, ammoniakiertem Quecksilber oder Quecksilberoleat (5 Prozent) oder das von Unna eingeführte Quecksilberpflaster. Bei der Behandlung von Kondylomaten muss größtes Augenmerk auf Sauberkeit und Trockenheit gelegt werden. Nach dem Waschen und Trocknen der betroffenen Stellen werden sie mit einem Pulver bestäubt, das zu gleichen Teilen aus Kalomel und kohlensaurem Zink besteht; und anliegende Hautoberflächen, wie zum Beispiel die Nasenlöcher oder Schamlippen, werden durch sublimierte Wolle getrennt. Bei den Geschwüren der späteren sekundären Syphilis werden die Krusten zunächst mit einem Borsäureumschlag entfernt, dann wird ein auf die Größe des Geschwürs zugeschnittenes, mit schwarzer Wäsche getränktes Stück Fussel oder Gaze aufgelegt und mit Öl bedeckt -Seide. Wenn das Geschwür dazu neigt, sich in die Fläche oder in die Tiefe auszubreiten, sollte es mit einem scharfen Löffel abgekratzt und mit saurem Quecksilbersalpeter überstrichen werden, da andernfalls durch Klapps Saugapparat eine örtliche Hyperämie hervorgerufen werden kann.

Bei Läsionen im Mund- und Rachenraum sollten die Zähne gepflegt werden; Die beste lokale Anwendung ist eine Chromsäurelösung (10 Gran pro Unze), die einmal täglich mit einem Pinsel aufgetragen wird. Gelingt dies nicht, können die Läsionen abends als letztes mit Kalomel bestäubt werden. Bei tiefen Halsgeschwüren sollte der Patient häufig mit Chlorwasser oder Quecksilberperchlorid gurgeln (1 von 2000); Wenn sich das Geschwür weiter ausbreitet, sollte es mit saurem Quecksilbersalpeter angestrichen werden.

Bei der Behandlung einer *Iritis* werden die Augen vom Licht abgeschirmt und völlig ausgeruht und die Pupille wird durch Atropin gut erweitert, um

Verwachsungen vorzubeugen. Bei starken Schmerzen kann eine Blase an der Schläfe angelegt werden.

Die Beziehungen der Syphilis zur Ehe. – Vor der Einführung der Ehrlich-Hata-Behandlung durfte kein Patient heiraten, bis drei Jahre nach dem Verschwinden der letzten Manifestation vergangen waren. Unter diesen Bedingungen kann zwar eine Ehe geschlossen werden, ohne dass das Risiko einer Ansteckung der Frau durch den Ehemann besteht, die Möglichkeit, dass er die Krankheit auf die Nachkommen überträgt, kann jedoch nicht absolut ausgeschlossen werden. Als Vorsichtsmaßnahme wird empfohlen, vor der Heirat eine weitere Quecksilberkur von zwei bis drei Monaten Dauer und eine intravenöse Injektion eines Arsenpräparats zu verabreichen.

Fortgeschrittenes Stadium. – Nach dem Abklingen der sekundären Manifestationen und vor dem Auftreten tertiärer Läsionen kann der Patient bestimmte Symptome zeigen, die Hutchinson als „ *Erinnerungen" bezeichnete* . Diese bestehen in der Regel aus Rückfällen bestimmter bereits beschriebener Erkrankungen der Haut, des Mundes oder des Rachens. In der Haut können sie die Form von sich ablösenden Stellen an den Handflächen annehmen oder als sich ausbreitende und zusammenfließende Kreise einer schuppigen papulösen Eruption erscheinen, die, wenn sie vernachlässigt wird, zur Bildung von Rissen und oberflächlichen Geschwüren führen kann. Seltener kommt es zu einem Rückfall der Augenerkrankungen oder zu paralytischen Symptomen aufgrund einer Erkrankung der Hirnarterien.

Tertiäre Syphilis. – Während die Manifestationen der primären und sekundären Syphilis häufig sind, sind diejenigen der Tertiärperiode vergleichsweise selten und werden hauptsächlich bei denen beobachtet, die entweder die Behandlung vernachlässigt haben oder deren Widerstandskraft durch Entbehrungen, Alkoholgenuss usw. geschwächt wurde durch Tropenkrankheit.

Dabei ist zu berücksichtigen, dass bei einem gewissen Anteil der Männer und bei einem größeren Anteil der Frauen der Patient keine Kenntnis davon hat, an Syphilis erkrankt zu sein. Bestimmte leichte, aber wichtige Anzeichen können in einer Reihe von Fällen den Hinweis geben, wie z. B. eine Unregelmäßigkeit der Pupillen oder mangelnde Reaktion auf Licht, eine Abnormalität der Reflexe und die Entdeckung von Leukoplakieflecken auf der Zunge, der Wange oder dem Gaumen.

Der *allgemeine Charakter tertiärer Manifestationen* lässt sich wie folgt beschreiben: Sie greifen bevorzugt die Gewebe an, die aus der mesoblastischen Schicht des Embryos stammen – das Zellgewebe, die Knochen, die Muskeln und die Eingeweide. Sie sind häufig auf ein bestimmtes Gewebe oder Organ beschränkt, beispielsweise auf das Unterhautzellgewebe, die Knochen oder die Leber, und selten symmetrisch. Sie sind in der Regel aggressiv und hartnäckig, neigen kaum zu einer natürlichen Heilung und können aufgrund der destruktiven Veränderungen, die in Organen wie dem Gehirn oder dem Kehlkopf hervorgerufen werden, lebensgefährlich sein. Sie lassen sich hervorragend behandeln, wenn sie eingesetzt werden, bevor das Stadium erreicht ist, das mit einer Gewebezerstörung einhergeht. Frühe tertiäre Läsionen können infektiös sein und die Krankheit kann durch den Ausfluss aus ihnen übertragen werden; Aber je später die Läsionen sind, desto geringer ist das Risiko, dass sie einen infektiösen Virus enthalten.

Das hervorstechendste Merkmal der tertiären Syphilis ist die Bildung von Granulationsgewebe, und diese erfolgt in einem erheblich größeren Ausmaß als bei Läsionen der Sekundärperiode. Das Granulationsgewebe bildet häufig eine deutliche Schwellung oder tumorartige Masse (Syphilom), die aufgrund ihrer besonderen elastischen Konsistenz als Gumma bezeichnet *wird* . Im Anfangsstadium ist ein Gumma eine feste, halbdurchsichtige graue oder graurote Gewebemasse; später wird es undurchsichtig, gelb und käsig mit der Tendenz, weicher und verflüssiger zu werden. Das Gumma schadet, indem es die normalen Gewebeelemente des betroffenen Teils verdrängt und ersetzt und diese in die degenerativen Veränderungen einbezieht, die der Natur der Verkäsung und Nekrose ähneln und die zerstörerische Läsionen der Haut, der Schleimhäute und der inneren Organe hervorrufen. Dies gilt nicht nur für das umschriebene Gumma, sondern auch für den Zustand, der als *gummimatöse Infiltration* oder *syphilitische Zirrhose bekannt ist* und bei dem das Granulationsgewebe im gesamten Bindegewebsgerüst von Organen wie der Zunge oder der Leber verteilt ist. Sowohl die gummiartigen Läsionen als auch die Fibrose der tertiären Syphilis werden direkt durch die Spirochäten erregt.

Die Lebensgeschichte eines unbehandelten Gummas variiert je nach Umgebung. Wenn die Substanz eines inneren Organs wie der Leber vor Verletzungen und Reizungen geschützt ist, kann sie von faserigem Gewebe eingekapselt werden und in diesem Zustand auf unbestimmte Zeit bestehen bleiben, oder sie kann absorbiert werden und an ihrer Stelle eine faserige Narbe hinterlassen. Im Inneren eines Röhrenknochens kann es das starre Gerüst des Schaftes so weit ersetzen, dass es zu einer pathologischen Fraktur kommt. Wenn es sich in der Nähe der Körperoberfläche befindet – wie zum Beispiel im subkutanen oder submukösen Zellgewebe oder im Periost eines oberflächlichen Knochens wie dem Gaumen, dem Schädel oder dem Schienbein – dem Gewebe, aus dem es besteht zusammengesetzt ist, neigt dazu, eine Nekrose zu erleiden, an der häufig die darüber liegende Haut oder Schleimhaut beteiligt ist, was zu einem Geschwür führt – dem tertiären syphilitischen Geschwür (Abb. 40 und 41).

Tertiäre Läsionen der Haut und des subkutanen Zellgewebes. – Die klinischen Merkmale eines *subkutanen Gummas* sind die einer trägen, schmerzlosen, elastischen Schwellung, deren Größe von einer Erbse bis zu einer Mandel oder einer Walnuss variiert . Nach einer unterschiedlichen Zeitspanne wird es normalerweise in der Mitte weicher, die Haut darüber wird fahl und trüb und löst sich schließlich als Schorf ab, wobei das Gewebe des Gummas freigelegt wird, das manchmal häufiger als schleimige, gelbliche, honigartige Substanz erscheint als durchnässtes, verkäsetes Gewebe, das an Waschleder erinnert. Das verkäsete Gewebe eines Gummas unterscheidet sich von dem einer tuberkulösen Läsion dadurch, dass es zäh und fest ist, eine lederfarbene Farbe wie Waschleder oder weißlich wie gekochter Fisch hat. Das degenerierte Gewebe trennt sich langsam und allmählich und kann in unbehandelten Fällen wochenlang im Geschwürboden sichtbar sein.

ABB. 40. – Geschwüriges Gumma der Lippen.

(Aus einem von Dr. Stopford Taylor und Dr. R. W. Mackenna geliehenen Foto.)

Das tertiäre Ulkus kann überall lokalisiert sein, am häufigsten kommt es jedoch am Bein vor, insbesondere im Bereich des Knies (Abb. 42) und über der Wade. Es können ein oder mehrere Geschwüre sowie Narben vorangegangener Geschwüre vorhanden sein. Die Kanten sind scharf geschnitten, wie ausgestanzt; die Ränder sind im Umriss abgerundet, fest und gewölbt; Die Basis ist mit Zahnfleischgewebe oder, wenn dieses sich bereits abgetrennt und abgestreift hat, mit ungesunden Granulationen und einem dicken eitrigen Ausfluss besetzt. Wenn das Geschwür verheilt ist, hinterlässt es eine eingedrückte Narbe, die, wenn sie sich über einem Knochen befindet, mit diesem verklebt. Die Merkmale des Tertiärgeschwürs sind jedoch nicht immer so charakteristisch, wie die obige Beschreibung vermuten lässt. Die Diagnose erfolgt anhand des „Ulcus cruris", das fast ausschließlich im unteren Drittel des Beins auftritt; von der Bazin-Krankheit (S. 74); von Geschwüren, die aus bestimmten Formen bösartiger Erkrankungen wie Nagetierkrebs resultieren, und von Geschwüren, die bei chronischem Rotz auftreten.

Gummiartige Infiltration der Haut („syphilitischer Lupus"). – Hierbei handelt es sich um eine Läsion, die hauptsächlich im Gesicht und im Bereich der äußeren Genitalien auftritt und bei der die Haut mit Granulationsgewebe infiltriert wird, so dass sie sich verdickt und nach oben abhebt die Oberfläche und von bräunlich-roter Farbe. Es handelt sich um isolierte Knötchen, die miteinander verwachsen können; Die Epidermis wird schuppig und löst sich ab, wodurch oberflächliche Geschwüre entstehen, die meist von verkrustetem Ausfluss bedeckt sind. Die Krankheit neigt dazu, sich auszubreiten und sich mit einem serpiginösen, halbmondförmigen oder hufeisenförmigen Rand über die Haut auszubreiten, während der mittlere Teil abheilen und eine Narbe hinterlassen kann. Aufgrund der Tatsache, dass es in der Mitte heilt und sich am Rand ausbreitet, kann es einer tuberkulösen Erkrankung der Haut ähneln. Man kann es normalerweise unterscheiden, indem man beobachtet, dass die Infiltration in größerem Maßstab erfolgt; Der Fortschritt ist viel schneller und umfasst im Laufe von Monaten ein Gebiet, für das im Falle der Tuberkulose ebenso viele Jahre erforderlich wären. die Narben sind fester und neigen weniger dazu, wieder aufzubrechen; und die Krankheit führt schnell zu einer antisyphilitischen Behandlung.

ABB. 41. – Neunzehnjährige Ulzeration bei einer Frau æt. 24, das Subjekt einer vererbten Syphilis, mit aktiver Ulzeration, Narbenkontraktion und Säbelblattdeformität der Schienbeine.

Tertiäre Läsionen der Schleimhaut und des submukösen Zellgewebes treten hauptsächlich in der Zunge, der Nase, dem Rachen, dem Kehlkopf und dem Rektum auf. Sie entstehen als Gummata oder als gummiartige Infiltrationen, die leicht zerfallen und zur Bildung von Geschwüren führen können, die sich lokal zerstörerisch und in Situationen wie dem Kehlkopf sogar lebensgefährlich auswirken können. In der Zunge kann das Tertiärgeschwür den Ausgangspunkt von Krebs darstellen; und im Larynx oder Rektum kann die Heilung des Geschwürs zu einer Narbenstenose führen.

Unter diesen Rubriken werden tertiäre Läsionen der *Knochen und Gelenke*, der *Muskeln* und der *inneren Organe beschrieben*. Auf die Rolle der Syphilis bei der Entstehung von Arterien- und Aneurysmaerkrankungen wird neben Erkrankungen der Blutgefäße eingegangen.

ABB. 42. – Tertiäre syphilitische Ulzeration im Bereich des Knies und an beiden Daumen der Frau æt. 37.

Behandlung. —Die wertvollsten Medikamente zur Behandlung der Erscheinungen der Tertiärperiode sind die Arsenpräparate und die Jodide von Natrium und Kalium. Aufgrund ihrer deprimierenden Wirkung werden letztere häufig zusammen mit Ammoniumkarbonat verschrieben. Die Dosierung ist in der Regel eine Frage des individuellen Einzelfalls; 5 Körner dreimal täglich können ausreichen, es kann aber auch erforderlich sein, jede Dosis auf 20 oder 25 Körner zu erhöhen. Die Jodismus-Symptome, die bei geringeren Dosen auftreten können, verschwinden normalerweise, wenn eine größere Menge des Arzneimittels verabreicht wird. Es sollte nach den Mahlzeiten mit reichlich Wasser oder einer anderen Flüssigkeit eingenommen werden, insbesondere wenn es in Tablettenform verabreicht wird. Es ist ratsam, die Jodidtherapie ein bis drei Monate lang fortzusetzen, nachdem die Läsionen, gegen die sie verabreicht werden, abgeklungen sind. Wenn das Kaliumsalz nicht vertragen wird, kann es durch Ammonium- oder Natriumiodid ersetzt werden.

Lokale Behandlung. – Die Resorption eines subkutanen Gummas wird oft durch die Anwendung einer Fliegenblase beschleunigt. Wenn ein Gumma an der Oberfläche gebrochen ist und ein Geschwür verursacht hat, wird dies nach allgemeinen Grundsätzen behandelt, wobei jedoch Anwendungen bevorzugt werden, die Quecksilber oder Jod oder beides enthalten. Wenn zur Reinigung des Geschwürs ein feuchter Verband erforderlich ist, kann ein schwarzer Verband verwendet werden. wenn ein Pulver zur Förderung der Trockenheit, eines mit Jodoform; Wenn eine Salbe indiziert ist, hat man die Wahl zwischen der Salbe aus rotem Quecksilberoxid oder der verdünnten Salbe aus salpetersaurem Quecksilber und einer Salbe, die zu gleichen Teilen aus Lanolin und Vaselin mit 2 Prozent besteht. von Jod. Tiefe Geschwüre und hartnäckige Läsionen der Knochen, des Kehlkopfes und anderer Teile können durch Exzision oder Kratzen mit dem scharfen Löffel behandelt werden.

Zweite Syphilis-Anfälle. — Seit der allgemeineren Einführung der Arsenbehandlung wurden Fälle einer erneuten Syphilisinfektion häufiger registriert. Bemerkenswert in solchen Fällen ist die Kürze des Zeitraums zwischen der ursprünglichen Infektion und der angeblichen erneuten Infektion; In einer neueren Serie von 28 Fällen betrug dieser Zeitraum weniger als ein Jahr. Ein weiteres interessantes Merkmal besteht darin, dass, wenn Patienten im Tertiärstadium der Syphilis mit dem Virus geimpft werden, aus Läsionen dieser im Primär- und Sekundärstadium Läsionen vom Tertiärtyp entstehen.

von Hutchinson und Fournier beschriebenen **rezidivierenden falschen indurierten Schanker** verwiesen werden , da dieser möglicherweise die Ursache für Schwierigkeiten bei der Diagnose darstellt. Ein Patient, der vor einem oder mehreren Jahren einen infektiösen Schanker hatte, kann eine leicht erhabene Verhärtung am Penis an oder in der Nähe der Stelle der ursprünglichen Wunde aufweisen. Diese rezidivierende Verhärtung ähnelt oft so sehr der eines primären Schankers, dass es unmöglich ist, zwischen ihnen zu unterscheiden, außer anhand der Anamnese. Wenn kürzlich eine Geschlechtsinfektion aufgetreten ist, kann dies als primäre Läsion eines zweiten Syphilis-Anfalls angesehen werden. Der weitere Verlauf zeigt jedoch, dass sich weder Kugelbeulen noch sekundäre Manifestationen entwickeln. Diese Tatsachen, zusammen mit dem Verschwinden der Verhärtung unter der Behandlung, machen es sehr wahrscheinlich, dass die Läsion wirklich gummiartigen Charakter hat.

VERERBTE SYPHILIS

Eines der auffälligsten Merkmale der Syphilis ist, dass sie von infizierten Eltern auf ihre Nachkommen übertragen werden kann, wobei die Kinder die Manifestationen zeigen, die für die erworbene Form der Krankheit charakteristisch sind.

Je jünger die Syphilis beim Elternteil ist, desto größer ist das Risiko, dass die Krankheit auf die Nachkommen übertragen wird. Wenn also ein Elternteil an sekundärer Syphilis leidet, wird die Infektion fast zwangsläufig übertragen.

Obwohl sicher ist, dass ein Elternteil für die Übertragung der Krankheit auf die nächste Generation verantwortlich sein könnte, ist die Art der Übertragung nicht bekannt. Bei einer syphilitischen Mutter ist es am wahrscheinlichsten, dass die Infektion über den Plazentakreislauf auf den Fötus übertragen wird. Im Falle eines syphilitischen Vaters wird allgemein angenommen, dass die Infektion zum Zeitpunkt der Empfängnis über die Samenflüssigkeit auf die Eizelle übertragen wird. Wenn mehrere Kinder nacheinander an der erblichen Syphilis erkranken, ist fast immer die Mutter infiziert.

Im Gegensatz zur erworbenen Form zeichnet sich die vererbte Syphilis durch das Fehlen eines Primärstadiums aus, da es sich von Anfang an um eine allgemeine Infektion handelt. Die Spirochäten werden in unglaublicher Zahl in der Leber, der Milz, der Lunge und anderen Organen sowie im Nasensekret nachgewiesen, und aus jedem dieser Stoffe können problemlos erfolgreiche Impfungen bei Affen durchgeführt werden. Die Manifestationen unterscheiden sich eher im Ausmaß als in der Art von denen der erworbenen Krankheit; Der Unterschied ist teilweise auf die Tatsache zurückzuführen, dass das Virus sich entwickelnde und nicht vollständig ausgebildete Gewebe angreift.

Das Virus übt einen schädlichen Einfluss auf den Fötus aus, der in vielen Fällen in den ersten Monaten des intrauterinen Lebens stirbt, so dass es zu Fehlgeburten kommt, die bei wiederholten Schwangerschaften auftreten können, wobei der Zeitpunkt der Fehlgeburt immer später wird Das Virus der Mutter wird abgeschwächt. Schließlich wird ein Kind ausgetragen und kann tot geboren werden oder, wenn es lebend zur Welt kommt, an syphilitischen Symptomen leiden. Es ist schwierig, solche Launen der syphilitischen Vererbung wie die Infektion eines Zwillings und das Entkommen des anderen zu erklären.

Klinische Merkmale. – Wir haben es hier nicht mit den schweren Formen der Krankheit zu tun, die tödlich enden, sondern mit den milderen Formen, bei denen der Säugling bei der Geburt scheinbar gesund ist, nach zwei bis sechs Wochen jedoch Anzeichen einer syphilitischen Verfärbung zu zeigen beginnt.

Die üblichen Phänomene sind, dass das Kind nicht mehr gedeiht, dünn und fahl wird und an Haut- und Schleimhautausschlägen leidet. Es kommt häufig zu einer Erkrankung, die als *Schnupfen bezeichnet wird* und bei der die Nasenwege durch eine Ansammlung dünner, schleimig-eitriger Ausscheidungen verstopft sind, was zu Atemgeräuschen führt. Sie beginnt normalerweise innerhalb eines Monats nach der Geburt und bevor die Hautausschläge auftreten. Bei längerer Dauer kann es zu einer Beeinträchtigung der Entwicklung der Nasenknochen kommen, so dass es beim Erwachsenwerden des Kindes zu einem Zustand kommt, der als „Sattelnasen"-Deformität bekannt ist (Abb. 43 und 44).

ABB. 43. – Fazies der vererbten Syphilis.

(Aus Dr. Byrom Bramwells Atlas der klinischen Medizin.)

Erkrankungen der Haut. -Obwohl bei der Erbkrankheit alle Arten von Hauterkrankungen vorkommen, ist die wichtigste ein *papulöser* Ausschlag, wobei die Papeln groß sind, eine glatte, glänzende Oberseite haben und eine rötlich-braune Farbe haben. Betroffen sind vor allem Gesäß und Oberschenkel, die Genitalien und andere Teile, die ständig feucht sind. Es ist notwendig, diesen spezifischen Ausschlag von einer Form des Ekzems zu unterscheiden, die in diesen Situationen bei nicht-syphilitischen Kindern auftritt. Die charakteristischen Merkmale des syphilitischen Zustands sind die Infiltration der Haut und die kupferfarbene Farbe des Ausschlags. Am Anus nehmen die Papeln den Charakter von *Kondylomaten an* , auch an den Mundwinkeln, wo sie häufig ulzerieren und strahlenförmige Narben hinterlassen.

Erkrankungen der Schleimhäute. —Auf die Entzündung der Nasenschleimhaut, die Schnupfen verursacht, wurde bereits hingewiesen. Im Mund kann es zu schleimigen Stellen oder zu einer Stomatitis kommen, die wichtig ist, da sie die Entwicklung der bleibenden Zähne beeinträchtigt. Die Schleimhaut des Kehlkopfes kann der Sitz von Schleimflecken oder Katarrhen sein, was zur Folge hat, dass das Kind heiser schreit.

Affektionen der Knochen. —Schwellungen an den Enden der Röhrenknochen aufgrund einer Entzündung an den Epiphysenverbindungen werden am häufigsten am oberen Ende des Oberarmknochens und in den Knochen im Bereich des Ellenbogens beobachtet. Es kann zu einer teilweisen Verschiebung und Beweglichkeit an der verknöcherten Verbindung kommen. Der Säugling weint, wenn das Teil berührt wird; und da das Glied nicht willkürlich bewegt wird, spricht man von *einer Pseudolähmung der Syphilis* . Die Genesung erfolgt unter antisyphilitischer Behandlung und Ruhigstellung der Extremität.

Gelegentlich kommt es zu einer diffusen Verdickung der Schäfte der Röhrenknochen aufgrund der Ablagerung von neuem Knochen durch das Periost.

ABB. 44. – Fazies der vererbten Syphilis.

Früher glaubte man, dass die Erkrankungen des Schädels, die als Papageienknoten oder -buckel und Craniotabes bekannt sind, charakteristisch für die erbliche Syphilis sind, heute ist jedoch bekannt, dass sie, insbesondere bei klapprigen Kindern, auch andere Ursachen haben. Die *Vorsprünge* entstehen durch die Anhäufung neuer schwammiger Knochen unterhalb des Perikraniums und können symmetrisch um die vordere Fontanelle gruppiert sein oder sich entlang beider Seiten der Sagittalnaht erstrecken, die als tiefe Rille erscheint – der „natiforme Schädel". Die Vorsprünge verschwinden mit der Zeit, aber die Form des Schädels kann dauerhaft verändert bleiben, wobei die Stirn- und Scheitelvorsprünge übermäßig hervortreten. Der Begriff *Craniotabes* wird verwendet, wenn der Knochen dünn und weich wird und in seinen ursprünglichen Membranzustand zurückkehrt, so dass die betroffenen Bereiche unter dem Finger Grübchen bilden wie Pergament oder dünne Pappe; Seine Lokalisierung in den hinteren Teilen des Schädels lässt darauf schließen, dass das Verschwinden des Knochengewebes durch den Druck des Kopfes auf das Kissen beeinflusst wird. Craniotabes erholt sich, wenn sich der Gesundheitszustand des Kindes verbessert.

Im Alter zwischen drei und sechs Monaten können bestimmte andere Phänomene auftreten, wie z. B. *Erguss in die Gelenke* , insbesondere in die Knie; *Iritis* in einem oder beiden Augen und Vergrößerung von Milz und Leber.

In den meisten Fällen erholt sich das Kind von diesen frühen Manifestationen, insbesondere bei wirksamer Behandlung, und kann sich auf unbestimmte Zeit einer guten Gesundheit erfreuen. Andererseits kann es im Alter von zwei bis vier Jahren zu Läsionen kommen, die denen der Tertiärperiode der erworbenen Syphilis entsprechen.

Spätere Läsionen. —In der Haut und im Unterhautgewebe können die späteren Manifestationen in Form von lokalisierten Gummata auftreten, die dazu neigen, zusammenzubrechen und Geschwüre zu bilden, beispielsweise am Bein, oder in Form einer spreadinggummiartigen Infiltration, die ebenfalls zur Geschwürbildung neigt und entstellende Narben hinterlässt. vor allem im Gesicht. Der Gaumen und der Rachen können durch Geschwüre zerstört werden. In der Nase, insbesondere wenn der Geschwürprozess mit einem fauligen Ausfluss (ozæna) einhergeht, kann die Gewebezerstörung erheblich sein und zu unschönen Deformationen führen. Die gesamten palatinalen Teile des Oberkiefers, das Vomer, die Nasenmuschel und andere Knochen, die die Nasen- und Mundhöhle begrenzen, können verschwinden, so dass beim Blick in den Mund die Schädelbasis deutlich sichtbar ist. Zahnfleischerkrankungen werden häufig auch in den flachen Schädelknochen, in den Handknochen als syphilitische Daktylitis sowie in den Unterarm- und Beinknochen beobachtet. Wenn das Schienbein betroffen ist, ist die Erkrankung häufig beidseitig und kann die Form von Zahnfleischgeschwüren und Nebenhöhlen annehmen. In späteren Jahren kann das Schienbein Formveränderungen aufweisen, die auf eine vorangegangene Zahnfleischerkrankung zurückzuführen sind – zum Beispiel eine knotige Verdickung des Schafts, eine Abflachung des Kamms oder eine gleichmäßigere Zunahme der Dicke und Länge des Knochenschafts, was, wenn es Ist die Fehlstellung zusätzlich gekrümmt, spricht man von der „Säbelklingen“-Deformität. Unter den Läsionen der Eingeweide ist das Gumma des Hodens zu erwähnen, das zu einer Vergrößerung, Unebenheit und Verhärtung des Organs führt. Dies wurde sogar bei Säuglingen im Alter von einigen Monaten beobachtet.

Gelegentlich leidet ein syphilitisches Kind an einer Reihe dieser Zahnfleischläsionen, was zu gesundheitlichen Beeinträchtigungen und möglicherweise zu einer wachsartigen Erkrankung der inneren Organe führen kann. Andererseits kann es sein, dass es sich erholt und keine weiteren Manifestationen des vererbten Makels aufweist.

Erkrankungen der Augen. – In oder nahe der Pubertät wird häufig eine Erkrankung der Augen beobachtet, die als *chronische interstitielle Keratitis bekannt ist* und deren Zusammenhang mit der erblichen Syphilis erstmals von Hutchinson festgestellt wurde. Sie tritt im Alter zwischen sechs und sechzehn Jahren auf und betrifft meist ein Auge vor dem anderen. Es beginnt als diffuse Trübung oder Dampfbildung nahe der Mitte der Hornhaut, und wenn es sich ausbreitet, nimmt die gesamte Hornhaut das Aussehen von Mattglas an. Die Hauptbeschwerde ist eine Sehschwäche, die fast einer Blindheit gleichkommen kann, aber es gibt kaum Schmerzen oder Photophobie; In der Regel liegt eine gewisse Konjunktival- und Ziliarstauung vor, zusätzlich kann es zu *einer Iritis kommen*. Die Hornhaut oder Teile davon können durch die Bildung neuer Blutgefäße eine tiefrosa oder lachsfarbene Farbe annehmen. Die Erkrankung kann zwischen achtzehn Monaten und zwei Jahren anhalten. In der Regel kommt es zu einer vollständigen Genesung, es können jedoch leichte Trübungen, insbesondere an den Stellen früherer Lachsflecken, bestehen bleiben, und die Krankheit tritt gelegentlich wieder auf. Auch *Choroiditis* und *Retinitis* können auftreten und hinterlassen bleibende Veränderungen, die bei der Untersuchung mit dem Ophthalmoskop leicht erkennbar sind.

Zu den selteneren und schwerwiegenderen Läsionen der Erbkrankheit zählen die Zahnfleischerkrankung des *Kehlkopfes und der Luftröhre* , die mit Ulzerationen einhergeht und zu einer Stenose führt; und Läsionen des *Nervensystems* , die zu Krämpfen, Lähmungen oder Demenz führen können.

In einer begrenzten Anzahl von Fällen kann es etwa in der Pubertät zu *einer Taubheit kommen* , die normalerweise beidseitig auftritt und auch absolut sein kann.

Veränderungen an den bleibenden Zähnen. – Diese betreffen besonders die oberen mittleren Schneidezähne, die klein sind und etwas auseinander im Zahnfleisch stehen, wobei ihre freien Kanten gegeneinander konvergieren. Sie sind spitz zulaufend oder zapfenförmig und weisen an ihrem Schnittrand eine tiefe halbmondförmige Kerbe auf. Diese Erscheinungen werden häufig mit dem Namen Hutchinson in Verbindung gebracht, der sie als Erster beschrieb. Da sie die bleibenden Zähne betreffen, können sie erst ab einem Alter von acht Jahren diagnostiziert werden. Henry Moon machte auf eine

Veränderung der ersten Backenzähne aufmerksam; Diese sind durch die Verkleinerung des zentralen Tuberkels jedes Höckers verkleinert und kuppelförmig.

Diagnose der vererbten Syphilis. —Bei einem typischen Ausschlag am Gesäß und Schnupfen ist die Krankheit problemlos zu erkennen. Wenn jedoch der Ausschlag spärlich ist oder durch ein gleichzeitig bestehendes Ekzem verdeckt wird, sollte man sich vor allem auf die Verteilung des Ausschlags, auf die braunen Flecken, die nach dem Abklingen zurückbleiben, auf das Vorhandensein von Kondylomata usw. verlassen Rissbildung und Narbenbildung an den Mundwinkeln. Die Vorgeschichte der Mutter in Bezug auf wiederholte Fehlgeburten und totgeborene Kinder kann bestätigende Beweise liefern. In Zweifelsfällen kann die Diagnose durch den Wassermann-Test und die Feststellung der therapeutischen Wirkung von grauem Pulver erleichtert werden, das bei syphilitischen Säuglingen normalerweise eine deutliche und schnelle Verbesserung sowohl der Symptome als auch des allgemeinen Gesundheitszustands bewirkt.

Während eine beträchtliche Anzahl syphilitischer Kinder aufwächst, ohne dass sich Spuren ihrer syphilitischen Veranlagung zeigen, behält die Mehrzahl ihr ganzes Leben lang eines oder mehrere der folgenden Merkmale bei, die daher als *dauerhafte Zeichen der Erbkrankheit bezeichnet werden können* : Verkleinerung der Statur durch Eingriffe in die Krankheit Wachstum an den Epiphysenverbindungen; die Stirn niedrig und senkrecht und die Scheitel- und Stirnhöcker übermäßig hervortretend; der Nasenrücken eingesunken und abgerundet; strahlende Narben an den Mundwinkeln; Perforation oder Zerstörung des harten Gaumens; Hutchinsons Zähne; Trübungen der Hornhaut aufgrund einer vorangegangenen Keratitis; Veränderungen im Fundus oculi aufgrund einer Aderhautentzündung; Taubheit; eingedrückte Narben oder Knoten an den Knochen von früheren Gummata; „Säbelklinge" oder andere Deformität der Schienbeine.

Die Ansteckungsgefahr der vererbten Syphilis. – Im Jahr 1837 brachte Colles aus Dublin seine Überzeugung zum Ausdruck, dass ein syphilitischer Säugling die Krankheit zwar auf eine gesunde Amme übertragen kann, dass er aber nicht in der Lage ist, seine eigene Mutter zu infizieren, wenn er von ihr gestillt wird, selbst wenn diese möglicherweise nie Symptome der Krankheit gezeigt hat . Diese Doktrin, die als *Colles-Gesetz bekannt ist* , wird trotz angeblich gelegentlicher Ausnahmen allgemein akzeptiert. Je älter das Kind ist, desto geringer ist das Risiko, dass es die Krankheit auf andere überträgt, bis die Neigung schließlich ganz verschwindet, wie es im Tertiärstadium der erworbenen Syphilis der Fall ist. Es sollte jedoch hinzugefügt werden, dass die Ansteckungsgefahr der vererbten Syphilis von einigen Beobachtern geleugnet wird, die behaupten, dass, wenn syphilitische

Säuglinge sich als ansteckend erweisen, die Krankheit tatsächlich bei oder kurz nach der Geburt erworben wurde.

Es besteht allgemeine Einigkeit darüber, dass Menschen mit erblicher Syphilis die Krankheit nicht durch Vererbung an ihre Nachkommen weitergeben können und dass es für sie möglich ist, die Krankheit zu erwerben, obwohl sie die Krankheit nur sehr selten *de novo erwerben*.

Prognose der vererbten Syphilis. —Obwohl die vererbte Syphilis für eine hohe, aber offenbar sinkende Sterblichkeit im Säuglingsalter verantwortlich ist, können die von dieser Krankheit Betroffenen im Erwachsenenalter genauso stark und gesund werden wie ihre Nachbarn. Hutchinson betonte, dass es in der Bevölkerung kaum gesundheitliche Probleme gebe, die auf die erbliche Syphilis zurückzuführen seien.

Behandlung. – Arseninjektionen sind bei erblichen wie bei erworbenen Krankheiten ebenso vorteilhaft. Ein Säugling, der an erblicher Syphilis leidet, sollte, wenn möglich, von seiner Mutter gestillt werden, andernfalls sollte er mit der Hand gefüttert werden. Bei gestillten Säuglingen kann das Arzneimittel der Mutter verabreicht werden; in anderen Fällen erfolgt die Verabreichung auf die gleiche Weise wie bereits beschrieben – nur in geringeren Dosen. Beim ersten Auftreten syphilitischer Manifestationen sollten 0,05 g Novarsenbillon verabreicht werden, das sechs Wochen lang jede Woche in das tiefe Unterhautgewebe injiziert wird, gefolgt von einer einjährigen Quecksilbersalbe, bei der dem Säugling ein erbsengroßes Stück Quecksilbersalbe unter den Bauch eingeführt wird Bindemittel. Bei älteren Kindern wird die Dosis entsprechend erhöht. Der allgemeine Gesundheitszustand sollte in jeder möglichen Richtung verbessert werden; Die Verwendung von Lebertran und eisen- und kalziumhaltigen Präparaten kann erhebliche Vorteile bringen. Bei zerstörerischen Zahnfleischläsionen der Nase, des Rachens, des Kehlkopfes und der Knochen kann ein chirurgischer Eingriff erforderlich sein, entweder mit dem Ziel, die Ausbreitung der Krankheit zu stoppen oder die daraus resultierenden Deformationen zu beseitigen oder zu lindern. Bei Kindern mit Keratitis sollten die Augen durch eine Rauch- oder Farbbrille vor Licht geschützt werden und die Pupillen sollten von Zeit zu Zeit mit Atropin erweitert werden, insbesondere bei komplizierten Fällen mit Iritis.

Erworbene Syphilis bei Säuglingen und Kleinkindern. —Wenn Syphilis bei Säuglingen und Kleinkindern auftritt, kann man davon ausgehen, dass die Krankheit vererbt wurde. Es ist jedoch möglich, dass sie sich mit der Krankheit anstecken – beispielsweise beim Durchgang durch den Mutterleib während der Geburt, durch das Stillen oder Küssen durch infizierte Frauen oder durch den Ritus der Beschneidung. Die Infektionsgefahr, die früher bei der Arm-zu-Arm-Impfung bestand, wurde durch die Verwendung von Wadenlymphe beseitigt.

Die klinischen Merkmale der erworbenen Krankheit bei Säuglingen und Kleinkindern ähneln denen bei Erwachsenen, neigen jedoch dazu, schwerwiegender zu sein, wahrscheinlich weil die Krankheit oft erst spät erkannt und behandelt wird.

KAPITEL X
TUMOREN [2]

- <u>Definition</u>

- — <u>Ätiologie</u>

- – <u>Allgemeine Merkmale harmloser und bösartiger Tumoren</u> .

- Klassifizierung von Tumoren : I. Bindegewebstumoren :

- (*1*) *Unschuldig* : *Lipom* , *XanthomaChondroma* , *Osteom* , *Odontom* , *Fibrom* , *Myxom* , *Endotheliom* usw .;

- (2) *Bösartig: Sarkom*

- — II. Epitheltumoren :

- (1) *Unschuldig: Papillom* , *Adenom* , *zystisches Adenom* ;

- (2) *Bösartig* : *Epitheliom* , *Drüsenkrebs* , *Nagetierkrebs* , *melanotischer Krebs*

- — III. Dermoide

- — IV. Teratom .

- Zysten : *Retention* , *Exsudation* , *Implantation* , *parasitär* , *lymphatisch oder serös* .

- Ganglion .

[2] Für die Histologie von Tumoren wird der Leser auf ein Lehrbuch der Pathologie verwiesen.

Ein Tumor oder Neoplasma ist eine lokalisierte Schwellung, die aus neugebildetem Gewebe besteht und keine physiologische Funktion erfüllt. Die Größe von Tumoren nimmt völlig unabhängig vom Wachstum des Körpers zu, und ihr Wachstum wird nicht auf natürliche Weise beendet. Sie sind zu unterscheiden von solchen Überwucherungen, die der Natur einer einfachen Hypertrophie oder eines lokalen Giantismus sind, und auch von entzündlichen Schwellungen, die sich gewöhnlich unter dem Einfluss einer bestimmten Ursache entwickeln, einen natürlichen Abschluss haben und dazu neigen, zu verschwinden, wenn die Die Ursache hört auf zu wirken.

Die *Ätiologie von Tumoren* ist nur unzureichend verstanden. An ihrer Entwicklung können verschiedene Faktoren beteiligt sein, die entweder einzeln oder in Kombination wirken. Bestimmte Tumore sind beispielsweise das Ergebnis einer angeborenen Fehlbildung des jeweiligen Gewebes, aus dem sie entstehen. Dies scheint bei vielen Tumoren der Blutgefäße

(Angiome), des Knorpels (Chondrome), der Knochen (Osteome) und des sezernierenden Drüsengewebes (Adenome) der Fall zu sein. Mit dem Namen Cohnheim ist die Theorie verbunden, dass Tumore aus fötalen Überresten oder „Resten" entstehen. Bei diesen Resten handelt es sich vermutlich um undifferenzierte embryonale Zellen, die zwischen vollständig ausgebildeten Gewebeelementen eingebettet bleiben und ruhen, bis sie zu aktivem Wachstum angeregt werden und einen Tumor entstehen lassen. Diese Entstehungsweise wird durch die Entwicklung von Dermoiden aus sequestrierten Teilen der Epidermis veranschaulicht.

Unter den lokalen Faktoren, die bei der Entstehung von Tumoren eine Rolle spielen, ist der Reizeinfluss zu nennen. Dies ist wahrscheinlich ein wichtiger Faktor bei der Entstehung vieler Tumoren in der Haut und in den Schleimhäuten – zum Beispiel bei Haut-, Lippen- und Zungenkrebs. Die Rolle der Verletzung ist zweifelhaft. Es kommt nicht selten vor, dass der Entwicklung eines Tumors eine Verletzung des Teils vorausgeht, in dem er wächst, aber daraus folgt nicht notwendigerweise, dass die Verletzung und der Tumor in einem Zusammenhang zwischen Ursache und Wirkung stehen. Es ist möglich, dass eine Verletzung undifferenzierte Gewebeelemente oder „Reste" zu aktivem Wachstum anregt und so das Wachstum eines Tumors bestimmt, oder dass sie die Eigenschaften eines bereits vorhandenen Tumors verändert und zu einem schnelleren Wachstum führt.

Die weitverbreitete Annahme, dass bei der Entstehung von Tumoren eine konstitutionelle Besonderheit vorliegt, basiert weitgehend auf der Tatsache, dass bestimmte Formen neuen Wachstums – zum Beispiel Krebs – bekanntermaßen in bestimmten Familien übermäßig häufig auftreten. Der gleiche Einfluss ist bei bestimmten harmlosen Tumoren – insbesondere multiplen Osteomen und Lipomen – noch auffälliger, die im gleichen Sinne wie überzählige oder vernetzte Finger erblich sind und über mehrere Generationen hinweg bei Mitgliedern derselben Familie auftreten.

UNSCHULDIGE UND BÖSARTIGE TUMOREN

Für klinische Zwecke werden Tumoren willkürlich in zwei Klassen eingeteilt – die harmlosen und die bösartigen. Der herausragende Unterschied zwischen ihnen besteht darin, dass die schädlichen Auswirkungen harmloser Tumoren zwar völlig lokal sind und in ihrer Schwere von der Umgebung des Wachstums abhängen, bösartige Tumoren, wo immer sie sich befinden, zusätzlich zu ähnlichen lokalen Auswirkungen auch die allgemeine Gesundheit schädigen und letztendlich verursachen Tod.

Unschuldige, gutartige oder einfache Tumoren weisen eine große strukturelle Ähnlichkeit mit den normalen Geweben des Körpers auf. Sie wachsen langsam und sind in der Regel deutlich von einer faserigen Kapsel umgeben, aus der sie leicht entkernt werden können, und neigen nach der Entfernung nicht zu einem erneuten Auftreten. Während ihres Wachstums drängen sie lediglich benachbarte Teile zur Seite und komprimieren sie und neigen nicht zur Geschwürbildung und Blutung, es sei denn, die darüber liegende Haut oder Schleimhaut wird verletzt. Obwohl sie meist einzeln auftreten, treten einige von Anfang an mehrfach auf, zum Beispiel bei Fett-, Faser- und Knochentumoren, Warzen und Myomtumoren der Gebärmutter. Sie verursachen keine Verfassungsstörung. Sie bedrohen nur das Leben, wenn sie in der Nähe lebenswichtiger Organe wachsen, und auch dann nur aufgrund ihrer Situation – zum Beispiel kann der Tod durch einen unschuldigen Tumor in den Luftwegen verursacht werden, der zum Ersticken führt, im Darm, der einen Darmverschluss verursacht, oder im Wirbelkanal und verursacht Druck auf das Rückenmark.

Bösartige Tumoren weisen in der Regel eine deutliche Abweichung von der Struktur und Anordnung des normalen Körpergewebes auf. Obwohl die Zellen, aus denen sie bestehen, von normalen Gewebezellen abgeleitet sind, neigen sie dazu, eine niedrigere, vegetativere Form anzunehmen; Sie können als Parasiten betrachtet werden, die auf Kosten des Organismus leben, sich unbegrenzt vermehren und alles zerstören, mit dem sie in Kontakt kommen.

Bösartige Tumoren wachsen schneller als harmlose Tumoren und neigen dazu, ihre Umgebung zu infiltrieren, indem sie Prolongationen oder Tumoren aussenden offshoots. Sie können daher nach einer Operation, die sich auf die Entfernung des Haupttumors beschränkt, erneut auftreten. Sie sind nicht eingekapselt, obwohl sie durch Kondensation des umgebenden Gewebes umschrieben zu sein scheinen; Am Anfang sind sie selten multipel, zeigen aber eine ausgeprägte Tendenz, sich auf andere Körperteile auszubreiten. Fragmente des Ausgangstumors können sich lösen und über die Lymphe oder den Blutkreislauf abtransportiert und in anderen Teilen des Körpers abgelagert werden, wo sie zu sekundärem Wachstum führen. Bösartige Tumoren neigen dazu, in die darüber liegende Haut oder Schleimhaut einzudringen und diese zu zerstören, wodurch blutende Geschwüre entstehen. ragt das Tumorgewebe durch den Hautspalt, spricht man von *einer Pilzbildung*. Im Laufe der Zeit kommt es zu einem schlechten Gesundheitszustand oder *einer Kachexie*, wobei der Patient blass, fahl, fiebrig und abgemagert wird, wahrscheinlich als Folge einer chronischen Vergiftung durch die Aufnahme toxischer Produkte aus dem Tumor. Sie zerstören letztendlich das Leben, sei es durch ihre lokalen Wirkungen wie Geschwüre und Blutungen, durch die Begünstigung des Eintritts einer septischen Infektion, durch die Beeinträchtigung der Funktion lebenswichtiger Organe, durch Kachexie oder durch eine Kombination dieser Wirkungen .

Die Situation eines bösartigen Tumors hat erheblichen Einfluss auf die Schnelligkeit und die Art und Weise, wie er zum Tod führt. Einige

Krebsarten, wie zum Beispiel der sogenannte „Nagetierkrebs", weisen bösartige Merkmale auf, die vollständig lokal auftreten, während andere, wie zum Beispiel melanotischer Krebs, eine Bösartigkeit aufweisen, die durch eine schnelle Verallgemeinerung von Wucherungen im gesamten Körper gekennzeichnet ist. Strukturell ähnliche Tumoren können je nach Situation und Alter des Patienten sowie anderen bisher unbekannten Faktoren Unterschiede in der Bösartigkeit aufweisen.

Beim Versuch, zu einer Schlussfolgerung hinsichtlich der Unschuld oder Bösartigkeit eines Tumors zu gelangen, darf man sich nicht zu sehr auf seine histologischen Merkmale verlassen; Seine Situation, Wachstumsrate und andere klinische Merkmale müssen ebenfalls berücksichtigt werden. Es kann nicht genug betont werden, dass es keine feste Grenze zwischen harmlosen und bösartigen Wucherungen gibt; Es gibt einen unbestimmten Übergang von einem zum anderen. Die Möglichkeit der Umwandlung eines gutartigen in einen bösartigen Tumor muss anerkannt werden. Eine solche Transformation impliziert eine Veränderung der Wachstumsstruktur und wurde insbesondere bei fibrösen und knorpeligen Tumoren, bei Tumoren der Schilddrüse und bei Uterusmyomen beobachtet. Die Charakterveränderung kann unter dem Einfluss von Verletzungen, anhaltender oder wiederholter Reizung, unvollständiger Entfernung des gutartigen Tumors durch Operation oder veränderten physiologischen Bedingungen des Gewebes, die mit zunehmendem Alter einhergehen, erfolgen.

Nach einer operativen Entfernung eines Tumors sollte dieser routinemäßig einer mikroskopischen Untersuchung unterzogen werden; Die Ergebnisse sind oft aufschlussreich und manchmal anders als erwartet.

Arten von Tumoren. – In der folgenden Beschreibung werden Tumoren auf anatomischer Basis klassifiziert, wobei zunächst die Gruppe des Bindegewebes und anschließend diejenigen, die ihren Ursprung im Epithel haben, geordnet werden.

UNSCHULDIGE BINDEGEWEBSTUMOREN

Lipom. – Ein Lipom besteht aus Fett, das dem normalerweise im Körper vorhandenen Fett ähnelt. Die häufigste Variante ist das *subkutane Lipom*, das aus dem Unterhautfettgewebe wächst und einen weichen, unregelmäßig gelappten Tumor bildet (Abb. 45). Das Fett ist in durch Bindegewebssepten getrennten Läppchen angeordnet, die mit der den Tumor umgebenden Kapsel und der darüber liegenden Haut zusammenhängen, die beim Versuch, sie einzuklemmen, Grübchen oder Falten bildet. Da das Fett bei Körpertemperatur nahezu flüssig ist, sind Schwankungen meist erkennbar. Diese Tumoren variieren stark in der Größe, treten in jedem Alter auf, wachsen langsam und sind, obwohl sie im Allgemeinen einzeln vorkommen, manchmal multipel. Sie treten am häufigsten an der Schulter, am Gesäß oder am Rücken auf. In bestimmten Situationen, wie zum Beispiel am Oberschenkel und Damm, neigen sie dazu, gestielt zu werden (Abb. 46).

Ein Fetttumor ist aus einem kalten Abszess und aus einer Zyste zu diagnostizieren. Die charakteristischen Merkmale des Lipoms sind die Verklebung und Grübchenbildung der darüber liegenden Haut, die Lappenbildung des Tumors, die man erkennt, wenn man mit der flachen Hand darauf drückt, und, was zuverlässiger ist als beides, die Beweglichkeit, der Tumor rutscht weg, wenn man auf seinen Rand drückt.

ABB. 45. – Subkutanes Lipom mit Lobulation.

Die Prognose ist günstiger als bei jedem anderen Tumor, da er seinen Charakter nie verändert; Die einzigen Gründe für seine operative Entfernung sind seine Unansehnlichkeit und seine wahrscheinliche Größenzunahme im Laufe der Jahre. Die Operation besteht darin, die Haut und die Kapsel über dem Tumor zu durchtrennen und auszuschälen. Es muss darauf geachtet werden, dass keine der äußeren Läppchen zurückbleiben. Wenn die darüber liegende Haut geschädigt oder fest verklebt ist, sollte sie zusammen mit dem Tumor entfernt werden.

ABB. 46. – 40 Jahre altes, gestieltes Lipom des Gesäßes bei einer Frau. 68.

Multiple subkutane Lipome sind häufig symmetrisch und in einer bestimmten Gruppe von Fällen, die hauptsächlich bei Frauen auftreten, sind Schmerzen ein hervorstechendes Symptom, daher die Bezeichnung *Adiposis dolorosa* (Dercum). Diese multiplen Tumoren neigen kaum oder gar nicht dazu, an Größe zuzunehmen, und die Schmerzen, die mit ihrer Entwicklung einhergehen, bleiben nicht bestehen.

An Hals, Achselhöhlen und Schamhaaren kommt es manchmal zu einer diffusen Überwucherung des Unterhautfettgewebes, die symmetrische tumorähnliche Massen bildet, die als *diffuses Lipom bekannt sind* . Da es sich streng genommen nicht um einen Tumor handelt, ist die Bezeichnung *diffuse Lipomatose* vorzuziehen. Ein ähnlicher Zustand wurde von Jonathan Hutchinson bei Haustieren beschrieben. Wenn es zu einer Entstellung kommt, kann die Fettmasse durch eine Operation entfernt werden.

ABB. 47. – diffuse Lipomatose des Halses.

Lipom in anderen Situationen. – Das *periostale Lipom* ist meist angeboren und tritt am häufigsten an der Hand auf; Es bildet sich ein vorspringender lappiger Tumor, der, wenn er sich in der Handfläche befindet, einem Angiom oder einem Lymphangiom ähnelt. Das *subseröse Lipom* entsteht aus dem extraperitonealen Fett in der hinteren Bauchwand. In diesem Fall neigt es dazu, zwischen den Schichten des Mesenteriums nach vorne zu wachsen und einen Bauchtumor zu bilden. Oder es wächst aus dem extraperitonealen Fett in der vorderen Bauchwand und ragt aus einer der Bruchöffnungen oder durch eine abnormale Öffnung in den Parietes hervor und stellt eine *Fetthernie dar* . Ein *subsynoviales Lipom* wächst aus dem Fett, das die Synovialmembran eines Gelenks umgibt, und ragt in dessen Inneres hinein, was zu den Symptomen eines Lockerkörpers führt. Lipome kommen auch vor, wenn sie aus dem Fettbindegewebe *zwischen oder in der Muskelsubstanz wachsen* , und wenn sie sich unterhalb der tiefen Faszien, wie der Fascia lata des Oberschenkels, befinden, sind die charakteristischen Zeichen unklar und eine Differenzialdiagnose ist schwierig. Durch Punktion mit einer Sondennadel kann er von einem kalten Abszess unterschieden werden.

ABB. 48. – Zanthoma der Hände bei einem Mädchen æt. 14, zeigt mehrere subkutane Tumoren (vgl. Abb. 49).

(Der Fall von Sir H. J. Stiles.)

Zanthoma ist eine seltene, aber interessante Tumorform, die aus faserigem Fettgewebe besteht und ein körniges orange-gelbes Pigment enthält, das dem des Corpus luteum ähnelt. Es stammt aus der Lederhaut und weist zwei klinische Varianten auf. Im ersten Fall tritt es in Form erhabener gelber Flecken auf, meist auf der Haut der Augenlider von Personen ab dem mittleren Lebensalter, und ist in vielen Fällen mit chronischer Gelbsucht verbunden; Die Flecken sind oft symmetrisch und neigen mit zunehmender Größe dazu, miteinander zu verschmelzen.

Die zweite Form kommt bei Kindern und Jugendlichen vor; Es kann mehrere Generationen derselben Familie betreffen und tritt häufig mehrfach auf. Es besteht eine Kombination aus verdickten gelben Hautflecken und hervorstehenden Tumoren, von denen einige eine beträchtliche Größe erreichen können (Abb. 48 und 49). Im Schnitt weist das Tumorgewebe eine leuchtend orange oder safrangelbe Farbe auf.

Es besteht keine Indikation für die Entfernung der Tumoren, außer wegen der durch sie verursachten Deformität; Eine Röntgenbestrahlung ist einer Operation vorzuziehen.

ABB. 49. – Zanthoma mit subkutanen Tumoren am Gesäß. Vom selben Patienten wie Abb. 48 .

Chondrom. —Ein Chondrom besteht hauptsächlich aus Knorpel. Zwischen den Knorpelknötchen verlaufen Prozesse des vaskulären Bindegewebes, die aus der ihn umgebenden Faserkapsel den Tumor bilden. Im Schnitt ist es graublau und halbdurchsichtig. Der Tumor hat eine feste und elastische Konsistenz, bestimmte Teile können jedoch aufgrund von Verkalkung oder Verknöcherung sehr hart sein, während andere Teile aufgrund myxomatöser Degeneration und Verflüssigung weich und schwankend sein können. Diese Tumoren wachsen langsam und schmerzlos und können Nerven und Arterien umgeben, ohne sie zu verletzen. Sie können eine tiefe Vertiefung im Knochen verursachen, aus dem sie stammen. Es kommen alle Zwischenformen zwischen dem unschuldigen Chondrom und dem bösartigen Chondrosarkom vor. Chondrome können in multipler Form auftreten, insbesondere im Bereich der Fingerglieder und Mittelhandknochen. Beim Einwachsen in das Innere eines Knochens kommt es zu einer spindelförmigen Vergrößerung des Schaftes, die bei einer Phalanx oder einem Mittelhandknochen der Daktylitis infolge Tuberkel oder Syphilis ähneln kann. Ein Chondrom erscheint als klarer Bereich in einem Skiagramm.

ABB. 50. – Chondroma, das aus der Fossa infraspinosa des Schulterblatts
wächst.

Ein *Skiagramm* eines Knochens, in dem sich ein Chondrom befindet, zeigt einen klaren abgerundeten Bereich an der Position des Tumors, der von ähnlichen klaren Bereichen aufgrund anderer Tumorarten, insbesondere des Myeloms, unterschieden werden muss; Wenn es verkalkt oder verknöchert ist, hinterlässt es einen Schatten, der so dunkel wie Knochen ist.

Behandlung. —Angesichts der instabilen Qualität des Chondroms, insbesondere seiner Gefahr, bösartig zu werden, sollte es entfernt werden, sobald es erkannt wird. Bei solchen, die aus der Knochenoberfläche herausragen, sollten sowohl der Tumor als auch seine Kapsel entfernt werden. Im Inneren sollte eine ausreichende Menge der Kortikalis entfernt werden, um den Tumor herauskratzen zu können, und es muss darauf geachtet werden, dass keine Knorpelknötchen zurückbleiben. Bei multiplen Chondromen der Hand, wenn die Finger verkrüppelt und unbrauchbar sind, sollte die Bestrahlung mit Röntgenstrahlen ausprobiert werden , und in extremen Fällen muss möglicherweise die Frage einer Amputation in Betracht gezogen werden. Wenn ein Knorpeltumor aktiv wächst, muss er als bösartig behandelt werden.

ABB. 51. – Chondrom des Mittelhandknochens des Daumens.

Die bei Kindern und jungen Erwachsenen an den Enden der Röhrenknochen vorkommenden Chondrome bilden eine eigene Gruppe. Sie hängen normalerweise mit dem Epiphysenknorpel zusammen, und Virchow vermutete, dass sie ihren Ursprung in Knorpelinseln haben, die bei der Verknöcherung nicht verbraucht wurden. Es wird angenommen, dass sie häufiger bei Rachitispatienten auftreten. Sie haben keine bösartigen Tendenzen und neigen dazu, gleichzeitig mit dem Epiphysenknorpel, aus dem sie stammen, eine Verknöcherung zu erleiden, und stellen sogenannte *knorpelige Exostosen dar*. Diese treten manchmal in mehrfacher Form auf und können in mehreren Generationen derselben Familie auftreten. Sie werden im Kapitel über Knochentumoren näher betrachtet.

Manchmal bilden sich winzige Knorpelknötchen in der Synovialmembran von Gelenken und in der Auskleidung von Sehnenscheiden und Schleimbeuteln: Sie neigen dazu, sich von der Membran zu lösen und lose Körper zu bilden; Sie unterliegen auch einer unterschiedlichen Verkalkung und Verknöcherung, so dass sie in Skiagrammen sichtbar sind. Sie werden weiterhin mit losen Körpern in Gelenken betrachtet.

Knorpelige Tumoren in der Ohrspeicheldrüse, der Unterkieferspeicheldrüse und im Hoden gehören zu einer Klasse von „Mischtumoren", auf die später noch eingegangen wird.

Osteom. —Das echte Osteom besteht aus Knochengewebe und hat seinen Ursprung im Skelett. Es werden zwei Sorten unterschieden: die schwammige oder spongiöse und die elfenbeinfarbene oder kompakte Sorte. Das *spongiöse Osteom ist eigentlich ein verknöchertes* Chondrom und findet sich an den Enden der Röhrenknochen (Abb. 52). Aufgrund der Tatsache, dass sie aus der Knochenoberfläche herausragt, spricht man oft von einer *Exostose* . Es wächst langsam und verursacht selten Beschwerden, es sei denn, es drückt auf einen Nervenstamm oder einen Schleimbeutel, der sich darüber entwickelt hat. Die Röntgenstrahlen zeigen einen dunklen Schatten, der dem verknöcherten Teil des Tumors entspricht und sich mit dem des Knochens fortsetzt, aus dem er wächst (Abb. 138). Ein operativer Eingriff ist nur dann angezeigt, wenn der Tumor zu Unannehmlichkeiten führt. Anschließend wird es entfernt, wobei seine Basis bzw. sein Hals mit dem Meißel durchtrennt wird. Bei den Erkrankungen des Knochens wird die vielfältige Form des Osteoms berücksichtigt.

Der knöcherne Auswuchs aus der Endphalanx der großen Zehe – bekannt als *subunguale Exostose* – wird auf S. 17 beschrieben und dargestellt . 404 . An der Unterseite des Fersenbeins treten manchmal knöcherne Vorsprünge oder „Sporen" auf, die vom Processus superior nach unten und vorne ragen und beim Aufsetzen der Ferse auf den Boden Schmerzen verursachen.

ABB. 52. – Spongiosa-Osteom des unteren Endes des Femurs.

Das *Elfenbein-* oder *Kompaktosteom* besteht aus dichtem Knochen und wächst normalerweise aus dem Schädel. Es ist im Allgemeinen sitzend und einzeln und kann in das Innere des Schädels, in die Stirnhöhle, in die Höhle der Augenhöhle oder der Nase wachsen oder den äußeren Gehörgang ausfüllen, was höchst unansehnliche Deformationen und Beeinträchtigungen des Sehens und der Atmung verursacht , und Hören.

Knochenbildungen treten in *Muskeln und Sehnen auf* , insbesondere an deren Verbindungsstellen zum Skelett, und werden als falsche Exostosen bezeichnet; Sie werden bei Muskelerkrankungen beschrieben.

Odontom. – Ein Odontom besteht aus Zahngewebe in unterschiedlichen Anteilen und unterschiedlichem Entwicklungsstand, das aus Zahnkeimen oder noch im Wachstum begriffenen Zähnen entsteht (Bland Sutton). Odontome ähneln Zähnen insofern, als sie während ihrer Entwicklung unter der Schleimhaut verborgen bleiben und keinen Hinweis auf ihre Existenz geben. Dann folgt, gewöhnlich zwischen dem 20. und 25. Lebensjahr, ein Eruptionsstadium, das oft mit Eiterung einhergeht und dadurch die Aufmerksamkeit auf den Tumor lenken kann. Nach Bland Sutton können mehrere Odontomarten je nach dem an ihrer Entstehung beteiligten Teil des Zahnkeims unterschieden werden.

Das *epitheliale Odontom* entsteht aus persistierenden Anteilen des Epithels des Schmelzorgans und stellt einen multilokulären zystischen Tumor dar, der hauptsächlich im Unterkiefer vorkommt. Die zystischen Räume des Tumors enthalten eine bräunliche Glatzeflüssigkeit. Diese Tumoren wurden von Eve unter dem Namen multilokuläre zystische Epitheltumoren des Kiefers beschrieben.

Das *follikuläre Odontom* , *auch Zahnzyste* genannt , entsteht durch die Aufblähung eines Zahnfollikels. Es handelt sich um eine Zyste, die eine zähe Flüssigkeit enthält und in deren Wand sich häufig ein unvollständig geformter Zahn befindet. Die Zyste bildet sich meist an einem der bleibenden Backenzähne und kann beträchtliche Ausmaße annehmen.

Das *fibröse Odontom* ist das Ergebnis einer Überwucherung von fibrösem Gewebe rund um den Zahnsack, das den Zahn umhüllt und seinen Durchbruch verhindert. Der verdickte Zahnsack wird meist mit einem fibrösen Tumor verwechselt, bis nach der Entfernung der Zahn in seinem Inneren erkannt wird.

Zusammengesetztes Odontom. – Dies ist eine passende Bezeichnung für bestimmte harte Zahntumoren, die im Kiefer vorkommen und aus Zahnschmelz, Dentin und Zement bestehen. Der Tumor ist als Folge eines abnormalen Wachstums aller Elemente eines Zahnkeims oder zweier oder mehrerer Zahnkeime, die wahllos miteinander verschmolzen sind, anzusehen. Es kann im Kindesalter auftreten und einen glatten, unnachgiebigen Tumor von oft beträchtlicher Größe bilden, der den entsprechenden bleibenden Zahn ersetzt. Es kann einen eitrigen Ausfluss verursachen, der in einigen Fällen nach Ablösung der darüber liegenden Weichteile extrudiert wird . Viele Beispiele dieser Art von Odontomen, die in der Nasenhöhle oder in der Kieferhöhle wachsen, wurden auch nach der Entfernung fälschlicherweise als Osteome angesehen.

Im Schnitt ist der Tumor meist laminiert und besteht hauptsächlich aus Dentin mit einer teilweisen Abdeckung aus Zahnschmelz und Zement.

Diagnose. —Odontome werden oft erst nach der Entfernung diagnostiziert. Bei gleichzeitiger Eiterung wurde der Zustand fälschlicherweise mit einer Erkrankung des Kiefers verwechselt. Faserige Odontome wurden mit Sarkomen verwechselt und Teile des Oberkiefers wurden unnötigerweise entfernt. Jeder umschriebene Tumor des Kiefers, insbesondere wenn er bei einem jungen Erwachsenen auftritt, sollte auf die Möglichkeit eines Odontoms hinweisen. Skiagramme liefern häufig nützliche Informationen sowohl für die Diagnose als auch für die Behandlung.

Behandlung. —Die harten Formen des Odontoms können in der Regel nach Durchtrennung der darüber liegenden Weichteile herausgeschält werden. Bei der follikulären Variante reicht es in der Regel aus, einen Teil der Wand herauszuschneiden, das Innere herauszukratzen und eventuell vorhandene Zähne zu entfernen. Anschließend wird die Kavität verdichtet und von unten aus heilen gelassen.

Fibrom. —Ein Fibrom ist ein Tumor, der aus faserigem Bindegewebe besteht. Man unterscheidet das *weiche Fibrom* , das vergleichsweise reich an Zellen und Blutgefäßen ist und dessen Fasern locker angeordnet sind; und das *harte Fibrom* , das aus dicht gepackten Faserbündeln besteht, die oft konzentrisch um die Blutgefäße angeordnet sind. Die Schnittfläche des weichen Fibroms weist ein rosa-weißes, fleischiges Aussehen auf, das den langsam wachsenden Formen von Sarkomen ähnelt; das eines harten Fibroms weist ein trockenes, glitzerndes Aussehen auf, passend zu verwässerter Seide. Die weiche Sorte wächst viel schneller als die harte. Bei bestimmten Fibromen – zum Beispiel bei solchen, die aus dem Periost der Schädelbasis wachsen und in den Nasopharynx hineinragen – sind die Blutgefäße zu Nebenhöhlen erweitert und haben keine richtige Hülle; Sie neigen daher dazu, bei der Teilung offen zu bleiben und stark zu bluten. Übergangsformen zwischen weichem Fibrom und Sarkom sind anzutreffen, so dass es bei der Operation zu deren Entfernung sicherer ist, die Kapsel zusammen mit dem Tumor zu entfernen, und der Patient sollte im Hinblick auf das Risiko eines erneuten Auftretens unter Beobachtung gehalten werden.

Die Haut – insbesondere die Haut des Gesäßes – ist einer der bevorzugten Sitze von Fibromen und kann in vielfältiger Form auftreten. Es kommt auch im subkutanen und intermuskulären Zellgewebe sowie in der Bauchdecke vor, wo es manchmal beträchtliche Ausmaße erreicht. In der Brust kommen verschiedene Formen von Fibromen vor, die bei Erkrankungen dieses Organs beschrieben werden. Die faserigen Wucherungen in der Haut, bekannt als *Keloid* und *Molluscum fibrosum* , *sowie die in den Nervenhüllen* vorkommenden , werden an anderer Stelle beschrieben. Myome der Gebärmutter werden als Myome beschrieben.

Das diffuse Fibrom oder *die Fibromatose* , analog zur Lipomatose, kommt im Bindegewebe der Haut und in den Nervenhüllen vor und stellt eine Form der Neurofibromatose dar; Eine ähnliche Veränderung findet man auch im Magen und Dickdarm.

ABB. 53. – Myelom des Humerusschafts, das eine pathologische Fraktur verursacht. (Der Fall von Herrn J. W. Struthers.)

(Zu beachten ist die ungewöhnliche Lage des Tumors.)

Myxom. – Ein Myxom besteht aus Gewebe von weicher, gelatineartiger, halbflüssiger Konsistenz. Das reine Myxom ist äußerst selten und ähnelt klinisch dem Lipom. Myxomatöses Gewebe findet sich jedoch häufig auch bei anderen Bindegewebstumoren als Folge von Degenerationen, beispielsweise bei Knorpeltumoren und bei Sarkomen. Myxomatöses Gewebe ist auch ein wichtiger Bestandteil des „unschuldigen Parotistumors". Der Schleimpolyp der Nase, der oft als Myxom bezeichnet wird, ist lediglich ein herabhängender Fortsatz der ödematösen Schleimhaut.

Myelom. – Ein Myelom besteht aus großen mehrkernigen Riesenzellen, die von Rund- und Spindelzellen umgeben sind. Die Schnittfläche des Tumors weist eine tiefrote oder kastanienbraune Farbe auf. Während das Myelom gelegentlich in Sehnenscheiden und Schleimbeuteln vorkommt und dann eine orange-gelbe Farbe hat, kommt es am häufigsten im spongiösen Gewebe an den Enden der Röhrenknochen vor, wobei sein bevorzugter Standort das obere Ende des Schienbeins ist. Obwohl es früher als Sarkom eingestuft wurde, weist es nur in Ausnahmefällen bösartige Merkmale auf und kann in der Regel durch lokale Maßnahmen entfernt werden, ohne dass ein erneutes Auftreten befürchtet werden muss. Bei Erkrankungen des Knochens werden die Diagnose, das Röntgenbild und die Methode der Entfernung berücksichtigt. Manchmal tritt das Myelom in mehreren Formen im Skelett auf, verbunden mit einer ungewöhnlichen Proteinform im Urin (Bence Jones).

Myom. – Ein Myom besteht aus nicht gestreiften Muskelfasern. Ein reines Myom ist sehr selten und kommt in Organen vor, die über nicht gestreifte Muskulatur verfügen, wie etwa Magen, Darm, Harnblase und Prostata. In der Gebärmutter, was am häufigsten vorkommt, enthalten diese Tumoren eine beträchtliche Beimischung von fibrösem Gewebe und werden als *Myome* oder *Fibromyome bezeichnet*. Sie zeigen auf dem Schnitt ein faszikuliertes Aussehen, das dem eines Schnitts aus Wattebällchen ähneln kann (Abb. 54). Sie sind eingekapselt und vaskulär, erreichen häufig eine große Größe und können einzeln oder mehrfach vorkommen. Obwohl sie weder Unannehmlichkeiten noch Leiden hervorrufen, verursachen sie häufig starke Blutungen aus der Gebärmutter und können ernste Symptome hervorrufen, indem sie schädlich auf die Harnleiter oder den Darm drücken oder Schwangerschaft und Geburt erschweren.

Das **Rhabdomyom** ist eine äußerst seltene Tumorform, die in Niere, Gebärmutter und Hoden vorkommt. Es enthält gestreifte Muskelfasern und soll aus einem Rest von Muskelgewebe entstehen, der während der Entwicklung abgesondert wurde.

ABB. 54. – Fibro-Myom der Gebärmutter.

(Anatomisches Museum, Universität Edinburgh.)

Gliom. —Ein Gliom ist ein Tumor, der aus Neuroglia besteht. Es kommt ausschließlich im Zentralnervensystem, in der Netzhaut und im Sehnerv vor. Es handelt sich um einen langsam wachsenden, weichen, schlecht abgegrenzten Tumor, der die angrenzenden Nervenzentren und Nervenbahnen verdrängt und leicht zum Blutungsherd werden und dadurch apoplexähnliche Drucksymptome hervorrufen kann. Das Gliom der Netzhaut neigt dazu, in den Glaskörper hineinzuwachsen und den Augapfel zu perforieren. Es handelt sich meist um ein Gliosarkom und ist hochgradig bösartig.

Endotheliome entstehen aus dem Endothel von Lymph- und Blutgefäßen sowie serösen Hohlräumen. Ihre Art weist große Unterschiede auf, teils aufgrund der Vielzahl unterschiedlicher Endothelarten, aus denen sie gewonnen werden, teils weil das neue Bindegewebe, das gebildet wird, dazu neigt, sich in andere Gewebe umzuwandeln. Sie können weich oder hart, fest oder zystisch, diffus oder umschrieben sein; Sie wachsen sehr langsam und sind fast immer harmlos, obwohl gelegentlich ein Wiederauftreten beobachtet wurde. Fälle von multiplen Endotheliomen der Haut wurden kürzlich von Wise beschrieben.

Angiome , *Lymphangiome* und *Neurome* werden mit der Erkrankung der einzelnen Gewebe beschrieben.

BÖSARTIGE BINDEGEWEBSTUMOREN – SARKOME

Als Sarkom bezeichnet man jeden Bindegewebstumor, der einen bösartigen Charakter aufweist. Das wesentliche Strukturmerkmal ist das Überwiegen der Zellelemente gegenüber der Interzellularsubstanz oder dem Stroma, wobei ein Sarkom in dieser Hinsicht dem Bindegewebe des Embryos ähnelt. Das typische Sarkom besteht hauptsächlich aus unreifem oder embryonalem Bindegewebe. Am häufigsten entspringt es der Faszie, dem intermuskulären Bindegewebe, dem Periost, dem Knochenmark und der Haut und bildet einen runden oder knotigen Tumor, der eingekapselt zu sein scheint, die Kapsel besteht jedoch lediglich aus dem verdichteten umgebenden Gewebe und enthält normalerweise sarkomatöse Elemente. Die Beschaffenheit des Tumors hängt von der Art und Menge des Stromas sowie vom Vorliegen degenerativer Veränderungen ab. Die weicheren Markformen bestehen fast ausschließlich aus Zellen; während die härteren Formen – wie das Fibro-, Chondro- und Osteosarkom – über ein reichlich vorhandenes Stroma verfügen und relativ arm an Zellen sind. Degenerative Veränderungen können zu Erweichungen oder Verflüssigungen führen, die zur Bildung von zystischen Hohlräumen im Inneren des Tumors führen. Die Farbe hängt von der Blutmenge im Tumor und vom Vorhandensein von Degenerationsprodukten ab.

Die Blutgefäße werden meist durch bloße Spalten oder Zwischenräume zwischen den Zellen dargestellt. Diese Besonderheit erklärt die Leichtigkeit, mit der eine Blutung in die Substanz des Tumors erfolgt, die Beständigkeit der Blutung, wenn der Tumor durch die Haut eingeschnitten wird oder ulzeriert, und die Bereitschaft, mit der die sarkomatösen Zellen abtransportiert werden und entfernte Teile durch die Haut infizieren Blutkreislauf. Sarkome haben keine Lymphgefäße und infizieren selten die Lymphdrüsen, es sei denn, sie entstehen in lymphatischen Strukturen – zum Beispiel in der Mandel. Winzige Teile des Tumors wachsen in die kleinen Venen hinein und werden, wenn sie sich lösen, durch den Blutstrom zu entfernten Organen transportiert, wo sie in den Kapillaren festgehalten werden und sekundäre Wucherungen hervorrufen. Diese befinden sich am häufigsten in der Lunge, es sei denn, das primäre Wachstum liegt im Bereich des Pfortaderkreislaufs, in diesem Fall erfolgt es in der Leber. Die sekundären Wucherungen ähneln stark dem Ausgangstumor. Ein Sarkom kann in einem solchen Ausmaß in eine angrenzende Vene eindringen, dass es bei Ablösung des eindringenden Teils zu einer gefährlichen Embolie kommen kann. Dies kann bei Sarkomen der Niere beobachtet werden, wobei das Wachstum entlang der Nierenvene erfolgt, bis es in die Hohlvene hineinragt.

ABB. 55. – Rezidivierendes Sarkom des Ischiasnervs bei einer Frau æt. 27. Wiederauftreten zwanzig Monate nach Entfernung des Primärwachstums.

Bei seinem Wachstum komprimiert und zerstört ein Sarkom benachbarte Teile, umgibt Gefäße und Nerven und kann zur Zerstörung der Haut führen, entweder indem es in die Haut eindringt oder, was häufiger vorkommt, durch Druck Ablösung verursacht. Entzündliche und eitrige Veränderungen können als Folge einer pyogenen Infektion nach Ablösung der darüber liegenden Haut oder nach einem explorativen Einschnitt auftreten. Sobald die Haut durchbrochen ist, wandert der Tumor durch die Öffnung. Sarkome sind unterschiedlich bösartig, insbesondere hinsichtlich der Wachstumsgeschwindigkeit und der Ausbreitungsfähigkeit . Einige von ihnen, wie das sogenannte „rezidivierende Paget-Myom", wachsen vergleichsweise langsam und sind nur in dem Sinne bösartig, dass sie nach der Entfernung dazu neigen, lokal wiederzukehren; andere – insbesondere die eher zellulären – wachsen extrem schnell und verbreiten sich früh im Körper und ähneln in dieser Hinsicht den bösartigsten Formen von Krebs. In der Regel sind sie zunächst einzeln, obwohl es gelegentlich auch zu primären multiplen Wucherungen in der Haut und in den Knochen kommt.

Aufgrund ihrer strukturellen Besonderheiten werden viele Arten von Sarkomen unterschieden. Aufgrund der Größe und Beschaffenheit der Zellen gibt es also das *kleine rundzellige* und das *große rundzellige* Sarkom, das *kleine* und das *große spindelzellige Sarkom* , das *riesenzellige* und das *gemischtzellige* Sarkom. Das *Lymphosarkom* weist eine Struktur auf, die der von Lymphfollikelgewebe ähnelt, und das *Alveolarsarkom weist* eine Anordnung von Zellen in Alveolen auf, die der bei Krebserkrankungen ähnelt. Wenn eine beträchtliche Menge an interzellulärem Fasergewebe vorhanden ist, wird der Tumor als *Fibrosarkom bezeichnet* .

ABB. 56. – Fungierendes Sarkom des Arms.

(Dr. J. M'Watts Fall.)

Der Begriff *Lymphangiosarkom* wird verwendet, wenn die Zellen des Tumors aus dem Endothel von Lymphräumen und -gefäßen stammen. Bei den *Angiosarkomen* handelt es sich um solche, bei denen Blutgefäße ein herausragendes Element in der Struktur des Tumors darstellen. Sie stammen manchmal von unschuldigen Angiomen ab und können so vaskulär sein, dass sie pulsieren und bei der Auskultation ein blasendes Geräusch wie bei einem Aneurysma erzeugen. Das *Gliosarkom* , *das Myxosarkom* , *das Chondrosarkom* und *das Myosarkom* sind Mischformen, die sich meist in vorbestehenden harmlosen Tumoren entwickeln. Das *Osteosarkom* ist durch die Bildung von Knochen im Tumor gekennzeichnet, wobei die Markräume von sarkomatösen Zellen anstelle von Knochenmark besetzt sind. Das *Osteoidsarkom* ist durch die Bildung eines knochenähnlichen Gewebes gekennzeichnet, dem es jedoch an Kalksalzen mangelt, und das *versteinernde Sarkom* durch die Bildung verkalkter Bereiche im Stroma. Diese Arten kommen zwar hauptsächlich in den Knochen vor, können aber auch in Weichgeweben wie Muskeln und in Organen wie der Brust vorkommen. Zu den pigmentierten Sorten gehören das hellgrüne *Chlorom und das* braune oder schwarze *melanotische Sarkom* . Das *Psammom* ist ein Sarkom, das eine sandähnliche Substanz enthält; es kommt hauptsächlich in den Membranen des Gehirns vor. Das *Chordom* ist eine seltene Tumorform, die von Resten der Chorda dorsalis im Bereich der Synchondrosis spheno-occipitalis oder im Bereich des Kreuzbein-Steißbeins ausgeht.

Diagnose eines Sarkoms. – Ein Sarkom ist von einer entzündlichen Schwellung, wie sie bei Tuberkel, Aktinomykose oder Syphilis auftritt, von einem harmlosen Tumor und von Krebs zu unterscheiden. Die der Diagnose zugrunde liegenden Punkte werden mit den verschiedenen Geweben und Organen besprochen.

Behandlung. —Die Entfernung des Tumors durch eine Operation ist die zuverlässigste Behandlungsmethode; Um erfolgreich zu sein, muss es durchgeführt werden, bevor die Ausbreitung stattgefunden hat, und es muss ein beträchtlicher Bereich gesunden Gewebes jenseits des sichtbaren Randes des Wachstums entfernt werden, und bei Tumoren nahe der Körperoberfläche auch die darüber liegende Haut.

Um ein Wiederauftreten zu verhindern, wird ein Radiumschlauch , an dem ein Seidenfaden befestigt ist, in den Raum eingeführt, aus dem der Tumor entfernt wurde; Der Faden wird an der Abflussöffnung herausgezogen, und am Ende einer Woche oder zehn Tagen wird die Radiumröhre durch Ziehen am Faden entfernt. Radium löst im Gewebe eine Reaktion aus, die mit einer Exsudation aus den Gefäßen einhergeht, für deren Entweichen Vorsorge getroffen werden muss. Steht kein Radium zur Verfügung, wird die betroffene Stelle , sobald die Wunde verheilt ist, wiederholt der Einwirkung der *Röntgenstrahlen ausgesetzt*. Der Einsatz dieser Maßnahmen hat das Wiederauftreten von Sarkomen nach der Operation erheblich verringert.

Es ist leicht verständlich, dass wir umso mehr auf Radium oder Röntgenstrahlen angewiesen sind, um eine dauerhafte Heilung herbeizuführen, je weniger gründlich oder radikal das Wachstum entfernt wurde , und dass wir in fortgeschrittenen Fällen von Sarkomen und in Fällen, in denen Aufgrund ihrer anatomischen Situation ist eine operative Entfernung zwangsläufig unvollständig, die Heilungsaussichten hängen noch stärker von der Anwendung von Radium oder der Röntgenstrahlung ab. Schließlich gibt es Fälle, in denen eine operative Entfernung nicht möglich ist, das sogenannte *inoperable Sarkom* ; Ein Radiumröhrchen, an dem ein Seidenfaden befestigt ist, wird in die Substanz des Tumors eingeführt, entweder durch eine Öffnung, die mit einem großen Trokar gemacht wird, oder, wenn nötig, durch offene Präparation. Eine zweite Radiumröhre wird auf die Haut über dem Tumor gelegt und dort mit einer Naht oder einem Pflasterstreifen befestigt, wodurch eine Kreuzfeuerwirkung der Radiumstrahlen sowohl von innen als auch von außen gewährleistet wird, wie sich herausstellt viel wirksamer bei der Zerstörung oder Hemmung der zellulären Elemente des Wachstums sein. Die Radiumröhren bleiben je nach der Stärke des verwendeten Radiums acht bis vierzehn Tage lang *an Ort und Stelle* , werden aber etwa jeden zweiten Tag bewegt, damit jeder Teil des Tumors wirksam bestrahlt werden kann. Wenn der Tumor nach der Anwendung von Radium kleiner wird und operabel wird, sollte er entfernt werden, bevor ihm Zeit gegeben wird, sein Wachstum wieder aufzunehmen. Es hängt vom weiteren Krankheitsverlauf ab, ob eine zweite oder sogar dritte Radiumapplikation erforderlich sein wird.

Wenn weder Radium noch Röntgenstrahlen verfügbar oder anwendbar sind, kann auf die Injektion von Coley-Flüssigkeit zurückgegriffen werden, einem Präparat, das die gemischten Toxine des Erysipel-Streptokokken und des Bacillus prodigiosus enthält; oder aus Selen.

EPITHELTUMOREN

Ein übermäßiges und unregelmäßiges Wachstum des Epithels ist das wesentliche und charakteristische Merkmal dieser Tumoren. Die unschuldigen Formen sind das Papillom und das Adenom; das Bösartige, das Karzinom oder der Krebs.

Papillom. – Ein Papillom ist ein Tumor, der aus einer Haut- oder Schleimhautoberfläche hervorsteht und aus einer Mittelachse aus vaskulärem Fasergewebe mit einer Epithelschicht besteht, die der Oberfläche ähnelt, aus der der Tumor wächst. Bei den Papillomen der Haut – allgemein *Warzen genannt* – besteht die Hülle aus Epidermis; bei denen, die aus Schleimoberflächen wachsen, besteht es aus dem Epithel, das die Schleimhaut bedeckt. Wenn das Oberflächenepithel als fadenförmige Fortsätze hervorsteht, spricht man von einem *Zottenpapillom* , dessen bekanntestes Beispiel die Harnblase ist. Papillomatöse Wucherungen kommen auch im Kehlkopf, in den Milchgängen der Brust und im Inneren bestimmter zystischer Tumoren der Brust und des Eierstocks vor. Obwohl Papillome in erster Linie harmlos sind, können sie zum Ausgangspunkt von Krebs werden, insbesondere bei Personen über dem mittleren Lebensalter und wenn das Papillom einer Reizung ausgesetzt war und geschwürig ist. Die klinischen Merkmale und die Behandlung der verschiedenen Papillomformen werden anhand der einzelnen Gewebe und Organe betrachtet.

Adenom. – Ein Adenom ist ein Tumor, der nach der Art einer Sekretdrüse aufgebaut ist und in Verbindung mit dieser wächst. In der Substanz von Drüsen wie der Brustdrüse, der Ohrspeicheldrüse, der Schilddrüse und der Prostata finden sich Adenome als eingekapselte Tumoren. Wenn sie aus den Drüsen der Haut oder einer Schleimhaut stammen, neigen sie dazu, aus der Oberfläche herauszuragen und gestielte Tumoren oder Polypen zu bilden.

Adenome können einzeln oder mehrfach auftreten und variieren stark in ihrer Größe. Der Tumor besteht selten ausschließlich aus Drüsengewebe; es enthält meist einen erheblichen Anteil an fibrösem Gewebe und wird dann als *Fibroadenom bezeichnet* . Wenn es myxomatöses Gewebe enthält, spricht man von einem *Myxoadenom* , und wenn sich die Drüsenräume des Tumors durch angesammelte Sekrete ausdehnen, spricht man von einem *zystischen Adenom* , dessen beste Beispiele in der Brust und den Eierstöcken zu finden sind. Ein charakteristisches Merkmal der zystischen Variante ist die Tendenz des Tumorgewebes, in das Innere der Zyste hineinzuragen, was als sogenannte *intrazystische Wucherungen bezeichnet wird* . Sie sind im Wesentlichen harmlos, aber intrazystische Wucherungen, insbesondere in der Brust von Frauen über fünfzig, sollten mit Argwohn betrachtet und daher radikal entfernt werden. Auch im Mastdarm und Dickdarm kommen Übergangsformen zwischen Adenom und Karzinom vor, die wie Krebs behandelt werden sollten.

KARZINOM ODER KREBS

Ein Krebs ist ein bösartiger Tumor, der seinen Ursprung im Epithel hat. Die Krebszellen entstehen durch Proliferation aus bereits vorhandenem Epithel und dringen in Form einfacher oder verzweigter Säulen in das subepitheliale Bindegewebe ein. Diese Säulen sind von Räumen – sogenannten Alveolen – umschlossen, bei denen es sich wahrscheinlich um erweiterte Lymphräume handelt, die frei mit den Lymphgefäßen kommunizieren. Die Zellen, aus denen die Säulen bestehen und die Alveolen füllen, variieren je nach Beschaffenheit des Epithels, aus dem der Krebs stammt. Die Bösartigkeit von Krebs hängt von der Tendenz des Epithels ab, in benachbarte Gewebe einzudringen , und von der Fähigkeit der Zellen, sekundäres Wachstum hervorzurufen, wenn sie durch die Lymphe oder den Blutkreislauf an einen anderen Ort transportiert werden.

Krebs kann auf jeder mit Epithel bedeckten Oberfläche oder in einer der sezernierenden Drüsen des Körpers entstehen, kommt aber in manchen

Situationen viel häufiger vor als in anderen. Man findet es häufig beispielsweise in der Haut, im Magen und Dickdarm, in der Brust, der Gebärmutter und den äußeren Genitalien; seltener in der Gallenblase, im Kehlkopf, in der Schilddrüse, in der Prostata und in der Harnblase.

Gewebe scheinen am anfälligsten für Krebs zu sein, wenn sie nach Erreichen der Reife in die Phase der Dekadenz oder Involution eintreten, und diese Phase wird von verschiedenen Geweben zu unterschiedlichen Zeiten erreicht. Es ist also nicht so sehr das Alter der Person, bei der es auftritt, sondern vielmehr das Alter des Gewebes, in dem es entsteht, das die maximale Krebsinzidenz bestimmt. Magenkrebs tritt früher auf und erreicht eine maximale Häufigkeit als Hautkrebs; Krebs der Gebärmutter und der Brust tritt mit zunehmender Fortpflanzungsaktivität häufiger auf als in späteren Lebensjahren; Rektumkrebs tritt nicht selten im zweiten und dritten Lebensjahrzehnt auf. Es gibt Hinweise darauf, dass die durch Alkohol und Tabak verursachten Reizungen eine Rolle bei der Entstehung von Krebs spielen, da ein großer Teil derjenigen, die an Mundkrebs erkranken, übermäßige Trinker und Raucher sind.

Krebs kann als papilläres Wachstum auf einer Schleim- oder Hautoberfläche, als Knötchen in der Substanz eines Organs oder als diffuse Verdickung eines röhrenförmigen Organs wie Magen oder Darm auftreten. Das Fehlen einer Definition bei Krebstumoren erklärt die Schwierigkeit, sie durch chirurgische Maßnahmen vollständig zu entfernen, und hat dazu geführt, dass Krebsorgane überall dort, wo dies möglich ist, vollständig entfernt werden. Darüber hinaus werden die Grenzen des betroffenen Organs durch die Krankheit häufig überschritten und die epitheliale Infiltration erfasst die umliegenden Teile. Bei Brustkrebs beispielsweise breitet sich die Erkrankung häufig auf die angrenzende Haut, das Fett und die Muskeln aus; bei Krebs der Lippe oder der Zunge bis zum Unterkiefer; bei Gebärmutter- oder Darmkrebs auf das umgebende Bauchfell.

, *sekundäre Wucherungen* hervorzurufen . Diese treten am häufigsten in den nächstgelegenen Lymphdrüsen auf; diejenigen im Halsbereich, die sich beispielsweise durch Lippen-, Zungen- oder Rachenkrebs infizieren; diejenigen in der Achselhöhle, von Brustkrebs; diejenigen entlang der Magenkrümmungen, von Pyloruskrebs; und diejenigen in der Leiste, von Krebs der äußeren Genitalien. In Lymphgefäßen können sich die Krebszellen lediglich ansammeln, um das Lumen zu füllen und verhärtete Stränge zu bilden, oder sie können sich vermehren und entlang des Gefäßverlaufs zu sekundären Knötchen führen. Bei einer diffusen Infektion des Lymphnetzes in der Haut kommt es entweder zu einer Vielzahl sekundärer Knötchen oder zu einer diffusen Verdickung, so dass die Haut an grobes Leder erinnert. An der Brustwand wird dieser Zustand als *Brustkrebs bezeichnet* . Obwohl die Krebszellen ständig die Wände der angrenzenden Venen angreifen und sich vergleichsweise früh in deren Inneres ausbreiten, machen sich sekundäre Wucherungen aufgrund der Ausbreitung über die Blutbahn erst im späten Krankheitsverlauf klinisch bemerkbar. Es ist wahrscheinlich, dass viele der Krebszellen, die über den Blut- oder Lymphstrom transportiert werden, eine Nekrose erleiden und kein sekundäres Wachstum hervorrufen. Sekundäre Wucherungen stellen eine originalgetreue Reproduktion der Struktur des Primärtumors dar. Neben den Lymphdrüsen sind Leber, Lunge, seröse Membranen und Knochenmark die Hauptsitze sekundärer Wucherungen.

Es wird allgemein angenommen, dass es sich bei Krebs um sekundäre Wucherungen handelt, die sich in einer Entfernung vom Primärtumor entwickeln, beispielsweise im Markkanal des Oberschenkelknochens oder im Diploë des Schädels, die bei fortgeschrittenem Brustkrebs auftreten entstehen durch die Ausbreitung von Krebszellen über den Blutkreislauf und gelten als Emboli. Sampson Handley ist mit dieser Ansicht nicht einverstanden; Er glaubt, dass die Ausbreitung auf subtilere Weise erfolgt, nämlich durch das tatsächliche Wachstum von Krebszellen entlang der feineren Gefäße der Lymphgeflechte, die sich in der tiefen Faszie verzweigen, eine Ausbreitungsmethode, die er Permeation *nennt* . Es wird auch behauptet, dass die Permeation ebenso leicht gegen den Lymphstrom erfolgt wie mit ihm. Er vergleicht die Ausbreitung von Krebs mit der eines unsichtbaren Ringwurms. Der wachsende Rand erstreckt sich in einem immer größeren Kreis, innerhalb dessen ein Heilungsprozess stattfinden kann, sodass der Permeationsbereich eher ein Ring als eine Scheibe ist. Die Heilung erfolgt durch einen Prozess der „perilymphatischen Fibrose". Da der natürliche Heilungsprozess jedoch an isolierten Stellen scheitern kann, treten Krebsknötchen auf, die zwar scheinbar vom Primärwachstum getrennt sind, sich aber in Kontinuität mit diesem entwickelt haben, perilymphatische Fibrose. lymphatische Fibrose, die die Krebskette zerstört hat, die den Knoten mit dem Primärwachstum verbindet. Diese zentrifugale Krebsausbreitung ist deutlich an der Verteilung der subkutanen sekundären Knötchen zu erkennen, die in den Spätstadien von Brustkrebs so häufig anzutreffen sind. Der Bereich, in dem die sekundären Knötchen auftreten, ist ein Kreis mit kontinuierlich zunehmendem Durchmesser, in dessen Mitte sich das primäre Wachstum befindet.

In den seltenen Fällen, in denen die Haut eines größeren Teils des Körpers betroffen ist, erscheinen die Knötchen selten unterhalb der Höhe des Deltamuskels oder des mittleren Drittels des Oberschenkels, und der Patient stirbt, bevor die Ausbreitung die distalen Teile der Gliedmaßen erreichen kann .

Handley argumentiert gegen den embolischen Ursprung der Metastasen in den Knochen, weil diese in den Knochen der distalen Teile der Gliedmaßen selten sind, weil sekundärer Femurkrebs fast immer im oberen Drittel des Schafts beginnt, Dies harmoniert mit der engen Verbindung der tiefen Faszie mit dem Periost über dem großen Trochanter und begünstigt so die Invasion des Knochenmarks, wenn die Permeation bereits weit fortgeschritten ist. Er behauptet, dass die Permeationstheorie durch die Tatsache gestützt wird, dass der Humerus unterhalb des Ansatzes des Deltamuskels selten betroffen ist und dass spontane Frakturen des Femurs auf der Seite, auf der sich der Brustkrebs befindet, dreimal häufiger auftreten.

Das Tumorgewebe kann eine Nekrose erleiden, und wenn die darüber liegende Haut oder Schleimhaut nachgibt, entsteht ein Geschwür. Die Ränder eines *Krebsgeschwürs* (Abb. 57) bestehen aus nicht zerfallenem Tumorgewebe. Meist sind sie unregelmäßig, knotig verdickt oder verhärtet; manchmal sind sie erhaben und kraterartig. Der Boden des Geschwürs ist glatt und glasig oder mit nekrotischem Gewebe besetzt, und der Ausfluss ist wässrig und blutig und kann aufgrund von Fäulnisveränderungen anstößig werden. Blutungen sind selten ein auffälliges Merkmal, aber Blutausfluss kann ein Symptom von erheblicher diagnostischer Bedeutung bei Krebserkrankungen innerer Organe wie des Rektums, der Blase oder der Gebärmutter sein.

ABB. 57. – Brustkrebs mit Krebsgeschwür.

Die Ansteckungsgefahr von Krebs. —Eine begrenzte Anzahl von Fällen ist bekannt, bei denen ein Krebs offenbar durch Kontakt übertragen wurde, z. B. von der Unterlippe auf die Oberlippe, von einem Labium majus zum anderen, von der Zunge auf die Wange und von einem Stimmband zu den anderen; Dies sind alles Beispiele für Krebserkrankungen, bei denen Oberflächen betroffen sind, die ständig oder häufig in Kontakt stehen. Die Übertragung von Krebs von einem Menschen auf einen anderen, sei es durch Zufall, wie im Fall einer Verletzung des Fingers eines Chirurgen während einer Krebsoperation, oder durch die absichtliche Einführung eines Teils eines Krebstumors in das Gewebe, ist nie bekannt geworden geschehen. Es ist jedoch keineswegs selten, dass bei Rezidiven nach einer Operation zur Entfernung von Krebs die wiederkehrenden Knötchen in der Hauptnarbe oder in den Narben von Stichen in deren Umgebung auftreten . Bei den niederen Tieren gelingt die Transplantation des Krebses nur bei Tieren derselben Art; Beispielsweise wächst ein von einer Maus entnommener Krebs nicht im Gewebe einer Ratte, sondern nur in einer Maus derselben Sorte wie der, aus der das Transplantat entnommen wurde.

Während Krebs weder als ansteckend noch infektiös angesehen werden kann, ist es wichtig, bei einer Operation wegen der Krankheit die Möglichkeit einer Wundinfektion mit Krebs zu berücksichtigen. In einen Krebs sollte nicht eingeschnitten werden, es sei denn, dies ist für die Diagnose unerlässlich, und die Wunde, die zur Untersuchung angelegt wurde, sollte fest mit Nähten verschlossen werden, bevor mit der heilenden Operation fortgefahren wird; Die für die Erkundung verwendeten Instrumente dürfen erst nach dem Auskochen wieder verwendet werden. Bei der Operation ist größte Vorsicht geboten, damit ein erweichter oder zerfallener Krebs nicht geöffnet wird.

Untersuchungen zur Ursache von Krebs wurden in den letzten Jahren mit großer Energie betrieben, bisher jedoch ohne positives Ergebnis. Es ist bekannt, dass es eine Reihe von Erkrankungen gibt, die die Entstehung von Krebs begünstigen, wie z. B. anhaltende Reizungen, und es wurde eine beträchtliche Anzahl von Fällen registriert, bei denen Krebs an der Haut der Hände nach längerer und wiederholter Exposition gegenüber Röntgenstrahlen aufgetreten ist .

Die angebliche Zunahme von Krebs. —Bezüglich der angeblichen Zunahme von Krebserkrankungen kann darauf hingewiesen werden, dass es unmöglich ist, festzustellen, wie viel von der scheinbaren Zunahme auf eine genauere Diagnose und eine verbesserte Registrierung zurückzuführen ist. Es ist auch wahrscheinlich, dass infolge der erhöhten durchschnittlichen Lebenserwartung ein gewisser Anstieg stattgefunden hat; Mittlerweile erreicht ein größerer Anteil der Menschen das Alter, in dem Krebs häufig auftritt.

Die Prognose hängt weitgehend von der Art der Krebserkrankung und ihrer Situation ab. Bestimmte Arten – wie der atrophische Brustkrebs, der bei alten Menschen auftritt, und einige Formen von Krebs im Rektum – entwickeln sich so langsam, dass man kaum sagen kann, dass sie das Leben verkürzen; während andere – wie die milderen Formen des Brustkrebses, die bei jungen Frauen auftreten – zu den bösartigsten Tumoren gehören. Die Art und Weise, wie Krebs zum Tod führt, hängt in hohem Maße von seiner Situation ab. In der Speiseröhre beispielsweise kommt es meist zum Hungertod; im Kehlkopf oder in der Schilddrüse, durch Ersticken; im Darm durch Verstopfung des Darms; in der Gebärmutter, der Prostata und der Blase, durch Blutung oder durch Einwirkung auf die Harnleiter und Nieren. Unabhängig von ihrer Situation führen Krebserkrankungen jedoch häufig zum Tod, da sie zu einer fortschreitenden Gesundheitsbeeinträchtigung führen, die als Krebskachexie bekannt ist . Diese Erkrankung ist auf die fortgesetzte Aufnahme giftiger Produkte aus dem Tumor zurückzuführen. Der Patient verliert den Appetit, wird abgemagert, blass und fiebrig und verliert allmählich an Kraft, bis er stirbt. In vielen Fällen, insbesondere wenn es zu Geschwüren gekommen ist, kann auch die Hinzufügung einer pyogenen Infektion zu gesundheitlichen Beeinträchtigungen führen.

Behandlung. —Die chirurgische Entfernung bietet die besten Heilungsaussichten. Bei der Beseitigung einer Karzinomerkrankung muss deren Ausbreitung über die Lymphgefäße berücksichtigt werden. Da diese bereits in einem frühen Stadium auftritt und bei der Untersuchung nicht erkennbar ist, muss ein großer Bereich in die Operation einbezogen werden . Das Organ, aus dem das ursprüngliche Wachstum stammt, sollte, wenn möglich, vollständig entfernt werden, da seine Lymphgefäße im Allgemeinen frei miteinander kommunizieren und wahrscheinlich bereits an verschiedenen Stellen sekundäre Ablagerungen stattgefunden haben. Darüber hinaus muss auch die nächstgelegene Lymphdrüsenkette entfernt werden, auch wenn diese nicht merklich vergrößert ist, und in manchen Fällen – zum Beispiel bei Brustkrebs – sollten auch die dazwischenliegenden Lymphgefäße mit entfernt werden.

Die Behandlung von Krebserkrankungen mit anderen als operativen Methoden hat in den letzten Jahren große Aufmerksamkeit erhalten, und viele Wirkstoffe wurden auf die Probe gestellt, z. B. kolloidale Suspensionen von Selen, jedoch ohne positive Ergebnisse. Der größte Nutzen ergab sich aus der Verwendung von Radium und Röntgenstrahlen, und die eine oder andere sollte als Routinemaßnahme nach jeder Krebsoperation eingesetzt werden.

Es wurde nachgewiesen, dass Krebszellen empfindlicher auf Radium und Röntgenstrahlen reagieren als normale Körperzellen und leichter abgetötet werden. Die Wirkung hängt stark von der Art und dem Sitz des Tumors ab.

Bei Hautkrebserkrankungen bei Nagetieren sind beispielsweise sowohl eine Radium- als auch eine Röntgenbehandlung sehr erfolgreich und einer Operation vorzuziehen, da sie ein besseres kosmetisches Ergebnis liefern. Während kleine Epitheliome der Haut durch die Strahlen geheilt werden können, sind sie nicht so gut anfällig wie Nagetierkrebs.

Schleimhautkrebserkrankungen sind für eine Strahlenbehandlung weniger geeignet, da sie weniger umschrieben und schwer zugänglich sind. Bei Krebserkrankungen unter der Haut sind die Röntgenstrahlen weniger wirksam; Wenn Radium verwendet wird, sollte die es enthaltende Röhre nach der im Zusammenhang mit dem Sarkom beschriebenen Methode in die Substanz des Tumors eingeführt werden – und eine weitere Röhre sollte auf die darüber liegende Haut gelegt werden.

Beim Einsatz von Röntgenstrahlen und Radium bei der Behandlung von Krebs ist Erfahrung erforderlich, nicht nur um die maximale Wirkung der Strahlen zu erzielen, sondern auch um Schäden an angrenzenden und darüber liegenden Geweben zu vermeiden.

Die Strahlenbehandlung ist nicht als Konkurrenz, sondern als wirkungsvolle Ergänzung zur operativen Krebsbehandlung zu betrachten.

ARTEN VON KREBS

Die Krebsarten werden nach der Beschaffenheit und Anordnung der Epithelzellen unterschieden.

Der *Plattenepithelkarzinom* oder *das Epitheliom* entsteht von einer mit Plattenepithel bedeckten Oberfläche, beispielsweise der Haut oder der Schleimhaut des Mundes, der Speiseröhre oder des Kehlkopfes. Die Krebszellen behalten den Charakter von Plattenepithel und werden, da sie in den Lymphräumen des subepithelialen Bindegewebes eingeschlossen sind, komprimiert und unterliegen einer Hornveränderung. Dies führt zur Bildung konzentrisch laminierter Massen, sogenannter Zellnester.

Die klinischen Merkmale sind die eines langsam wachsenden verhärteten Tumors, der fast immer ulzeriert; Es kommt zu einer charakteristischen Verhärtung der Ränder und des Geschwürbodens, und die Oberfläche ist oft mit warzigen oder blumenkohlartigen Auswüchsen bedeckt (Abb. 58). Die Infektion der Lymphdrüsen tritt früh und ständig auf und stellt das gefährlichste Merkmal der Krankheit dar; Die Sekundärwucherungen in den Drüsen weisen die charakteristische Verhärtung auf und können selbst zusammenbrechen und zur Bildung von Geschwüren führen.

Abb. 58. – Epitheliom der Lippe.

Epitheliome entstehen häufig in seit langem bestehenden Geschwüren oder Nebenhöhlen sowie in Narben und resultieren wahrscheinlich aus der Verdrängung und Sequestrierung von Epithelzellen während des Vernarbungsprozesses.

Der *Zylinderepithelkrebs* oder *Zylinderepitheliom* entsteht in Schleimhäuten, die mit Zylinderepithel bedeckt sind, und kommt hauptsächlich im Magen und Darm vor. Da es in seiner Struktur einem Adenom ähnelt, wird es manchmal als *bösartiges Adenom bezeichnet* . Die Bösartigkeit zeigt sich darin, dass das Epithel in die anderen Schichten des Magens oder Darms eindringt und sich sekundäre Wucherungen entwickeln.

Drüsenkarzinome entstehen in Organen wie der Brust sowie in den Drüsen der Schleimhäute und der Haut. Die Epithelzellen sind nicht nach einem bestimmten Plan angeordnet, sondern dicht gepackt in unregelmäßig geformten Alveolen. Wenn die Alveolen groß und das dazwischen liegende Stroma spärlich und empfindlich ist, ist der Tumor weich und hirnähnlich und wird als *medullärer* oder *enzephaloider Krebs beschrieben* . Wenn die Alveolen klein sind und das dazwischen liegende Stroma reichlich vorhanden ist und aus dichtem fibrösem Gewebe besteht, ist der Tumor hart und wird als *scirrhöser Krebs bezeichnet* – eine Form, die am häufigsten in der Brust vorkommt. Wenn die Zellen degenerieren und absorbiert werden und sich das Stroma zusammenzieht, wird der Tumor noch härter und neigt dazu, zu schrumpfen und die umliegenden Teile einzubeziehen, was in der Brust zu einem Zurückziehen der Brustwarze und der darüber liegenden Haut sowie im Magen führt Dickdarm bis zur Verengung des Lumens. Wenn die Zellen des Tumors einer kolloidalen Degeneration unterliegen, entsteht ein *Kolloidkrebs* ; wenn die Degeneration vollständig ist, wie es in der Brust vorkommen kann, wird die Bösartigkeit dadurch stark vermindert; Wenn es nur partiell ist, wie es bei Rektumkarzinomen häufiger der Fall ist, wird die Bösartigkeit nicht nennenswert beeinträchtigt. Melaninpigment wird in den Zellen und im Stroma bestimmter Epitheltumoren gebildet und führt zu *melanotischem Krebs* , einem der bösartigsten aller Neubildungen. Durch die Ansammlung des Sekrets der Epithelzellen oder durch deren Degeneration können sich im Tumor zystenartige Räume bilden – *zystisches Karzinom* . Dies tritt hauptsächlich in der Brust und den Eierstöcken auf, und der Tumor ähnelt dem zystischen Adenom, neigt aber dazu, seine Umgebung zu infizieren und führt zu sekundären Wucherungen.

Nagetierkrebs entsteht in den Drüsen der Haut und neigt besonders dazu, an der Oberfläche zu zerfallen und zu ulzerieren (Abb. 102 und 103). Es infiziert fast nie die Lymphdrüsen.

DERMOIDE

Ein Dermoid ist ein Tumor, der Haut oder Schleimhäute enthält und in einer Situation auftritt, in der diese Gewebe unter normalen Bedingungen nicht vorhanden sind.

Das *Hautdermoid* , oder *Dermazyste* , wie es von Askanazy genannt wurde, entsteht aus einem Teil des Epiblasten, der während des Prozesses der Verschmelzung zweier Hautoberflächen in der Entwicklung sequestriert wurde. Daher findet man diese Form am häufigsten im Gesicht und am Hals in den Situationen, die den verschiedenen Spalten und Spalten des Embryos entsprechen. Es kommt auch am Rumpf vor, wenn die seitlichen Körperhälften während der Entwicklung zusammenwachsen. Ein solches Dermoid hat normalerweise die Form einer kugelförmigen Zyste, deren Wand aus Haut und dem Inhalt einer trüben Flüssigkeit besteht, die abgeschupptes Epithel, Fetttröpfchen, Cholesterinkristalle und abgelöste Haare enthält. Es können auch feine Haare gefunden werden, die aus der Epithelauskleidung der Zyste hervorstehen.

Eine fehlerhafte Verschmelzung der Hautbedeckung des Rückens tritt am häufigsten an den unteren Kreuzwirbeln auf und führt zu kleinen angeborenen Vertiefungen, die als postanale Grübchen und Steißbeinhöhlen bekannt sind. Diese Aussparungen sind mit Haut ausgekleidet, die mit

Haaren, Talg- und Schweißdrüsen ausgestattet ist. Wenn die äußere Körperöffnung verstopft ist, entsteht eine Dermoidzyste.

Tubulo-Dermoide entstehen aus embryonalen Gängen und Passagen, die normalerweise bei der Geburt obliteriert werden. Beispielsweise entwickeln sich *linguale Dermoide* in Bezug auf den Ductus thyreo-glossus; *rektale und postrektale* Dermoide im postanalen Darm; und *Kiemendermoide* in Bezug auf die Kiemenspalten. Tubulo-Dermoide haben die gleiche Struktur wie Hautdermoide, mit der Ausnahme, dass die Schleimhaut in der Wand der Zyste die Haut ersetzt und der Inhalt aus dem aufgestauten Sekret der Schleimdrüsen besteht.

Klinische Merkmale. — Obwohl Dermoide angeborenen Ursprungs sind, sind sie bei der Geburt selten erkennbar und können erst in der Pubertät, wenn die Haut und ihre Anhangsgebilde aktiver werden, oder erst im Erwachsenenalter zu sichtbaren Tumoren führen. Oberflächliche Dermoide, wie sie am äußeren Orbitawinkel vorkommen, bilden abgerundete, deutlich begrenzte Tumoren, über denen die Haut frei beweglich ist. Sie haften normalerweise an den tieferen Teilen und können, wenn sie sich über dem Schädel befinden, in einer Vertiefung oder einem tatsächlichen Spalt im Knochen stecken bleiben. Manchmal infiziert sich die Zyste, eitert und platzt schließlich an der Oberfläche. Dies kann zu einer natürlichen Heilung führen oder es kann sich eine hartnäckige Nebenhöhlenentzündung bilden. Tiefer liegende Dermoide, wie solche im Thorax oder zwischen Rektum und Kreuzbein, erschweren die Diagnose, selbst mit Hilfe von Röntgenstrahlen, und ihre Natur wird selten erkannt, bis der Inhalt austritt — insbesondere Haare — liefert den Hinweis. Die Literatur über Dermoidzysten ist voll von Berichten über rätselhafte Tumoren, die in allen möglichen Situationen auftreten.

Die Behandlung besteht in der Entfernung der Zyste. Wenn es nicht möglich ist, die gesamte Schleimhaut durch Präparation zu entfernen, sollte der verbleibende Teil mit dem Kauter zerstört werden.

Eierstockdermoide. —Dermoide sind im Eierstock keine Seltenheit (Abb. 59). Meist handelt es sich um ein- oder mehrlokulare Zysten, deren Wand Haut, Schleimhaut, Haarfollikel, Talg-, Schweiß- und Schleimdrüsen, Nägel, Zähne, Brustwarzen und Brustdrüsen enthält. Die Zystenhöhle enthält normalerweise eine breiige Mischung aus abgelöstem Epithel, flüssigem Fett und Haaren. Wenn die Zyste reißt, breiten sich die Epithelelemente über das Peritoneum aus und können zur Bildung sekundärer Dermoide führen.

ABB. 59. – Dermoidzyste des Eierstocks mit Zähnen im Inneren.

Das Ovarialdermoid erscheint klinisch als ein mit einem Stiel versehener Bauch- oder Beckentumor; Wenn sich der Stiel verdreht, erfährt der Tumor eine Strangulation, ein Ereignis, das mit dringenden Symptomen einhergeht, die denen einer strangulierten Hernie nicht unähnlich sind.

Die Behandlung besteht in der Entfernung des Tumors durch Laparotomie.

Teratom. —Es wird angenommen, dass ein Teratom aus einer teilweisen Dichotomie oder Spaltung der Rumpfachse des Embryos resultiert und ausschließlich im Zusammenhang mit dem Schädel und der Wirbelsäule auftritt. Es kann die Form einer Monstrosität wie siamesischer Zwillinge oder eines parasitären Fötus annehmen, häufiger tritt es jedoch als unregelmäßig geformter Tumor auf, der normalerweise aus dem Kreuzbein wächst. Bei der Sektion stellt man fest, dass ein solcher Tumor eine merkwürdige Mischung von Geweben enthält – Knochen, Haut und Teile der Eingeweide, wie zum Beispiel den Darm oder die Leber. Die Frage der Entfernung des Tumors muss im Hinblick auf die Gegebenheiten im Einzelfall beurteilt werden.

ZYSTEN [3]

[3] Zysten, die sich im Zusammenhang mit Neubildungen bilden, wurden bei Tumoren in Betracht gezogen.

Zysten sind runde Säcke, deren Wand aus faserigem Gewebe besteht, das mit Epithel oder Endothel ausgekleidet ist; Der Inhalt ist flüssig oder halbfest und variiert je nach dem Gewebe, aus dem die Zyste stammt.

Retentions- und Exsudationszysten. — *Retentionszysten* entstehen, wenn der Gang einer Sekretdrüse teilweise verstopft ist; Das Sekret sammelt sich an und die Drüse und ihr Gang dehnen sich zu einer Zyste aus. Man findet sie in der Brustdrüse und in den Speicheldrüsen. Talgdrüsenzysten oder Wens werden bei Erkrankungen der Haut beschrieben. *Exsudationszysten* entstehen durch die Erweiterung von Hohlräumen, die nicht mit Ausführungsgängen ausgestattet sind, beispielsweise in der Schilddrüse.

Implantationszysten entstehen durch die versehentliche Übertragung von Teilen der Epidermis in das darunter liegende Bindegewebe, wie es bei Wunden durch Nadeln, Ahlen, Gabeln oder Dornen vorkommen kann. Die implantierte Epidermis wuchert und bildet eine kleine Zyste. Man findet sie hauptsächlich an der Handfläche der Finger und variiert in der Größe von einer Erbse bis zu einer Kirsche. Die Behandlung besteht darin, sie durch Dissektion zu entfernen.

Parasitäre Zysten entstehen durch das Wachstum zystenbildender Parasiten im Gewebe. Der bekannteste ist der Tænia echinococcus, der die *Blasenzyste hervorbringt* . Die Leber ist bei weitem die häufigste Lokalisation von Blasenzysten beim Menschen.

Im Hinblick auf den weiteren Lebensverlauf von Ellenbogenzysten kann es sein, dass die lebenden Elemente der Zyste absterben und degenerieren, oder dass die Zyste an Größe zunimmt, bis sie platzt. Als Folge einer pyogenen Infektion kann sich die Zyste in einen Abszess verwandeln.

Die *klinischen Merkmale* von Euterbläschen variieren je nach Lage und Größe so sehr, dass sie am besten mit den einzelnen Organen besprochen werden. Generell lässt sich sagen, dass sich langsam eine kugelförmige, elastische, schwankende, schmerzlose Schwellung bildet. Eine Fluktuation wird erkannt, wenn sich die Zyste der Oberfläche nähert, und dann kann auch die Perkussion den „Hydatiden-Kribbel" oder Fremitus auslösen. Dieser Nervenkitzel ist nicht oft zu erreichen und auf jeden Fall nicht pathognomonisch für Hydatiden, da er bei Aszites und anderen Bauchzysten hervorgerufen werden kann. Der Druck der Zyste auf angrenzende Strukturen und das Auftreten von Eiterung gehen mit charakteristischen klinischen Merkmalen einher.

Die *Diagnostik* von Euterbläschen wird anhand der einzelnen Organe beurteilt. Die Krankheit kommt in bestimmten Teilen Australiens sowie auf den Shetlandinseln und Island häufiger vor als in Ländern, in denen die Verbindung von Hunden zum häuslichen Leben der Bewohner weniger eng ist. Pfeiler, der an der *Serumdiagnostik der Blasenentzündung* gearbeitet hat , hält die Komplementabweichungsmethode für die zuverlässigste; er glaubt, dass eine positive Reaktion fast als absolute Diagnose einer Echinokokken-Läsion angesehen werden kann.

Die *Behandlung* besteht darin, die Zyste vollständig herauszuschneiden oder eine 1-Prozent-Lösung in sie zu injizieren. Lösung von Formalin. Bei der Operation an Hydatiden muss äußerste Vorsicht geboten sein, um ein Austreten des Zysteninhalts zu vermeiden, da dieser die Infektion leicht verbreiten kann.

Eine *Blutzyste* oder ein Hämatom entsteht durch die Einkapselung von extravasalem Blut im Gewebe, durch eine Blutung in eine vorgeformte Zyste oder durch die sackförmige Aussackung einer Krampfader.

Eine *Lymphzyste* entsteht meist durch eine Prellung, bei der die Haut gewaltsam vom darunter liegenden Gewebe abgedrängt wird und dadurch Lymphgefäße durchtrennt werden. Die Zyste liegt meist zwischen Haut und Faszie und enthält klares oder blutiges Serum. Zunächst ist es locker und schwankt leicht, später wird es größer und angespannter. Die Behandlung besteht darin, den Inhalt durch eine Hohlnadel abzusaugen und kräftigen Druck auszuüben. Abgesehen von Verletzungen treten Lymphzysten als Folge einer Erweiterung von Lymphräumen und -gefäßen (*Lymphangiektasien*) auf; und bei Lymphangiomen, deren bekanntestes Beispiel das zystische Hygrom oder die Hydrozele des Halses ist.

GANGLION

Unter diesem Begriff versteht man eine Zyste, die mit einem klaren, farblosen Gel oder kolloidalen Material gefüllt ist und in der Nähe eines Gelenks oder einer Sehnenscheide auftritt.

Die häufigste Variante – das *Ganglion carpale* – im Volksmund auch als verstauchte Sehne bekannt – tritt als glatte, abgerundete oder ovale Schwellung auf der dorsalen Seite der Handwurzel auf, normalerweise in Richtung ihrer radialen Seite (Abb. 60). Es liegt über einem der Interkarpalgelenke oder anderen Gelenken in dieser Region und kann mit der einen oder anderen Strecksehne verbunden sein. Haut und Faszie sind über der Zyste beweglich. Die Größe der Zyste variiert von einer Erbse bis zu einem Taubenei, erreicht in der Regel innerhalb weniger Monate ihre maximale Größe und bleibt dann stationär. Es wird angespannt und deutlich, wenn die Hand zur Handfläche gebeugt wird. Sein Auftreten wird meist auf eine Überlastung des Handgelenks zurückgeführt, zum Beispiel bei Mädchen, die Gymnastik lernen. Es verursacht möglicherweise keine Symptome oder beeinträchtigt den Gebrauch der Hand, insbesondere bei

Greifbewegungen und wenn die Hand dorsal gebeugt ist. Bei Mädchen kann es zu Schmerzen kommen, die bis in den Arm schießen. Ganglien kommen auch auf der Rückseite des Mittelhandknochens und auf der palmaren Seite des Handgelenks vor.

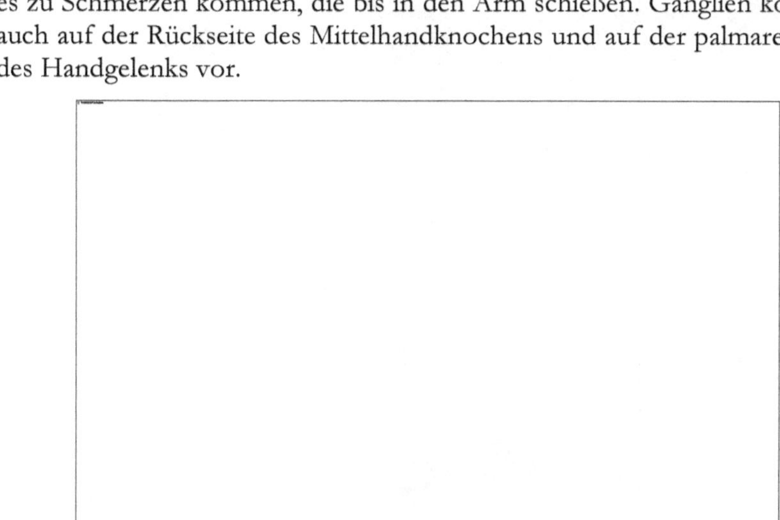

ABB. 60. – Karpalganglion bei einer Frau æt. 25.

Das *Tarsalganglion* befindet sich auf dem Fußrücken über dem einen oder anderen Intertarsalgelenk. Normalerweise ist er kleiner, flacher und spannungsreicher als am Handgelenk, so dass er manchmal mit einem knöchernen Tumor verwechselt wird. Es verursacht selten Symptome, es sei denn, es liegt so, dass der Stiefel darauf drückt.

Ganglien im Bereich des Knies liegen meist über dem Abstand zwischen Femur und Tibia, am häufigsten an der lateralen Seite des Gelenks vor der Bizepssehne (Abb. 61). Die Schwellung, die die Größe einer halben Walnuss erreichen kann, ist bei Streckung des Knies angespannt und hart, bei Beugung wird sie weicher und deutlicher. Sie treten bei jungen Erwachsenen auf, die anstrengenden Berufen nachgehen oder Sport treiben, und verursachen Steifheit, Unbehagen und eine Beeinträchtigung der Gliedmaßenfunktion. Ein Ganglion findet sich manchmal auf der medianen Seite des Mittelfußknochens der großen Zehe und kann die Ursache für erhebliches Leiden sein; Es ist nicht von dem verdickten und vergrößerten Schleimbeutel zu unterscheiden, der in dieser Situation häufig bei dem als Ballen bezeichneten Zustand auftritt.

ABB. 61. – Ganglion an der lateralen Seite des Knies bei einer jungen Frau.

Ganglionäre Zysten kommen auch in anderen als den genannten Situationen vor, sind aber so selten, dass sie keiner gesonderten Beschreibung bedürfen.

Ganglien müssen anhand ihrer Situation und ihres körperlichen Charakters diagnostiziert werden; Vergrößerte Schleimbeutel, Synovialzysten und Neuwucherungen sind die Schwellungen, die am häufigsten mit ihnen verwechselt werden. Die Diagnose kann manchmal erst durch die Entnahme des klaren, geleeartigen Inhalts durch eine Hohlnadel geklärt werden.

Pathologische Anatomie. – Die Wand der Zyste besteht aus faserigem Gewebe, das eng mit dem umgebenden Gewebe verklebt oder mit diesem verwachsen ist, so dass es nicht herausgelöst werden kann. Es gibt keine Endothelauskleidung und das Fasergewebe der Wand steht in unmittelbarem Kontakt mit dem Kolloidmaterial im Inneren, das offenbar durch einen Degenerationsprozess aus dem umgebenden Bindegewebe stammt. Im Bereich des Knies ist das Ganglion meist multilokulär und besteht aus einem Netz aus faserigem Gewebe, dessen Maschen mit kolloidalem Material besetzt sind.

Es wird oft behauptet, dass ein Ganglion aus einem Hernienvorsprung der Synovialmembran eines Gelenks oder einer Sehnenscheide entsteht. Wir konnten keine Verbindung zwischen der Zystenhöhle und der einer angrenzenden Sehnenscheide oder einem angrenzenden Gelenk nachweisen. Es ist jedoch möglich, dass die Zyste von einem winzigen Teil der Synovialmembran herrührt, der hervorsteht und stranguliert wird, so dass sie von dem, zu dem sie ursprünglich gehörte, abgetrennt wird; Es kann dann degenerieren und zur Bildung von Kolloidmaterial führen, das sich ansammelt und eine Zyste bildet. Ledderhose und andere betrachten Ganglien als völlig neue Bildungen im periartikulären Gewebe, die aus der kolloidalen Degeneration des Fasergewebes des Kapselbandes resultieren und zunächst in zahlreichen kleinen Bereichen auftreten, die später zusammenwachsen. Ganglien haben daher wahrscheinlich den Charakter von Degenerationszysten, die in der Kapsel von Gelenken, in Sehnen und in deren Hüllen entstehen.

Behandlung. – Ein Ganglion kann normalerweise durch eine Modifikation des altmodischen Fadens beseitigt werden. Die Haut und die Zystenwand werden mit einer kräftigen Nadel durchbohrt, die einen Doppelfaden aus Seidenraupendarm trägt; ein Teil des farblosen Gelees tritt aus den Einstichen aus; Die Enden des Fadens werden zusammengebunden, gekürzt und mit einem Verband versehen. Eine Woche später werden die Fäden entfernt und die winzigen Einstiche mit Kollodium verschlossen. Die Wirkung der Fäden besteht darin, die Zystenwand in Granulationsgewebe umzuwandeln, das wie üblich in Narbengewebe umgewandelt wird. Wenn sich die Zyste erneut bildet, sollte sie durch offene Präparation unter örtlicher Betäubung entfernt werden. Die Punktion mit einem Tenotomiemesser und das Auskratzen des Inneren sowie die Injektion von Reizstoffen sind alternative, aber weniger zufriedenstellende Behandlungsmethoden.

Ganglien in der Substanz von *Sehnen* sind selten. Die Diagnose beruht auf der Beobachtung, dass der kleine Tumor zystisch ist und den Bewegungen der Sehne folgt. Die Zyste ist zunächst mehrfach, aber die Scheidewände verschwinden und die Räume werden zu einem zusammengefasst. Die Sehne ist so geschwächt, dass sie leicht reißt. Die beste Behandlung ist die Resektion des betroffenen Sehnenabschnitts.

Das sogenannte „Compound Palmarganglion" ist eine tuberkulöse Erkrankung der Sehnenscheiden und wird bei Erkrankungen der Sehnenscheiden beschrieben.

KAPITEL XI
VERLETZUNGEN

PRELLUNGEN

Eine Prellung oder Prellung ist eine Verletzung der subkutanen Weichteile, ohne dass die Kontinuität der Haut gewährleistet ist. Wenn gleichzeitig die Haut nachgibt, entsteht eine *Quetschwunde* . Eine Prellung entsteht, wenn mit einem stumpfen Gegenstand Gewalt auf ein Körperteil ausgeübt wird, sei es durch einen direkten Schlag, durch Quetschen oder durch streifende Form der Gewalt. Wenn die Kraft im rechten Winkel auf das Teil einwirkt, führt sie tendenziell zu lokalisierten Läsionen, die tief reichen. wirkt es dagegen schräg, entstehen diffusere, aber verhältnismäßig oberflächliche Läsionen. Man sollte bedenken, dass diejenigen, die an Skorbut oder Hämophilie (Blutern) leiden, sowie dicke und anämische Frauen durch verhältnismäßig unbedeutende Verletzungen leicht verletzt werden.

Klinische Merkmale. – Die weniger schweren Formen der Kontusion gehen mit *einer Ekchymose einher* , bei der es zu zahlreichen winzigen und diskreten punktförmigen Blutungen kommt, die über die oberflächlichen

Hautschichten verstreut sind und leicht ödematös wirken. Das ausgeströmte Blut wird bald wieder resorbiert.

Die schwereren Formen gehen mit *einer Extravasation* einher, wobei das extravasierte Blut weit durch das Zellgewebe des Teils diffundiert, insbesondere dort, wo dieses locker und schlaff ist, wie im Bereich der Orbita, des Hodensacks und Perineums sowie an der Brustwand. Eine blaue oder bläulich-schwarze Verfärbung tritt fleckenweise auf und variiert in Größe und Tiefe je nach dem Ausmaß der Kraft, die die Verletzung verursacht hat, sowie in der Form je nach dem verwendeten Instrument. Es ist am intensivsten in Regionen, in denen die Haut von Natur aus dünn und pigmentiert ist. Dort, wo das austretende Blut nur durch eine dünne Epidermisschicht oder eine Schleimhaut vom Sauerstoff der Luft getrennt ist, behält es seine helle Arterienfarbe. Diese Punkte sind bei blauen Augen oft gut zu erkennen, da das unter der Bindehaut austretende Blut leuchtend rot ist, während das in den Augenlidern fast schwarz ist. Bei schweren Prellungen, die mit großer Spannung der Haut einhergehen – zum Beispiel an der Vorderseite des Schienbeins oder um den Knöchel herum – bilden sich häufig Blasen an der Oberfläche und stellen einen möglichen Infektionsweg dar. Bei tiefer Lage neigt das Blut dazu, sich entlang der Linien des geringsten Widerstands auszubreiten, teilweise unter dem Einfluss der Schwerkraft, unter Faszien, zwischen Muskeln, entlang der Gefäßhüllen oder in Bindegewebsräumen, so dass es möglicherweise nur die Blutgefäße erreicht Oberfläche nach einiger Zeit und in beträchtlicher Entfernung vom Verletzungsherd. Diese Tatsache ist manchmal für die Diagnose von Bedeutung, beispielsweise bei bestimmten Schädelbasisfrakturen, bei denen einige Tage nach dem Unfall eine Verfärbung unter der Bindehaut oder hinter dem Warzenfortsatz auftritt.

Blut, das tief in das Gewebe eindringt, führt zu einer festen, widerstandsfähigen, teigigen Schwellung, die bei tiefer Palpation ein eigenartiges Gefühl hervorrufen kann, das der Krepitation einer Fraktur nicht unähnlich ist.

Es kommt häufig vor, dass durch das Zerreißen von Lymphgefäßen seröse Flüssigkeit austritt und sich eine *lymphatische* oder *seröse Zyste* bilden kann.

Bei allen Prellungen, die mit einer Extravasation einhergehen, kommt es zu einer deutlichen Schwellung des betroffenen Bereichs sowie zu Schmerzen und Druckempfindlichkeit. Die Temperatur kann auf 45 °C ansteigen oder, bei den großen Extravasaten, die bei Blutern auftreten, sogar noch höher – eine Form von aseptischem Fieber. Das Ausmaß des Schocks ist unterschiedlich, aber eine plötzliche Synkope ist häufig die Folge schwerer Prellungen des Hodens, des Bauches oder des Kopfes, und gelegentlich folgt auf diese Verletzungen eine ausgeprägte nervöse Depression.

Eine Kontusion von Muskeln oder Nerven kann zu einer teilweisen Atrophie und Parese führen, wie sie häufig nach Verletzungen im Schulterbereich auftritt.

Bei alkoholkranken oder anderen geschwächten Patienten kann es zu einer Eiterung an gequetschten Stellen kommen, eine Infektion kann durch im Blut zirkulierende Kokken oder durch die darüber liegende Haut erfolgen.

Beendigungen von Prellungen. – Die übliche Beendigung ist eine vollständige Rückkehr zum Normalzustand, wobei ein Teil des extravasierten Blutes organisiert, der größte Teil jedoch resorbiert wird. Dabei kommt es aufgrund von Veränderungen des Blutfarbstoffs zu charakteristischen Farbveränderungen des austretenden Blutes. Innerhalb von vierundzwanzig bis achtundvierzig Stunden nehmen die Ränder des blauen Bereichs einen violetten Farbton an, und mit der Zeit nimmt die Größe des verfärbten Bereichs zu und wird an seinen Rändern nacheinander grün, gelb und zitronenfarben. Der mittlere Teil ist der letzte, der sich ändert. Die Geschwindigkeit, mit der dieses Farbenspiel abläuft, ist so unterschiedlich und hängt von so vielen Umständen ab, dass keine Fristen festgelegt werden können. Während des Zerfalls des ausströmenden Blutes können sich die angrenzenden Lymphdrüsen vergrößern und bei der Präparation kann sich herausstellen, dass sie pigmentiert sind. Manchmal bleibt das Blut als Flüssigkeitsansammlung mit einer neu gebildeten Bindegewebskapsel bestehen und stellt ein *Hämatom* oder *eine Blutzyste dar* , die häufiger in der Kopfhaut als an anderen Stellen anzutreffen ist.

Die Beeinträchtigung der Blutversorgung der Haut kann zur Blasenbildung *oder* zur *Nekrose führen* . Bei Blutenden ist das Absterben der Haut wahrscheinlicher, und wenn sich der Schorf löst, wird das Blutgerinnsel freigelegt und die reparativen Veränderungen gehen äußerst langsam vonstatten. Als Folge einer direkten Infektion über die Haut oder den Kreislauf kann es zu einer *Eiterung kommen, die zur Bildung eines Abszesses führen kann.*

Behandlung. - Wenn der Patient unmittelbar nach dem Unfall untersucht wird, ist das Anheben des Teils und der starke Druck, der mit einem dicken Wattebausch und einer elastischen Binde ausgeübt wird, hilfreich, um einen Blutausfluss zu verhindern. Eisbeutel und verdunstende Lotionen sind mit Vorsicht zu verwenden, da sie die Vitalität des geschädigten Gewebes beeinträchtigen und zu Hautnekrosen führen können.

Wenn bereits ein Extravasat stattgefunden hat, ist die Massage das schnellste und wirksamste Mittel, um das austretende Blut zu verteilen. Die Stelle sollte mehrmals täglich massiert werden, es sei denn, dass Blasen oder Abschürfungen auf der Haut dies verhindern. In diesem Fall ist die Verwendung von antiseptischen Verbänden erforderlich, um Infektionen vorzubeugen und die Heilung zu fördern. Anschließend wird eine Massage durchgeführt.

Wenn die durch das austretende Blut verursachte Spannung die Vitalität der Haut gefährdet, können Schnitte vorgenommen werden, wenn die Asepsis gewährleistet werden kann. Das Blut aus einem Hämatom kann mit einer Sonde entnommen und die Punktion mit Kollodium verschlossen werden. Infektiöse Komplikationen müssen nach allgemeinen Grundsätzen gesucht und behandelt werden.

WUNDEN

Eine Wunde ist eine durch Gewalt verursachte Lösung in der Kontinuität der Haut oder Schleimhaut und des darunter liegenden Gewebes.

Es werden drei Arten von Wunden beschrieben: Schnittwunden, Punktwunden sowie Quetsch- und Risswunden.

Eingeschnittene Wunden. —Typische Beispiele für Schnittwunden sind solche, die der Chirurg im Rahmen einer Operation verursacht, Wunden, die versehentlich durch Schneidinstrumente verursacht wurden, und selbstmörderische Schnittwunden. Im Zusammenhang mit medizinisch-rechtlichen Untersuchungen sollte berücksichtigt werden, dass Wunden an Weichteilen, die dicht über einem Knochen liegen, wie z. B. dem Schädel, dem Schienbein oder der Patella, auch wenn sie durch ein stumpfes Instrument verursacht wurden, alle möglichen Erscheinungen haben können von Schnittwunden.

Klinische Merkmale. —Eines der charakteristischen Merkmale einer Schnittwunde ist ihre Tendenz, zu klaffen. Dies zeigt sich bei langen Hautwunden und insbesondere dann, wenn der Schnitt quer über den Teil verläuft oder tief genug reicht, um Muskelfasern im rechten Winkel zu ihrer Längsachse zu durchtrennen. Darüber hinaus ist das Aufklaffen einer Wunde stärker ausgeprägt, wenn das darunter liegende Gewebe unter Spannung steht – wie zum Beispiel bei entzündeten Stellen. Schnittwunden in der Handfläche, der Fußsohle oder der Kopfhaut neigen jedoch kaum zum Aufklaffen, da die Haut eng mit der darunter liegenden Faszie verbunden ist.

Schnittwunden, insbesondere in entzündetem Gewebe, neigen zu starken Blutungen; und wenn ein Gefäß nur teilweise durchtrennt ist und sich daher nicht zusammenziehen kann, blutet es länger weiter als wenn es vollständig durchtrennt ist.

Die *besonderen Risiken* von Schnittwunden sind: (1) Durchtrennung großer Blutgefäße, was zu starken Blutungen führt; (2) Teilung von

Nervenstämmen, was zu motorischen und sensorischen Störungen führt; und (3) Teilung von Sehnen oder Muskeln, die die Bewegung beeinträchtigt.

Behandlung. – Wenn die Blutung immer noch andauert, muss sie durch Druck, Torsion oder Ligatur gestoppt werden, da die Ansammlung von Blut in einer Wunde die Wundheilung behindert. Bei Bedarf sollte die Wunde durch Waschen mit Kochsalzlösung oder Eusol gereinigt und die umgebende Haut mit Jod bestrichen werden. Anschließend sollten die Ränder durch Nähte angenähert werden. Die rohen Oberflächen müssen in eine genaue Apposition gebracht werden, wobei darauf zu achten ist, dass keine Inversion der Hautoberfläche stattfindet. Bei ausgedehnten und tiefen Wunden ist es ratsam, die verschiedenen Strukturen – Muskeln, Faszien und Unterhautgewebe – durch separate Reihen vergrabener Nähte *aus* Catgut oder anderem resorbierbarem Material zu verbinden, um einen vollständigeren Verschluss zu gewährleisten und eine spätere Dehnung der Narbe zu verhindern. Für die Annäherung der Hautränder eignen sich am besten Stiche aus Rosshaar, Fischdarm oder feiner Seide. Diese *Koaptationsstiche* können unterbrochen oder kontinuierlich sein. Bei kleinen oberflächlichen Wunden an freiliegenden Stellen können Stichspuren vermieden werden, indem die Ränder mit durch Kollodium fixierten Mullstreifen oder durch subkutane Nähte aus feinem Catgut angenähert werden. Bei lockerer Haut, wie z. B. am Hals, an den Gliedmaßen oder im Hodensack, ist die Verwendung von Michel-Klammern insofern vorteilhaft, als diese die tiefen Hautoberflächen in genaue Apposition bringen, mit eingebracht werden vergleichsweise geringe Schmerzen und hinterlassen nur leichte Spuren, wenn sie innerhalb von 48 Stunden entfernt werden.

Wenn es Schwierigkeiten gibt, die Wundränder in Apposition zu bringen, können einige unterbrochene *Entspannungsstiche* weit über die Ränder eingebracht werden, um die Koaptationsstiche zu entlasten. Zu diesem Zweck können dicke Seide, Fischdarm oder Silberdraht verwendet werden. Wenn die Spannung extrem ist, kann die Lister-Knopfnaht verwendet werden. Die Spannung wird gelindert und das Absterben der Haut verhindert, indem man sie mit einem scharfen Messer frei einritzt. Entspannungsstiche sollten nach vier bis fünf Tagen entfernt werden, Koaptationsstiche nach sieben bis zehn Tagen. Im Gesicht und am Hals heilen Wunden schnell und Nähte können in zwei bis drei Tagen entfernt werden, wodurch die Spuren, die sie hinterlassen, gemindert werden.

Drainage. —Bei Wunden, in denen kein Hohlraum vorhanden ist und bei denen kein Grund für den Verdacht einer Infektion besteht, ist eine Drainage nicht erforderlich. Wenn jedoch die tieferen Teile einer ausgedehnten Wunde nicht in eine genaue Apposition gebracht werden können und insbesondere wenn die Gefahr besteht, dass Blut oder Serum austritt – wie bei Amputationsstümpfen oder nach der Entfernung der Brust –, ist eine

Drainage angezeigt. Es ist eine kluge Vorsichtsmaßnahme, auch bei übergewichtigen Patienten Drainageschläuche in die Wunde einzuführen, wenn der geringste Verdacht auf eine Infektion besteht. Glas- oder Gummischläuche sind die besten Abflüsse; Wo es jedoch wünschenswert ist, kleine Spuren zu hinterlassen, sind ein paar Strähnen Rosshaar oder eine kleine Rolle Gummi ein zufriedenstellender Ersatz. Sofern keine Infektion auftritt, wird die Drainage innerhalb von ein bis vier Tagen entfernt und die Öffnung mit einer Michel-Klammer oder einer Naht verschlossen.

Durchstochene Wunden. – Stichwunden entstehen durch schmale, spitze Instrumente, und je schärfer und glatter das Instrument, desto mehr ähnelt die resultierende Verletzung einer Schnittwunde; während bei runderen und raueren Instrumenten die Wundränder mehr oder weniger gequetscht oder zerrissen sind. Die Tiefe punktierter Wunden übersteigt ihre Breite bei weitem, und die Schädigung subkutaner Teile ist in der Regel größer als die der Haut. Wenn das Instrument einen Teil durchdringt, können die Ränder der Eintrittswunde umgedreht und die der Austrittswunde umgestülpt werden. Wenn es sich um ein raues Instrument handelt, können sich diese Bedingungen durch seinen plötzlichen Rückzug umkehren.

Stichwunden klaffen nicht und bluten nicht stark. Selbst wenn ein großes Gefäß betroffen ist, erfolgt die Blutung meist in das Gewebe und nicht nach außen.

Die mit dieser Klasse von Wunden verbundenen *Risiken* sind: (1) die extreme Schwierigkeit, insbesondere wenn eine dichte Faszie perforiert wurde, sie aseptisch zu machen, aufgrund der Ungewissheit über ihre Tiefe und die Art und Weise, wie die Oberflächenwunde verläuft endet mit dem Rückzug des Instruments; (2) Durch die Punktion eines großen Gefäßes können verschiedene Formen von Aneurysmen entstehen. (3) Die Perforation eines Gelenks oder einer serösen Höhle wie Bauch, Brustkorb oder Schädel erhöht die Gefahr erheblich.

Behandlung. – Die erste Indikation besteht darin, die gesamte Wunde zu reinigen und eventuell darin befindliche Fremdkörper oder Blutgerinnsel zu entfernen. Normalerweise ist es notwendig, die Wunde zu vergrößern, verletzte Faszien frei zu durchtrennen, gequetschtes Gewebe zu entfernen und die gesamte Wundoberfläche zu reinigen. Jedes punktierte Blutgefäß sollte durchtrennt und abgebunden werden; und geteilte Muskeln, Sehnen oder Nerven müssen genäht werden. Nachdem die Blutung gestillt wurde, wird Jodoform und Wismutpaste in die rohe Oberfläche eingerieben und die Wunde verschlossen. Bestehen Zweifel an der Aseptizität der Wunde, sollte diese besser offen behandelt und ein Bier-Verband angelegt werden.

Quetsch- und Risswunden. – Diese können zusammen betrachtet werden, da sie in der Praxis so vorkommen. Sie entstehen durch zerquetschende, beißende oder zerreißende Formen der Gewalt, wie sie etwa bei Maschinenunfällen, Schusswaffen oder Tierbissen auftreten. Zusätzlich zu der unregelmäßigen Wunde der Hautdecke gibt es immer mehr oder weniger Blutergüsse an den Teilen darunter und um sie herum, und die subkutanen Läsionen sind viel breiter, als es an der Oberfläche erscheint.

Wunden dieser Art klaffen in der Regel deutlich auf, insbesondere wenn die Haut stark verletzt ist. Es kommt nicht selten vor, dass erhebliche Teile der Haut, Muskeln oder Sehnen vollständig abgerissen werden.

Blutungen sind selten ein auffälliges Merkmal, da das Quetschen oder Reißen der Gefäßwand zur Auslöschung des Lumens führt.

Die *besonderen Risiken* dieser Wunden sind: (1) Ablösung des verletzten Gewebes, insbesondere wenn Versuche, die Wunde zu sterilisieren, erfolglos waren. (2) Reaktionsblutung, nachdem der anfängliche Schock vorüber ist. (3) Sekundärblutung als Folge infektiöser Prozesse in der Wunde. (4) Muskel- oder Sehnenverlust, der die Bewegung beeinträchtigt. (5) Narbenkontraktion. (6) Gangrän, die als Folge eines Verschlusses der Hauptgefäße oder virulenter infektiöser Prozesse auftreten kann. (7) Es ist nicht ungewöhnlich, dass sich nach Schnittwunden Kohlenstoffpartikel im Gewebe festsetzen und unansehnliche, pigmentierte Narben hinterlassen. Dies tritt häufig bei Bergarbeitern und bei durch Schusswaffen Verletzten auf und muss verhindert werden, indem grober Schmutz von den Wundrändern entfernt wird.

Behandlung. – Bei schweren Wunden dieser Art, die die Extremitäten betreffen, stellt sich vor allem die Frage, ob die Extremität gerettet werden kann oder nicht. Bei der Untersuchung der Extremität sollte zunächst auf den Zustand der Hauptblutgefäße geachtet werden, um festzustellen, ob die Gefäßversorgung des Teils hinter der Läsion ausreicht, um dessen Vitalität aufrechtzuerhalten. Eine Amputation ist in der Regel erforderlich, wenn in den distalen Arterien kein Puls mehr vorhanden ist und der Bereich dahinter kalt ist. Werden gleichzeitig wichtige Nervenstränge durchtrennt, so dass die Funktion der Gliedmaße erheblich beeinträchtigt wäre, lohnt es sich nicht, das Risiko einer Rettung einzugehen. Kommt es darüber hinaus zu einer großflächigen Zerstörung großer Muskelmassen oder wichtiger Sehnen oder zu einer Zertrümmerung der Knochen, ist in der Regel eine Amputation zwingend erforderlich. Die Entfernung großer Hautbereiche ist an sich kein Grund für die Entfernung einer Gliedmaße, da viel durch eine Hauttransplantation erreicht werden kann, aber wenn sie mit anderen Läsionen einhergeht, begünstigt sie eine Amputation. Bei der Betrachtung dieser Punkte muss berücksichtigt werden, dass die Schädigung des tieferen Gewebes immer größer ist, als es an der Oberfläche erscheint, und dass das tatsächliche Ausmaß der Verletzung in vielen Fällen nur durch die Gabe eines Anästhetikums abgeschätzt werden kann die Wunde erforschen. In Zweifelsfällen entscheidet oft die Möglichkeit der Aseptik der Teile über die Frage für oder gegen eine Amputation. Wenn eine gründliche Reinigung gelingt, ist der Erfolg, der mit konservativen Maßnahmen einhergeht, oft bemerkenswert. Es ist zulässig, zur Rettung einer oberen Extremität ein Risiko einzugehen, das im Falle einer unteren Extremität nicht zu rechtfertigen wäre. Auch das Alter und der Beruf des Patienten müssen berücksichtigt werden.

Da beschlossen wurde, zu versuchen, das Glied zu retten, ist die Frage nur für den Moment geklärt; Es kann sein, dass es je nach Fortgang des Falles von Tag zu Tag oder sogar von Stunde zu Stunde neu überdacht werden muss.

Wenn beschlossen wird, den Versuch zu unternehmen, das Glied zu retten, muss die Wunde gründlich gereinigt werden. Sämtliches gequetschtes Gewebe, in dem sich grober Schmutz festgesetzt hat, sollte mit einem Messer oder einer Schere weggeschnitten werden. Anschließend wird die rohe Oberfläche mit Eusol gereinigt, mit sterilisierter Salzlösung und anschließend mit Brennspiritus gewaschen und rundherum mit „Bipp"-Paste eingerieben. Wenn die Reinigung als zufriedenstellend erachtet wird, kann die Wunde geschlossen werden, andernfalls wird sie offen gelassen, frei entleert oder mit Gaze gefüllt, und die Extremität wird durch geeignete Schienen ruhiggestellt.

VERLETZUNGEN DURCH SCHUSSWAFFEN UND SPRENGSTOFFE

Es ist hier nicht notwendig, mehr zu tun, als den allgemeinen Charakter der durch moderne Waffen verursachten Wunden anzugeben. Für weitere Einzelheiten wird der Leser auf Arbeiten zur Militärchirurgie verwiesen. Die Erfahrung hat gezeigt, dass Art und Schwere der im Krieg erlittenen Verletzungen in verschiedenen Feldzügen und sogar in verschiedenen Bereichen desselben Feldzugs sehr unterschiedlich sind. Leichte Abweichungen in der Größe, Form und dem Gewicht von Gewehrgeschossen können beispielsweise die von ihnen verursachten Verletzungen tiefgreifend verändern: Sehen Sie sich die zerstörerische Wirkung des spitzen Geschosses im Vergleich zu der zuvor verwendeten konischen Form an. Auch die Bedingungen, unter denen gekämpft wird, beeinflussen die Wunden. Die in den offenen, weitreichenden Kämpfen des Südafrika-Feldzugs von 1899–1902 ausgetragenen Kämpfe unterschieden sich deutlich von denen, denen man in den verschärften Kämpfen in Frankreich in den Jahren 1914–1918 ausgesetzt war. Es wurde auch festgestellt, dass die Infektionskomplikationen stark vom Gelände beeinflusst werden, in dem die Kämpfe stattfinden. In der trockenen, sandigen, unbebauten Steppe Südafrikas entzündeten sich Schusswunden nur selten, während die auf den stark gedüngten Feldern Belgiens erlittenen Wunden fast ausnahmslos mit Fäulnisorganismen kontaminiert waren und gasförmiger Wundbrand und Tetanus häufige Komplikationen waren. Es wurde auch festgestellt, dass Wunden, die bei Seegefechten zugefügt wurden, einen anderen Charakter haben als solche, die an Land erlitten wurden. Viele andere Faktoren, wie der körperliche und geistige Zustand der Männer, die Möglichkeit, Erste Hilfe zu leisten, und die Transportmodalitäten, spielen ebenfalls eine Rolle bei der Bestimmung der Art und des Zustands der Wunden, die von Militärchirurgen behandelt werden müssen.

Unabhängig von der Art der Waffe handelt es sich um eine *durchstochene, gequetschte oder zerrissene Wunde* . Seine Schwere hängt von der Größe, Form und Geschwindigkeit der Rakete, der Reichweite, aus der die Waffe abgefeuert wird, und dem getroffenen Körperteil ab.

Ein Schock ist ein herausragendes Merkmal, aber sein Ausmaß sowie der Zeitpunkt seines Auftretens variieren je nach Ausmaß und Ort der Verletzung sowie mit dem Geisteszustand des Patienten zum Zeitpunkt der Verletzung. Wir haben bei Kindern einen ausgeprägten Schock beobachtet, nachdem sie angeschossen wurden, auch wenn keine ernsthaften Verletzungen erlitten wurden. Im Moment der Verletzung verspürt der Patient ein Gefühl, das unterschiedlich beschrieben wird als ein Peitschenhieb, ein Schlag mit einem Stock oder ein elektrischer Schlag. Die Schmerzen sind zunächst gering, später können sie jedoch heftig werden und sind meist mit starkem Durst verbunden, insbesondere wenn viel Blut verloren gegangen ist.

Bei allen im Krieg erlittenen Wunden stellt die septische Infektion das Hauptrisiko dar, insbesondere durch Streptokokken. Das Vorhandensein anaerober Organismen birgt die zusätzliche Gefahr gasförmiger Gangrän.

Je früher die Wunde desinfiziert wird, desto größer ist die Möglichkeit, dieses Risiko zu verringern. Wenn die Reinigung innerhalb der ersten sechs Stunden durchgeführt wird, sind die Chancen, die Sepsis zu beseitigen, gut; Mit jeder weiteren sechs Stunde lässt sie nach, bis es nach vierundzwanzig Stunden kaum noch möglich ist, mehr zu tun, als die Sepsis zu lindern. (J. T. Morrison.)

Nachdem das Vorhandensein eines metallischen Fremdkörpers festgestellt und seine Position mithilfe der Röntgenstrahlen lokalisiert wurde, wird das gesamte devitalisierte und kontaminierte Gewebe herausgeschnitten und das Fremdmaterial, z . B. eine Rakete, Kleidungsfragmente, Kies und Blutgerinnsel, entfernt , die Wunde mit Antiseptika reinigen und den Umständen entsprechend verschließen oder entleeren.

Pistolenschusswunden. – Durch Pistolen, Revolver und kleine Luftgewehre verursachte Wunden kommen in der zivilen Praxis häufig vor, wobei die Waffe meist aus Versehen abgefeuert wird, häufig jedoch mit selbstmörderischer und manchmal auch mit mörderischer Absicht.

Bei allen Kalibern und auf alle Entfernungen, mit Ausnahme des tatsächlichen Kontakts, ist die Eintrittswunde kleiner als das Geschoss. Wenn die Waffe nur einen Fuß vom Körper entfernt abgefeuert wird, ist die Haut um die Wunde normalerweise mit Puder befleckt und verbrannt, und die Haare sind versengt. In Entfernungen zwischen 15 cm und 30 Fuß können Pulverkörner in der Haut eingebettet oder lose auf der Oberfläche liegen; je größer die Entfernung, desto größer die Ausbreitungsfläche. Bei der Verwendung von Schwarzpulver hinterlassen die eingebetteten Körner meist eine dauerhafte blauschwarze Tätowierung der Haut. Wenn die Waffe mit der Haut in Kontakt kommt, wird das Unterhautgewebe in einem Bereich von zwei bis drei Zoll um die durch das Geschoss entstandene Öffnung herum verletzt, und Rauch, Pulverflecken und Verbrennungen sind stärker ausgeprägt als bei größeren Entfernungen.

Wenn das Geschoss perforiert, ist die Austrittswunde normalerweise größer und stärker zerrissen als die Eintrittswunde. Seine Ränder sind in der Regel umgestülpt und es weist keine Spuren von Flammen, Rauch oder Pulver auf. Diese Merkmale sind allen durch Kugeln verursachten Perforationen gemeinsam.

Pistolenwunden haben nur dann gefährliche Auswirkungen, wenn sie aus nächster Nähe abgefeuert werden und wenn die Hohlräume des Schädels, des Brustkorbs oder des Bauches betroffen sind. Im Unterleib kann selbst durch Spielzeugpistolen leicht eine tödliche Verletzung verursacht werden. Diese Verletzungen werden durch regionale Chirurgie beschrieben.

Pistolenschusswunden an *Gelenken* und *Weichteilen* sind selten von schwerwiegender Bedeutung, abgesehen von der Gefahr von Blutungen und Infektionen.

Behandlung. - Die Behandlung von Wunden der Weichteile besteht in der Reinigung der Eintritts- und Austrittswunden sowie der umgebenden Haut und bei Bedarf in der Drainage.

Da die Entfernung des Geschosses nicht dringend erforderlich ist, sollte man sich Zeit nehmen, um es mithilfe von Röntgenstrahlen, vorzugsweise mithilfe stereoskopischer Platten, zu lokalisieren. In manchen Fällen ist es nicht notwendig, das Geschoss zu entfernen.

Wunden durch Sportwaffen. – Bei der gewöhnlichen Sport- oder Streuflinte, mit der es während der Schießsaison so häufig zu Unfällen kommt, verlässt die Ladung kleiner Schrote oder Kugeln die Mündung der

Waffe als feste Masse, wodurch eine einzelne, zerrissene Wunde entsteht, die weitgehend dem Aussehen der verursachten Wunde ähnelt durch eine einzige Kugel. In einer Entfernung von 1,20 bis 1,50 m von der Schnauze beginnen sich die Kugeln zu verteilen, so dass um die zentrale Hauptwunde herum separate Einstiche entstehen. Mit zunehmender Reichweite bilden diese äußeren Einstiche ein immer breiteres Muster, bis in einer Entfernung von 18 bis 20 Fuß von der Mündung die Streuung vollständig ist, keine zentrale Wunde mehr vorhanden ist und jedes einzelne Geschoss seinen eigenen Einstich macht . Aus diesen elementaren Daten ist es in der Regel möglich, aus den Merkmalen der Wunde eine annähernd genaue Schlussfolgerung über die Entfernung zu ziehen, aus der die Waffe abgefeuert wurde, und dies kann einen wichtigen Einfluss auf die Frage nach Unfall, Selbstmord usw. haben Mord.

Was die Auswirkungen auf das Gewebe im Nahbereich betrifft, d. h. im Umkreis von wenigen Fuß, kommt es zu ausgedehnten Schnittwunden und Zerstörungen; Wenn ein Knochen getroffen wird, wird er zertrümmert, und Teile des Knochens können verschoben oder sogar durch die Austrittswunde herausgetrieben werden.

Wenn die Ladung auf einen der großen Hohlräume des Körpers trifft, kann sich das Geschoss weit über die darin enthaltenen Eingeweide verteilen, und es entsteht oft keine Austrittswunde. Wenn beispielsweise im Brustkorb eine Rippe getroffen wird, dringen die Ladung und möglicherweise Knochenfragmente in die Pleura ein und werden in der gesamten Lunge verteilt. im Kopf kann der Schädel zertrümmert und das Gehirn zerrissen sein; und im Bauch können die hohlen Eingeweide an vielen Stellen perforiert und die festen Organe zerrissen sein.

An abgedeckten Stellen beeinflusst die Kleidung durch die Ablenkung des Schusses die Größe und Form der Wunde; Die Eintrittswunde ist größer und ausgefranster, und Teile der Kleidung können in das Gewebe eindringen.

ABB. 62. – Radiogramm, das im Arm eingebettete Pellets zeigt.

(Der Fall von Herrn J. W. Dowden.)

Eine Ladung kleiner Schüsse ist für Blutgefäße, Sehnen und Bänder viel zerstörerischer als eine einzelne Kugel, die solche Strukturen in vielen Fällen beiseite schiebt, ohne sie zu teilen. Auch im Bauch- und Brustbereich ist der durch eine volle Schussladung verursachte Schaden viel größer als der durch eine einzelne Kugel verursachte Schaden, da die Ablenkung der Kugeln zu einer größeren Anzahl von Perforationen des Darms und einer weitreichenderen Zerreißung von Feststoffen führt Eingeweide.

Wenn die Ladung aus nächster Nähe auf eines der Extremitäten trifft, können wir oft beobachten, dass die Austrittswunde größer und zerklüfteter ist als die Eintrittswunde und dass ihre Ränder umgestülpt sind; Die ausgedehnten Risse und Blutergüsse im gesamten Gewebe, einschließlich der Knochen, und die ausgeprägte Neigung zu einer frühen und fortschreitenden septischen Infektion machen in den meisten Fällen eine Amputation erforderlich.

In einer Entfernung von 20 bis 30 Fuß liegen die Pellets, obwohl die Streuung vollständig ist, immer noch dicht beieinander, so dass sie, wenn sie auf den Schaft eines Röhrenknochens treffen, sogar auf den Oberschenkelknochen, den Knochen quer brechen, oft zusammen mit etwas Längsschnitt splittern.

Einzelne Pellets, die auf die Schäfte langer Röhrenknochen treffen, werden abgeflacht oder verformt, und wenn sie auf den abgebrochenen Knochen treffen, werden sie darin eingebettet (Abb. 62).

Wenn die Haut stark mit Schrot übersät ist, verliert sie leicht ihre Vitalität, und bei zusätzlicher Sepsis kommt es leicht zu Nekrosen und einem Schorf.

Wenn die Schüsse divergieren und einzeln treffen, richten sie selten großen Schaden an, aber ein einzelnes Geschoss kann zu tödlichen Schäden am Gehirn oder an der Aorta führen, oder das Auge kann ernsthaft verletzt werden.

Kleinere Schüsse, die auf größere Entfernungen abgefeuert werden – über etwa 30 Meter – dringen normalerweise durch die Haut ein, durchdringen jedoch selten die Faszie und bleiben im Unterhautgewebe eingebettet, aus dem sie leicht entfernt werden können.

Der Pfropfen der Patrone verhält sich unregelmäßig: Solange er flach bleibt, geht er mit dem Rest der Ladung los und bleibt oft in der Wunde versinken; aber wenn es sich zusammenrollt oder auf die Seite dreht, wird es normalerweise abgelenkt und fliegt vom Schuss weg. Es kann zu einer separaten Wunde kommen.

Wunden durch Sportwaffen müssen wie üblich *behandelt werden, wobei die ersten Bemühungen auf die Linderung von Schocks und die Verhinderung septischer Infektionen gerichtet sind.* Es besteht selten eine Dringlichkeit bei der Entfernung von Pellets aus dem Gewebe.

Wunden durch Gewehrkugeln. – Die überwiegende Mehrheit der durch Gewehrkugeln verursachten Wunden werden im aktiven Kriegseinsatz auf dem Feld erlitten und müssen von Militärchirurgen behandelt werden. Gelegentlich treten sie jedoch versehentlich auf, zum Beispiel während des Schießtrainings, und können dann in die Aufmerksamkeit des Zivilchirurgen geraten.

Hier ist lediglich auf die Auswirkungen moderner Kleinkalibergewehr- oder Maschinengewehrgeschosse zu achten.

Die Flugbahn ist bis zu einer Entfernung von 675 Yards praktisch flach. In der Zerstörungswirkung gibt es keinen großen Unterschied zwischen den verschiedenen Hochgeschwindigkeitsgeschossen, die in verschiedenen Armeen eingesetzt werden; Sie töten bis zu einer Entfernung von zwei Meilen. Die harte Hülle dient dazu, dass das Geschoss die Rillen im Gewehr aufnehmen kann und verhindert, dass es beim Durchgang durch den Lauf abreißt. Es erhöht auch die Durchschlagskraft der Rakete, verringert jedoch ihre „Stoppkraft", es sei denn, ein lebenswichtiges Teil oder ein langer Knochen wird getroffen. Durch das Entfernen der Hülle von der Spitze des Geschosses, wie es beim Dum-Dum-Geschoss der Fall ist, oder durch das Spalten des Endes wird das Geschoss dazu gebracht, sich auszudehnen oder zu „pilzen", wenn es auf den Körper trifft, und seine Stoppwirkung wird dadurch stark erhöht erhöht, wodurch die resultierende Wunde viel schwerwiegender ist. Diese Spreizgeschosse mit „weicher Spitze" sind von „explosiven" Geschossen zu unterscheiden, die Substanzen enthalten, die beim Aufprall explodieren. Es ist unwahrscheinlich, dass Hochgeschwindigkeitsgeschosse im Körper stecken bleiben, es sei denn, sie werden verbraucht oder mit einem Sandsack, einer Metallschnalle an einem Gürtel, einem Buch in der Tasche oder wenn sich Kern und Hülse trennen – das „Abziehen" des Geschosses – hochgezogen. Verbrauchte Schrotladungen können lediglich zu Blutergüssen an der Oberfläche führen, sie können durch die Haut dringen und sich im Unterhautgewebe festsetzen oder sogar eine tiefer liegende Struktur, beispielsweise einen Nervenstamm, beschädigen.

Eine aus nächster Nähe abgefeuerte Platzpatrone kann eine schwere Wunde verursachen und, wenn sie mit Schwarzpulver geladen wird, eine bleibende bläulich-schwarze Pigmentierung der Haut hinterlassen.

Hierbei werden die Läsionen einzelner Gewebe – Knochen, Nerven, Blutgefäße – berücksichtigt.

Behandlung von Schusswunden unter Kriegsbedingungen. – Es ist nur notwendig, kurz auf die im Europäischen Krieg praktizierte Methode zur Behandlung von Schusswunden in der Kriegsführung einzugehen.

1. *Auf dem Feld.* – Blutungen werden in den Gliedmaßen durch ein improvisiertes Tourniquet gestoppt; im Kopf durch eine Unterlage und einen Verband; im Thorax oder Abdomen durch ggf. Tamponieren, dies sollte jedoch nach Möglichkeit vermieden werden, da es eine septische Infektion begünstigt. Wenn ein Glied nahezu abgetrennt ist, sollte es vollständig abgetrennt werden. Eine volle Dosis Morphin wird subkutan verabreicht. Die Jodampulle, die der Verwundete bei sich trägt, wird zerbrochen und ihr Inhalt wird über und um die Wunde herum geschüttet, woraufhin der Feldverband angelegt wird. Bei ausgedehnten Wunden wird der von den Tragenträgern getragene „Muschelverband" bevorzugt. Alle Verbände werden locker angelegt, um spätere Schwellungen auszugleichen. Die Fragmente gebrochener Knochen werden durch eine Art Notfallschiene ruhiggestellt.

2. Nachdem der Patient reichlich warme, flüssige Nahrung wie Suppe oder Tee zu sich genommen hat, wird *an der Advanced Dressing Station eine volle Dosis Anti-Tetanie-Serum injiziert.* Das Tourniquet wird entfernt und die Wunde untersucht. Es werden dringende Amputationen durchgeführt. Sterbende Patienten werden festgehalten, damit sie nicht *unterwegs sterben* .

3. *In der Feldrettungs- oder Unfallaufnahmestation* werden weitere Maßnahmen zur Linderung von Schockzuständen eingesetzt und dringende Operationen durchgeführt, wie z. B. Amputationen bei Gangrän, Tracheotomien bei Dyspnoe oder Laparotomie bei perforierten oder zerrissenen Därmen. In den meisten Fällen geht es vor allem um den Schutz vor Infektionen; die Haut wird großflächig desinfiziert und mit Handtüchern umgeben; Beschädigtes Gewebe, insbesondere Muskeln, wird mit dem Messer oder der Schere entfernt und Fremdkörper entfernt. Zerrissene Blutgefäße und wenn möglich auch Nerven und Sehnen werden repariert. Die Wunde wird dann teilweise verschlossen, wobei für eine freie Drainage gesorgt wird, oder es wird eine spezielle Spülmethode, wie die von Carrel, angewendet. Manchmal wird die Wunde mit Wismut, Jodoform und Paraffinpaste (BIPP) behandelt und genäht.

4. *Im Basiskrankenhaus oder Krankenhausschiff* können je nach Wundfortschritt und Zustand des Patienten verschiedene Maßnahmen erforderlich sein.

Granatenwunden und durch Explosionen verursachte Wunden. „Es ist sinnvoll, die Auswirkungen des Platzens von Granaten, die von schweren Kampfmitteln abgefeuert werden, und die Auswirkungen, die im Verlauf von Sprengarbeiten durch das Austreten von Dynamit oder anderen Sprengstoffen oder durch das Platzen von Dampfkesseln oder Rohren oder durch den Bruch von Maschinen entstehen, zusammen zu betrachten und ähnliche Unfälle, die in der Zivilpraxis vorkommen.

Durch Granatenfragmente und Schrapnellgeschosse verursachte Wunden sind in der Regel großflächig und weisen große Prellungen, Risse und Zerstörungen des Gewebes auf. Die Raketen fangen und tragen häufig Teile der Kleidung und möglicherweise auch Gegenstände aus der Tasche des Mannes mit sich. Schalenwunden gehen mit einem erheblichen Schockgrad einher. Aufgrund der großen Quetschungsfläche, die die eigentliche Wunde durch Schalenfragmente umgibt, sollte die Amputation bei Bedarf in einiger Entfernung über dem gerissenen Gewebe durchgeführt werden, da ein erhebliches Risiko einer Ablösung der Lappen besteht.

Wunden, die durch Dynamitexplosionen und das Bersten von Kesseln entstehen, haben den gleichen allgemeinen Charakter wie Granatenwunden. Stein-, Kohle- oder Metallfragmente können sich im Gewebe festsetzen und das Auftreten infektiöser Komplikationen begünstigen.

Alle derartigen Verletzungen müssen nach den allgemeinen Grundsätzen für Quetsch- und Schnittwunden behandelt werden.

EINGEBETTETE FREMDKÖRPER

Bei vielen Operationen werden Fremdstoffe in das Gewebe eingebracht und dort gezielt belassen, zum Beispiel Naht- und Ligaturmaterialien, Stahl- oder Aluminiumplatten, Silberdraht oder Elfenbeinstifte zur Fixierung von Knochen oder festes Paraffin zur Korrektur Deformitäten. Andere Substanzen wie Mull, Drainageschläuche oder Metallinstrumente können unbeabsichtigt in einer Wunde verbleiben.

Auch in versehentlich zugefügten Wunden können sich Fremdkörper festsetzen, zum Beispiel Kugeln, Nadeln, Holzsplitter oder Kleidungsstücke. Die Nadeln von Injektionsspritzen brechen manchmal und ein Teil bleibt im Gewebe verankert. Als Folge von Explosionen können sich Kohlenstoffpartikel in Form von Kohlenstaub oder Schießpulver oder Teile von Schiefer in einer Wunde festsetzen.

Der eingebettete Fremdkörper wirkt zunächst reizend und löst in den Geweben, in denen er sich einnistet, eine Reaktion in Form von Hyperämie, lokaler Leukozytose, Proliferation von Fibroblasten und Bildung von Granulationsgewebe aus. Die nachfolgenden Veränderungen hängen davon ab, ob die Wunde mit pyogenen Bakterien infiziert ist oder nicht. Bei einer solchen Infektion kommt es zu einer Eiterung, es bildet sich ein Sinus, der bestehen bleibt, bis der Fremdkörper entweder ausgestoßen oder entfernt wird.

Wenn die Wunde aseptisch ist, hängt das Schicksal des Fremdkörpers von seinem Charakter ab. Eine resorbierbare Substanz wie Katgut oder feine Seide wird von den Phagozyten umgeben und durchdrungen, die sie erweichen und auflösen, wobei die Trümmer nach und nach absorbiert werden, ähnlich wie ein fibrinöses Exsudat. Kleinste Körper, die nicht absorbiert werden können, wie zum Beispiel Kohlenstoffpartikel oder Pigmente, die beim Tätowieren verwendet werden, werden von den Fresszellen aufgenommen und im Laufe der Zeit entfernt. Größere Körper wie Nadeln oder Kugeln, die von den Fresszellen nicht zerstört werden können, werden eingekapselt. Im Granulationsgewebe, von dem sie umgeben sind, erscheinen große mehrkernige Riesenzellen („ *Fremdkörper- Riesenzellen* "), die sich an den Fremdkörper heften, die Fibroblasten vermehren sich und es bildet sich schließlich eine Kapsel aus Narbengewebe um den Körper. Das Gewebe der Kapsel kann Anzeichen einer Eisenpigmentierung aufweisen. Manchmal sammelt sich Flüssigkeit um einen Fremdkörper in der Kapsel an und bildet eine Zyste.

Substanzen wie Paraffin, Seidenstränge, die eine Lücke in einer Sehne überbrücken, oder Teile von kalziniertem Knochen werden nicht eingekapselt, sondern nach und nach durchdrungen und schließlich durch neues Bindegewebe ersetzt.

Eingebettete Körper können auf unbestimmte Zeit im Gewebe verbleiben, ohne dass es zu Unannehmlichkeiten kommt. Sie können jedoch jederzeit Probleme verursachen, entweder als Folge infektiöser Komplikationen oder durch die Bildung einer Masse entzündlichen Gewebes um sie herum, die ein Gumma, einen tuberkulösen Herd oder ein Sarkom vortäuschen kann. Dieser letztgenannte Zustand kann zu Schwierigkeiten bei der Diagnose führen, insbesondere wenn in der Vergangenheit kein Fremdkörper eingedrungen ist. Bemerkenswert ist die Unwissenheit der Patienten über die mögliche Einlagerung eines Fremdkörpers – selbst von beträchtlicher Größe – in das Gewebe. In solchen Fällen können die Röntgenstrahlen das Vorhandensein des Fremdkörpers erkennen lassen, wenn dieser ausreichend undurchsichtig ist, um einen Schatten zu werfen. Die schweren, bleihaltigen Glassorten werfen sehr deutliche Schatten, die in Schärfe und Auflösung denen von Metall kaum nachstehen; Fast alle gewöhnlichen Formen von handelsüblichem Glas können auch durch Röntgenstrahlen sichtbar gemacht werden.

Besonders gefährlich sind in der Bauchhöhle eingekapselte Fremdkörper, da durch die Nähe zum Darm eine ständige Infektionsgefahr besteht.

Über die Entfernung des Fremdkörpers ist nach den Umständen des Einzelfalls zu entscheiden; Bei der Suche nach einem Fremdkörper im

Gewebe ist, sofern dieser nicht genau lokalisiert werden konnte, eine Vollnarkose vorzuziehen.

VERBRENNUNGEN UND VERBRÜHUNGEN

Die Unterscheidung zwischen einer Verbrennung, die durch die Einwirkung trockener Hitze auf das Körpergewebe entsteht, und einer Verbrühung, die durch die Einwirkung feuchter Hitze entsteht, hat keine klinische Bedeutung.

Bei jungen und geschwächten Personen können heiße Umschläge zu Verletzungen in der Art von Verbrennungen führen. Bei alten Menschen mit geschwächtem Kreislauf kann die bloße Einwirkung eines starken Feuers schwere Verbrennungen hervorrufen, wobei die Kleidung, die den Körperteil bedeckt, unverletzt bleibt. Dies kann auch an den Füßen, Beinen oder Knien betrunkener Personen auftreten, die vor dem Feuer eingeschlafen sind.

Die Schädigung des Gewebes durch starke Ätzmittel wie rauchende Salpetersäure, Schwefelsäure, Kalilauge, Silbernitrat oder Arsenpaste weist pathologische und klinische Merkmale auf, die nahezu identisch sind mit denen, die durch Hitze entstehen. Elektrizität und Röntgenstrahlen verursachen ebenfalls Verbrennungen.

Pathologie von Verbrennungen. —Über die Erklärung des schnell tödlichen Problems bei großflächigen oberflächlichen Verbrennungen wurde viel diskutiert. Bei der Obduktion wurden in diesen Fällen folgende Läsionen festgestellt: (1) allgemeine Hyperämie aller Organe der Bauch-, Brust- und Gehirn-Rückenmarkshöhle; (2) ausgeprägte Leukozytose mit Zerstörung der roten Blutkörperchen, wodurch Hämoglobin freigesetzt wird, das sich in den Epithelzellen der Nierenkanälchen festsetzt; (3) winzige Thromben und Extravasate im gesamten Körpergewebe; (4) Degeneration der Ganglienzellen des Solarplexus; (5) Ödeme und Degeneration des Lymphgewebes im gesamten Körper; (6) trübe Schwellung der Leber und Nieren sowie Erweichung und Vergrößerung der Milz. Bardeen weist darauf hin, dass diese krankhaften Phänomene so sehr denen entsprechen, die man dort antrifft, wo bekannt ist, dass sie durch die Gegenwart eines Toxins hervorgerufen werden, dass der Tod aller Wahrscheinlichkeit nach ebenfalls auf die Wirkung eines Giftes zurückzuführen ist, das durch die Einwirkung von Hitze auf die Haut usw. entsteht die Proteine des Blutes.

Klinische Merkmale – lokale Phänomene. —Die allgemein akzeptierte Klassifizierung von Verbrennungen ist die von Dupuytren, die auf der Tiefe der Läsion basiert. Somit werden sechs Grade unterschieden: (1) Hyperämie oder Erythem; (2) Blähungen; (3) teilweise Zerstörung der echten Haut; (4)

völlige Zerstörung der wahren Haut; (5) Verkohlung der Muskeln; (6) Verkohlung der Knochen.

Es muss jedoch beachtet werden, dass Verbrennungen am Krankenbett immer mehr als einen dieser Grade aufweisen, wobei die tieferen Formen immer mit den weniger tiefen verbunden sind und das klinische Bild aus den kombinierten Merkmalen aller besteht. Eine Verbrennung wird nach ihrem schwersten Abschnitt klassifiziert. Es ist auch zu beachten, dass Ausmaß und Schwere einer Verbrennung meist größer sind, als es auf den ersten Blick scheint.

Verbrennungen ersten Grades gehen mit einem Erythem der Haut aufgrund einer Hyperämie der Blutgefäße einher und entstehen durch Verbrennen durch Flammen, durch Kontakt mit Feststoffen oder Flüssigkeiten unter 212 °F oder durch Einwirkung von Sonnenstrahlen. Sie sind klinisch durch akute Schmerzen, Rötung, vorübergehende Schwellung aufgrund von Ödemen und anschließende Abschuppung der Oberflächenschichten der Epidermis gekennzeichnet. Eine besondere Form der Pigmentierung der Haut tritt an der Vorderseite der Beine von Frauen auf, die durch die Hitze des Feuers verursacht werden.

Verbrennungen zweiten Grades – Bläschenbildung der Haut. – Diese sind durch das Auftreten von Bläschen oder Blasen gekennzeichnet, die über den hyperämischen Bereich verstreut sind und eine klare gelbliche oder bräunliche Flüssigkeit enthalten. Durch die Entfernung der erhabenen Epidermis werden die verstopften und hochempfindlichen Papillen der Haut freigelegt. Unna hat herausgefunden, dass in diesen Blasen immer pyogene Bakterien vorhanden sind. Verbrennungen zweiten Grades hinterlassen keine Narbe, sondern häufig eine bleibende Verfärbung. In seltenen Fällen wird der verbrannte Bereich zum Sitz einer eigentümlichen Überwucherung von fibrösem Gewebe in der Art eines Keloids (S. 401).

Verbrennungen dritten Grades – Teilweise Zerstörung der Haut. – Die Epidermis und Papillen werden fleckenweise zerstört und hinterlassen harte, trockene und unempfindliche Beläge von gelber oder schwarzer Farbe. Der Schmerz bei diesen Verbrennungen ist stark, lässt jedoch am ersten oder zweiten Tag nach und kehrt dann wieder zurück, wenn sich etwa am Ende einer Woche die Beläge lösen und die Nervenfasern der darunter liegenden Haut freilegen. Granulationen sprießen hervor, um die Lücke zu füllen, und werden schnell von Epithel bedeckt, das teilweise von den Rändern und teilweise aus den Überresten von Hautdrüsen stammt, die nicht vollständig zerstört wurden. Diese letzteren erscheinen auf der Oberfläche der Körnchen als kleine bläuliche Inseln, die allmählich an Größe zunehmen, eine grauweiße Farbe annehmen und schließlich miteinander und mit den Rändern verschmelzen. Die resultierende Narbe kann leicht eingedrückt sein, zeigt aber ansonsten nur eine geringe Tendenz, sich zusammenzuziehen und eine Deformierung zu verursachen.

Verbrennungen vierten Grades – völlige Zerstörung der Haut. – Diese folgen der längeren Einwirkung jeder Form intensiver Hitze. Es bilden sich große, schwarze, trockene Schorfschorfe, die von einer starken Stauungszone umgeben sind. Der Schmerz ist weniger stark und wird auf die Stellen übertragen, die weniger stark verbrannt sind. Es besteht die Gefahr einer Infektion, die zu einer großflächigen Zerstörung der umgebenden Haut führen kann. Die Menge an Granulationsgewebe, die zum Füllen der Lücke erforderlich ist, ist daher groß; Da die Epithelschicht nur von den Rändern abgeleitet werden kann und die Hautdrüsen vollständig zerstört sind, ist der Heilungsprozess langsam. Die resultierenden Narben sind unregelmäßig, tief und wellig und neigen stark zur Schrumpfung. In solchen Narben entsteht häufig Keloid. Bei einer Lokalisation im Bereich des Gesichts, des Halses oder der Gelenkbeugen kann es zu starken Deformationen und Funktionsbeeinträchtigungen kommen (Abb. 63).

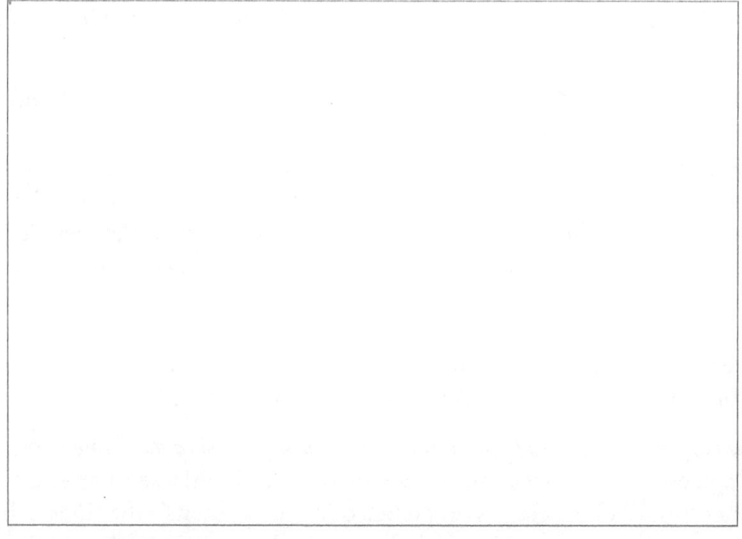

ABB. 63. – Narbenkontraktion nach schwerer Verbrennung.

Bei *Verbrennungen fünften Grades* erstreckt sich die Läsion durch das Unterhautgewebe und betrifft die Muskeln; während es bei denen des *sechsten Grades* noch tiefer geht und die Knochen betrifft. Diese Verbrennungen sind flächenmäßig vergleichsweise begrenzt, da sie meist durch längeren Kontakt mit heißem Metall oder Ätzmitteln entstehen. Verbrennungen fünften und sechsten Grades treten bei Epileptikern oder Betrunkenen auf, die ins Feuer fallen. Große Blutgefäße, Nervenstämme, Gelenke oder seröse Hohlräume können betroffen sein.

Allgemeine Phänomene. —Es ist üblich, die klinische Vorgeschichte einer schweren Verbrennung in drei Abschnitte zu unterteilen; Es ist jedoch zu beobachten, dass die für diese Zeit charakteristischen Merkmale stark verändert wurden, da Verbrennungen auf die gleiche Weise wie andere Wunden behandelt wurden.

Die erste Periode dauert zwischen 36 und 48 Stunden. Während dieser Zeit befindet sich der Patient in einem mehr oder weniger tiefen *Schockzustand* und es kommt zu einer bemerkenswerten Schmerzfreiheit. Wenn der Schock jedoch ausbleibt oder kaum ausgeprägt ist, kann das Ausmaß des Leidens groß sein. Wenn sich die Verletzung in diesem Zeitraum als tödlich erweist, ist der Tod auf einen Schock zurückzuführen, der wahrscheinlich durch die Aufnahme giftiger Substanzen, die in den verbrannten Geweben entstehen, verschlimmert wird. In tödlichen Fällen gibt es häufig Anzeichen einer Hirnstauung und eines Ödems.

Die *zweite Periode* beginnt mit dem Abklingen des Schocks und dauert bis zur Ablösung der Beläge. Das herausragende Merkmal dieser Periode ist *Toxämie* , die sich durch Fieber, einen Temperaturanstieg auf 102, 103 oder 104° F und kongestive oder entzündliche Zustände innerer Organe äußert, die zu klinischen Komplikationen wie Bronchitis und Bronchopneumonie führen oder Rippenfellentzündung – insbesondere bei Verbrennungen des Brustkorbs; oder Meningitis und Zerebritis, wenn der Hals oder Kopf der Sitz der Verbrennung ist. Ein mit Durchfall einhergehender Darmkatarrh ist keine Seltenheit; In einigen Fällen kam es zu Ulzerationen des Zwölffingerdarms, die zur Perforation führten. Diese Phänomene treten viel stärker auf, wenn eine bakterielle Infektion stattgefunden hat, und es scheint wahrscheinlich, dass sie hauptsächlich auf die Infektion zurückzuführen sind, da sie seltener und weniger schwerwiegend geworden sind, seit Verbrennungen wie andere Verletzungen der Oberfläche behandelt werden. Albuminurie ist ein ziemlich konstantes Symptom bei schweren Verbrennungen und geht mit einer Verstopfung der Nieren einher. Bei Verbrennungen im Gesicht, am Hals, im Mund oder im Rachenraum stellt ein Glottisödem eine gefährliche Komplikation dar und birgt Erstickungsgefahr.

Die *dritte Periode* beginnt mit der Ablösung der Beläge, normalerweise zwischen dem siebten und vierzehnten Tag, und dauert bis zur Wundheilung. Ihre Dauer hängt von der Größe, Tiefe und Aseptizität des wunden Bereichs ab. Die Haupttodesursachen in dieser Zeit sind die Aufnahme von Toxinen in jeglicher Form; Wachsartige Erkrankung der Leber, der Nieren oder des Darms; seltener Erysipel, Tetanus oder andere Krankheiten aufgrund einer Infektion durch bestimmte Organismen. Wir haben nichts gesehen, was die Annahme stützt, dass Zwölffingerdarmgeschwüre während der dritten Periode leicht perforieren können.

Die *Prognose* bei Verbrennungen hängt (1) von der oberflächlichen Ausdehnung und in viel geringerem Maße von der Tiefe der Verletzung ab. Wenn mehr als ein Drittel der gesamten Körperoberfläche betroffen ist, auch in geringem Ausmaß, ist die Prognose ernst. (2) Die Situation der Verbrennung ist wichtig. Verbrennungen über den serösen Hohlräumen – Bauch, Brustkorb oder Schädel – sind unter sonst gleichen Bedingungen viel gefährlicher als Verbrennungen der Gliedmaßen. Auf die Gefahr eines Glottisödems bei Verbrennungen im Hals- und Mundbereich wurde bereits hingewiesen. (3) Kinder neigen in der Frühphase häufiger zu einem Schock, können aber länger andauernder Eiterung besser standhalten als Erwachsene. (4) Wenn der Patient den Schock überlebt, ist das Vorhandensein oder Fehlen einer Infektion der entscheidende Faktor für die Prognose.

Behandlung. —Die *allgemeine Behandlung* besteht in der Bekämpfung des Schocks. Bei starken Schmerzen muss Morphin gespritzt werden.

Lokale Behandlung. —Die lokale Behandlung muss auf antiseptischen Leitungen durchgeführt werden, wobei gegebenenfalls eine Vollnarkose verabreicht werden muss, um eine gründliche Reinigung zu ermöglichen. Nach dem vorsichtigen Entfernen der Kleidung wird der gesamte verbrannte Bereich sanft, aber gründlich mit Wasserstoffperoxid oder warmer Borsäurelotion gereinigt, gefolgt von einer sterilisierten Kochsalzlösung. Da sich in Brandblasen immer eitrige Bakterien befinden, müssen diese geöffnet und das erhabene Epithel entfernt werden.

Die anschließend angelegten Verbände sollten folgende Indikationen erfüllen: Schmerzlinderung; die Vorbeugung von Sepsis; und die Förderung der Vernarbung.

Eine Anwendung, die diese Anforderungen zufriedenstellend erfüllt, ist *Pikrinsäure* . Flusen- oder Mulltupfer werden leicht aus einer Lösung aus 1½ Drams Pikrinsäure ausgewrungen; absoluter Alkohol, 3 Unzen; Destilliertes Wasser, 40 Unzen, und auf den gesamten geröteten Bereich auftragen. Diese sind mit antiseptischer Wolle bedeckt, *ohne* jegliche wasserfeste Abdeckung, und werden durch einen vielschwänzigen Verband an Ort und Stelle gehalten. Der Verband sollte ein- oder zweimal pro Woche unter Berücksichtigung der Temperaturtabelle gewechselt werden, wobei alle Teile des Originalverbandes, die vollkommen trocken bleiben, intakt bleiben. Der Wert einer Vollnarkose bei der Versorgung ausgedehnter Verbrennungen, insbesondere bei Kindern, kann kaum hoch genug eingeschätzt werden.

Pikrinsäure erzielt die besten Ergebnisse bei oberflächlichen Verbrennungen und ist als *primärer Verband* bei allen nützlich. Sobald sich die Beläge trennen und eine körnige Oberfläche bildet, wird die übliche Behandlung einer heilenden Wunde eingeleitet. Jeglicher Belag, unter dem sich Eiter angesammelt hat, sollte mit einer Schere abgeschnitten werden, um einen freien Abfluss zu ermöglichen.

Es wurde auch ein Okklusivverband aus geschmolzenem *Paraffin verwendet*. Eine nützliche Zubereitung besteht aus: Paraffin Molle 25 Prozent, Paraffin Durum 67 Prozent, Olivenöl 5 Prozent, Eukalyptusöl 2 Prozent und Beta-Naphthol ¼ Prozent. Es hat einen Schmelzpunkt von 48 °C. Es ist auch als *Ambrine* und *Burnol bekannt* . Nachdem die verbrannte Stelle gereinigt und gründlich getrocknet wurde, wird sie mit dem geschmolzenen Paraffin abgewischt oder angestrichen. Bevor die Verfestigung erfolgt, wird eine Schicht sterilisierter Gaze aufgetragen und mit einer zweiten Schicht Paraffin bedeckt. Um ein Verkleben der Gaze mit der Haut zu verhindern, werden jeden zweiten Tag weitere Schichten Paraffin aufgetragen.

Eine alternative Methode zur Behandlung großflächiger Verbrennungen besteht darin, einen Körperteil oder sogar den ganzen Körper, wenn der Rumpf betroffen ist, in ein Bad mit Borsäurelotion einzutauchen, das auf Körpertemperatur gehalten wird, wobei die Lotion regelmäßig erneuert wird.

Wenn eine Verbrennung beim ersten Auftreten bereits infiziert ist, ist sie nach den gleichen Grundsätzen zu behandeln, wie sie auch für die Behandlung anderer infizierter Wunden gelten.

Alle feuchten oder fettigen Anwendungen, wie Carronöl, Karbolöl und -salben, sowie alle Substanzen wie Kollodium und trockene Pulver, die Ausscheidungen zurückhalten, erfüllen überhaupt nicht die Indikationen für eine rationelle Behandlung von Verbrennungen und sollten aufgegeben werden.

Hauttransplantationen sind von großem Wert, um die Heilung nach ausgedehnten Verbrennungen zu beschleunigen und Narbenkontraktionen vorzubeugen. Die *Deformationen* , die durch die Kontraktion der Narben entstehen können, werden nach allgemeinen Grundsätzen behandelt. Im Bereich des Gesichts, des Halses und der Gelenkbeugen (Abb. 63), wo sie am stärksten ausgeprägt sind, können die kontrahierten Bänder geteilt und die Teile gedehnt werden, wobei die verbleibende rohe Oberfläche durch Thiersch-Transplantate oder durch Hautlappen bedeckt wird von angrenzenden Flächen oder anderen Körperteilen abgehoben (Abb. 1).

Durch Elektrizität verursachte Verletzungen

Verletzungen durch Einwirkung von Röntgenstrahlen und Radium. – Bei der routinemäßigen Behandlung von Krankheiten durch Strahlung kommt es manchmal zu Gewebeschäden, selbst wenn hinsichtlich Dosierung und Häufigkeit der Anwendung größte Sorgfalt angewendet wird. Robert Knox beschreibt die folgenden negativen Auswirkungen.

Akute Dermatitis, deren Ausmaß von einem leichten Erythem bis zu tiefen Geschwüren oder sogar einer Nekrose der Haut reicht. Wenn sich Geschwüre bilden, sind sie äußerst schmerzhaft und heilen nur langsam. Wenn behaarte Bereiche betroffen sind, kann eine Epilation ohne Zerstörung der Haarfollikel erfolgen und die Haare werden reproduziert. Bei übermäßiger Reaktion kann es jedoch zu dauerhafter Alopezie kommen.

Chronische Dermatitis , die aus dem Fortbestehen der akuten Form resultiert, ist äußerst hartnäckig und kann einen bösartigen Charakter annehmen. Röntgenwarzen sind eine Spätmanifestation einer chronischen Dermatitis und können bösartig werden.

Zu den *späten Manifestationen* gehören Neuritis, Teleangiektasien und eine schmerzhafte und hartnäckige Form von Geschwüren, die jeweils Monate oder sogar Jahre nach Beendigung der Exposition auftreten können. Bei Röntgenarbeitern, die nur unzureichend vor den Auswirkungen der Strahlen geschützt sind, kann es zu *Sterilität kommen.*

Elektrische Verbrennungen treten in der Regel bei Personen auf, die in Industriebetrieben arbeiten, in denen starke elektrische Ströme zum Einsatz kommen.

Die Läsionen – die von einer leichten oberflächlichen Verbrennung bis zur völligen Verkohlung von Teilen reichen – sind am deutlichsten an den Eintritts- und Austrittsstellen des Stroms zu erkennen, wobei das dazwischen liegende Gewebe offenbar von Verletzungen verschont bleibt.

Die oberflächlicheren Verbrennungen durch Stromschlag unterscheiden sich von Verbrennungen durch Hitze dadurch, dass sie fast schmerzlos sind und sehr langsam heilen, obwohl sie in der Regel trocken und aseptisch bleiben.

Die schwerwiegenderen Formen gehen mit einem erheblichen Schock einher, der nicht nur tiefer ist, sondern auch viel länger anhält als der Schock bei einer gewöhnlichen Verbrennung entsprechender Schwere. Die Teile an der Eintrittsstelle der Strömung sind mehr oder weniger stark verkohlt. Der Schorf ist zunächst trocken und knusprig und wird von einer blassen Zone umgeben. In den ersten 36 bis 48 Stunden ist das Leiden vergleichsweise gering, aber am Ende dieser Zeit werden die Teile außerordentlich schmerzhaft. In den meisten Fällen kommt es trotz sorgfältiger Reinigung zu einer langsamen Form feuchter Gangrän, und der Belag breitet sich sowohl in der Fläche als auch in der Tiefe aus, bis die Muskeln und oft auch die großen Blutgefäße und Nerven freigelegt werden. Irgendwann bildet sich eine Demarkationslinie, aber die Ablösung der Beläge erfolgt äußerst langsam und dauert drei- bis fünfmal so lange wie bei einer gewöhnlichen Verbrennung, und während des Ablösungsprozesses besteht ein erhebliches Risiko einer sekundären Blutung durch Erosion großer Gefäße.

Behandlung. – Elektrische Verbrennungen werden auf die gleiche Art und Weise behandelt wie gewöhnliche Verbrennungen, durch gründliche Reinigung und das Anlegen trockener Verbände, um das Auftreten feuchter Brandwunden zu vermeiden. Nachdem sich Granulationen gebildet haben, ist eine Hauttransplantation hilfreich, um die Heilung zu beschleunigen.

Blitzschlag. —In einem großen Teil der Fälle endet ein Blitzschlag sofort tödlich. In nicht tödlichen Fällen erleidet der Patient einen schweren Schock, und es können äußere Anzeichen einer Verletzung vorliegen oder auch nicht. In den mildesten Fällen können rote Flecken oder Quaddeln am Körper auftreten, die denen einer Urtikaria sehr ähneln, aber normalerweise verschwinden sie im Laufe von 24 Stunden wieder. Manchmal sind große Hautpartien versengt oder fleckig, wobei der verfärbte Bereich ein baumartiges Aussehen aufweist. In anderen Fällen wird die verletzte Haut trocken und glasig und ähnelt Pergament. Gelegentlich tritt der Eindruck auf, der dem einer oberflächlichen Verbrennung durch Hitze ähnelt. Der Hauptunterschied zu gewöhnlichen Verbrennungen besteht in der extrem langsamen Heilung. Auf jeden Grad eines Blitzschlags kann eine lokalisierte Lähmung von Muskelgruppen oder sogar einer ganzen Gliedmaße folgen. Die Behandlung zielt hauptsächlich auf die Bekämpfung des Schocks ab, wobei die oberflächlichen Läsionen auf die gleiche Weise wie normale Verbrennungen behandelt werden.

KAPITEL XII
METHODEN DER WUNDBEHANDLUNG

- <u>Verschiedene Wunden</u>

- — <u>Infektionsarten</u>

- — <u>Listers Arbeit</u>

- — <u>Maßnahmen zur Vorbeugung von Wundinfektionen</u> :

- *<u>Hitze</u>* ;

- *<u>chemische Antiseptika</u>* ;

- *<u>Desinfektion der Hände</u>* ;

- *<u>Vorbereitung der Haut des Patienten</u>* ;

- *<u>Instrumente</u>* ;

- *<u>Ligaturen</u>* ;

- *<u>Dressings</u>*

- — <u>Maßnahmen zur Infektionsbekämpfung</u> :

- *<u>Reinigung</u>* ;

- *<u>Offene-Wund-Methode</u>* .

Der Chirurg muss zwei unterschiedliche Klassen von Wunden behandeln: (1) solche, die aus Verletzungen oder Krankheiten resultieren, bei denen *die Haut bereits gebrochen ist* oder bei denen eine Verbindung mit einer Schleimhautoberfläche besteht; und (2) diejenigen, die er selbst *durch intakte Haut* herstellt , wobei keine infizierte Schleimoberfläche beteiligt ist.

Bei allen Wunden, die auf andere Weise als durch das Messer des Chirurgen, der durch unversehrte Haut operiert, entstanden sind, muss davon ausgegangen werden, dass eine Infektion durch Bakterien stattgefunden hat. Auf dieser Annahme basiert das moderne System der Wundbehandlung. Krankheitserregende Bakterien sind so weit verbreitet, dass unter normalen Umständen des Alltagslebens, egal wie unbedeutend eine Wunde ist oder wie kurz die Zeit, in der sie exponiert bleibt, der Zugang von Organismen zu ihr fast sicher ist, sofern keine vorbeugenden Maßnahmen ergriffen werden.

Es kann nicht genug betont werden, dass strenge Vorsichtsmaßnahmen getroffen werden müssen, um eine Neuinfektion auszuschließen, und zwar nicht nur bei der Behandlung von Wunden, die frei von Organismen sind, sondern gleichermaßen bei der Behandlung von Wunden und anderen

Läsionen, die bereits infiziert sind. Jede Laxheit unserer Methoden, die es zulässt, dass frische Organismen eine infizierte Wunde erreichen, erhöht die Schwere des Infektionsprozesses und damit das Risiko für den Patienten erheblich.

Es gibt viele Möglichkeiten, wie eine versehentliche Infektion auftreten kann. Nehmen wir zum Beispiel den Fall einer Person, die sich eine Schnittwunde im Gesicht zuzieht, weil sie bei einem Kutschenunfall auf der Straße niedergeschlagen wird. Organismen können in eine solche Wunde über die Welle oder das Rad, von dem er getroffen wurde, über den Boden, auf dem er lag, über jeden Teil seiner Kleidung, der mit der Wunde in Berührung gekommen sein könnte, oder über seine eigene Haut eingeschleppt werden. Oder wiederum können die Hände derjenigen, die Erste Hilfe leisten, das Wasser, mit dem die Wunde gebadet wird, das Taschentuch oder ein anderer improvisierter Verband, der darauf aufgetragen wird, die Übertragung einer bakteriellen Infektion sein. Sollte sich die Wunde an einer schleimigen Oberfläche öffnen, beispielsweise im Mund oder in der Nasenhöhle, können die in solchen Situationen ständig vorhandenen Organismen als Infektionserreger dienen.

Selbst nachdem der Patient sich in professioneller Obhut befindet, ist das Risiko einer Infektion seiner Wunde nicht gebannt, da die Hände des Arztes, seine Instrumente, Verbände oder andere Geräte, sofern sie nicht gereinigt werden, zu Infektionsquellen werden können.

Im Falle einer Operation, die durch unversehrte Haut durchgeführt wird, können Organismen von der eigenen Haut des Patienten, von den Händen des Chirurgen oder seiner Assistenten, durch kontaminierte Instrumente, Tupfer, Ligatur- oder Nahtmaterialien usw. in die Wunde eingeschleppt werden andere Dinge, die im Verlauf der Operation verwendet werden, oder aus den auf die Wunde aufgetragenen Verbänden.

Darüber hinaus können Bakterien über die Blutbahn Zugang zu devitalisiertem Gewebe erhalten und von einem infizierten Bereich an anderer Stelle im Körper hierher transportiert werden.

Das antiseptische System der Chirurgie. – Wer nur die chirurgischen Bedingungen von heute kennt, kann sich kaum den Stand der Dinge vorstellen, der vor der Einführung des antiseptischen Systems durch Joseph Lister im Jahr 1867 bestand Dies hatte zur Folge, dass nach den meisten Operationen Eiterung auftrat und Krankheiten wie Erysipel, Pyämie und „Krankenhausgangrän" an der Tagesordnung waren. Die Sterblichkeit nach komplizierten Brüchen, Amputationen und vielen anderen Operationen war erschreckend, und selbst nach den trivialsten Operationen kam es häufig zu Todesfällen durch Blutvergiftung. Eine Operation galt als letztes Mittel, und das mit einer Blutvergiftung verbundene Risiko schien ein unüberwindbares Hindernis für den weiteren Verlauf der Operation geschaffen zu haben. Dem Genie Listers verdanken wir es, dass diese Barriere beseitigt wurde. Nachdem er überzeugt war, dass der septische Prozess auf eine bakterielle Infektion zurückzuführen war, entwickelte er ein Mittel, um den Zugang von Organismen zu Wunden zu verhindern oder ihren Auswirkungen entgegenzuwirken. Karbolsäure war das erste antiseptische Mittel, das er einsetzte, und durch seine Verwendung bei komplizierten Frakturen erzielte er bald Ergebnisse, die noch nie zuvor erreicht worden waren. Das Prinzip wurde mit ähnlichem Erfolg auf andere Erkrankungen angewendet und hat den gesamten Aspekt der chirurgischen Pathologie so tiefgreifend beeinflusst, dass viele der Infektionskrankheiten, mit denen Chirurgen früher zu kämpfen hatten, heute so gut wie unbekannt sind. Die allgemeinen Prinzipien, auf denen Lister sein System gründete, bleiben unverändert, obwohl die Methoden zu ihrer Umsetzung geändert wurden.

Mittel zur Verhinderung einer Wundinfektion. – Die Wege, über die Infektionserreger Zugang zu chirurgischen Wunden erhalten können, sind so zahlreich und weitreichend, dass der Chirurg die größte Sorgfalt und größte Aufmerksamkeit erfordert, um sie alle zu schützen. Nur durch ständige Übung und geduldige Beachtung technischer Details im Operationssaal und am Krankenbett wird die Durchführung chirurgischer Eingriffe unter Vermeidung bakterieller Infektionen zu einem instinktiven Akt und zur zweiten Natur. Es ist hier nur möglich, die Hauptrichtungen anzugeben, in denen Gefahren lauern, und die Mittel zu beschreiben, die am häufigsten angewendet werden, um sie zu vermeiden.

Um Infektionen vorzubeugen, ist es wichtig, dass alles, was mit einer Wunde in Kontakt kommt, sterilisiert oder desinfiziert wird. Um die besten Ergebnisse zu erzielen, muss die Wirksamkeit unserer Sterilisationsmethoden regelmäßig getestet werden. Die beiden wichtigsten Wirkstoffe, die uns zur Verfügung stehen, sind Hitze- und chemische Antiseptika.

Sterilisation durch Hitze. – Das zuverlässigste und gleichzeitig bequemste und allgemein anwendbarste Mittel der Sterilisation ist die Hitze. Alle Bakterien und Sporen werden vollständig zerstört, indem sie fünfzehn Minuten lang *gesättigtem zirkulierendem Dampf* mit einer Temperatur von 130 bis 145 °C (=266 bis 293 °F) ausgesetzt werden. Die zu sterilisierenden Gegenstände sind in einer perforierten Blechschatulle eingeschlossen, die in einen speziell konstruierten Sterilisator, beispielsweise den von Schimmelbusch, gestellt wird. Dieser Apparat ist so angeordnet, dass der Dampf unter einem Druck von zwei bis drei Atmosphären zirkuliert und alles, was sich darin befindet, durchdringt. Die so sterilisierten Gegenstände sind trocken, wenn sie aus dem Sterilisator entnommen werden. Diese Methode eignet sich besonders für Geräte, die durch Dampf nicht beschädigt werden, wie z. B. Mulltupfer, Handtücher, Schürzen, Handschuhe und

Metallinstrumente; Es ist wichtig, dass die Effizienz des Sterilisators von Zeit zu Zeit mit einem selbstregistrierenden Thermometer oder auf andere Weise getestet wird.

Der beste Ersatz für zirkulierenden Dampf ist *Kochen* . Die Artikel werden in einen „Fischkessel-Sterilisator" gegeben und fünfzehn Minuten lang in einer 1-prozentigen Lösung gekocht. Lösung von Waschsoda.

Um eine Kontamination der sterilisierten Gegenstände zu verhindern, dürfen diese auf keinen Fall von Personen berührt werden, deren Hände nicht desinfiziert und durch sterilisierte Handschuhe geschützt sind.

Sterilisation durch chemische Wirkstoffe. – Zur Reinigung der Haut des Patienten, der Hände des Chirurgen sowie von Messern und anderen Instrumenten, die durch Hitze beschädigt wurden, muss auf chemische Mittel zurückgegriffen werden. Diese sind jedoch weniger zuverlässig als Wärme und unterliegen bestimmten anderen Einwänden.

Desinfektion der Hände. —Es ist mittlerweile allgemein anerkannt, dass die Hände des Chirurgen und seiner Assistenten eine der wahrscheinlichsten Quellen für Wundinfektionen sind. Nur wenn sorgfältig darauf geachtet wird, jeglichen Kontakt mit infektiösem Material zu vermeiden, können die Hände chirurgisch rein gehalten und diese Quelle von Wundinfektionen auf ein Minimum reduziert werden. Das Infektionsrisiko durch diese Quelle wurde durch die systematische Verwendung von Gummihandschuhen durch Hausärzte, Anwärter und Krankenschwestern weiter erheblich verringert. Der gewohnheitsmäßige Gebrauch von Handschuhen wurde auch von der großen Mehrheit der Chirurgen übernommen; Die Minderheit, die sich durch das routinemäßige Tragen von Handschuhen als behindert erachtet, ist dazu verpflichtet, wenn sie infektiöse Fälle operiert oder infizierte Wunden verbindet sowie bei rektalen und vaginalen Untersuchungen.

Die Handschuhe können durch Dampf sterilisiert und dann trocken angezogen werden, oder durch Auskochen, wobei sie in diesem Fall nass angezogen werden. Die Stulpe des Handschuhs sollte das Ende des Ärmels des sterilisierten Overalls überlappen und begrenzen, und die behandschuhten Hände werden vor und in regelmäßigen Abständen während der Operation mit Lotion gespült. Vor dem Anziehen der Handschuhe werden die Hände sterilisiert, vorzugsweise mit einer Methode, die die Haut austrocknet. Baumwollhandschuhe können vom Chirurgen beim Binden von Ligaturen oder zwischen Operationen und vom Anästhesisten bei Operationen an Kopf, Hals und Brust getragen werden.

Der erste Schritt bei der Händedesinfektion ist die mechanische Entfernung von grobem Oberflächenschmutz und losem Epithel mit Seife, einem möglichst heißen fließenden Wasserstrahl und einer zuvor durch Hitze sterilisierten Luffa- oder Nagelbürste . Die Nägel sollten so lange gekürzt werden, bis sich zwischen der Nagelkante und der Fingermark keine Furche mehr befindet, in der sich Organismen festsetzen könnten. Anschließend werden sie drei Minuten lang in Brennspiritus gewaschen, um die Haut zu entwässern, und dann zwei bis drei Minuten lang in 70-prozentigem Alkohol. Sublimat- oder Biniodidalkohol (1 von 1000). Abschließend werden die Hände mit trockener, sterilisierter Gaze abgerieben.

Vorbereitung der Haut des Patienten. - Bei der Reinigung der Haut des Patienten vor der Operation ist hauptsächlich auf die mechanische Entfernung von Schmutz und Fett mit denselben Mitteln zu achten, die auch für die Reinigung der Hände des Chirurgen verwendet werden. Behaarte Stellen sollten rasiert werden. Anschließend wird die Haut durch Waschen mit Brennspiritus dehydriert, gefolgt von einer 70-prozentigen Reinigung. Sublimat- oder Biniodidalkohol (1 von 1000). Dies geschieht einige Stunden vor der Operation und der Teil wird dann mit trockenen, sterilisierten Mulltupfern oder einem sterilisierten Handtuch abgedeckt. Unmittelbar vor der Operation wird die Haut auf die gleiche Weise noch einmal gereinigt.

Die von Grossich eingeführte *Jodmethode* zur Hautdesinfektion ist einfach und gleichermaßen effizient. Am Tag vor der Operation wird die Haut nach dem Waschen mit Wasser und Seife rasiert, mit Brennspiritus dehydriert und anschließend mit 5-prozentigem Alkohol bestrichen. Lösung von Jod in rektifiziertem Spiritus. Das Bemalen mit Jod wird kurz vor Beginn der Operation und noch einmal nach Abschluss der Operation wiederholt. Bei Kindern entfällt die abschließende Antragstellung. Bei Notoperationen wird die Haut trocken rasiert und mit Spiritus entwässert, anschließend wird das Jod wie oben beschrieben aufgetragen. Das Anfärben der Haut ist von Vorteil, da es dem Bediener ermöglicht, den vorbereiteten Bereich zu erkennen.

Wenn Akne-Pusteln oder infizierte Nebenhöhlen vorhanden sind, sollten diese nach der Anästhesie des Patienten mithilfe des Thermokauters oder reiner Karbolsäure zerstört oder gereinigt werden.

Bei der Operation verwendete Geräte. — *Instrumente* , die nicht durch Hitze beschädigt werden, müssen in einem Fischkessel oder einem anderen geeigneten Sterilisator fünfzehn Minuten lang in einer 1-prozentigen Lösung gekocht werden. Lösung von Kresol oder Waschsoda. Kurz vor Beginn der Operation werden sie in der Ablage des Sterilisators entnommen und auf einem sterilisierten Handtuch in Reichweite des Chirurgen oder seines Assistenten abgelegt. Messer und Instrumente, die durch Hitze beschädigt werden können, sollten gereinigt werden, indem sie einige Minuten lang in reinem Kresol oder mindestens eine Stunde lang in 1:20 Karbolsäure eingeweicht werden.

Mulltupfer haben Meeresschwämme für operative Zwecke fast vollständig verdrängt. Um das Risiko zu vermeiden, dass Tupfer in der Bauchhöhle zurückbleiben, sollten große quadratische Mullkissen verwendet werden, an deren einer Ecke ein etwa 30 cm langes Stück starkes Klebeband festgenäht ist. Sie sollten aus den Schatullen, in denen sie sterilisiert werden, mit einer sterilisierten Pinzette entnommen und direkt dem Chirurgen übergeben werden. Der Assistent, der die Abstriche durchführt, sollte sterilisierte Handschuhe tragen.

Ligaturen und Nähte. – Um das Risiko zu vermeiden, dass durch die für Ligaturen und Nähte verwendeten Materialien infektiöse Stoffe in eine Wunde implantiert werden, muss bei der Vorbereitung große Sorgfalt angewendet werden.

Katgut. —Die folgenden Methoden zur Herstellung von Katdarm haben sich als zufriedenstellend erwiesen: (1) Der Darm wird mindestens einen Monat lang in Wacholderöl eingeweicht; Das Wacholderöl wird dann mit Äther und Alkohol entfernt und der Darm in einer 1:1000-Lösung von ätzendem Sublimat in Alkohol (Kocher) konserviert. (2) Der Darm wird in einen Messingbehälter gelegt und eine Dreiviertelstunde lang in einer Lösung bestehend aus 85 %igem Wasser gekocht. absoluter Alkohol, 10 Prozent. Wasser und 5 Prozent. Karbolsäure und wird dann in 90-prozentiger Form gespeichert. Alkohol. (3) Cladius empfiehlt, den Katdarm, so wie er bei den Händlern gekauft wird, lose auf einer Spule aufzurollen und dann in eine Lösung von – Jod, 1 Teil; Kaliumjodid, 1 Teil; destilliertes Wasser, 100 Teile. Nach acht Tagen ist es einsatzbereit. Moschcowitz hat herausgefunden, dass sich die Zugfestigkeit des so hergestellten Katguts erhöht, wenn er in einem sterilen Gefäß trocken aufbewahrt wird, anstatt ihn für unbegrenzte Zeit in der Jodlösung zu belassen. Wenn Salkindsohns Formel verwendet wird: Jodtinktur, 1 Teil; Prüfbenzin, 15 Teile – der Darm kann dauerhaft in der Lösung gehalten werden, ohne spröde zu werden. Um eine Kontamination durch die Hände zu vermeiden, sollte Katgut mit einer aseptischen Pinzette aus der Flasche entnommen und direkt dem Chirurgen übergeben werden. Jeder nicht verwendete Teil sollte weggeworfen werden.

Seide wird hergestellt, indem man sie zwölf Stunden lang in Äther, weitere zwölf Stunden in Alkohol einweicht und dann zehn Minuten lang in einer 1:1000-Sublimatlösung kocht. Anschließend wird es mit gereinigten Händen und sterilisierten Handschuhen auf Spulen gewickelt und in absolutem Alkohol aufbewahrt. Vor einer Operation wird die Seide nochmals zehn Minuten lang in der gleichen Lösung gekocht und daraus direkt verwendet (Kocher). Leinengarn wird auf die gleiche Weise wie Seide sterilisiert.

Fischdarm und Silberdraht sowie die Nadeln sollten zusammen mit den Instrumenten gekocht werden. Rosshaar und Fischdarm können durch längeres Eintauchen in 1:20 Karbolsäure oder in die zur Sterilisierung von Katdarm verwendeten Jodlösungen sterilisiert werden.

Das Operationsfeld wird mit sterilisierten Tüchern umgeben, an den Wundrändern befestigt und sicher fixiert, so dass keine Kontamination aus der Umgebung erfolgen kann.

Der Chirurg und seine Assistenten, darunter auch der Chirurg anæsthetist, tragen dampfsterilisierte Overalls. Um das Risiko einer Infektion durch Staub, Schorf oder vom Kopf fallende Schweißtropfen zu vermeiden, dürfen der Chirurg und seine Assistenten sterilisierte Baumwollhauben tragen. Um das Infektionsrisiko durch aus dem Mund spritzende Speicheltropfen beim Sprechen oder Husten in der Nähe einer Wunde zu vermeiden, kann eine einfache Maske getragen werden.

Die Ansteckungsgefahr aus der *Luft* ist mittlerweile bekanntermaßen sehr gering, solange kein übermäßiger Schwebestaub vorhanden ist. Jegliches Fegen, Abstauben und Berühren von Vorhängen, Jalousien oder Möbeln ist daher vor oder während einer Operation zu vermeiden.

Es hat sich gezeigt, dass die Anwesenheit von Zuschauern die Zahl der Organismen in der Atmosphäre erhöht. In Lehrkliniken ist das Risiko einer Luftinfektion daher größer als in Privatpraxen.

Um die Primärheilung zu erleichtern, sollten alle Blutungen gestoppt und die Ansammlung von Flüssigkeit in der Wunde verhindert werden. Wenn viel Nässen zu erwarten ist, wird ein Drainageschlauch aus Glas oder Gummi durch eine kleine, speziell für diesen Zweck hergestellte Öffnung eingeführt. Bei aseptischen Wunden kann der Schlauch innerhalb von 24 bis 48 Stunden entfernt werden, und wenn es wichtig ist, eine Narbe zu vermeiden, sollte die Öffnung mit einer Michel-Klemme verschlossen werden; Bei infizierten Wunden muss der Schlauch so lange verbleiben, wie der Ausfluss anhält.

Faszie und Haut sollten durch Nähte in eine genaue Apposition gebracht werden. Wenn im tieferen Teil der Wunde ein Hohlraum vorhanden ist, sollte dieser durch verdeckte Nähte oder durch eine Anpassung des Verbandes verschlossen werden, um seine Wände in Apposition zu bringen.

Wenn diese Vorkehrungen erfolgreich waren, heilt die Wunde unter dem ursprünglichen Verband, wobei je nach Fall sieben bis zehn Tage lang nicht eingegriffen werden muss.

Verbände. — Durch Hitze sterilisierte *Gaze* wird fast überall zur Wundversorgung verwendet. *Doppelte Zyanidgaze* kann in Regionen wie dem Hals, der Achselhöhle oder der Leistengegend verwendet werden, wo eine vollständige Sterilisierung der Haut schwierig zu erreichen ist und wo es wünschenswert ist, den Verband zehn Tage oder länger in Ruhe zu lassen.

Jodoform- oder *Wismutgaze* ist von besonderem Wert für die Füllung von Wunden, die mit der offenen Methode behandelt werden.

Die eine oder andere Wollsorte , die durch die Extraktion ihres *Fettes* saugfähig gemacht und durch Hitze sterilisiert wird, ist Bestandteil fast jedes chirurgischen Verbandes, und ihr können verschiedene antiseptische Mittel zugesetzt werden. Von diesen wird am häufigsten ätzendes Sublimat verwendet. Holzwolle-Verbände sind stärker und gleichmäßiger saugfähig als Watte. Da die Verdunstung durch Wollverbände erfolgt, trocknet der Ausfluss aus und bildet so einen ungünstigen Nährboden für das Bakterienwachstum.

Sphagnummoos- Pads haben eine hohe Saugfähigkeit und sind wirtschaftlich, wenn es zu viel Ausfluss kommt und wenn austretender Urin aufgesaugt werden muss.

Mittel zur Bekämpfung von Infektionen. – Wie bereits angedeutet, sind bei der Behandlung infizierter Wunden die gleichen antiseptischen Vorsichtsmaßnahmen zu treffen wie bei aseptischen Wunden.

Bei *kürzlichen Verletzungen,* beispielsweise infolge von Eisenbahn- oder Maschinenunfällen, bei denen das Gewebe gequetscht und gequetscht wird und grober Schmutz in die Wunden gerieben wird, muss die Schere frei verwendet werden, um das Gewebe zu entfernen, das devitalisiert oder mit Fremdmaterial imprägniert wurde. Behaarte Stellen sollten rasiert und die umliegende Haut mit Jod bestrichen werden. Zerkleinerte und verunreinigte Knochenanteile sollten wegmeißelt werden. Über den Nutzen, der sich aus der Reinigung solcher Wunden mit chemischen Antiseptika ergibt, gehen die Meinungen auseinander, da diese dazu neigen, das Gewebe, mit dem sie in Kontakt kommen, zu devitalisieren und es dadurch weniger widerstandsfähig gegen die Wirkung eventuell in ihnen verbleibender Organismen zu machen. Alle sind sich jedoch einig, dass das freie Waschen mit normaler Salzlösung zur mechanischen Reinigung der verletzten Teile nützlich ist. Über solche Wunden gesprühtes Wasserstoffperoxid ist aufgrund seiner oxidierenden Eigenschaften ebenfalls vorteilhaft. Es muss für eine effiziente Drainage gesorgt werden und Nähte sollten, wenn überhaupt, sparsam verwendet werden.

Solche Wunden lassen sich am besten mit der *offenen Methode behandeln* . Dabei wird die Wunde mit Jodoform- oder Wismutgaze verschlossen, die so lange an Ort und Stelle belassen wird, bis sie an der rohen Oberfläche haftet. Die Füllung kann von Zeit zu Zeit erneuert werden, bis die Wunde mit Granulationen gefüllt ist; oder im Laufe einiger Tage, wenn sich herausstellt, dass die Infektion überstanden ist, können *sekundäre* Nähte eingeführt und die Ränder zusammengezogen werden, wobei an den Enden Vorkehrungen für weitere Verpackung oder für Drainageschläuche getroffen werden.

Wenn Erde oder Straßenschmutz in die Wunde eingedrungen sind, kann die Oberfläche mit reiner Karbolsäure überstrichen werden, da dort möglicherweise virulente Organismen wie Tetanus oder Brandwunde vorhanden sind. Eine prophylaktische Injektion von Tetanus-Antitoxin kann angezeigt sein.

Kapitel XIII
Verfassungsrechtliche Auswirkungen von Verletzungen

- <u>SYNKOPE</u>

- - <u>SCHOCK</u>

- – <u>ZUSAMMENBRUCH</u>

- — <u>FETTEMBOLIE</u>

- — <u>TRAUMATISCHE ASPHYXIE</u>

- — <u>DELIR BEI CHIRURGISCHEN PATIENTEN</u> : *Delir im Allgemeinen* ;

- *Delirium tremens* ;

- *Traumatisches Delirium* .

SYNKOPE, SCHOCK UND KOLLAPS

Synkope, Schock und Kollaps sind klinische Zustände, die zwar unterschiedliche Ursachen haben, aber oberflächlich betrachtet einander ähneln.

Synkope oder Ohnmacht. — Synkope ist das Ergebnis einer plötzlich auftretenden Anämie des Gehirns aufgrund einer vorübergehenden Schwächung oder eines Stillstands der Herztätigkeit. In der chirurgischen Praxis wird dieser Zustand üblicherweise bei nervösen Personen beobachtet, die Schmerzen ausgesetzt waren, wie zum Beispiel bei der Reposition einer Luxation oder dem Einschnitt eines Whitlows; oder bei denen, die schnell eine beträchtliche Menge Blut verloren haben. Es kann sich auch um eine plötzliche Entnahme von Flüssigkeit aus einer großen Höhle handeln, etwa beim Klopfen auf den Bauch bei Aszites oder bei der Entnahme von Flüssigkeit aus der Pleurahöhle. Manchmal kommt es auch während der Verabreichung eines Vollnarkosemittels zu einer Synkope, vor allem dann, wenn eine Neigung zum Übelkeitsgefühl besteht und der Patient nicht vollständig betäubt ist. Bei einer Operation erkennt man den Beginn einer Synkope oft daran, dass der Blutfluss aus den durchtrennten Gefäßen aufhört, bevor sich die Allgemeinsymptome manifestieren.

Klinische Merkmale. – Wenn jemand kurz davor steht, in Ohnmacht zu fallen, fühlt er sich schwindelig, hat dröhnende Geräusche in den Ohren und eine verschwommene Sicht; er gähnt, wird blass und krank, und es kommt zu einem freien Speichelfluss in den Mund. Die Pupillen weiten sich; der Puls wird klein und fast nicht mehr wahrnehmbar; die Atmung war flach und eilig; Das Bewusstsein schwindet allmählich und er fällt zusammen auf den Boden.

Ohnmacht verhindern . Dies tritt häufig bei drohenden Synkopenanfällen während der Chloroform-Gabe auf.

Die Genesung beginnt in wenigen Sekunden, der Patient seufzt oder keucht oder erbricht; Die Stärke des Pulses nimmt allmählich zu und das Bewusstsein kehrt langsam zurück. In manchen Fällen ist eine Synkope jedoch tödlich.

Behandlung. – Der Kopf sollte sofort gesenkt werden – in Anlehnung an die Methode der Natur –, um den Blutfluss zum Gehirn zu fördern, wobei der Patient, wenn nötig, an den Fersen gehalten wird. Alle eng anliegenden Kleidungsstücke, insbesondere am Hals oder an der Brust, müssen gelockert werden. Das Herz kann reflexartig stimuliert werden, indem man kaltes Wasser über Gesicht oder Brust spritzt oder das Gesicht kräftig mit einem rauen Handtuch abreibt. Das Auftragen flüchtiger Substanzen wie Ammoniak oder Riechsalze auf die Nase; Die Verabreichung von flüchtigem Salz, Whisky oder Brandy durch den Mund und die intramuskuläre Injektion von Äther sind die am schnellsten wirksamen Mittel. In schweren Fällen kann die Anwendung heißer Tücher über dem Herzen oder die Anwendung des Faradischen Stroms über der Linie des Nervus phrenicus, direkt oberhalb des Schlüsselbeins, erforderlich sein.

Chirurgischer Schock. —Der Zustand, der als chirurgischer Schock bekannt ist, kann als ein Zustand tiefgreifender Erschöpfung der im Körper vorhandenen Mechanismen zur Energieumwandlung angesehen werden. Dieser Mechanismus besteht aus (1) dem *Gehirn* , das über bestimmte spezielle Zentren alle lebenswichtigen Aktivitäten reguliert; (2) die *Nebennieren* , deren Sekretion – Adrenalin – als Stimulans des sympathischen Systems wirkt und so den Tonus der Blutgefäße steuert, um eine effiziente Oxidation des Gewebes aufrechtzuerhalten; und (3) *die Leber* , die Glykogen speichert und abgibt, wenn es von den Muskeln benötigt wird, und sich darüber hinaus mit den Nebenprodukten des Stoffwechsels befasst.

Crile und seine Mitarbeiter haben gezeigt, dass bei einem chirurgischen Schock histologische Veränderungen in den Zellen des Gehirns, der Nebennieren und der Leber auftreten und dass diese unabhängig von der Ursache identisch sind und zur Erschöpfung des Energieumwandlungsmechanismus führen . Diese Veränderungen variieren im Ausmaß und reichen von geringfügigen Veränderungen in der Struktur des Protoplasmas bis hin zur völligen Desorganisation der Zellelemente.

Die Einflüsse, die dazu beitragen, diese Form der Erschöpfung, die wir Schock nennen, hervorzurufen, sind vielfältig und umfassen emotionale

Zustände wie Angst, Angst oder Sorge, körperliche Verletzungen und toxische Infektionen. Die Auswirkungen dieser Faktoren werden durch alles verstärkt, was dazu neigt Reduzieren Sie die Vitalität, beispielsweise durch Blutverlust, Exposition, unzureichende Ernährung, Schlafmangel oder Vorerkrankungen.

Jeder einzelne oder jede Kombination dieser Einflüsse kann einen Schock verursachen, aber der stärkste und den Chirurgen am meisten beunruhigende Einfluss ist eine körperliche Verletzung, z. B. ein schwerer Unfall oder eine Operation (*traumatischer Schock*). Dies ist normalerweise mit einer emotionalen Störung wie Angst oder Unruhe (*emotionaler Schock*) oder mit Blutungen verbunden; und kann zu einer septischen Infektion (*toxischer Schock*) führen .

Die übertriebenen afferenten Impulse, die infolge eines Traumas das Gehirn erreichen, hemmen die Wirkung der Kerne im Bereich des vierten Ventrikels und des Kleinhirns, die den Muskeltonus aufrechterhalten, mit der Folge, dass der Muskeltonus verringert wird und es zu einem deutlichen Abfall kommt der arterielle Blutdruck. Die Kapillaren erweitern sich – das Blut stagniert in ihnen, gibt seinen Sauerstoff ab und überträgt seine flüssigen Bestandteile in das Gewebe – mit der Folge, dass nicht genügend sauerstoffreiches Blut das Herz erreicht, um einen effizienten Kreislauf aufrechtzuerhalten. Da die in den Muskeln freigesetzte Sarkomilchsäure nicht mit Sauerstoff angereichert wird, kommt es zu einer Azidose.

Je stärker der verletzte Teil mit sensorischen Nerven ausgestattet ist, desto ausgeprägter ist der Schock; So geht beispielsweise ein Handquetschen mit einem stärkeren Schock einher als ein entsprechend heftiges Fußquetschen. und Verletzungen besonders innervierter Teile wie des Hodens, der Harnröhre, des Gesichts oder des Rückenmarks sind mit schweren Schweregraden verbunden, ebenso wie solche von Teilen, die vom sympathischen System innerviert werden, wie etwa die Bauch- oder Brusteingeweide. Es ist zu bedenken, dass eine Vollnarkose nicht verhindert, dass während einer Operation schädliche Impulse ins Gehirn gelangen und einen Schock auslösen. Wenn jedoch die Hauptnerven des Teils durch Injektion eines Lokalanästhetikums „blockiert" werden, ist das Zentralnervensystem vor diesen Impulsen geschützt.

Während ältere Menschen häufig nur wenige Anzeichen eines Schocks zeigen, ist ihre Fähigkeit zur Genesung entsprechend schwach; und während viele kleine Kinder selbst nach schweren Operationen kaum leiden, erliegen andere mit viel geringerem Grund einem Schock.

Wenn der Geist des Verletzten mit anderen Dingen als seinem eigenen Zustand beschäftigt ist, wie zum Beispiel in der Hitze eines Gefechts oder in der Aufregung eines Eisenbahnunglücks oder einer Feuersbrunst, können selbst schwere Verletzungen ohne Schmerzen oder Schock ausbleiben Allerdings ist die Schwere des Schocks umso größer, wenn die Zeit der Erregung vorbei ist. Dasselbe wird bei Personen beobachtet, die unter Alkoholeinfluss verletzt wurden.

Klinische Merkmale. —Der Patient befindet sich in einem Zustand der Erschöpfung. Es fällt ihm schwer, aus seinem Zustand der Gleichgültigkeit aufzurütteln, aber er beantwortet Fragen intelligent, wenn auch nur im Flüsterton. Das Gesicht ist blass, Schweißperlen stehen auf der Stirn, die Gesichtszüge sind eingefallen, die Augen eingefallen und die Wangen eingefallen. Die Lippen und Ohren sind blass; Die Haut des Körpers ist gräulich, kalt und feucht. Der Puls ist schnell, flatternd und am Handgelenk oft kaum wahrnehmbar; die Atmung ist unregelmäßig, flach und seufzend; und die Temperatur kann auf 96 °F oder sogar niedriger fallen. Der Mund ist ausgetrocknet und der Patient klagt über Durst. Das Schmerzempfinden ist gering.

Außer in sehr schweren Fällen heilt der Schock innerhalb weniger Stunden ab, wobei die sogenannte is*Reaktion* oft durch Erbrechen eingeleitet wird. Die Farbe verbessert sich; der Puls wird voll und sprunghaft; die Atmung tiefer und regelmäßiger; die Temperatur steigt auf 100° F oder mehr; und der Patient beginnt, seine Umgebung wahrzunehmen. Der Zustand der Neurasthenie, der manchmal nach einer Operation auftritt, kann mit den von Crile beschriebenen degenerativen Veränderungen in Nervenzellen zusammenhängen.

In bestimmten Fällen vermischen sich die Symptome eines traumatischen Schocks mit denen, die aus der Toxinabsorption resultieren, und es ist schwierig, die relative Bedeutung der beiden Faktoren für die Ursache der Erkrankung abzuschätzen. Die früher als „verzögerter Schock" und „Erschöpfung vor Erregung" bekannten Zustände werden heute allgemein als Folge einer Toxämie angesehen.

Frage des Betriebs bei Schock. – Die meisten Autoritäten stimmen darin überein, dass Operationen nur bei schwerem Schock durchgeführt werden sollten, wenn sie zur Stillung von Blutungen, zur Verhinderung einer Infektion seröser Hohlräume oder zur Linderung von Schmerzen, die den Zustand hervorrufen oder verstärken, unbedingt erforderlich sind.

Vermeidung von Betriebsschocks. - Bei der Vorbereitung eines Patienten auf eine Operation müssen drastische Entleerungsvorgänge und längeres Fasten vermieden werden, und etwa eine halbe Stunde vor einer schweren Operation sollte langsam ein halber Liter Kochsalzlösung in das Rektum eingeführt werden. Dies wird bei Bedarf während der Operation und nach Abschluss der Operation wiederholt. Der Operationssaal muss warm sein – nicht weniger als 21 °C – und der Patient sollte in Watte und Decken gewickelt und von Wärmflaschen umgeben sein. Alle verwendeten Lotionen müssen warm sein (100 °F); und die Operation sollte so schnell und unblutig wie möglich abgeschlossen werden. Das Element der Angst kann bis zu einem gewissen Grad durch die vorherige Verabreichung von Medikamenten wie Scopolamin oder Morphin beseitigt werden, und um den Durchgang erregender afferenter Impulse zu verhindern, befürwortet Crile die „Blockierung" der Nerven durch die Injektion von 1 Per Cent. Lösung von Novocain in ihre Substanz auf der proximalen Seite des Operationsfeldes. Um Nachschmerzen bei Bauchwunden vorzubeugen, empfiehlt er, vor dem Nähen Chinin und Harnstoffhydrochlorat in die Ränder zu injizieren, wobei die daraus resultierende Anästhesie 24 bis 48 Stunden anhält. Für diese vorbeugenden Maßnahmen wurde der Begriff *Anozi-Assoziation verwendet*. Bei der Auswahl eines Anästhetikums ist zu berücksichtigen, dass Chloroform den Blutdruck stärker senkt als Äther und dass es bei der Spinalanästhesie zu keiner Senkung des Blutdrucks kommt.

Behandlung. – Ein Patient, der unter einem Schock leidet, sollte in die liegende Position gebracht werden, wobei das Fußende des Bettes angehoben sein sollte, um die Rückzirkulation in den großen Venen zu erleichtern und so den Blutfluss zum Gehirn zu erhöhen. Sein Bett sollte in der Nähe eines großen Feuers stehen und der Patient selbst sollte von Watte, Decken und Wärmflaschen umgeben sein. Wenn er viel Blut verloren hat, sollten die Gliedmaßen mit Watte umwickelt und von unten nach oben fest verbunden werden, um möglichst viel vom zirkulierenden Blut in Rumpf und Kopf zu schonen. Wenn der Schock mäßig ausgeprägt ist, sollte, sobald der Patient zu Bett gebracht wurde, etwa ein halbes Liter Kochsalzlösung in das Rektum eingeführt werden, und vorteilhafterweise können 10 bis 15 Minim Adrenalinchlorid (1 von 1000) hinzugefügt werden zur Flüssigkeit. Die Injektion sollte alle zwei Stunden wiederholt werden, bis die Durchblutung ausreichend wiederhergestellt ist. In schweren Fällen, insbesondere wenn sie mit einer Blutung einhergehen, ist die Transfusion von Vollblut von einem kompatiblen Spender das wirksamste Mittel (*Op. Surg.* , S. 37). Herzstimulanzien wie Strychnin, Digitalin oder Strophanthin sind im Schockzustand kontraindiziert, da sie lediglich das bereits beeinträchtigte vasomotorische Zentrum erschöpfen.

Künstliche Beatmung kann hilfreich sein, um einen Patienten über die kritische Schockphase hinweg zu beruhigen, insbesondere am Ende einer schweren Operation.

Gelingt dies nicht, ist die Einführung einer Kochsalzlösung mit einer Temperatur von ca. 45 °C in eine Vene oder in das Unterhautgewebe sinnvoll, wenn viel Blut verloren gegangen ist (S. 276). Zwei oder drei Pints können in eine Vene oder kleinere Mengen unter die Haut injiziert werden.

Durst wird am besten gestillt, indem man kleine Mengen warmes Wasser in den Mund gibt oder indem man eine Kochsalzlösung in den Mastdarm einführt. Eis lindert den Durst nur kurzzeitig, und da es zu Blähungen führen kann, sollte es insbesondere im Bauchraum vermieden werden. Trockenheit der Zunge kann durch Abtupfen des Mundes mit einer Mischung aus Glycerin und Zitronensaft gelindert werden.

Wenn starke Schmerzen den Einsatz von Morphin erfordern, sollte 1/120 Korn Atropin hinzugefügt werden, oder Heroin allein kann in Dosen von 1/24 bis 1/12 Korn gegeben werden.

Kollaps ist ein klinischer Zustand, der schleichender verläuft als ein Schock und der seinen maximalen Schweregrad erst nach mehreren Stunden erreicht. Es tritt im Verlauf schwerer Krankheiten auf, insbesondere bei solchen, die mit dem Verlust großer Flüssigkeitsmengen aus dem Körper einhergehen – beispielsweise bei schwerem Durchfall, insbesondere bei der asiatischen Cholera; durch anhaltendes Erbrechen; oder durch starkes Schwitzen, wie in einigen Fällen eines Hitzschlags. Ein schwerer Kollaps folgt auf einen plötzlichen und starken Blutverlust.

Ein Kollaps folgt häufig auf einen Schock, zum Beispiel bei Darmperforationen oder nach Bauchoperationen, die durch eine Bauchfellentzündung kompliziert werden, insbesondere wenn es zu Erbrechen kommt, wie bei Verstopfungen hoch oben im Darm. Die Kollapssymptome verschlimmern sich, wenn zum Flüssigkeitsverlust auch die Aufnahme von Toxinen hinzukommt.

Die *klinischen Merkmale* dieser Erkrankung sind praktisch dieselben wie die eines Schocks; und es wird auf die gleiche Weise behandelt.

FETTEMBOLIE. – Nach verschiedenen Verletzungen und Operationen, insbesondere aber solchen, die das Mark langer Röhrenknochen betreffen – zum Beispiel bei Trümmerfrakturen, Osteotomien, Gelenkresektionen oder der gewaltsamen Korrektur von Deformitäten – kann flüssiges Fett in unterschiedlicher Menge in den Kreislauf gelangen. In den allermeisten Fällen treten keine negativen Auswirkungen auf, aber wenn die Menge groß ist oder die Aufnahme über einen längeren Zeitraum andauert, treten bestimmte Symptome auf, entweder sofort oder häufiger erst nach zwei oder drei Tagen. Diese beziehen sich meist auf die Lunge und das Gehirn.

In der Lunge sammelt sich das Fett in den winzigen Blutgefäßen und führt zu venösen Staus und Ödemen und manchmal auch zu einer Lungenentzündung. Dyspnoe mit Zyanose, anhaltender Husten und schaumiger oder blutiger Auswurf, schwacher Puls und niedrige Temperatur sind die Hauptsymptome.

Wenn sich das Fett in den Kapillaren des Gehirns festsetzt, wird der Puls klein, schnell und unregelmäßig, es kommt zu einem Delirium, gefolgt vom Koma, und der Zustand endet in der Regel schnell tödlich.

Auch in milden Fällen lässt sich meist Fett im Urin nachweisen.

Die *Behandlung* besteht darin, den Patienten über das akute Stadium seiner Erkrankung hinweg zu begleiten, bis das Fett aus den Blutgefäßen entfernt ist.

TRAUMATISCHE ASPHYXIE ODER TRAUMATISCHE ZYANOSE. – Dieser Begriff wurde auf einen Zustand angewendet, der entsteht, wenn der Brustkorb so stark zusammengedrückt wird, dass die Atmung für mehrere Minuten mechanisch angehalten wird. Es kam zu Verletzungen durch Quetschungen in einer kämpfenden Menschenmenge, durch herabfallendes Mauerwerk und durch Maschinenunfälle. Bei der Entlassung des Patienten weisen Gesicht und Hals bis auf Höhe der Schlüsselbeine eine intensive Färbung auf, die von tiefviolett bis blauschwarz reicht. Der betroffene Bereich ist scharf abgegrenzt, und bei näherer Betrachtung zeigt sich, dass das Erscheinungsbild auf das Vorhandensein unzähliger winziger rötlich-blauer oder schwarzer Flecken zurückzuführen ist, zwischen denen sich kleine Bereiche oder Streifen normaler Haut befinden. Der punktförmige Charakter der Färbung ist am besten an der Peripherie des betroffenen Bereichs zu erkennen – an der Verbindung der Braue mit der behaarten Kopfhaut und dort, wo der dunkle Fleck auf die normale Haut der Brust trifft (Beach und Cobb). Durch Druck auf die Haut verschwindet die Farbe nicht wie bei der gewöhnlichen Zyanose. Wright aus Boston hat gezeigt, dass die Färbung auf Stauung durch mechanische Überdehnung der Venen und Kapillaren zurückzuführen ist; Eine tatsächliche Extravasation in das Gewebe ist eine Ausnahme. Die scharf abgegrenzte Verteilung der Färbung wird auf das Fehlen funktionsfähiger Klappen in den Kopf- und Halsvenen zurückgeführt, sodass diese bei der Übertragung des erhöhten intrathorakalen Drucks auf diese Venen verstopfen. Unter den Bindehäuten kommt es zu Austritt hellroten Blutes; und ein sublinguales Hämatom wurde beobachtet (Beatson).

Die Verfärbung beginnt innerhalb weniger Stunden zu verblassen und verschwindet nach dem zweiten oder dritten Tag, ohne dass sich die chromatischen Veränderungen zeigen, die für einen blauen Fleck charakteristisch sind. Die subkonjunktivale Ekchymose bleibt jedoch mehrere Wochen bestehen und verschwindet wie andere Extravasate. Abgesehen von der Bekämpfung des Schocks oder der Behandlung von Begleitverletzungen ist keine Behandlung erforderlich.

DELIR BEI CHIRURGISCHEN PATIENTEN

Unter einem Delir versteht man eine vorübergehende Geistesstörung, die im Verlauf bestimmter Krankheiten, manchmal auch nach Verletzungen oder Operationen, auftritt. Es kann mit einer der akuten pyogenen Infektionen verbunden sein; mit Erysipel, insbesondere wenn es den Kopf oder das Gesicht betrifft; oder bei chronischen Infektionskrankheiten der Harnorgane. Auch bei den verschiedenen Formen der Meningitis und in einigen Fällen bei Verletzungen des Kopfes kommt sie häufig vor; und manchmal tritt es nach schweren Blutungen und bei Vergiftungen durch Medikamente wie Jodoform, Kokain oder Alkohol auf. Delirium kann natürlich auch ein Symptom von Wahnsinn sein.

Oft wird nur zusammenhangloses Gemurmel über vergangene Vorkommnisse oder Berufe oder über abwesende Freunde geäußert; oder der Zustand kann die Form von Erregung, Demenz oder Melancholie annehmen; und die Symptome sind normalerweise nachts am schlimmsten.

Das Delirium tremens tritt bei Alkoholabhängigen auf, die infolge eines Unfalls oder einer Operation plötzlich gezwungen sind, im Bett zu liegen. Obwohl es am häufigsten bei gewohnheitsmäßigen Trinkern oder chronischen Trinkern auftritt, ist es bei mäßigen Trinkern keineswegs ungewöhnlich und wurde sogar bei Kindern beobachtet.

Klinische Merkmale. – Das Delir, das treffend als „geschäftiger" Charakter beschrieben wurde, manifestiert sich normalerweise innerhalb weniger Tage nach der Niederlegung des Patienten. Zwei oder drei Tage lang verweigert er die Nahrungsaufnahme, ist deprimiert, misstrauisch, schlaflos und unruhig und verlangt, dass man ihn aufstehen lässt. Dann fängt er an, unverständliches Gemurmel zu murmeln, die Bettdecke auszuziehen und zu versuchen, aus dem Bett zu kommen. Es besteht ein allgemeines Muskelzittern, das am stärksten in der Zunge, den Lippen und den Händen ausgeprägt ist. Der Patient stellt sich vor, dass er alle möglichen schrecklichen Wesen um sich herum sieht, und ist manchmal sehr beunruhigt über Ratten, Mäuse, Käfer oder Schlangen, die seiner Meinung nach über ihn kriechen. Der Puls ist weich, schnell und komprimierbar; Die Temperatur ist nur mäßig erhöht (50–60°C) und es kommt in der Regel zu starkem Schwitzen. Die Verdauung ist deutlich beeinträchtigt, häufig kommt es zu Erbrechen. Patienten in dieser Erkrankung sind besonders schmerzunempfindlich und können sogar mit einem gebrochenen Bein ohne erkennbare Beschwerden herumlaufen.

In den meisten Fällen beginnen die Symptome nach drei oder vier Tagen abzuklingen; Der Patient schläft, die Halluzinationen und das Zittern hören auf und er erholt sich allmählich. In anderen Fällen steigt die Temperatur, der Puls beschleunigt sich und der Tod tritt durch Erschöpfung ein.

Die Hauptindikation bei *der Behandlung* besteht darin, den Schlaf zu sichern, und dies geschieht durch die Verabreichung von Bromiden, Chloral oder Paraldehyd oder dem einen oder anderen Arzneimittel, zu dem Sulfonal, Trional und Veronal gehören. Heroin in Dosen von 1/24 bis 1/12 Grain ist oft hilfreich. Morphin muss mit großer Vorsicht angewendet werden. In manchen Fällen erweist sich subkutan injiziertes Hyoscin (1/200 Grain) als wirksam, wenn alle anderen Mittel versagt haben, aber dieses Medikament muss mit größter Vorsicht eingesetzt werden. Der Patient muss dazu angehalten werden, reichlich leicht verdauliche, flüssige Nahrung zu sich zu nehmen, gegebenenfalls ergänzt durch nährende Einläufe und Kochsalzinfusionen.

Im Anfangsstadium ist eine zügige Quecksilberspülung oft von Nutzen. Auf Alkohol sollte verzichtet werden, es sei denn, dass ein fehlender Puls ein starkes Indiz dafür ist, dass er getrunken werden sollte, und dann sollte er zusammen mit dem Essen verabreicht werden.

Ein im Delirium befindlicher Patient muss ständig von einem ausgebildeten Pfleger oder einer anderen kompetenten Person überwacht werden, damit er nicht aus dem Bett aufsteht und sich selbst oder anderen Schaden zufügt. Eine mechanische Fixierung ist oft notwendig, muss jedoch nach Möglichkeit vermieden werden, da sie die Erregung verstärken und den Patienten erschöpfen kann. Aufgrund der extremen Unruhe ist es oft sehr schwierig, die primäre chirurgische Erkrankung richtig zu behandeln, und es sind häufig erhebliche Modifikationen an Schienen und anderen Hilfsmitteln erforderlich.

Eine Form des Delirs, manchmal auch als **traumatisches Delir bezeichnet** , kann bei Personen mit neurotischem Temperament oder bei Personen, deren Nervensystem durch Überlastung erschöpft ist, auf schwere Verletzungen oder Operationen folgen. Abgesehen von alkoholischer Unmäßigkeit wird es auch angetroffen. Diese Form des Delirs scheint besonders häufig bei Operationen im Gesicht, an der Schilddrüse oder an den Urogenitalorganen aufzutreten. Die Symptome treten zwei bis fünf Tage nach der Operation auf und äußern sich in Unruhe, Schlaflosigkeit, leisem, zusammenhangslosem Gemurmel und dem Zupfen an der Bettwäsche. Es geht nicht unbedingt mit Fieber oder Muskelzittern einher. Der Patient kann hysterische Symptome zeigen. Dieser Zustand ist wahrscheinlich als eine Form des Wahnsinns anzusehen, da er leicht in Manie oder Melancholie übergehen kann.

Die *Behandlung* erfolgt nach den gleichen Grundsätzen wie die des Delirium tremens.

Kapitel XIV
: Die Blutgefäße

Chirurgische Anatomie. – Eine *Arterie* hat drei Schichten: eine innere Schicht – die *Tunica intima* – bestehend aus einer einzigen Schicht von

Endothelzellen, die das Lumen auskleiden; darüber hinaus eine Schicht aus zartem Bindegewebe; und noch weiter außen ein dichtes Gewebe aus längs angeordneten elastischen Fasern – die innere elastische Lamina. Die Tunica intima kann leicht reißen. Das mittlere Fell oder *Tunica media* besteht aus nicht gestreiften Muskelfasern, die größtenteils konzentrisch um das Gefäß herum angeordnet sind. Auch in diesem Mantel findet sich ein erheblicher Anteil elastischen Gewebes, insbesondere in den größeren Gefäßen. Die Dicke der Gefäßwand hängt hauptsächlich von der Entwicklung der Muskelschicht ab. Die äußere Hülle oder *Tunica externa* besteht aus faserigem Gewebe, das, insbesondere bei Gefäßen mittleren Kalibers, in seinen tieferen Schichten einige gelbe elastische Fasern enthält.

In den meisten Teilen des Körpers liegen die Arterien in einer Bindegewebshülle, von der aus feine Faserfortsätze zur Tunica externa übergehen. Die Verbindung ist jedoch nicht eng, und wenn die Arterie quer geteilt wird, kann sie sich über eine beträchtliche Strecke innerhalb ihrer Hülle zurückziehen. In einigen größeren Arterien nimmt die Hülle die Form einer bestimmten Membran an.

Die Arterien werden von kleinen Gefäßen – den *Vasa vasorum* – versorgt, die sich hauptsächlich in der Außenhülle verzweigen. Sie sind außerdem gut mit Nerven versorgt, die die Größe des Lumens regulieren, indem sie eine Kontraktion oder Entspannung der Muskelschicht bewirken.

Die *Venen* haben den gleichen Grundriss wie die Arterien, die einzelnen Schichten sind jedoch dünner. Das innere Fell reißt weniger leicht und das mittlere Fell enthält einen geringeren Anteil an Muskelgewebe. In einem wichtigen Punkt unterscheiden sich Venen strukturell von Arterien – nämlich darin, dass sie mit Klappen ausgestattet sind, die den Rückfluss des Blutes verhindern. Diese Klappen bestehen aus halbmondförmigen Falten der Tunica intima, die durch einen Zusatz von Bindegewebe verstärkt sind. Jede Klappe besteht normalerweise aus zwei halbmondförmigen Klappen, die an gegenüberliegenden Seiten der Gefäßwand befestigt sind, wobei jede Klappe auf ihrer Herzseite einen kleinen Sinus aufweist. Die Ausdehnung dieser Nebenhöhlen mit Blut schließt die Klappe und verhindert ein Aufstoßen. Klappen fehlen in den oberen und unteren Hohlvenen, der Pfortader und ihren Nebenflüssen, den Leber-, Nieren-, Uterus- und Samenvenen sowie in den Venen im unteren Teil des Rektums. Auch in den Vena iliaca und communis femoralis sind sie schlecht entwickelt oder fehlen – eine Tatsache, die einen wichtigen Einfluss auf die Entstehung von Krampfadern in den Venen der unteren Extremität hat.

Die Kapillarwand *besteht* aus einer einzigen Schicht Endothelzellen.

BLUTUNG

Im Zusammenhang mit Blutungen werden je nach Ort, Ursprung, Zeitpunkt des Auftretens und anderen Umständen verschiedene Begriffe verwendet.

Von einer *äußeren Blutung* spricht man, wenn das Blut an der Oberfläche austritt; Wenn die Blutung in das Gewebe oder in einen Hohlraum erfolgt, spricht man von einer *inneren Blutung* . Das Blut kann in das Bindegewebe eindringen und eine *Blutextravasation darstellen* ; oder es kann sich in einem Raum oder Hohlraum ansammeln und ein *Hämatom bilden* .

Das Aushusten von Blut aus der Lunge wird als *Hämoptyse bezeichnet* ; Erbrechen von Blut aus dem Magen, als *Hämatemesis* ; der Abgang von schwarz gefärbtem Stuhl aufgrund des Vorhandenseins von durch die Verdauung verändertem Blut, wie *Melæna* ; und der Abgang von blutigem Urin, als *Hämaturie* .

Blutungen werden je nach Art des Gefäßes, aus dem sie entstehen, als arteriell, venös oder kapillar bezeichnet.

Bei *einer arteriellen* Blutung hat das Blut eine leuchtend rote Farbe und entweicht in pulsierenden Strahlen synchron mit der Systole des Herzens aus dem Herzende des geteilten Gefäßes. In vaskulären Teilen – zum Beispiel im Gesicht – bluten beide Enden einer geteilten Arterie stark. Das aus einer Arterie fließende Blut kann eine dunkle Farbe haben, wenn die Atmung behindert ist. Wenn die Herztätigkeit schwach ist und die Blutspannung niedrig ist, scheint der Fluss kontinuierlich und nicht in Strahlen zu verlaufen. Das Blut aus einer geteilten Arterie am Grund einer tiefen Wunde entweicht in einem stetigen Strom an die Oberfläche.

Venöse Blutungen sind nicht pulsierend, sondern treten in einem kontinuierlichen Strom auf, der zwar an beiden Enden des Gefäßes bluten kann, am distalen Ende jedoch stärker ausfällt. Das Blut ist unter normalen Bedingungen dunkelrot, kann aber violett oder sogar schwarz sein, wenn die Atmung beeinträchtigt ist. Wenn eine der großen Halsvenen verletzt ist, führt die Atmung zu einem Anstieg und Abfall des Stroms, der einem arteriellen Pulsieren ähneln kann.

Bei *einer Kapillarblutung* tritt an zahlreichen Stellen der Wundoberfläche rotes Blut in gleichmäßigem Blut aus. Diese Form der Blutung ist bei Patienten mit Hämophilie schwerwiegend.

VERLETZUNGEN DER ARTERIEN

Die folgende Beschreibung der Verletzungen von Arterien bezieht sich auf die größeren, benannten Stämme. Die Verletzungen kleinerer, unbenannter Gefäße werden in die Betrachtung von Wunden und Prellungen einbezogen.

Prellung. – Eine Arterie kann durch einen Schlag oder Quetschung oder durch den schrägen Aufprall einer Kugel gequetscht werden. Die Quetschung der Gefäßwand, insbesondere wenn diese erkrankt ist, kann zur Bildung eines Thrombus führen, der das Lumen vorübergehend oder sogar dauerhaft verschließt und in seltenen Fällen zu einer Gangrän der darüber liegenden Extremität führen kann.

Subkutaner Bruch. – Eine Arterie kann durch einen Schlag oder eine Quetschung oder durch ein verschobenes Knochenfragment subkutan gerissen werden. Diese Verletzung ist auch bei Versuchen entstanden, Luxationen zu reduzieren, insbesondere bei älteren Menschen im Schulterbereich. Es tritt am häufigsten auf, wenn die Gefäße erkrankt sind. Der Bruch kann unvollständig oder vollständig sein.

Unvollständige subkutane Ruptur. – In den meisten Fällen ist der Bruch unvollständig – die innere und mittlere Schicht ist gerissen, während die äußere intakt bleibt. Die mittlere Hülle zieht sich zusammen und zieht sich zurück, und die innere Hülle rollt sich aufgrund ihrer Elastizität im Inneren des Gefäßes zusammen und bildet ein Klappenhindernis für den Blutfluss. In den meisten Fällen kommt es zur Bildung eines Thrombus, der das Gefäß verschließt. In manchen Fällen weitet sich der verletzte Abschnitt der Gefäßwand durch den Blutdruck allmählich aus und führt zur Bildung eines Aneurysmas.

Durch den Verschluss des Gefäßes wird die Pulsation in den Gefäßen jenseits der Rupturstelle – zumindest vorübergehend – gestoppt und das Glied wird kalt und kraftlos. Die Pulsation kehrt selten innerhalb von fünf oder sechs Wochen nach der Verletzung zurück, wenn sie tatsächlich nicht dauerhaft zum Stillstand kommt, aber in der Regel stellt sich schnell eine Kollateralzirkulation ein, die ausreicht, um die darüber liegenden Teile zu ernähren. Wenn das Pulsieren innerhalb einer Woche nach der Verletzung wieder auftritt, wird vermutet, dass der Verschluss auf Druck von außen zurückzuführen ist, beispielsweise durch Blutung in die Scheide oder den Druck eines Knochenfragments.

Vollständige subkutane Ruptur. —Wenn die Ruptur abgeschlossen ist, werden alle Gefäßwände zerrissen und das Blut entweicht in das umliegende Gewebe. Wenn die ursprüngliche Verletzung mit einem starken Schock einhergeht, kann es sein, dass die Blutung erst in der Reaktionsperiode auftritt. Bekannte Beispiele für diese Verletzung sind Rupturen der Arteria poplitea in Verbindung mit einer Femurfraktur oder der Arteria axillaris oder brachialis mit einer Fraktur des Oberarmknochens oder einer Luxation der Schulter.

Wie bei einem unvollständigen Bruch geht diese Läsion mit einem Verlust der Pulsation und der Kraft sowie einer Kälte der darüber liegenden

Extremität einher; Im Bereich der Verletzung entsteht schnell eine gespannte und übermäßig schmerzhafte Schwellung, die bei lockerem Zellgewebe eine beträchtliche Größe erreichen kann. Der Druck des ausströmenden Blutes verschließt die Venen und führt zu Stauungen und Ödemen der darüber liegenden Gliedmaßen. Die Störung der Durchblutung und die Schädigung des Gewebes können so groß sein, dass es zu Brandwunden kommt.

Behandlung. – Wenn eine Arterie gequetscht oder gerissen ist, muss das Glied in den günstigsten Zustand für die Wiederherstellung des Kreislaufs gebracht werden. Die Haut wird desinfiziert und das Glied mit Watte umwickelt, um die Wärme zu speichern, und so weit angehoben, dass der venöse Rückfluss gefördert wird, ohne gleichzeitig den Blutzufluss zu behindern. Der Ernährungszustand der Gliedmaßen muss sorgfältig überwacht werden, damit es nicht zu Brandwunden kommt.

Wenn keine Komplikationen auftreten, lässt die Schwellung nach und die Genesung kann in sechs bis acht Wochen abgeschlossen sein. Wenn die Extravasation groß ist und die Haut nachzugeben droht oder wenn die Vitalität der Gliedmaße ernsthaft gefährdet ist, ist es ratsam, das verletzte Gefäß freizulegen und nach Entfernung des Gerinnsels einen Versuch zu unternehmen, den Riss in der Arterie zu vernähen , oder, wenn es quer gerissen ist, um die Enden zu verbinden, nachdem die beschädigten Kanten abgeschnitten wurden. Ist dies nicht möglich, wird oberhalb und unterhalb der Ruptur eine Ligatur angelegt. Kommt es zu einer Gangrän, muss eine Amputation durchgeführt werden.

Diese Beschreibungen gelten für die größeren Arterien der Extremitäten. Ein gutes Beispiel für eine subkutane Ruptur der Kopfarterien ist der Riss der mittleren Meningealarterie, der durch die Anwendung stumpfer Gewalt auf den Schädel verursacht wird; und der Arterien des Rumpfes – verursacht durch den Riss der Nierenarterie bei Nierenruptur.

Offene Wunden der Arterien – Platzrisse. —Die Verletzung großer Arterien ist eine häufige Komplikation bei Maschinen- und Eisenbahnunfällen. Da die Gewalt normalerweise reißender, drehender oder quetschender Natur ist, gehen solche Verletzungen selten mit großen Blutungen einher, da zerrissene oder gequetschte Gefäße durch Kontraktion und Zurückziehen ihrer Hüllen und durch die Bildung eines Gerinnsels schnell verschlossen werden. Es kann sogar ein ganzes Glied mit vergleichsweise geringem Blutverlust aus dem Körper herausgerissen werden. In solchen Fällen besteht das Risiko einer Sekundärblutung infolge einer pyogenen Infektion.

Die *Behandlung* ist auf alle Wunden anwendbar, zusätzlich erfolgt die Unterbindung der verletzten Gefäße.

Stichwunden an Blutgefäßen können durch Stichverletzungen entstehen oder versehentlich im Rahmen einer Operation zugefügt werden.

Da die Gefäßwände unvollständig durchtrennt sind, findet die natürliche Hämostase, die durch das Aufrollen der Intima und die Kontraktion der Media entsteht, nicht statt und die Blutung schreitet in das umliegende Gewebe und nach außen fort. Wenn die Gefäßhülle nicht stark geschädigt ist, kann der allmählich zunehmende Druck des darin verbliebenen extravasalen Blutes die Blutung letztendlich zum Stillstand bringen. Dabei bildet sich zwischen den Wundrändern in der Gefäßwand ein Gerinnsel, das ein kurzes Stück in das Lumen hineinragt, ohne jedoch den Blutfluss durch das Gefäß wesentlich zu beeinträchtigen. Die Bildung dieses Gerinnsels führt zur Heilung der Wunde in der Gefäßwand.

In anderen Fällen entweicht das Blut über die Hülle hinaus und sammelt sich im umliegenden Gewebe, wodurch ein traumatisches Aneurysma entsteht. Bei einer Infektion der Wunde kann es zu Sekundärblutungen kommen.

Die *Behandlung* besteht darin, die äußere Wunde zu vergrößern, damit das beschädigte Gefäß oberhalb und unterhalb der Punktion abgebunden werden kann. In manchen Fällen kann es möglich sein, die Öffnung in der Gefäßwand zu vernähen. Wenn die Umstände das Ergreifen dieser Maßnahmen verhindern, kann die Blutung gestillt werden, indem mit einem Polster fester Druck auf die Wunde ausgeübt wird. aber dieser Vorgang kann zur Bildung eines Aneurysmas führen.

Kleine Punktionen von Arterien , wie sie häufig bei der subkutanen Verabreichung von Medikamenten und bei der Verwendung von Forschungsnadeln vorkommen, gehen nicht mit einem Blutaustritt einher, hauptsächlich wegen der elastischen Rückfederung der Arterienwand; An der Stelle, an der die Intima punktiert wird, bildet sich ein winziger Thrombus aus Blutplättchen und Thrombus.

Eingeschnittene Wunden. – Wir beziehen uns hier nur auf solche Schnittwunden, die die Gefäßwand teilweise durchschneiden.

Längswunden neigen kaum zum Aufklaffen und sind daher nicht mit starken Blutungen verbunden. Sie heilen in der Regel schnell ab, können jedoch wie punktierte Wunden mit der Bildung eines Aneurysmas einhergehen.

Wenn jedoch der Einschnitt in die Gefäßwand schräg oder quer erfolgt, führt das Zurückziehen der Muskelschicht dazu, dass die Öffnung aufklafft, mit der Folge, dass es zu Blutungen kommt, die selbst in verhältnismäßig kleinen Arterien so stark sein können, dass sie bluten gefährlich. Wenn es sich bei der damit verbundenen Wunde in den Weichteilen um eine Klappenwunde handelt, wird die Blutung gestoppt und es kann sich ein Aneurysma entwickeln.

Wenn ein großer Arterienstamm wie der äußere Darmbein-, Oberschenkel-, Karotis-, Oberarm- oder Kniekehlenstamm teilweise durchtrennt wurde, beispielsweise im Verlauf einer Operation, sollte die Öffnung mit Nähten verschlossen werden – *Arteriorrhaphie*. Da der Kreislauf durch ein Tourniquet kontrolliert oder die Arterie selbst durch eine Klemme verschlossen wird, werden nach der Methode von Lembert feine Seiden- oder Katgutstiche durch die äußere und mittlere Hautschicht geführt, wobei eine feine, runde Nadel verwendet wird. Die Hülle des Gefäßes oder eines angrenzenden Gefäßes fascia sollte über der Nahtlinie in der Gefäßwand genäht werden. Wenn eine Infektion ausgeschlossen wird, ist das Risiko einer Thrombose oder Sekundärblutung gering; und selbst wenn sich an der Nahtstelle eine Thrombose entwickeln sollte, wird die Arterie allmählich verstopft und die Bildung eines Kollateralkreislaufs gelingt besser als nach der Unterbindung. Bei kleineren Stämmen oder wenn eine Naht nicht durchführbar ist, sollte die Arterie oberhalb und unterhalb der Öffnung abgebunden und zwischen den Ligaturen geteilt werden.

Schusswunden von Blutgefäßen. —In den meisten Fällen gehen Verletzungen großer Gefäße mit einer äußeren Wunde einher; Die Stärke der Blutung zeigt die Größe des beschädigten Gefäßes an, und die Farbe des Blutes und die Art des Blutflusses zeigen an, ob eine Arterie oder eine Vene betroffen ist.

Wenn eine Arterie verwundet ist, kann sich ein festes *Hämatom* mit einem expansiven Pulsieren und einem spürbaren Kribbeln bilden. Ob ein solches Hämatom umschrieben bleibt oder diffus wird, hängt von der Dichte oder Schlaffheit des umgebenden Gewebes ab. Aus einem solchen Hämatom kann sich im Laufe der Zeit ein *traumatisches arterielles Aneurysma* entwickeln.

Wenn eine Arterie und ihre Begleitvene gleichzeitig verletzt werden, kann sich ein *arteriovenöses Aneurysma* (S. 310) entwickeln. Dies geschieht häufig ohne die Bildung eines Hämatoms, da das arterielle Blut in die Vene gelangt und so nicht in das Gewebe austritt. Selbst wenn sich ein Hämatom bildet, nimmt es selten eine große Größe an. Mit der Zeit wird eine Schwellung erkannt, die mit einem fühlbaren Kribbeln und einem systolischen Bruyen einhergeht, das auf der Ebene der Kommunikation am lautesten ist und von einem anhaltenden venösen Brummen begleitet wird.

Kommt es zu einer Leckage in das Gewebe, kann das austretende Blut die Vene durch Druck verschließen und die Symptome des arteriellen Aneurysmas ersetzen die der arterio-venösen Form, wobei das systolische Geräusch bestehen bleibt, während das Venenbrummen verschwindet.

Wenn die Blutversorgung ernsthaft beeinträchtigt ist, kann es zu *Gangrän kommen oder es können sich Anzeichen einer Ischämie* entwickeln; Die Muskeln verlieren ihre Elastizität, werden verhärtet und gelähmt, es kommt zu einer

Anästhesie vom Typ „Handschuh" oder „Strumpf" mit anderen Empfindungsveränderungen. Abgesehen von einer Ischämie kann es nach einer Verletzung eines großen Gefäßes auch zu einer vorübergehenden *Reflexlähmung der Bewegung und Empfindung kommen.*

Die Behandlung erfolgt nach dem gleichen Schema wie bei ähnlichen Verletzungen anderer Ursachen.

VERLETZUNGEN DER VENEN

Venen unterliegen den gleichen Verletzungsformen wie Arterien, und die Ergebnisse sind in beiden Fällen gleich, wobei die auftretenden Abweichungen teilweise von der Verschiedenheit ihrer anatomischen Struktur und teilweise von den Bedingungen der Zirkulation durch sie abhängen.

Subkutane Venenrupturen treten am häufigsten im Zusammenhang mit Frakturen und bei der Reposition von Luxationen auf. Die am häufigsten rupturierten Venen sind die Kniekehle, die Achselhöhle, die Oberschenkelvene und die Schlüsselbeinvene. Aufgrund der geringeren Menge an elastischem und muskulärem Gewebe in der Wand einer Vene ist die Kontraktion und das Zurückziehen ihrer Wände geringer als in einer Arterie, so dass die Blutung über einen längeren Zeitraum anhalten kann. Andererseits verläuft der Abfluss aufgrund des niedrigeren Blutdrucks langsamer, und der allmählich zunehmende Druck, der durch das austretende Blut erzeugt wird, reicht normalerweise aus, um die Blutung zu stoppen, bevor sie schwerwiegend wird. Als Hilfe bei der Diagnose der Blutungsquelle sollte beachtet werden, dass der Bruch einer Vene keinen Einfluss auf die Pulsation in der darüber liegenden Extremität hat. Die Risiken sind praktisch die gleichen wie bei einer Arterienruptur, mit Ausnahme des Aneurysmas, und die Behandlung erfolgt nach den gleichen Grundsätzen, allerdings ist eine Operation zum Anbringen einer Ligatur an der verletzten Vene selten erforderlich.

Bei Operationen kommt es häufig zu Venenwunden – punktiert und eingeschnitten – ; zum Beispiel bei der Entfernung von Tumoren oder erkrankten Drüsen am Hals, der Achselhöhle oder der Leiste. Man trifft sie auch bei unbeabsichtigten Messerstichen und bei suizidalen oder mörderischen Verletzungen. Die Blutung aus einer so geschädigten großen Vene ist normalerweise stark, lässt sich jedoch durch äußeren Druck leichter kontrollieren als die Blutung aus einer Arterie. Wenn eine Vene lediglich punktiert wird, kann die Blutung durch Druck mit einem Mullkissen oder durch eine seitliche Ligatur gestillt werden – das heißt, die Ränder des Risses in der Wand werden aufgenommen und mit einer Ligatur gesichert, ohne das Lumen zu verschließen. Bei den großen Venen, wie der inneren Halsvene, der Oberschenkelvene oder der Achselhöhle, ist es normalerweise möglich, die Öffnung in der Wand zu vernähen. Dies führt nicht unbedingt zu einer Thrombose im Gefäß oder zur Verödung seines Lumens.

Wenn eine *Arterie und eine Vene gleichzeitig verletzt werden* , sind die jeweils eigenen Merkmale mehr oder weniger stark vorhanden. In den Gliedmaßen kann es zu Gangrän kommen, insbesondere wenn die Wunde infiziert ist. Bei Stich- und Schusswunden, die sowohl Arterien als auch Venen betreffen, besteht die Gefahr der Entwicklung eines arteriovenösen Aneurysmas.

Eindringen von Luft in Venen – Luftembolie. – Dieser schwere, wenn auch glücklicherweise seltene Unfall kann bei Operationen im Brust-, Hals- oder Achselbereich auftreten, wenn eine große Vene eröffnet wird und aufgrund der Starrheit ihrer Wände nicht kollabiert Einbindung in eine dichte Faszie oder durch Zug darauf. Wird die Wunde in einer Vene dadurch offen gehalten, saugt der Unterdruck beim Einatmen Luft in die rechte Herzseite. Begleitet wird dies von einem zischenden oder gurgelnden Geräusch und beim nächsten Ausatmen tritt etwas schaumiges Blut aus der Wunde aus. Der Patient wird sofort blass, die Pupillen weiten sich, die Atmung wird erschwert, und obwohl das Herz weiterhin kräftig schlägt, ist der periphere Puls schwach und möglicherweise sogar nicht mehr wahrnehmbar. Bei der Auskultation des Herzens ist möglicherweise ein rührendes Geräusch zu hören. Der Tod kann in wenigen Minuten eintreten; oder das Herz kann langsam seine Kraft wiedererlangen und es kommt zu einer Erholung.

Verhütung. – Bei Operationen im „gefährlichen Bereich" – wie in diesem Zusammenhang die Region der Halswurzel genannt wird – muss darauf geachtet werden, keine Vene zu durchtrennen oder zu durchtrennen, bevor sie mit einer Pinzette gesichert wurde, und Ligaturen sicher und sicher anzulegen auf einmal. Tiefe Wunden in dieser Region sollten mit normaler Kochsalzlösung gefüllt gehalten werden. Sobald ein Schnitt in einer Vene erkannt wird, sollte ein Finger über das Gefäß auf der Herzseite der Wunde gelegt und dort gehalten werden, bis die Öffnung verschlossen ist.

Behandlung. – Nachdem die Luft tatsächlich in die Vene eingedrungen ist, kann wenig getan werden, außer zu versuchen, die Herztätigkeit durch subkutane Injektionen von Äther oder Strychnin und das Auftragen von Senf oder heißen Tüchern auf die Brust aufrechtzuerhalten. Gleichzeitig sollte der Kopf gesenkt werden, um eine Synkope zu verhindern. Versuche, die Luft durch Absaugen und künstliche Beatmung zu entziehen, haben sich als erfolglos erwiesen und werden von manchen als gefährlich angesehen. In einem verzweifelten Fall könnte eine Herzmassage versucht werden.

DER NATÜRLICHE STILLSTAND VON BLUTUNGEN UND DIE REPARATUR VON BLUTGEFÄßEN

Primäre Blutung. Als primäre Blutung bezeichnet man die Blutung, die unmittelbar auf die Verletzung eines Blutgefäßes folgt. Der natürliche Prozess, durch den eine solche Blutung gestoppt wird, variiert je nach Art der Wunde im Gefäß und kann durch zufällige Umstände verändert werden.

(*a*) *Reparatur einer vollständig durchtrennten Arterie*. - Wenn eine Arterie *vollständig* durchtrennt ist, ziehen sich die kreisförmigen Fasern der Muskelhülle zusammen, so dass das Lumen der durchtrennten Enden verringert wird, und gleichzeitig zieht sich jedes Segment aufgrund des Rückstoßes der elastischen Elemente in seiner Hülle in seine Hülle zurück Wände, die Tunica intima rollt sich im Inneren des Gefäßes zusammen und die Tunica externa fällt über den abgeschnittenen Enden zusammen. Das aus dem verletzten Gefäß austretende Blut füllt die Zwischenräume des Gewebes und bildet beim Gerinnen ein Gerinnsel, das die Blutung vorübergehend stoppt. Der Teil des Gerinnsels, der zwischen den geteilten Enden des Gefäßes und im Zellgewebe außerhalb liegt, wird als *äußeres Gerinnsel bezeichnet* , während der Teil, der in das Lumen des Gefäßes hineinragt, als *inneres Gerinnsel bezeichnet wird* und sich normalerweise ausdehnt bis zur nächstgelegenen Nebenniederlassung. Diese Prozesse stellen den sogenannten *vorübergehenden Blutstillstand dar* , der, wie wir beobachten werden, durch die Kontraktion und den Rückzug der geteilten Arterie und durch Gerinnsel bewirkt wird.

Der *dauerhafte Stillstand* erfolgt durch die Umwandlung des Gerinnsels in Narbengewebe. Das innere Gerinnsel spielt dabei die wichtigste Rolle; es wird von Leukozyten und proliferierenden Endothel- und Bindegewebszellen befallen, und neue Blutgefäße durchdringen die Masse, die so in Granulationsgewebe umgewandelt wird. Dieses wird schließlich durch faseriges Gewebe ersetzt, das das Gefäßende dauerhaft verschließt. Gleichzeitig und durch den gleichen Prozess wird das äußere Gerinnsel in Narbengewebe umgewandelt.

Wenn eine geteilte Arterie *an ihrem abgeschnittenen Ende abgebunden* wird, reicht die Spannung der Ligatur normalerweise aus, um die innere und mittlere Hülle zu zerreißen, die sich innerhalb des Lumens zusammenrollen, wobei nur die äußere Hülle im Griff der Ligatur gehalten wird. Es bildet sich ein inneres Gerinnsel, das, wenn es sich organisiert, das Gefäß wie oben beschrieben dauerhaft verschließt. Anschließend werden die Ligatur und der kleine Gefäßabschnitt dahinter resorbiert.

Im Laufe der Zeit vergrößern sich die Seitenäste des Gefäßes oberhalb und unterhalb der Schnittebene und ihre Kommunikation untereinander wird freier, so dass auch nach der Teilung großer Stämme die Gefäßversorgung der darüber liegenden Teile vollständig wiederhergestellt werden kann. Dies wird als Entwicklung des *Kollateralkreislaufs bezeichnet* .

Unvollkommene Sicherheitenzirkulation. – Während die Entwicklung des Kollateralkreislaufs nach der Unterbindung oder Verstopfung eines Hauptarterienstamms aus anderen Gründen ausreichend sein kann, um eine Gangrän der Extremität zu verhindern, reicht sie möglicherweise nicht aus, um sie ausreichend zu ernähren. es kann kalt sein, eine bläuliche Farbe haben und es kann zu Nekrosen der Haut über knöchernen Stellen kommen; Dies ist insbesondere an der unteren Extremität nach der Unterbindung der Oberschenkel- oder Kniekehlenarterie der Fall, wenn Hautflecken über dem Vorsprung der Ferse, den Zehenballen, der hervorstehenden Basis des fünften Mittelfußknochens und dem Außenknöchel absterben können.

Wenn während der Reaktionsperiode der Blutdruck erheblich ansteigt, kann das verschließende Gerinnsel am geteilten Ende des Gefäßes weggespült oder die Ligatur verschoben werden, wodurch es zu einer erneuten Blutung kommen kann – *reaktionäre* oder *intermediäre Blutung* (S. 272). .

Im Falle einer Infektion der Wunde mit pyogenen Organismen kann es zu einer Auflösung des verschließenden Blutgerinnsels oder des jungen Fasergewebes im eitrigen Prozess kommen und die Blutung beginnt von neuem – *Sekundärblutung* (S. 273).

(*b*) Wenn eine Arterie nur *teilweise durchtrennt* wird, ziehen sich die geteilten Fasern der Tunica muscularis zusammen und die der Tunica externa zurück, mit dem Ergebnis, dass in der Gefäßwand ein mehr oder weniger kreisförmiges Loch entsteht, aus dem frei wird Es kommt zu Blutungen, da die Bedingungen für die Bildung eines verschließenden Gerinnsels ungünstig sind. Selbst wenn sich ein Gerinnsel bildet, wird es bei steigendem Blutdruck leicht verdrängt, was zu einer reaktionären Blutung führt. Sollte sich die Wunde entzünden, kann es insbesondere zu Sekundärblutungen kommen. Ein weiteres Risiko besteht bei dieser Verletzungsform darin, dass die intravaskuläre Spannung mit der Zeit zu einer allmählichen Dehnung des Narbengewebes führen kann, das die Lücke in der Gefäßwand schließt, mit der Folge, dass sich eine lokale Erweiterung oder ein Divertikel bildet, was ein Trauma *darstellt Aneurysma* .

(*c*) Wenn die Verletzung lediglich die Form eines *Einstichs* oder eines *kleinen Einschnitts annimmt* , bildet sich zwischen den Rändern ein Blutgerinnsel, das sich organisiert und in Narbengewebe umgewandelt wird, das die Öffnung verschließt. Auf solche Wunden kann auch eine reaktionäre oder sekundäre Blutung oder später die Bildung eines traumatischen Aneurysmas folgen.

Bedingungen, die den natürlichen Blutstillstand beeinflussen. —Der natürliche Blutstillstand wird durch das Reißen oder Quetschen der Gefäßwände aufgrund der Kontraktion und des Zurückziehens der Hüllen und der Tendenz des Blutes zur Gerinnung bei Kontakt mit beschädigtem Gewebe begünstigt. Daher ist die primäre Blutung nach zerrissenen Wunden selten groß. Auch das Auftreten einer Synkope oder eines schweren Schocks trägt dazu bei, Blutungen zu stoppen, indem die Kraft der Herztätigkeit verringert wird.

Andererseits gibt es Bedingungen, die den natürlichen Stillstand verzögern. Wenn zum Beispiel ein Gefäß nur teilweise durchtrennt ist, führt die Kontraktion und Zurückziehung der Muskelschicht dazu, dass die Wunde im Gefäß klafft, anstatt das Kaliber der Arterie zu vermindern; Durch die vollständige Durchtrennung des Gefäßes kann unter diesen Umständen die Blutung oft gestillt werden. In bestimmten Situationen sind die Arterien auch so eng mit ihren Hüllen verbunden, dass sie sich beim Durchtrennen nicht zurückziehen und zusammenziehen konnten – zum Beispiel in der Kopfhaut, im Penis und in den Knochen – und es zu starken Blutungen kommen kann vergleichsweise kleine Gefäße. Diese Unfähigkeit der Gefäße, sich zusammenzuziehen und zurückzuziehen, tritt auch in entzündeten und ödematösen Teilen sowie im Narbengewebe auf. Auch in die Substanz eines Muskels eingeschnittene Arterien bluten manchmal übermäßig. Auch jede Steigerung der Herzschlagkraft, die durch Anstrengung, Erregung oder Überstimulation verursacht werden kann, stört den natürlichen Stillstand. Schließlich gibt es bei Blutern Bedingungen, die den natürlichen Blutstillstand beeinträchtigen.

Reparatur eines in seiner Kontinuität ligierten Gefäßes. – Wenn eine Ligatur an einer Arterie angebracht wird, sollte diese fest genug gezogen werden, um das Lumen zu verschließen, ohne dass die Hülle reißt. Es kommt jedoch häufig vor, dass durch die Kompression der innere und mittlere Mantel reißt, so dass nur noch der äußere Mantel im Griff der Ligatur bleibt. Dies schwächt zwar die Gefäßwand, hat jedoch den Vorteil, dass die Gerinnung beschleunigt wird, da das Blut mit beschädigtem Gewebe in Kontakt kommt. Unabhängig davon, ob die innere und mittlere Hülle gerissen sind oder nicht, gerinnt das Blut sowohl oberhalb als auch unterhalb der Ligatur, wobei das proximale Gerinnsel länger und breiter ist als das auf der distalen Seite. In kleinen Arterien reichen diese Gerinnsel bis zum nächsten Seitenast, in den größeren Stämmen variiert ihre Länge. Der dauerhafte Verschluss der von Gerinnseln besetzten Gefäßabschnitte wird durch die Bildung von Granulationsgewebe und dessen Ersatz durch Narbengewebe bewirkt, so dass der verschlossene Gefäßabschnitt durch einen Faserstrang dargestellt wird. Dabei spielt das Gerinnsel nur eine passive Rolle, indem es ein Gerüst bildet, auf dem das Granulationsgewebe aufgebaut wird. Die das Gefäß umgebende Ligatur und die Bestandteile des Gerinnsels werden letztendlich absorbiert.

Reparatur von Venen. – Der Reparaturvorgang in Venen ist der gleiche wie in Arterien, der thrombotische Bereich kann jedoch kanalisiert werden und die Durchblutung des Gefäßes kann wiederhergestellt werden.

BLUTUNGEN BEI CHIRURGISCHEN EINGRIFFEN

Die Behandlung der mit einer Operation einhergehenden Blutung umfasst (*a*) vorbeugende Maßnahmen und (*b*) die Stillung der Blutung.

Vorbeugung von Blutungen. – Wann immer möglich, sollte eine Blutung durch *digitale Kompression* der Hauptarterie, die die Extremität versorgt, und nicht durch ein Tourniquet kontrolliert werden. Bei effizienter Anwendung der Kompression wird der unmittelbare Blutverlust auf ein Minimum reduziert und die Blutung aus kleinen Gefäßen nach der Entfernung des Tourniquets wird vermieden. Darüber hinaus hat sich gezeigt, dass der Druck eines Tourniquets ein wesentlicher Faktor bei der Schockauslösung ist.

Bei der Auswahl der Stelle, an der die digitale Kompression angewendet werden soll, ist es wichtig, dass das Gefäß über einem Knochen liegt, der den nötigen Widerstand bietet. Die gemeinsame Halsschlagader beispielsweise wird nach hinten und medial gegen den Querfortsatz (Halsschlagader) des sechsten Halswirbels gedrückt; der Schläfenfortsatz (Zygoma) vor dem Ohr; und die Facialis gegen den Unterkiefer an der Vorderkante des Kaumuskels.

In der oberen Extremität wird die Subclavia gegen die erste Rippe gedrückt, indem in der Mulde oberhalb des Schlüsselbeins Druck nach unten und hinten ausgeübt wird; der Achselhöhle und des Oberarmknochens durch Drücken gegen den Schaft des Oberarmknochens.

In der unteren Extremität wird der Oberschenkelknochen kontrolliert, indem man nach hinten und leicht nach oben gegen den Beckenrand drückt, in der Mitte zwischen der Schambeinfuge und der Spina iliaca anterior superior.

Die Bauchaorta kann gegen die Körper der Lendenwirbel gegenüber dem Nabel gedrückt werden, wenn die Wirbelsäule über einem Kissen oder Sandsack weit nach vorne gebogen wird, oder durch die von Macewen vorgeschlagene Methode, bei der die Wirbelsäule des Patienten durch Erlauben nach vorne gebogen wird Die unteren Extremitäten und das Becken hängen über dem Ende des Tisches, während der Assistent, auf einem Hocker stehend, seine geschlossene Faust über die abdominalAorta legt und diese gegen die Wirbelsäule drückt. Momburg empfiehlt, zwischen dem Beckenkamm und dem unteren Rand der Rippen eine elastische Schnur um den Körper zu wickeln, allerdings hat dieser Eingriff zu schweren Schäden am Darm geführt.

Wenn keine digitale Kompression verfügbar ist, besteht das bequemste und sicherste Mittel zur Verhinderung einer Blutung – beispielsweise bei einer Amputation – in der Verwendung einer Form von *Tourniquet* , beispielsweise des elastischen Schlauchs von Esmarch oder Foulis, oder eines elastischen Verbandes oder dergleichen Schrauben-Tourniquet von Petit. Vor der Anwendung ist es ratsam, das Glied von Blut zu entleeren. Dies geschieht am besten nach der von Lister vorgeschlagenen Methode: Das Glied wird drei oder vier Minuten lang vertikal gehalten; Dadurch werden die Venen durch die Schwerkraft entleert und kollabieren. Als physiologische Folge davon ziehen sich die Arterien reflexartig zusammen, so dass die in die Extremität eindringende Blutmenge auf ein Minimum reduziert wird. Bei noch angehobenem Glied wird das Tourniquet fest angelegt, wobei eine Stelle gewählt wird, an der das Gefäß direkt gegen einen Knochen gedrückt werden kann und an der keine Gefahr besteht, dass schädlicher Druck auf die Nervenstämme ausgeübt wird. Zum Schutz der Haut sollte das Tourniquet über mehrere Lagen Gaze oder Fussel gelegt werden. Die erste Windung des Tourniquets muss schnell und fest angelegt werden, um den arteriellen Fluss vollständig zu stoppen, andernfalls werden nur die Venen verstopft und die Extremität verstopft. In der unteren Extremität ist das mittlere Drittel des Oberschenkels die beste Stelle zum Anlegen eines Tourniquets. in der oberen Extremität, in der Mitte des Arms. Ein Tourniquet sollte niemals fester angelegt oder länger als unbedingt erforderlich belassen werden.

Das Schrauben-Tourniquet nach Petit ist vorzuziehen, wenn der Fluss durch die Hauptarterie unterbrochen werden soll, wie bei Operationen wegen Aneurysma.

Wenn ein Tourniquet nicht bequem angelegt werden kann oder wenn sein Vorhandensein die Durchführung der Operation beeinträchtigt – wie zum Beispiel bei Amputationen an der Hüfte oder Schulter – kann die Blutung durch eine vorläufige Unterbindung der Hauptarterie oberhalb des Sitzes kontrolliert werden Operation – zum Beispiel am äußeren Darmbein oder am Schlüsselbein. Für solche Notfälle können auch die von Spence und Wyeth verwendeten Stahlspieße oder eine spezielle Klemme oder Zange, wie sie von Lynn Thomas vorgeschlagen wurde, verwendet werden. Bei Gefäßen, deren dauerhafter Verschluss unerwünscht ist, wie zum Beispiel der Karotis communis, ist das vorübergehende Anlegen einer Ligatur oder Klemme sinnvoll.

Festnahme wegen Blutung. — *Ligatur.* – Dies ist die beste Möglichkeit, die größeren Schiffe zu sichern. Nachdem das geteilte Gefäß mit einer Pinzette so nah wie möglich an seinem abgeschnittenen Ende gefangen wurde, wird eine Ligatur aus Katgut oder Seide darum gebunden. Wenn es schwierig ist, eine Ligatur sicher anzubringen, beispielsweise in einem dichten Gewebe wie der Kopfhaut oder dem Periost, oder in einem brüchigen Gewebe wie der Schilddrüse oder dem Mesenterium, sollte eine Naht so angebracht werden, dass das blutende Gefäß ein kurzes Stück umschlossen wird von seinem Ende her, sorgt so für einen besseren Halt und verhindert ein Abrutschen der Ligatur.

Wenn die Blutung aus einem teilweise geteilten Gefäß stammt, sollte dieses vollständig durchtrennt werden, damit sich seine Wände zusammenziehen und zurückziehen können und um die Anwendung von Pinzetten und Ligaturen zu erleichtern.

Drehung. – Diese Methode wird außer bei verhältnismäßig kleinen Gefäßen selten angewendet, ist aber selbst auf die größten Arterien anwendbar. Bei der Anwendung der Torsion wird das Ende des Gefäßes mit einer Pinzette erfasst und der Endteil mehrmals herumgedreht. Das Ziel besteht darin, die innere und mittlere Hülle zu zerreißen, so dass sie sich innerhalb des Lumens zusammenrollen, während die äußere faserige Hülle zu einer Schnur gedreht wird, die das Ende des Gefäßes verschließt.

Kraftdruck. – Blutungen aus den kleinsten Arterien und aus Arteriolen können normalerweise gestillt werden, indem man sie einige Minuten lang mit einer Arterienzange fest zusammendrückt. In der Regel stellt man fest, dass beim Entfernen der Pinzette am Ende einer Operation keine weitere Blutung auftritt. Durch die Verwendung besonders starker Klammern, wie z. B. der Angiotribes von Doyen, können große Stämme durch Druck verschlossen werden.

Kauter. – Der eigentliche Kauter oder Paquelins Thermokauter wird selten zur Blutstillung eingesetzt, ist jedoch häufig bei der Vorbeugung nützlich, wie zum Beispiel bei der Entfernung von Hämorrhoiden oder beim Öffnen des Darms bei der Kolostomie. Es wird bei einer mattroten Hitze verwendet, die die gespaltenen Enden des Gefäßes verbrennt und so das Lumen verschließt. Eine hellrote oder weiße Hitze durchschneidet das Gefäß, ohne es zu verschließen. Die durch die Verkohlung des Gewebes entstandene Ablösung des Belags geht manchmal mit Nachblutungen einher.

Hämostatika oder *Styptika* . – Die lokale Anwendung von Hämostatika ist selten zu empfehlen. Bei der Behandlung von Epistaxis oder Blutungen aus der Nase, von Blutungen aus der Zahnhöhle und manchmal von ulzerierenden oder granulierenden Oberflächen können sie jedoch nützlich sein. Alle Blutgerinnsel müssen entfernt und das Medikament direkt auf die blutende Oberfläche aufgetragen werden. Adrenalin und Terpentin sind hierfür die nützlichsten Medikamente.

Blutungen aus Knochen, beispielsweise dem Schädel, können mit Horsleys aseptischem Kunststoffwachs gestillt werden. Um anhaltendes Nässen aus Weichgewebe zu stoppen, hat Horsley erfolgreich einen Teil lebenden Gefäßgewebes, beispielsweise ein Muskelfragment, eingesetzt, das leicht an der Nässeoberfläche haftet und Elemente liefert, die durch thrombokinetische Prozesse eine Blutgerinnung bewirken. Bei der Untersuchung nach zwei oder drei Tagen stellte sich heraus, dass der Muskel eng anhaftet und sich im Aufbau befindet.

Festnahme wegen versehentlicher Blutung. – Das wirksamste Mittel zur vorübergehenden Kontrolle einer Blutung ist die Anwendung von Druck mit dem Finger oder einem Mullkissen direkt über der Blutungsstelle. Während dies aufrechterhalten wird, übt ein Assistent digitalen Druck aus oder legt ein Tourniquet über das Hauptgefäß der Extremität auf der proximalen Seite der Blutungsstelle an. Eine nützliche *Notfall-Aderpresse* lässt sich improvisieren, indem man ein großes Taschentuch *in eine Krawatte faltet* und in der Falte einen Korken oder ein Stück Holz als Unterlage verwendet. Das handkerchiefPolster wird um die Extremität herum angelegt, wobei das Polster über der Hauptarterie liegt und die Enden an der lateralen Seite der Extremität verknotet werden. Mit einem starken Stück Holz wird das Taschentuch wie eine spanische Ankerwinde aufgezogen, bis ausreichend Druck ausgeübt wird, um die Blutung zu stoppen.

Wenn eine Blutung aus mehreren kleinen Gefäßen auftritt, kann deren Stillstand durch Anheben des blutenden Teils, insbesondere wenn es sich um ein Glied handelt, bewirkt werden. Dadurch wird die Durchblutungskraft gemindert und die Gerinnungsbildung begünstigt. Ebenso kann bei Wunden der Hand oder des Unterarms oder des Fußes oder Beins die Blutung gestillt werden, indem ein Polster in die Beugebeuge gelegt und die Gliedmaße am Ellenbogen bzw. Knie stark gebeugt wird.

Reactionary**Blutung.** – Reactionaryoder Zwischenblutung ist eigentlich ein Wiederauftreten einer primären Blutung. Wie der Name schon sagt, tritt sie während der Reaktionszeit auf, also innerhalb der ersten zwölf Stunden nach einer Operation oder Verletzung. Dies kann auf den Anstieg des Blutdrucks zurückzuführen sein, der mit der Reaktion einhergeht und Blutgerinnsel verdrängt, die sich in den Gefäßen gebildet haben, oder dass Gefäße bluten, die während der Operation nicht geblutet haben. zum Verrutschen einer Ligatur; oder zum Nachgeben eines stark beschädigten Teils der Gefäßwand. Im Hodensack führt die Erschlaffung des Dartos in den ersten Stunden nach der Operation gelegentlich zu reaktionären Blutungen.

In der Regel kommt es zu reaktionären Blutungen aus kleinen Gefäßen durch die Verdrängung von verschließenden Blutgerinnseln, und in vielen Fällen hört die Blutung auf, wenn die Verbände und getränkten Verbände entfernt werden. Ist dies nicht der Fall, reicht es in der Regel aus, die Blutgerinnsel zu entfernen und kräftigen Druck auszuüben, im Falle einer Gliedmaße diese anzuheben. Tritt die Blutung erneut auf, muss die Wunde erneut geöffnet und die blutenden Gefäße ligiert werden. Das Ausspülen der Wunde mit heißem, sterilisiertem Wasser (ca. 110 °F) und das feste Verschließen mit

Gaze ist häufig erfolgreich, um das Austreten von Kapillarnässen zu stoppen. Wenn die Blutung stärker ist, liegt sie meist daran, dass nach Operationen am Hals eine Ligatur aus einem großen Gefäß wie der äußeren Halsvene abgerutscht ist und die Wunde geöffnet und das Gefäß wieder gesichert werden muss. Die innere Gabe von Heroin oder Morphin, bei der der Patient ruhig gehalten wird, kann sich als nützlich erweisen, um das Wiederauftreten einer Blutung zu verhindern.

Sekundäre Blutung. —Der Begriff Sekundärblutung bezieht sich auf eine Blutung, deren Beginn verzögert ist und die auf eine pyogene Infektion des Gewebes um eine Arterie zurückzuführen ist. Der septische Prozess führt zu einer Erweichung und Erosion der Arterienwand, so dass diese unter dem Druck des enthaltenen Blutes nachgibt. Je nach Ausmaß der Erosion, der Größe der betroffenen Arterie und den Beziehungen der Erosion zum umgebenden Gewebe kann der Austritt tropfenweise oder als Blutschwall erfolgen. Wenn es sich um eine Komplikation einer Wunde handelt, gibt es zwischen dem Eintritt der Wunde und der ersten Blutung eine Zeitspanne – normalerweise eine Woche bis zehn Tage –, die für die Ausbreitung des septischen Prozesses auf die Arterienwand erforderlich ist die daraus resultierende Erosion seiner Mäntel. Wenn eine sekundäre Blutung unabhängig von einer Wunde auftritt, kommt es zu einem ähnlichen septischen Prozess, der die Arterienwand von außen angreift; Bei Halsschmerzen beispielsweise kann die Ablösung eines Belags die Wand einer Arterie beeinträchtigen und zu schweren, möglicherweise sogar tödlichen Blutungen führen. Der mechanische Druck eines Knochenfragments oder eines Gummidrainageschlauchs auf das Gefäß kann den septischen Prozess unterstützen und eine Erosion der Arterie verursachen. In der Zeit vor Listeria begünstigte die Seidenligatur um die Arterie ebenfalls die Veränderungen, die zu sekundären Blutungen führten, und es wurde oft die interessante Beobachtung gemacht, dass bei gut etablierter Kollateralzirkulation die Leckage auf der *distalen* Seite der Ligatur auftrat. Während es vorkommen kann, dass die anfängliche Blutung schnell tödlich endet, wenn beispielsweise die äußere Halsschlagader oder einer ihrer Zweige plötzlich nachgibt, kommt es durchaus häufig zu einer, zwei oder mehreren *Warnblutungen* , bevor es zu einer großflächigen Leckage kommt ist schnell tödlich.

Das *Erscheinungsbild der Wunde* in Fällen, die durch sekundäre Blutung kompliziert sind, ist nur insofern charakteristisch, als dass bei offensichtlicher Infektion keine Reaktion auftritt; Anstatt direkt zu eitern, gibt es wenig oder gar keinen Ausfluss und das umgebende Zellgewebe und die Gliedmaßen dahinter sind ödematös und bilden sich unter Druck.

Die *allgemeinen Symptome* einer septischen Vergiftung bei sekundären Blutungen variieren stark in ihrer Schwere: Sie können so gering sein, dass der allgemeine Gesundheitszustand kaum beeinträchtigt wird, und die Rekonvaleszenz nach einer Operation kann beispielsweise scheinbar normal sein, mit der Ausnahme, dass die Wunde nicht zufriedenstellend heilt . Beispielsweise erholt sich ein Patient gerade von einer Operation wie der Entfernung eines Epithelioms im Mund-, Rachen- oder Kehlkopfbereich und den dazugehörigen Lymphdrüsen im Nacken und kann wieder aufstehen und in seinem Zimmer herumlaufen, wenn plötzlich Ohne Vorwarnung und ohne ersichtlichen Grund strömt Blut aus dem Mund oder der unvollständig verheilten Wunde am Hals und führt innerhalb weniger Minuten zum Tod.

Andererseits kann es sich um eine schwere Vergiftung handeln, die mit ausgeprägter Blässe und fortschreitendem Kraftverlust einhergeht und selbst dann, wenn die Blutungsgefahr überwunden ist, tödlich enden kann. Die *Prognose* kann daher in Fällen sekundärer Blutungen niemals anders als unsicher und ungünstig sein; Die Gefahr eines Blutverlustes *an sich* ist geringer, wenn die betroffene Arterie durch chirurgische Maßnahmen kontrolliert werden kann.

Behandlung. - Die Behandlung sekundärer Blutungen umfasst die Anwendung lokaler Maßnahmen zur Blutstillung, die Anwendung allgemeiner Maßnahmen zur Bekämpfung der begleitenden Toxämie und, wenn der Blutverlust beträchtlich war, die Behandlung des blutleeren Zustands.

Lokale Maßnahmen zur Eindämmung der Blutung. —Das Auftreten selbst geringfügiger Blutungen aus einer septischen Wunde in der Nähe eines großen Blutgefäßes ist ernst zu nehmen; Normalerweise ist es notwendig , *die Wunde zu öffnen* , Gerinnsel und infiziertes Gewebe mit einem scharfen Löffel zu entfernen, die Wände der Höhle mit Eusol oder Wasserstoffperoxid zu desinfizieren und sie vorsichtig, aber nicht zu fest mit Gaze *zu verpacken* , die mit einem Antiseptikum wie z. B. imprägniert ist als „Bipp“, damit die Blutung mehrere Tage lang ungestört bleiben kann, wenn sie nicht erneut auftritt. Die Packung sollte nach Möglichkeit in tatsächlichen Kontakt mit der undichten Stelle im Gefäß gebracht und so angeordnet werden, dass sie oberhalb der Erosion Druck auf die Arterie ausübt. Anschließend werden die Verbände und der Verband angelegt, wobei sich die Extremität in einer Haltung befindet, die die Kraft des Stroms durch die Hauptschlagader verringert, z. B. Beugung des Ellenbogens bei Blutung aus dem tiefen Handflächenbogen. Weitere Maßnahmen zur Bekämpfung der lokalen Sepsis, wie beispielsweise die Spülmethode nach Carrel, können in Betracht gezogen werden.

Wenn die Wunde eine der Extremitäten betrifft, kann dies nützlich sein; und es vermittelt der Krankenschwester und möglicherweise auch dem Patienten Selbstvertrauen, wenn ein Petit-Aderpresse lose über der Wunde angelegt wird, die die Krankenschwester im Falle einer Blutung festziehen muss.

Unterbindung der Arterie. – Wenn die Blutung trotz der Wundversorgung erneut auftritt oder wenn sie von Anfang an schwerwiegend ist und bei Wiederholung wahrscheinlich kritisch wird, sollte eine Unterbindung der Arterie selbst oder des Rumpfes, aus dem sie entspringt, an einer ausgewählten, höher gelegenen Stelle erfolgen in Betracht gezogen werden. Dies ist am häufigsten bei Wunden der Extremitäten angezeigt.

Als Beispiele für die proximale Ligatur bei Sekundärblutungen können die Ligatur der Arteria hypogastricus bei Blutungen im Gesäß, der Arteria iliaca communis bei Blutungen im Oberschenkel, der Oberarmarterie im Oberarm bei Blutungen aus dem tiefen Handflächenbogen und die Ligatur der A. iliaca communis bei Blutungen im Oberschenkel genannt werden hintere Schienbeinkante hinter dem Innenknöchel bei Blutung aus der Fußsohle.

Die Amputation ist die letzte Möglichkeit und sollte entschieden werden, wenn die Blutung nach der proximalen Ligatur erneut auftritt oder wenn darauf eine Gangrän der Extremität folgt; Es sollte auch berücksichtigt werden, ob die Art der Wunde und die Virulenz der Sepsis allein die Entfernung der Gliedmaße rechtfertigen würden. Jeder Chirurg kann sich an Fälle erinnern, in denen eine rechtzeitige Amputation das Mittel zur Lebensrettung war.

Die *Bekämpfung der Toxämie* und die *Behandlung des blutleeren Zustandes* erfolgen nach den üblichen Grundsätzen.

Blutung toxischen Ursprungs. – Zu erwähnen sind auch Blutungen, die auf infektiösen oder toxischen Zuständen beruhen und bei denen keine grobe Schädigung der Gefäße festgestellt werden kann. Die Blutung tritt als Nässen auf, die vergleichsweise geringfügig und unbedeutend sein kann oder durch ihr Anhalten schwerwiegend werden kann. Sie gelangt in die oberflächlichen Hautschichten, über Schleimhäute und in die Substanz von Organen wie der Bauchspeicheldrüse. Blutungen aus Magen und Darm, begleitet von einer braunen oder schwarzen Verfärbung des Erbrochenen und des Stuhls, sind eines der bekanntesten Beispiele: Sie treten nicht selten bei infektiösen Erkrankungen auf, die ihren Ursprung im Blinddarm, Darm, der Gallenblase, und andere Bauchorgane. Blutungen aus der Magenschleimhaut nach Bauchoperationen – offenbar ebenfalls toxisch bedingt und nicht operativ – führen zur sogenannten *postoperativen Hämatemesis* .

Konstitutionelle Auswirkungen von Blutungen. – Die Schwere der Blutungssymptome hängt sowohl von der Geschwindigkeit der Blutung als auch von der Menge des verlorenen Blutes ab. Der plötzliche Verlust einer großen Menge, sei es aus einer offenen Wunde oder in eine seröse Höhle – zum Beispiel nach einem Leber- oder Milzriss – geht mit einer ausgeprägten Blässe der Körperoberfläche und einer Kälte der Haut, insbesondere der Haut, einher Gesicht, Füße und Hände. Die Haut ist feucht von kaltem, klammem Schweiß und auf der Stirn bilden sich Schweißperlen. Der Puls wird schwach, weich und schnell, der Patient ist stumpf und lustlos und klagt über extremen Durst. Die Temperatur liegt normalerweise unter dem Normalwert; und die Atmung ist schnell, flach und seufzt. Anormale visuelle Empfindungen in Form von Lichtblitzen oder Flecken vor den Augen; Oft wird auch über Rauschen, Summen oder Klingeln in den Ohren geklagt.

Im Extremfall kommt es zu Phänomenen, die treffend als „Lufthunger" beschrieben werden. Aufgrund der geringen Blutmenge, die durch den Körper zirkuliert, und des verminderten Hämoglobingehalts des Blutes sind die Gewebe nicht ausreichend mit Sauerstoff versorgt, und der Patient wird extrem unruhig, schnappt nach Luft, wirft ständig seine Arme hin und her und entblößt seine Brust vergeblicher Versuch, freier zu atmen. Schwäche und Schwindel sind ausgeprägte Merkmale. Die verminderte Sauerstoffversorgung des Gehirns und der Muskeln führt zu Muskelzuckungen und manchmal auch zu Krämpfen. Schließlich weiten sich die Pupillen, die Schließmuskeln entspannen sich und der Tod tritt ein.

Kleine Kinder vertragen den Blutverlust schlecht, erholen sich aber schnell wieder, da die Blutregeneration schnell erfolgt. Auch bei alten Menschen, besonders wenn sie dick sind, ist der Blutverlust schwer zu ertragen und die Beschwerden dauern länger an. Frauen vertragen den Blutverlust im Allgemeinen besser als Männer und bei ihnen wird das Blut schneller neu gebildet. Wenige Stunden nach einer schweren Blutung kommt es meist zu einer Leukozytose von 15.000 bis 30.000.

Behandlung des unblutigen Zustands. —Der Patient sollte in einen warmen, gut belüfteten Raum gebracht und das Fußende des Bettes erhöht werden. Herzstimulanzien wie Strychnin oder Alkohol müssen mit Bedacht verabreicht werden, wobei eine Überstimulation vermieden werden muss. Die Inhalation von Sauerstoff hat sich als hilfreich erwiesen, um die dringenden Symptome einer Atemnot zu lindern.

Das Blut kann aus den Gliedmaßen in die Gefäße des Rumpfes entleert werden, wo es am dringendsten benötigt wird, indem man sie einige Minuten lang senkrecht an die Luft hält und dann von der Peripherie aus einen festen elastischen Verband über eine Schicht Watte legt Richtung Kofferraum.

Einführung von Flüssigkeiten in den Kreislauf. – Die wertvollste Maßnahme zur Aufrechterhaltung des Kreislaufs ist jedoch die Bluttransfusion (*Op. Surg.* , S. 37). Wenn dies nicht sofort möglich ist, kann die Einführung von ein bis drei Pints Salzlösung physiological(ein Teelöffel Kochsalz auf einen Pint Wasser) in eine Vene oder eine 6-prozentige Lösung erfolgen. Eine Lösung aus Akaziengummi ist ein nützliches Hilfsmittel. Die Lösung wird durch Kochen sterilisiert und auf eine Temperatur von etwa 105° F abgekühlt. Die

Zugabe von 5 bis 10 Minim Adrenalinlösung (1 zu 1000) ist vorteilhaft bei der Erhöhung des Blutdrucks (*Op. Surg.* , S. 565).).

Wenn die intravenöse Methode nicht verfügbar ist, sollten ein oder zwei Liter Kochsalzlösung mit Adrenalin mithilfe eines langen Gummischlauchs und eines Füllers langsam in das Rektum eingeführt werden. Zufriedenstellende, wenn auch weniger schnell erzielte Ergebnisse ergeben sich nach dem Einbringen von Kochsalzlösung in das Zellgewebe, beispielsweise unter der Brust, in der Achselhöhle oder unter der Rückenhaut.

Wenn der Patient über den Mund aufgenommene Flüssigkeiten – etwa heißen Kaffee, Gerstenwasser oder Sodawasser – zurückhalten kann, sollten diese frei gegeben werden, es sei denn, die Verletzung erfordert eine operative Behandlung unter Vollnarkose.

Eine Bluttransfusion ist *vor einer Operation am wertvollsten* bei Patienten, die infolge einer Blutung aus Magen- und Zwölffingerdarmgeschwüren blutleer sind, sowie bei Blutenden.

HÄMOPHILIE

Der Begriff Hämophilie wird für eine Erbkrankheit verwendet, die den Patienten selbst bei geringfügigsten Verletzungen anfällig für schwere Blutungen macht; und die darin enthaltenen Personen werden im Volksmund „Bluter" genannt.

Die Ursache der Krankheit und ihre wahre Natur sind bisher unbekannt. Es gibt keinen Beweis für einen strukturellen Defekt in den Blutgefäßen, und abgesehen von der Tatsache, dass die Anzahl der Blutplättchen abnimmt, wurde auch nicht nachgewiesen, dass es zu einer Veränderung der Blutzusammensetzung kommt.

Die Erkrankung ist in einem ausgeprägten Ausmaß erblich bedingt, wobei alle Zweige einer betroffenen Familie leiden können. Charakteristisch ist darüber hinaus die Art der Übertragung auf Individuen: Nur die männlichen Stammesmitglieder leiden unter der Zuneigung in ihrer typischen Form, während die Tendenz über die weibliche Linie übertragen wird. So vererben die Töchter eines blutenden Vaters die Neigung, obwohl sie selbst nicht an der Krankheit leiden, an ihre männlichen Nachkommen. Die Söhne hingegen leiden weder selbst noch übertragen sie die Krankheit auf ihre Kinder (Abb. 64). Die weiblichen Mitglieder eines hämophilen Stammes sind oft sehr produktiv, und in ihren Familien überwiegen normalerweise Töchter.

ABB. 64. – Stammbaum einer hämophilen Familie.
[Größeres Bild]

Die Krankheit tritt bei ansonsten gesunden Jungen auf und manifestiert sich meist in den ersten Lebensjahren. In seltenen Fällen kommt es bei der Abtrennung der Nabelschnur zu starken Blutungen. In der Regel ist der erste Hinweis das Auftreten einer lang anhaltenden und unkontrollierbaren Blutung aufgrund einer vergleichsweise leichten Verletzung, wie zum Beispiel dem Kratzen einer Nadel, der Entfernung eines Zahns oder nach einer Beschneidungsoperation. Das Blut sickert langsam aus den Kapillaren; Zuerst scheint es normal zu sein, aber nachdem es einige Tage, vielleicht auch Wochen, fließt, wird es blass, dünn und wässrig und neigt immer weniger zur Gerinnung.

Weibliche Mitglieder von Hämophilie-Familien neigen manchmal zu übermäßiger Blutung, aber sie zeigen selten die charakteristischen Merkmale, die man bei den männlichen Mitgliedern findet.

Manchmal erfolgt die Blutung scheinbar spontan aus dem Zahnfleisch, der Nasen- oder der Darmschleimhaut. In anderen Fällen erfolgt die Blutung in das Zellgewebe unter der Haut oder Schleimhaut und führt zu großflächigen Ekchymosen und Verfärbungen. Eine der häufigsten Manifestationen der Krankheit ist das Auftreten von Blutungen in die Hohlräume der großen Gelenke, insbesondere des Knies, des Ellenbogens oder der Hüfte. Der Patient leidet wiederholt unter solchen Blutungen, wobei die entscheidende Verletzung oft so gering ist, dass sie unbemerkt bleibt.

Es gibt Hinweise darauf, dass die Blutungsneigung zu bestimmten Zeiten größer ist als zu anderen – in einigen Fällen zeigt sie fast einen zyklischen Charakter –, obwohl nichts über die Ursache der Variation bekannt ist.

Nach einer schweren Blutung in das Zellgewebe oder in ein Gelenk wird der Patient blass und anämisch, die Temperatur kann auf 102 bis 103 °F ansteigen, der Puls wird klein und schnell und manchmal entwickeln sich hämische Geräusche über dem Herzen und dem Körper große Arterien. Die Schwellung ist angespannt, schwankend und heiß und es treten erhebliche Schmerzen und Druckempfindlichkeit auf.

In Ausnahmefällen bilden sich über dem Ergussherd Blasen oder die Haut kann sich sogar ablösen, so dass die klinischen Symptome denen eines akuten eitrigen Zustands sehr nahe kommen können. Wenn sich die Haut ablöst, bildet sich ein Geschwür mit einem veränderten Blutgerinnsel im Boden, wie man es bei Skorbut sieht, und es gibt bemerkenswerterweise keinerlei Heilungsversuche.

Die akuten Symptome klingen allmählich ab und das Blut wird langsam absorbiert, wobei die Verfärbung der Haut die gleichen Veränderungen durchläuft, die nach einem gewöhnlichen Bluterguss auftreten. Die Symptome des blutleeren Zustands treten bei den Patienten selten auf und das Blut regeneriert sich schnell.

Die *Diagnose* ist einfach, wenn der Patient oder seine Freunde sich der Neigung zur Blutung in der Familie bewusst sind und den Arzt darüber informieren. Sie reagieren jedoch häufig sensibel und zurückhaltend auf diese Tatsache und können sie möglicherweise erst nach eingehender Untersuchung ermitteln. Aus der Anamnese lassen sich Skorbut und Purpura meist leicht ausschließen. Wiederholte Blutungen in ein Gelenk können zu Erscheinungen führen, die denen einer Tuberkuloseerkrankung sehr nahe kommen. Kürzlich erfolgte Blutungen in das Zellgewebe weisen häufig klinische Merkmale auf, die denen einer akuten Cellulitis oder Osteomyelitis sehr ähneln. Eine sorgfältige Untersuchung kann jedoch Ekchymosen an anderen Körperstellen aufdecken, die einen Hinweis auf die Art der Erkrankung geben und die katastrophalen Folgen verhindern können, die nach einem Schnitt auftreten können.

Diese Patienten erliegen in der Regel früher oder später einer Blutung, obwohl sie oft mehrere schwere Anfälle überleben. Ab dem mittleren Lebensalter scheint die Blutungsneigung nachzulassen.

Behandlung. – In der Regel sind die gewöhnlichen Mittel zur Blutstillung von geringem Nutzen. Von den zahlreichen vorgeschlagenen Mitteln können die folgenden erwähnt werden: Das Auftragen von Gaze, getränkt in einer 1:1000-Lösung Adrenalin, auf die Blutungsstelle; längeres Einatmen von Sauerstoff; Einfrieren des Teils mit einem Spray aus Ethylchlorid; eine oder mehrere subkutane Injektionen von Gelatine – 5 Unzen einer 2½-prozentigen Lösung. Lösung von weißer Gelatine in normaler Salzlösung wird bei einer Temperatur von etwa 100° F eingespritzt; die Injektion von

Hypophysenextrakt. Die Anwendung eines mit dem Blut einer normalen Person getränkten Mullkompressens kann manchmal die Blutung stoppen.

Um Blutungen bei Hämophilen vorzubeugen, haben sich intravenöse oder subkutane Injektionen von frischem Blutserum, das dem Menschen, dem Schaf, dem Hund oder dem Pferd entnommen wurde, als nützlich erwiesen. Wenn kein frisches Serum verfügbar ist, können antidiphtherisches oder antitetanisches Serum oder handelsübliche Präparate wie Hämoplastin eingesetzt werden. Wir haben bei hämophilen Probanden den Blinddarm entfernt und durch den Oberschenkel amputiert, ohne dass es zu einem übermäßigen Blutverlust kam, nachdem über einen Zeitraum von mehreren Wochen frisches Schafsserum über den Mund verabreicht wurde.

Chlorid und Lactat von Calcium sowie Extrakt aus der Thymusdrüse wurden verwendet, um die Gerinnungsfähigkeit des Blutes zu erhöhen. Der Patient sollte große Mengen Milch trinken, was auch die Gerinnungsfähigkeit des Blutes erhöht. Monro hat bemerkenswerte Ergebnisse bei der subkutanen Injektion von Emetinhydrochlorid in ½-Korn-Dosen beobachtet.

THROMBOSE UND EMBOLIE

Die als Thrombose und Embolie bekannten Prozesse sind so eng mit den Erkrankungen der Blutgefäße verbunden, dass es zweckmäßig ist, diese Begriffe zunächst zu definieren.

Thrombose. —Der Begriff *Thrombus* wird für ein Blutgerinnsel verwendet, das sich im Inneren des Herzens oder eines Blutgefäßes bildet. Der Vorgang, durch den sich ein solches Gerinnsel bildet, wird als *Thrombose bezeichnet* . Es scheint, dass eine Verlangsamung oder Stagnation des Blutstroms und eine Beeinträchtigung der Integrität der Auskleidungsmembran der Gefäßwand die wichtigsten Faktoren für die Bildung des Gerinnsels sind. Auch Veränderungen im Blut selbst, wie sie beispielsweise bei bestimmten Toxämien auftreten, begünstigen die Gerinnung. Wenn sich der Thrombus langsam bildet, besteht er aus weißen Blutkörperchen mit einem geringen Anteil an Fibrin und hat durch die Ablagerung in aufeinanderfolgenden Schichten im Schnitt ein deutlich laminiertes Aussehen. Es ist als *weißer Thrombus* oder laminiertes Gerinnsel bekannt und kommt häufig im Sack eines Aneurysmas vor (Abb. 72). Wenn sich das Blut schnell in einem Gefäß bildet, in dem das Blut fast stagniert – wie zum Beispiel in einer ausgesackten Krampfader –, gerinnt es *massenhaft* , und das Gerinnsel besteht aus allen Blutbestandteilen und bildet einen *roten Thrombus* (Abb. 66). Manchmal ist der Thrombus *gemischt* – ein roter Thrombus lagert sich auf einem weißen ab, er kann in abwechselnden Schichten vorliegen.

Im aseptischen Zustand kann sich ein Thrombus lösen und als Embolus in den Blutkreislauf gelangen. es kann organisiert werden; oder es kann degenerieren und verkalken. Gelegentlich verkalkt ein kleiner Thrombus, der sich hinter einer Klappe in einer Krampfader oder am Ende einer erweiterten Vene befindet – zum Beispiel in einem Haufen – und wird dann als *Phlebolith* bezeichnet ; es erzeugt einen Schatten mit den Röntgenstrahlen.

Bei einer Infektion mit pyogenen Bakterien wandelt sich der Thrombus in Eiter um und es bildet sich ein lokaler Abszess; oder Teile des Thrombus können als Emboli im Kreislauf in entfernte Teile transportiert werden, wo sie sekundäre Eiterungsherde – pyämische Abszesse – hervorrufen.

Embolie. —Der Begriff *Embolus* wird auf jeden Körper angewendet, der im Kreislauf mitgeführt wird und schließlich in einem Blutgefäß eingeklemmt wird. Dieses Ereignis wird als *Embolie* bezeichnet . Die häufigsten Embolusformen sind Anteile von Thromben oder fibrinösen Bildungen an den Herzklappen, wobei letztere meist mit Mikroorganismen infiziert sind.

Wie bereits beschrieben, spielt die Embolie eine wichtige Rolle bei der Bestimmung einer Gangränform. Infektiöse Emboli sind die direkte Ursache der sekundären Abszesse, die bei Pyämie auftreten; und sie sind manchmal für die Bildung von Aneurysmen verantwortlich.

Auch Anteile bösartiger Tumoren können Embolien bilden, deren Einklemmung in den Gefäßen zur Entwicklung sekundärer Wucherungen in entfernten Körperteilen führen kann.

Fett- und Luftembolien wurden bereits erwähnt.

ARTERIITIS

Pyogen. – Eine nicht eitrige Entzündung der Arterienhülle kann die Gefäßwand so erweichen, dass es zu einer Erweiterung des Aneurysmas kommt. Dies ist bei Kindern keine Seltenheit und erklärt das Auftreten von Aneurysmen bei jungen Menschen.

Bei der Eiterung löst sich die Gefäßwand auf und gibt nach, was zu einer Sekundärblutung führt. Wenn das Gefäß in eine Abszesshöhle einreißt, kann es beim Platzen oder Öffnen des Abszesses zu gefährlichen Blutungen kommen.

Syphilitisch. – Die mit der Syphilis einhergehende Entzündung führt zu einer Verdickung der Tunica intima, wodurch das Gefäßlumen verengt oder sogar verödet wird – *Endarteriitis obliterans* . Das mittlere Fell fällt meist aus, aber die Tunica externa ist im Allgemeinen verdickt. Diese Veränderungen führen zu schwerwiegenden Störungen der Ernährung der von den betroffenen Arterien versorgten Teile. Bei großen Stämmen kann es durch die

Verringerung der Elastizität der Gefäßwand zur Bildung von Aneurysmen kommen.

tuberkulösen Läsionen treten manchmal Veränderungen in den Arterienwänden auf, die denen der syphilitischen Arteriitis sehr ähneln .

Arteriosklerose oder **chronische Arteriitis** . – Diese Begriffe werden auf bestimmte Veränderungen angewendet, die zu einer Verengung des Lumens und einem Verlust der Elastizität der Arterien führen. Die Erkrankung kann das gesamte Gefäßsystem betreffen oder auf bestimmte Bereiche beschränkt sein. In den kleineren Arterien kommt es zu einer mehr oder weniger gleichmäßigen Verdickung der Tunica intima durch Proliferation des Endothels und Zunahme des Bindegewebes in der elastischen Lamina – eine Form der obliterativen Endarteriitis. Die Verengung der Gefäße kann ausreichen, um Gangrän in den Extremitäten festzustellen. Im Laufe der Zeit kommt es vor allem in den größeren Arterien zu einer Degeneration dieses neuen Gewebes, die zunächst fettiger Natur ist, dann aber in Richtung Verkalkung fortschreitet, woraufhin es zur Ablagerung von Kalksalzen im jungen Bindegewebe und zur Neubildung kommt Kalkplatten oder -ringe über einen beträchtlichen Bereich der Gefäßwand. Für diese Phase des Prozesses wird der Begriff *Atherom* verwendet. Das Endothel über diesen Platten verschwindet oft und lässt sie dem Blutstrom ausgesetzt.

Veränderungen ähnlicher Art treten manchmal in der Mittelschicht auf, wobei sich die Kalksalze in konzentrischen Ringen zwischen den Muskelfasern ablagern.

ABB. 65. – Röntgenbild, das die kalkhaltige Degeneration (Atherom) der Arterien zeigt.

Die Hauptursache der Arteriosklerose ist nicht genau bekannt, aber ihr nahezu ständiges Auftreten in mehr oder weniger starkem Ausmaß bei älteren Menschen lässt vermuten, dass es sich um eine senile Degeneration handelt. Es wird durch alles begünstigt, was die Gefäßwände übermäßig belastet, wie zum Beispiel schwere Muskelarbeit; durch chronischen Alkoholismus und Syphilis; oder durch solche allgemeinen Krankheiten, die dazu neigen, den Blutdruck zu erhöhen – zum Beispiel chronische Bright-Krankheit oder Gicht. Sie kommt bei Männern häufiger und schwerer vor als bei Frauen.

Atheromatöse Degeneration tritt am häufigsten in den großen Arterienstämmen auf, und die Veränderungen sind am deutlichsten am Bogen der Aorta, gegenüber den Gelenkbeugen, an den Mündungen großer

Arterienäste und an Stellen, an denen das Gefäß mit Knochen in Kontakt steht. Das Vorhandensein erkrankter Stellen in der Wand einer Arterie verringert deren Elastizität und begünstigt die Erweiterung des Aneurysmas. Ein solches Gefäß kann auch durch äußere Gewalteinwirkung platzen und so zu einem traumatischen Aneurysma führen. Wenn durch Zerstörung des Endothels Kalkplatten im Lumen des Gefäßes freigelegt werden, kann es zu Thrombosen kommen, was die Entstehung einer Embolie begünstigt. Arteriosklerose stört auch den natürlichen Blutstillstand und macht die Gefäße brüchig, wodurch es schwierig wird, sie durch eine Ligatur zu sichern. In fortgeschrittenen Fällen können die zugänglichen Arterien – wie die radiale, die temporale oder die femorale – als feste, gewundene Stränge empfunden werden, die manchmal so hart sind, dass sie treffend mit „Röhrenstielen“ verglichen werden. Der Puls ist kleiner und weniger komprimierbar als normal und das Gefäß bewegt sich bei jeder Pulsation körperlich. Es muss jedoch berücksichtigt werden, dass der Zustand der Arteria radialis möglicherweise keinen Rückschluss auf den Zustand der größeren Arterien bietet. Verkalkte Arterien sind im Skiagramm leicht zu erkennen (Abb. 65).

Wir haben bei älteren Frauen eine chronische Form der arteriellen Degeneration beobachtet, die vor allem die großen Gefäße an der Halswurzel befällt, bei denen die Arterie deutlich verengt und erweitert und so brüchig ist, dass die Wand leicht reißt, wenn sie mit einer Arterie erfasst wird. Zangen, was eine Unterbindung des Gefäßes auf herkömmliche Weise nahezu unmöglich macht. Matas schlägt vor, die Gefäßwand mit Einzelknopfnähten, die die Intima nicht durchdringen, einzufalten und sie mit einem Streifen Peritoneum oder Omentum zu umwickeln.

Die schwerste Form der arteriellen *Thrombose* tritt *in der Bauchschlagader auf* und geht mit heftigen Schmerzen in den unteren Gliedmaßen einher, die rasch von Lähmungen und Kreislaufstillstand gefolgt werden.

THROMBOPHLEBITIS UND THROMBOSE IN VENEN

Thrombosen treten in Venen häufiger auf als in Arterien, da in Venen aufgrund der Bedingungen des venösen Kreislaufs eine Verlangsamung des Blutstroms und eine Reizung des Endothels der Gefäßwand leichter hervorgerufen werden können.

Eine Venenthrombose kann aus rein mechanischen Gründen entstehen, beispielsweise wenn die Wand einer Vene eingeschnitten oder das Gefäß unterbunden wird oder wenn es durch ein gebrochenes Knochenfragment oder auch durch einen Verband gequetscht oder gequetscht wird fest aufgetragen. Unter diesen Bedingungen thrombosishandelt es sich im

Wesentlichen um einen reparativen Prozess, der bereits im Zusammenhang mit der Reparatur von Blutgefäßen betrachtet wurde.

In anderen Fällen geht eine Thrombose mit bestimmten konstitutionellen Erkrankungen einher – zum Beispiel mit Gicht; Das Endothel der Venen erfährt Veränderungen – möglicherweise als Folge einer Reizung durch abnormale Bestandteile im Blut – die die Bildung von Thromben begünstigen.

Unter diesen verschiedenen Bedingungen ist die Bildung eines Thrombus nicht unbedingt associatedauf die Wirkung von Bakterien zurückzuführen, obwohl dieser zusätzliche Faktor bei jedem von ihnen vorhanden sein kann.

Die häufigste Ursache einer Venenthrombose ist jedoch eine Entzündung der Venenwand – eine Venenentzündung.

Phlebitis. – Es gibt verschiedene Formen von Venenentzündungen, die jedoch aus praktischen Gründen in zwei Gruppen eingeteilt werden können – eine, bei der eine Tendenz zur Bildung eines Thrombus besteht, und eine, bei der eine Tendenz zur Bildung eines Thrombus besteht; die andere, bei der das infektiöse Element vorherrscht.

Bei chirurgischen Patienten tritt die *thrombotische Form* fast ausnahmslos in der unteren Extremität auf und tritt meist bei Patienten auf, die geschwächt und anämisch sind und über längere Zeiträume ans Bett gefesselt sind – zum Beispiel während der Behandlung von Beinfrakturen oder Becken oder nach Operationen wie Herniotomie, Prostatektomie oder Appendektomie.

Klinische Merkmale. – Das typischste Beispiel für diese Form der Venenentzündung ist die, die so häufig in der Vena saphena magna vorkommt, besonders wenn es sich um Krampfadern handelt. Der Beginn des Anfalls wird durch einen plötzlichen Schmerz in der unteren Extremität angezeigt – manchmal unterhalb, manchmal oberhalb des Knies. Dieser anfängliche Schmerz kann mit Frösteln oder sogar einem Schüttelfrost einhergehen und die Temperatur steigt meist um ein bis zwei Grad. Entlang der betroffenen Vene kommt es zu Schwellungen und Druckempfindlichkeit, und die Haut darüber hat eine mattrote oder violette Farbe. Die geschwollene Vene kann als fester Strang mit wulstartigen Erweiterungen an der Position der Klappen ertastet werden. Der Patient verspürt ein Gefühl von Steifheit und Enge im gesamten Glied. Es kommt häufig zu Ödemen an Bein und Fuß, insbesondere wenn sich die Gliedmaße in der abhängigen Stellung befindet. Die akuten Symptome klingen innerhalb weniger Tage ab, die Schwellung und Empfindlichkeit der Vene sowie das Ödem der Extremität können jedoch viele Wochen anhalten.

Wenn die tiefen Venen – Becken-, Oberschenkel- und Knievenen – betroffen sind, kommt es zu einer starken Schwellung der gesamten

Extremität, die eine feste, fast „hölzerne" Konsistenz und eine blassweiße
Farbe hat; Das Ödem kann so groß sein, dass die betroffene Vene erst dann
ertastet werden kann, wenn die Schwellung abgeklungen ist. Dies tritt am
häufigsten bei Frauen im Wochenbett auf und wird als *Phlegmasia alba dolens*
bezeichnet .

Behandlung. – Der Patient muss in absoluter Ruhe gelagert werden, wobei das
Fußende des Bettes auf 10 oder 12 Zoll hohen Blöcken angehoben und das
Glied durch Sandsäcke oder Schienen ruhig gestellt werden muss. Es ist
notwendig, die Handhabung der Teile zu vermeiden, damit sich das
Gerinnsel nicht verdrängt und es zu einer Embolie kommt. Um häufige
Bewegungen der Gliedmaße zu vermeiden, sollten die notwendigen
Verbände nicht durch einen Rollverband, sondern durch einen
mehrschwänzigen Verband in Position gehalten werden.

Zur Schmerzlinderung sollten warme Salben oder Blei- und Opiumlotion
aufgetragen werden. Später können Ichthyol-Glycerin oder Glycerin und
Belladonna ersetzt werden.

Wenn nach Ablauf von drei Wochen die Gefahr einer Embolie vorüber ist,
können Spülungen und sanfte Massagen eingesetzt werden, um das Ödem
zu beseitigen. und wenn der Patient aufsteht, sollte er einen stützenden
elastischen Verband tragen.

Die *infektiöse* Form beginnt meist als Periphlebitis, die im Zusammenhang
mit einem Infektionsherd in den angrenzenden Geweben entsteht. Durch
die Eiterung werden Elemente der Gefäßwand zerstört, der Thrombus in
seinem Lumen infiziert sich mit pyogenen Bakterien und erweicht.

Der Verschluss der Vena cava inferior als Folge einer infektiösen Thrombose ist
eine bekannte Erkrankung. Die Thrombose erstreckt sich von einigen ihrer
Nebenflüsse in den Hauptstamm, entweder von den darunter liegenden
Oberschenkel- oder Beckenvenen oder von den darüber liegenden
Lebervenen.

Teile des erweichten Thrombus können sich ablösen und in den
zirkulierenden Blutkreislauf gelangen, wo sie als Emboli transportiert
werden. Diese können sich in entfernten Teilen festsetzen und zu
sekundären Eiterungsherden – pyämischen Abszessen – führen.

Klinische Merkmale. —— Eine infektiöse Venenentzündung tritt am häufigsten
im Sinus transversus als Folge einer chronischen Eiterung im Antrum
mastoideum und im Mittelohr auf. Es tritt auch in Bezug auf die peripheren
Venen auf, aber dort kann es selten als separate Einheit erkannt werden, da
es mit dem allgemeinen Infektionsprozess verschmilzt, aus dem es stammt.
Auf ihr Auftreten kann geschlossen werden, wenn es im Verlauf einer
eitrigen Läsion zu einem plötzlichen Temperaturanstieg mit Schmerzen,

Rötung und Schwellung entlang der Linie eines Venenstamms und einem sich schnell entwickelnden Ödem der Extremität mit Lochfraß im Venenstamm kommt Haut auf Druck. In seltenen Fällen bildet sich ein lokalisierter Abszess in der Vene, der zur Oberfläche zeigt.

Behandlung. —Die Aufmerksamkeit muss auf den Zustand gerichtet werden, mit dem die Venenentzündung verbunden ist. Eine Unterbindung der Vene auf der Herzseite des Thrombus zur Verhinderung einer Embolie ist in den peripheren Venen selten möglich, obwohl, wie später noch ausgeführt wird, bei einer Venenentzündung des Sinus transversus die Vena jugularis mit diesem Objekt unterbunden wird .

VARIX – KRAMPFADERN

Der Begriff Varix wird auf einen Zustand angewendet, bei dem die Struktur der Venen so verändert ist, dass sie dauerhaft erweitert bleiben und gleichzeitig verlängert und gewunden sind. Es gibt zwei Arten: eine, bei der die Erweiterung einer großen oberflächlichen Vene und ihrer Nebenflüsse das offensichtlichste Merkmal ist; die andere, bei der sich an einem oder mehreren Punkten im Verlauf einer Vene Bündel erweiterter und gewundener Gefäße entwickeln, ein Zustand, für den Virchow den Begriff *Angioma racemosum venosum verwendete* . Die beiden Arten können in Kombination auftreten.

Jede Vene im Körper kann zu Krampfadern werden, die Erkrankung ist jedoch selten, außer in den Venen der unteren Extremität, in den Venen des Samenstrangs (Varikozele) und in den Venen des Analkanals (Hämorrhoiden).

Es handelt sich hierbei um Krampfadern, wie sie in den Venen der unteren Extremität auftreten.

Ätiologie. — Über die wesentliche Ursache der Krampfadern bestehen erhebliche Meinungsverschiedenheiten. Die Beweislast spricht für die Ansicht, dass, wenn die Dilatation das vorherrschende Element ist, sie auf einen angeborenen Mangel an Anzahl, Größe und Stärke der Klappen der betroffenen Venen sowie auf eine inhärente Schwäche der Gefäßwände zurückzuführen ist . Das *Angioma racemosum venosum* ist wahrscheinlich ebenfalls auf eine angeborene Veränderung der Gefäßstruktur zurückzuführen und steht im Zusammenhang mit Tumoren der Blutgefäße. Die Ansicht, dass Varizen angeborenen Ursprungs sind, wie sie erstmals von Virchow vertreten wurde, wird durch die Tatsache gestützt, dass die Erkrankung in einem großen Teil der Fälle erblich bedingt ist; Es können nicht nur mehrere Mitglieder derselben Familie in aufeinanderfolgenden Generationen an Krampfadern leiden, sondern es wird häufig auch festgestellt, dass bei allen die gleiche Vene oder derselbe Venenabschnitt betroffen ist. Auch das häufige Auftreten von Krampfadern im Jugendalter ist ein Hinweis auf ihre angeborene Entstehung.

In den meisten Fällen treten die mit Varizen verbundenen klinischen Phänomene erst auf, wenn ein aufregender Faktor ins Spiel kommt. Die häufigste Ursache für Reizungen ist ein erhöhter Druck in den Venen, der auf verschiedene Weise hervorgerufen werden kann. Bei bestimmten Erkrankungen des Herzens, der Lunge und der Leber kann beispielsweise der Venendruck so erhöht sein, dass es zu einer lokalen Erweiterung der angeboren schwachen Venen kommt. Der direkte Druck eines Tumors oder des schwangeren Uterus auf die großen Venenstämme im Becken kann den Fluss so behindern, dass die Venen der unteren Extremität sich ausdehnen. Bei Frauen kommt es häufig vor, dass die Anzeichen einer Krampfader auf eine vorangegangene Schwangerschaft zurückzuführen sind. Die Bedeutung des Tragens enger Strumpfhalter als Faktor bei der Entstehung von Krampfadern wurde übertrieben, obwohl zugegeben werden muss, dass diese Praxis darauf abzielt, den Zustand zu verschlimmern, wenn er erst einmal auftritt. Es wurde experimentell nachgewiesen, dass der Rückwärtsdruck in den Venen durch Anstrengung stark erhöht werden kann, eine Tatsache, die hilft, die Häufigkeit zu erklären, mit der Krampfadern in den unteren Gliedmaßen von Sportlern und Personen auftreten, deren Beruf wiederholte und heftige Muskelanstrengungen erfordert. Darüber hinaus gibt es Grund zu der Annahme, dass eine plötzliche Belastung durch den Bruch der Klappen und damit deren Funktionsunfähigkeit unabhängig von einem angeborenen Defekt eine Krampfaderbildung hervorrufen kann. Längeres Stehen oder Gehen, bei dem die Schwerkraft auf die Blutsäule in den Venen der unteren Gliedmaßen einwirkt, ist ebenfalls ein wichtiger Faktor bei der Entstehung von Krampfadern.

Eine Thrombose der tiefen Venen – zum Beispiel im Bein – kann zu einer deutlichen Erweiterung der oberflächlichen Venen führen, indem sie ihnen mehr Arbeit auferlegt. Dabei handelt es sich eher um eine kompensatorische Hypertrophie der oberflächlichen Gefäße als um eine echte Varix.

Krankhafte Anatomie. – In der unteren Extremität betrifft die Krampfader am häufigsten die Gefäße des großen Saphena-Systems; seltener diejenigen des kleinen Saphena-Systems. Manchmal sind beide Systeme beteiligt, und zwischen beiden können sich große Kommunikationszweige entwickeln.

Die wesentliche Schädigung ist das Fehlen oder Defizit der Klappen, so dass diese nicht mehr funktionieren und die Blutsäule, die auf ihnen lastet, nicht unterstützen können. Normalerweise sind die Klappen in den Vena femoralis und iliaca sowie in der Vena cava inferior unvollständig entwickelt, so dass in der aufrechten Haltung die große Saphena einen großen Teil des Rückwärtsdrucks der venösen Blutsäule erhält.

Die gesamte Länge der Vene kann betroffen sein, in der Regel beschränkt sich die Erkrankung jedoch auf einen oder mehrere Abschnitte, die nicht nur erweitert, sondern auch in der Länge vergrößert sind, so dass sie sich verwickeln. Die benachbarten Schleifen der gewundenen Vene sind oft durch faseriges Gewebe miteinander verbunden. Alle Häutchen sind verdickt, hauptsächlich durch eine vermehrte Entwicklung von Bindegewebe, und in einigen Fällen treten Veränderungen auf, die denen einer Arteriosklerose ähneln. Die Wände von Krampfadern sind oft äußerst brüchig. In einigen Fällen ist die Verdickung gleichmäßig, in anderen Fällen unregelmäßig, so dass hier und da dünnwandige Säcke oder Beutel aus der Seite der Vene herausragen. Diese Beutel variieren in der Größe von einer Bohne bis hin zu einem Hühnerei, wobei die größeren Formen als *Venenzysten bezeichnet werden* und am häufigsten im Bereich der Saphena-Öffnung und der Öffnung in der Kniekehlenfaszie anzutreffen sind. Da solche Beutel einer Verletzung ausgesetzt sind, sind sie häufig der Ausgangspunkt für Thrombosen (Abb. 66).

ABB. 66. – Thrombose in der gewundenen und ausgehöhlten großen Saphena-Vene, im Längsschnitt.

Klinische Merkmale. —Varix tritt am häufigsten zwischen der Pubertät und dem 30. Lebensjahr auf und scheint bei beiden Geschlechtern etwa gleichermaßen zu leiden.

Das Ausmaß der Beschwerden steht in keinem direkten Zusammenhang mit dem Ausmaß der Krampfaderbildung. Es hängt vielmehr vom Grad des Drucks in den Venen ab, wie die Tatsache zeigt, dass er durch Hochlagern der Extremität gelindert wird. Wenn die gesamte Länge des Hauptstamms der großen Saphena betroffen ist, ist der Druck in der Vene hoch und der Patient leidet unter erheblichen Schmerzen und Beschwerden. Wenn dagegen der obere Teil der Saphena und ihre Klappen intakt sind und nur die weiter distal gelegenen Venen betroffen sind, ist der Druck nicht so hoch und das Leiden verhältnismäßig gering. Die übliche Beschwerde ist ein Schwere- und Völlegefühl in den Gliedmaßen nach dem Stehen oder Gehen, manchmal begleitet von tatsächlichen Schmerzen, die durch Anheben der Gliedmaßen sofort gelindert werden. Krampfartige Schmerzen in der Muskulatur gehen häufig mit Krampfadern der tiefen Venen einher.

Die erweiterte und gewundene Vene ist bei der Untersuchung des Patienten in aufrechter Haltung gut zu sehen und zu ertasten. In fortgeschrittenen Fällen sind manchmal wulstartige Schwellungen über der Position der Klappen zu erkennen, und wenn man mit den Fingern entlang des Gefäßverlaufs fährt, kann man auf beiden Seiten der Vene einen festen Wulst erkennen, der auf eine Periphlebitis zurückzuführen ist . Wenn das Glied ödematös ist, ist der Umriss der Venen undeutlich, bei der Palpation sind sie jedoch als rinnenartige Spuren zu erkennen. Wenn große Venen betroffen sind, kann ein deutlicher Hustenimpuls beobachtet werden, der bis zum Knie reicht; und wenn das Gefäß stark erschüttert wird, kann eine Flüssigkeitswelle festgestellt werden, die sowohl auf- als auch abwärts in der Vene verläuft.

Wenn der Patient auf eine Couch gelegt und das Glied angehoben wird, werden die Venen entleert, und wenn dann Druck auf den Bereich der Saphena-Öffnung ausgeübt wird und der Patient aufstehen kann, solange nur das große Saphena-System betroffen ist, die Venen füllen sich ganz langsam von unten wieder. Wenn auch das kleine Saphena-System betroffen ist und die Verbindungsäste erweitert sind, füllen sich die Venen von unten schneller. Wenn der Druck auf die Saphena-Öffnung nachlässt, strömt das Blut schnell von oben in die Krampfadergefäße; Dies ist als Trendelenburg-Test bekannt.

Die stärkste Dilatation tritt meist auf der medialen Seite der Extremität auf, zwischen der Mitte des Oberschenkels und der Mitte der Wade, wobei die Anordnung der Venen sehr vielfältig ist (Abb. 67).

Im Bereich des Knies befinden sich normalerweise ein oder mehrere Bündel erweiterter und gewundener Venen. Häufig stellt ein großer Ast eine Verbindung zwischen den Systemen der großen und kleinen Vena saphena im Bereich des Kniekehlenraums oder an der Vorderseite des oberen Teils der Tibia her. Die oberflächliche Lage dieses letzten Astes und seine Nähe zum Knochen machen ihn verletzungsanfällig.

ABB. 67. – Ausgedehnte Krampfader des inneren Saphena-Systems am linken Bein, seit vielen Jahren vorhanden.

Die kleinen Venen der Haut des Knöchels und Fußes zeigen sich oft als feine blaue Streifen, die sternförmig oder baumförmig angeordnet sind, insbesondere bei Frauen, die Kinder zur Welt gebracht haben.

Komplikationen. – Wenn die Krampfader schon lange besteht, nimmt die Haut im unteren Teil des Beins aufgrund der *Ablagerung von Blutfarbstoffen* im Gewebe manchmal einen mahagonibraunen oder bläulichen Farbton an, was häufig ein Vorläufer von Geschwüren ist.

Chronische Dermatitis (Krampfaderekzem) kommt häufig im Unterschenkel vor und ist auf eine gestörte Ernährung der Haut zurückzuführen. Die Insuffizienz der Klappen führt dazu, dass der Druck in den Krampfadern dem in den Arteriolen entspricht, so dass die Kapillarzirkulation behindert wird. Aus dem gleichen Grund kann das Blut in den tiefen Venen in die oberflächlichen Venen eindringen, wo der Rückdruck so groß ist, dass das Blut wieder nach unten fließt und so ein Teufelskreis entsteht. Dadurch verliert das Blut immer mehr Sauerstoff und kann das Gewebe nicht mehr ernähren.

Das mit Krampfadern einhergehende *Geschwür am Bein wurde bereits beschrieben.*

Eine Blutung aus einer Krampfader kann als Folge einer Wunde oder einer Ulzeration der Venenwand auftreten. Ein erhöhter intravenöser Druck, der durch schwere Muskelbelastung entsteht, kann zum Bruch einer freigelegten Vene am Boden eines Geschwürs führen. Wenn das Glied abhängig ist, führt die Insuffizienz der Klappen zu schnellen und starken Blutungen, die sich als tödlich erweisen können, insbesondere wenn der Patient zum Zeitpunkt der Ruptur betrunken ist und keine Mittel zur Stillung der Blutung ergriffen werden. Die Blutung kann sofort gestillt werden, indem man das Glied anhebt oder direkt auf die Blutungsstelle Druck ausübt.

Venenentzündungen und Thrombosen sind häufige Folgeerscheinungen von Krampfadern und können sich als gefährlich erweisen, indem sie sich entweder auf die großen Venenstämme ausbreiten oder Embolien verursachen. Je größer die Varizen, desto größer ist die Tendenz, dass sich ein Thrombus nach oben ausbreitet und die tiefen Venen befällt. Thromben entstehen meist in Venenzysten oder -taschen sowie an scharfen Gefäßkrümmungen, insbesondere wenn diese in der Nähe des Knies liegen und wiederholten Verletzungen ausgesetzt sind – beispielsweise beim Reiten. Manchmal bilden sich in solchen Taschen Phlebolithen, die im Röntgenbild erkennbar sind. In einem bestimmten Anteil der Fälle, insbesondere bei älteren Menschen, führt das Auftreten einer Thrombose zu einer Heilung der Erkrankung, indem sich der Thrombus organisiert und die Vene verschließt.

Behandlung. – Die Behandlung von Krampfadern ist bestenfalls palliativ, da es offensichtlich unmöglich ist, den Gefäßen ihre normale Struktur wiederherzustellen. Der Patient muss vermeiden, irgendetwas zu tragen, beispielsweise ein Strumpfband, das die Gliedmaßen einschnürt, und jede offensichtliche Ursache für direkten Druck auf die Beckenvenen, wie etwa ein Tumor, anhaltende Verstopfung oder ein schlecht sitzendes Band, sollte entfernt werden. Auch kardiale, renale oder pulmonale Ursachen einer venösen Stauung müssen behandelt und die Funktionen der Leber reguliert werden. Schwere Formen der Muskelanstrengung sowie längeres Stehen oder Gehen sind zu vermeiden und der Patient kann die Gliedmaße täglich einige Stunden lang in erhöhter Position ruhen lassen. Um die erweiterten Gefäße zu stützen, sollte ein dicht gewebter Seiden- oder Kammgarnstrumpf oder eine leichte und poröse Form einer elastischen Binde, die als Gamasche angelegt wird, getragen werden. Diese Hilfsmittel sollten angelegt werden, bevor der Patient morgens sein Bett verlässt, und sollten erst entfernt werden, wenn er sich abends hinlegt. Auf diese Weise wird verhindert, dass sich die Gefäße erweitern. Auf elastische Strümpfe und Bandagen, die vollständig aus Kautschuk bestehen, ist zu verzichten. In frühen und milden Fällen reichen diese Maßnahmen meist aus, um die Beschwerden des Patienten zu lindern.

Operative Behandlung. —In schlimmeren Fällen, wenn der Patient unter Schmerzen leidet, die Arbeit durch wiederholte Venenentzündungen beeinträchtigt wird oder wenn große Aussackungen an den Venen vorliegen, ist eine operative Behandlung erforderlich. Je jünger der Patient ist, desto klarer ist die Indikation zur Operation. Um einem Patienten den Zutritt zu einem öffentlichen Dienst zu ermöglichen, kann eine Operation erforderlich sein, auch wenn keine Symptome vorliegen. Das Vorliegen eines Geschwürs stellt keine Kontraindikation für eine Operation dar; Das Geschwür sollte herausgeschnitten und die rohe Oberfläche mit Hauttransplantaten abgedeckt werden, bevor die Venen behandelt werden.

Die *Trendelenburg-Operation* bietet sich insbesondere dann an, wenn nur der Stamm der Vena saphena magna am Oberschenkel betroffen ist. Es besteht darin, drei bis vier Zoll der Vene in ihrem oberen Teil freizulegen, am oberen und unteren Ende des freigelegten Teils eine Ligatur anzubringen und nach dem Binden aller Nebenäste diesen Teil der Vene zu resezieren.

Das Verfahren von C. H. Mayo eignet sich für Fälle, in denen es wünschenswert ist, längere Venenabschnitte zu entfernen. Dabei werden spezielle Instrumente eingesetzt, sogenannte „Ring-Enukleatoren" oder „Venenstripper", mit denen lange Venenabschnitte durch vergleichsweise kleine Schnitte entfernt werden.

Ein alternatives Verfahren besteht darin, Venensegmente mit Hilfe des Babcock-Stiletts auszureißen, das aus einem flexiblen Stahlstab von 30 Zoll Länge mit eichelförmigen Enden besteht. Das Instrument wird entlang des Lumens des zu bearbeitenden Segments geführt, und eine um die Vene oberhalb des bauchigen Endes des Mandrins angebrachte Ligatur ermöglicht das Herausziehen nahezu der gesamten Länge der Vena saphena magna in einem Stück. Diese Methoden sind nicht geeignet, wenn die Venen brüchig sind, sich Aussackungen oder Kalkablagerungen in den Venenwänden befinden oder wenn eine Periphlebitis vorliegt, die die Spiralen zusammenhält.

Mitchell aus Belfast empfiehlt, die Krampfadern an zahlreichen Stellen durch Einschnitte von einem halben Zoll freizulegen und die Vene, nachdem sie zwischen zwei Zangenpaaren festgeklemmt wurde, quer durchzuschneiden und die Venenabschnitte zwischen benachbarten Einschnitten herauszudrehen. Die Schnittränder werden vernäht; und das Glied wird von unten nach oben fest verbunden und in erhöhter Position gehalten. Wir haben diese Methode mit zufriedenstellenden Ergebnissen angewendet.

Die Behandlung der Komplikationen einer Varizenerkrankung wurde bereits in Betracht gezogen.

ANGIOM [4]

[4] Bei der Beschreibung von Angiomen haben wir uns an die Lehren des verstorbenen John Duncan gehalten.

Tumoren von Blutgefäßen können je nach Art der Gefäße, aus denen sie bestehen, in kapillare, venöse und arterielle Angiome unterteilt werden.

KAPILLARES ANGIOM

Die häufigste Form des kapillären Angioms ist der Nävus oder die angeborene Teleangiektasie.

Naevus. – Ein Nävus ist eine Ansammlung erweiterter Kapillaren, deren afferente Arteriolen und efferenten Venolen oft an der Dilatation beteiligt sind. Über die *Ätiologie von Naevi* ist nur wenig bekannt, abgesehen davon, dass sie angeborenen Ursprungs sind. Sie bleiben oft unbemerkt, bis das Kind ein paar Tage alt ist, aber normalerweise wird die Aufmerksamkeit auf sie innerhalb von zwei Wochen nach der Geburt gelenkt. Aus praktischen Gründen ist die Einteilung der Nävi in kutane, subkutane und gemischte Formen am nützlichsten.

Der kutane Nävus , „Muttermal" oder „Feuernfleck", besteht aus einer Ansammlung erweiterter Kapillaren in der Hautsubstanz. Beim Dehnen der Haut sieht man, wie die Gefäße ein feines Netzwerk bilden oder in Leinen parallel zueinander verlaufen. Manchmal kann eine erweiterte Arteriole oder eine sich zwischen den Kapillaren windende Vene entdeckt werden. Diese Nävi treten an allen Körperstellen auf, am häufigsten trifft man sie jedoch im Gesicht. Sie können zahlreich sein und variieren stark in ihrer Größe. Einige sind nicht größer als ein Stecknadelkopf, während andere große Bereiche des Körpers bedecken. In der Farbe präsentieren sie alle Schattierungen von Purpur bis leuchtendem Rot; In den meisten Fällen ist ein deutlicher Blaustich zu erkennen, insbesondere bei kaltem Wetter.

Im Gegensatz zu den anderen Naevi-Formen zeigt die kutane Variante kaum eine Tendenz zum Verschwinden und ist besonders hartnäckig, wenn sie mit einem übermäßigen Wachstum der Epidermis und der Haare einhergeht – *Naevoid-Maulwurf*.

Die *Behandlung* des kutanen Nävus ist unbefriedigend, da es schwierig ist, den Nävus zu entfernen, ohne eine noch entstellendere Narbe zu hinterlassen. Sehr kleine Nävi können durch einen feinen, spitzen Paquelin-Thermokauter oder durch escharoticsSalpetersäure zerstört werden. Bei größeren Nävi können Radium und verfestigtes Kohlendioxid („CO$_2$-Schnee") verwendet werden. Die großflächigen Feuerflecken, die so oft im Gesicht auftreten, lassen Sie am besten in Ruhe.

Der *subkutane Nävus* ist vergleichsweise selten. Es handelt sich um einen gut abgegrenzten, lokalisierten Tumor, der eine ausgeprägte Kapsel besitzen kann, insbesondere wenn er aufgehört hat zu wachsen oder rückläufig ist. Im Schnitt sieht es aus wie ein feinmaschiger Schwamm.

Obwohl ein subkutaner Nävus bereits bei der Geburt oder innerhalb weniger Tage nach der Geburt bemerkt werden kann, wird er oft übersehen, insbesondere wenn er sich an einem bedeckten Körperteil befindet, und wird möglicherweise erst entdeckt, wenn der Patient einige Jahre alt ist. Es bildet sich eine runde, lappige Schwellung, die selten groß ist und ein schwammähnliches Gefühl hervorruft; Die darüber liegende Haut ist normal oder kann, insbesondere bei kaltem Wetter, einen bläulichen Farbton aufweisen. In manchen Fällen wird der Tumor durch das Herauspressen des Blutes verkleinert, füllt sich jedoch langsam wieder, wenn der Druck nachlässt, und er schwillt an, wenn das Kind sich wehrt oder weint. Die Diagnose eines kalten Abszesses wird anhand der Anamnese und des Fortschreitens der Schwellung sowie anhand des Fehlens von Fluktuationen gestellt. Wenn es über einer der Bruchöffnungen platziert wird, simuliert es einen Leistenbruch; und wenn es in der Mittellinie des Gesichts, des Kopfes oder des Rückens auftritt, kann es mit anderen angeborenen Erkrankungen wie Meningozele oder Spina bifida verwechselt werden. Wenn andere Mittel versagen, kann die Diagnose durch den Einsatz einer Sondierungsnadel geklärt werden.

Gemischter Nævus. – Wie der Name schon sagt, weist der gemischte Naevus die Merkmale der beiden anderen Varietäten auf; das heißt, es handelt sich um einen subkutanen Nävus mit Beteiligung der Haut.

Sie tritt häufig im Gesicht und am Kopf auf, kann aber an jedem Körperteil auftreten. Es betrifft auch Teile, die mit Schleimhaut bedeckt sind, wie z. B. Wange, Zunge und weicher Gaumen. Die Schwellung ist rundlich oder lappig und ragt über das Niveau ihrer Umgebung hinaus. Manchmal ist die Haut über die gesamte Ausdehnung des Tumors vom Naevoid-Gewebe befallen, manchmal nur über einen begrenzten Bereich. Häufig ist nur der Rand leuchtend rot gefärbt, während die Haut in der Mitte einer Narbe ähnelt. Durch stetigen Druck lässt die Schwellung nach und nimmt beim Weinen des Kindes zu und verspannt sich.

ABB. 68. – Gemischter Nasennävus, der anschließend durch Elektrolyse geheilt wurde.

Prognose. – Die Wachstumsgeschwindigkeit der subkutanen und gemischten Formen von Naevi variiert stark. Vor allem in den ersten Lebensmonaten nehmen sie teilweise rasch zu; Danach wachsen sie normalerweise genauso schnell wie das Kind oder langsamer. Es besteht eine deutliche Tendenz zum Verschwinden dieser Sorten, nämlich ganze 50 Prozent. eine natürliche Heilung durch einen Verödungsprozess, ähnlich der Verödung von Gefäßen im Narbengewebe. Dies beginnt normalerweise etwa in der Zeit des ersten Gebisses, manchmal beim zweiten Gebiss und manchmal in der Pubertät. Andererseits kann es in diesen Zeiträumen zu einer erhöhten Wachstumsaktivität kommen. Den Beginn der natürlichen Heilung erkennt man daran, dass der Tumor fester und weniger komprimierbar wird und bei der gemischten Variante die Farbe weniger hell wird. Verletzungen, Infektionen oder Geschwüre der darüber liegenden Haut können den Heilungsprozess einleiten.

Im Erwachsenenalter können sich die Räume in einem subkutanen Nävus stark vergrößern, was zur Bildung eines kavernösen Angioms führt.

Behandlung. —Angesichts der Häufigkeit, mit der subkutane und gemischte Nävi spontan verschwinden, ist ein Eingreifen nur dann erforderlich, wenn das Wachstum des Tumors in keinem Verhältnis zu dem des Kindes steht oder wenn sich aus seiner Lage, etwa in der Nähe des Tumors, eine Veränderung ergibt Auge – jede deutliche Vergrößerung würde es für eine Behandlung weniger geeignet machen.

Die am häufigsten anwendbaren Behandlungsmethoden sind die Verwendung von Radium- und Kohlendioxidschnee, Zündpunktion, Elektrolyse und Exzision.

Bei Naevi an exponierten Stellen, an denen eine Narbenbildung vermieden werden soll, ist die Verwendung von *Radium* zu bevorzugen. Die Radiumröhre wird in regelmäßigen Abständen auf verschiedene Teile des Nävus aufgetragen, wobei die Dauer und Häufigkeit der Anwendungen mit der Stärke der Emanationen und der erzeugten Reaktion variiert. Das angestrebte Ziel besteht darin, durch Narbenkontraktion eine Obliteration des Naphthalingewebes herbeizuführen, ohne die darüber liegende Haut zu zerstören. *Kohlendioxidschnee* kann auf die gleiche Weise verwendet werden, aber die Ergebnisse sind schlechter als die mit Radium erzielten Ergebnisse.

Bei der Igni-Punktion werden mehrere Einstiche an verschiedenen Stellen des Naevus mit einem Thermokauter mit feiner Spitze vorgenommen, mit dem Ziel, an jedem Punkt einen Vernarbungsprozess einzuleiten, der sich über das Naevoid-Gewebe erstreckt und so die Gefäße verödet.

Bei der Elektrolyse werden Blut und Gewebe in ihre Bestandteile zerlegt – Sauerstoff und Säuren erscheinen an der positiven Elektrode, Wasserstoff und Basen an der negativen Elektrode. Da diese Substanzen und Gase im entstehenden Zustand abgegeben werden, gehen sie sofort neue Verbindungen mit allem in der Umgebung ein, mit dem sie eine chemische Affinität haben. Im Nävus besteht das praktische Ergebnis dieser Reaktion darin, dass am positiven Pol Salpetersäure und am negativen Pol Ätzkali, beide in einem Zustand winziger Unterteilung, auftreten. Die Wirkung auf das Gewebe rund um den Pluspol entspricht daher der einer sauren Kauterisation und auf die Gewebe rund um den negativen Pol einer alkalischen Kauterisation.

Da der Eingriff schmerzhaft ist, ist eine Vollnarkose erforderlich. Der verwendete Strom sollte zwischen 20 und 80 Milliampere liegen und von Null aus allmählich ansteigen, ohne dass es zu Erschütterungen kommt. Drei bis sechs große Bunsenzellen liefern einen ausreichenden Strom, und es ist kein Galvanometer erforderlich. Am besten eignen sich Stahlnadeln, die bis zu einem Achtel Zoll von ihrer Spitze mit Vulkanit isoliert sind. Beide Pole werden in den Nävus eingeführt, wobei das Positive an einer Stelle fixiert bleibt, während das Negativ hin und her bewegt wird, um eine Reihe verschiedener Kauterisationsspuren zu erzeugen. Auf keinen Fall darf einer der beiden Pole mit der Haut in Berührung kommen, da sonst ein Belag entsteht. Die Dauer der Sitzung richtet sich nach der Wirkung, die sich in der

Verhärtung des Tumors zeigt, und beträgt im Durchschnitt fünfzehn bis zwanzig Minuten. Wenn eine Blässe der Haut auftritt, deutet dies darauf hin, dass sich die Nadeln zu nahe an der Oberfläche befinden oder dass die Blutversorgung der Haut unterbrochen wird, und ist ein Hinweis darauf, mit der Behandlung aufzuhören. Um die Schiene zu kauterisieren und so eine Blutung zu verhindern, sollten die Nadeln bei fließendem Strom langsam herausgezogen werden. Wenn die Haut erreicht ist, wird der Strom abgeschaltet. Die Einstiche werden mit Kollodium bedeckt. Vor einer Wiederholung des Eingriffs sollten sechs bis acht Wochen vergehen. Je nach Größe und Beschaffenheit des Nävus können zwei bis acht oder zehn Sitzungen erforderlich sein.

Bei mittelgroßen Nävi an bedeckten Körperstellen, bei denen eine Narbe keine Rolle spielt, ist die *Exzision zu bevorzugen*. Der Hauptvorteil gegenüber der Elektrolyse besteht darin, dass ein einziger Arbeitsgang ausreicht und die Aushärtung schnell und sicher erfolgt. Die Operation ist mit viel weniger Blutungen verbunden, als man erwarten könnte.

Kavernöses Angiom. – Diese Form des Angioms besteht aus einer Reihe großer Bluträume, die normalerweise durch die Erweiterung der Kapillaren eines subkutanen Nävus entstehen. Durch das Verschwinden benachbarter Kapillarwände können die Räume frei miteinander kommunizieren. Während die Erkrankung am häufigsten im Unterhautgewebe auftritt, tritt ein kavernöses Angiom manchmal auch in inneren Organen auf. Es kann in jedem Alter von der frühen Jugend bis zum mittleren Lebensalter auftreten, wächst langsam und kann stationär werden. Die Schwellung ist rund oder oval, es gibt kein Pulsieren oder Geräusch und der Tumor ist nur leicht komprimierbar. Die Behandlung besteht darin, es herauszuschneiden.

Als Aneurysma durch Anastomose bezeichnet man einen Gefäßtumor, an dem Arterien, Venen und Kapillaren beteiligt sind. Man trifft sie hauptsächlich im oberen Teil des Rumpfes, am Hals und auf der Kopfhaut. Es neigt dazu, allmählich an Größe zuzunehmen und kann nach vielen Jahren eine enorme Größe erreichen. Der Tumor ist schlecht abgegrenzt und weist unterschiedliche Konsistenz auf. Es pulsiert, und darüber kann ein systolisches Geräusch oder ein „erregendes" Murmeln zu hören sein. Das Hauptrisiko besteht in Blutungen aufgrund von Verletzungen oder Geschwüren.

ABB. 69. – Zirsoidales Aneurysma der Stirn bei einem Jungen æt. 10.

(Der Fall von Herrn J. W. Dowden.)

Die *Behandlung* erfolgt nach den gleichen Grundsätzen wie beim Nävus. Wenn Elektrolyse eingesetzt wird, sollte sie auf die zuführenden Gefäße gerichtet sein; und wenn es nicht gelingt, den Fluss durch diese zu stoppen, ist es sinnlos, daran festzuhalten. In einigen Fällen gelang die Unterbindung der zuführenden Gefäße.

ABB. 70. – Zirkoidales Aneurysma der Augenhöhle und des Gesichts, das sich nach einem Schlag mit einem Cricketball auf die Augenhöhle entwickelte.

(Aus einem von Sir Montagu Cotterill geliehenen Foto.)

Arterielles Angiom oder **cirsoides Aneurysma** . – Dieses besteht aus den vergrößerten Ästen eines Arterienstamms. Sie entsteht in den kleineren Ästen einer Arterie – normalerweise der Schläfenarterie – und kann sich auf den Hauptstamm ausbreiten und sogar Äste anderer Stämme betreffen, mit denen die betroffene Arterie anastomosiert.

Die Erkrankung ist wahrscheinlich angeboren, obwohl ihrem Auftreten häufig eine Verletzung vorausgeht. Es tritt fast ausnahmslos in der Kopfhaut auf und tritt meist bei heranwachsenden jungen Erwachsenen auf.

Die betroffenen Gefäße nehmen langsam an Größe zu und werden gewunden, wobei es hier und da zu Verengungen und Erweiterungen kommt. Im Knochen unterhalb der erweiterten Gefäße finden sich häufig Rillen und Rinnen.

Im Tumor herrscht ständig ein lautes Brummen, das den Patienten sehr beunruhigt und möglicherweise den Schlaf beeinträchtigt. Es besteht weder eine Tendenz zur natürlichen Heilung noch zur Ruptur, aber eine Verletzung der erweiterten Gefäße kann zu schweren und sogar tödlichen Blutungen führen.

Der Zustand kann durch Exzision oder Elektrolyse behandelt werden. Bei der Exzision wird die Blutung durch ein elastisches Tourniquet kontrolliert, das horizontal um den Kopf angelegt wird, oder durch Unterbindung der Ernährungsstämme. Bei großen Tumoren ist die Blutung beträchtlich. In vielen Fällen ist die Elektrolyse zu bevorzugen und wird auf die gleiche Weise wie beim Nävus durchgeführt. Der positive Pol wird im Zentrum des Tumors platziert, während der negative Pol nacheinander in die Hauptzuflüsse eingeführt wird.

ANEURYSMA

Ein Aneurysma ist ein Sack, der mit einer Arterie in Verbindung steht und Flüssigkeit oder geronnenes Blut enthält.

Es gibt zwei Arten: die pathologische und die traumatische. Es ist zweckmäßig, in diesem Abschnitt auch bestimmte Zustände zu beschreiben, bei denen eine abnormale Verbindung zwischen einer Arterie und einer Vene vorliegt – arteriovenöses Aneurysma.

PATHOLOGISCHES ANEURYSMA

In diese Klasse fallen solche Erweiterungen, die auf eine Schwächung der Arterienwände zurückzuführen sind und in den meisten Fällen mit einem Elastizitätsverlust der Wände und einem Anstieg der Arterienspannung aufgrund von Arteriosklerose einhergehen. In einigen Fällen wird die Gefäßwand durch Arteriitis – insbesondere bei der embolischen Form – erweicht, so dass sie vor dem Druck des Blutes nachgibt.

Ein wiederholter und plötzlicher Anstieg der arteriellen Spannung, beispielsweise als Folge heftiger Muskelanstrengungen oder übermäßiger Alkoholgenuss, spielt eine wichtige Rolle bei der Entstehung eines Aneurysmas. Diese Faktoren erklären wahrscheinlich die vergleichsweise hohe Häufigkeit von Aneurysmen bei Menschen, die solch anstrengenden Berufen nachgehen wie Soldaten, Seeleute, Hafenarbeiter und Marinesoldaten. In diesen Klassen manifestiert sich die Erkrankung meist im Alter zwischen dreißig und fünfzig, das heißt, wenn die Gefäße zu degenerieren beginnen, obwohl das Herz noch kräftig ist und die Männer hart arbeiten. Die relative Immunität von Frauen kann auch durch die geringere Muskelbelastung erklärt werden, die sie durch Beruf und Freizeit verursachen.

Syphilis spielt eine wichtige Rolle bei der Entstehung von Aneurysmen, wahrscheinlich indem sie den Patienten für Arteriosklerose und Atherom prädisponiert und einen Anstieg der Gefäßspannung in den peripheren Gefäßen induziert, was auf einen Elastizitätsverlust der Gefäßwand und eine Verengung des Lumens zurückzuführen ist eine Folge einer syphilitischen Arteriitis. Es ist eine bemerkenswerte Tatsache, dass ein Aneurysma bei Frauen, die nicht an Syphilis gelitten haben, selten vorkommt.

Sorten – fusiformes Aneurysma. – Wenn der *gesamte Umfang* einer Arterie geschwächt ist, führt die Spannung des Blutes dazu, dass sich die Wände gleichmäßig erweitern, so dass ein fusiformes oder tubuläres Aneurysma entsteht. Alle Gefäßwände werden gedehnt und bilden den Aneurysmasack, und der betroffene Teil wird nicht nur erweitert, sondern auch in der Länge vergrößert. Diese Form kommt hauptsächlich im Aortenbogen vor, kann aber auch in allen Hauptarterienstämmen auftreten. Da der Aneurysmasack alle drei Schichten umfasst und die innere und äußere Schicht normalerweise durch die Ablagerung von Bindegewebe verdickt sind, nimmt die Größe dieser Art langsam zu und führt selten zu dringenden Symptomen.

In der Regel enthält ein fusiformes Aneurysma flüssiges Blut, aber wenn die Intima durch eine Krankheit aufgeraut ist, insbesondere in Form von Kalkplatten, können Gerinnselfetzen daran haften.

Die Tendenz zur natürlichen Heilung ist gering, obwohl dies gelegentlich dadurch verursacht wird, dass die austretende Arterie durch ein Gerinnsel verschlossen wird. es neigt auch kaum zum Reißen.

Ausgesacktes Aneurysma. – Wenn ein *begrenzter Bereich* der Gefäßwand geschwächt ist – zum Beispiel durch Atherom oder eine andere Form der

Arteriitis – gibt dieser Teil vor dem Blutdruck nach und es entsteht ein ausgesacktes Aneurysma. Da die innere und mittlere Schicht bereits durch die Grunderkrankung geschädigt oder möglicherweise zerstört ist, fällt die Belastung auf die äußere Schicht, die in den meisten Fällen den Sack darstellt. Um dem Druck standzuhalten, verdickt sich die äußere Hülle, und wenn das Aneurysma größer wird, bildet es Verwachsungen mit dem umliegenden Gewebe, sodass Faszien, Sehnen, Nerven und andere Strukturen in der Wand verfilzt vorkommen können. Die Wand wird durch die Ablagerung von Blutgerinnseln auf ihrer Innenseite weiter gestärkt, die sich schließlich organisieren können.

Der Inhalt des Beutels besteht aus flüssigem Blut und einer unterschiedlichen Menge an Gerinnseln, die sich in konzentrischen Schichten auf der Innenseite des Beutels ablagern und dort eine blasse, gestreifte, feste Masse bilden, die ein laminiertes Gerinnsel darstellt. In der Nähe der Blutbahn ist das Gerinnsel weich, rot und bröckelig (Abb. 72). Das laminierte Gerinnsel stärkt nicht nur den Sack und ermöglicht ihm, dem Blutdruck standzuhalten und so ein Platzen zu verhindern, sondern kann, wenn es ausreichend ansteigt, um den Hohlraum zu füllen, eine Heilung herbeiführen. Das Prinzip, auf dem alle Behandlungsmethoden basieren, besteht darin, die Natur bei der Entstehung eines solchen Gerinnsels nachzuahmen.

Im Vergleich zur fusiformen Variante neigt ein sackförmiges Aneurysma dazu, zu reißen und durch Bildung eines laminierten Gerinnsels zu heilen. Manchmal ist die natürliche Heilung fast vollständig, wenn es zu einer Dehnung und einem Bruch kommt, die zum Tod führen.

diffusen Aneurysma spricht man, wenn der Sack reißt und das Blut in das Zellgewebe austritt.

Klinische Merkmale des Aneurysmas. —Chirurgisch gesehen ist die sakkulierte Sorte bei weitem die wichtigste Sorte. Das herausragende Merkmal ist das Vorhandensein einer kugelförmigen Schwellung in der Linie einer Arterie, die pulsiert. Das Pulsieren hat einen expansiven Charakter, der dadurch erkannt wird, dass beide Hände, wenn sie über die Schwellung gelegt werden, bei jedem Herzschlag getrennt werden. Wenn die Hauptarterie auf der Herzseite der Schwellung zusammengedrückt wird, wird das Pulsieren gestoppt und der Tumor wird kleiner und weniger angespannt. Er kann durch sanften Druck noch weiter verkleinert werden, um ihn von Flüssigkeit zu befreien Blut. Sobald das Blut wieder durch die Arterie fließen kann, kehrt die Pulsation sofort zurück, es sind jedoch mehrere Schläge erforderlich, bis der Sack wieder seine frühere Größe erreicht. In den meisten Fällen verspürt man ein deutliches Kribbeln, wenn man die Hand über die Schwellung legt, und mit dem Stethoskop ist ein blasendes, systolisches Geräusch zu hören. Es ist zu bedenken, dass gelegentlich, wenn der Blutaustausch zwischen einem Aneurysma und der Arterie, aus der es entspringt, gering ist, Pulsation und Geräusche gering sein oder gar fehlen können. Dies ist auch dann der Fall, wenn der Beutel eine beträchtliche Menge Gerinnsel enthält. Wenn es sich mit einem Blutgerinnsel füllt (*konsolidiertes Aneurysma*), verschwinden diese Anzeichen und die klinischen Merkmale ähneln denen eines soliden Tumors, der in Kontakt mit einer Arterie liegt und deren Pulsation überträgt.

Ein Vergleich des Pulses in der Arterie jenseits des Aneurysmasitzes mit dem Puls in der entsprechenden Arterie auf der gesunden Seite zeigt, dass die Welle auf der betroffenen Seite ein geringeres Volumen und eine zeitliche Verzögerung aufweist. Eine Pulsverfolgung zeigt, dass der normale Impuls und die dikrotischen Wellen verloren gehen und dass die Kraft und Geschwindigkeit der Flutwelle abnimmt.

ABB. 71. – Röntgenbild eines Aortenaneurysmas, das ein laminiertes Gerinnsel und eine Erosion der Wirbelkörper zeigt. Die Bandscheiben sind intakt.

Ein Aneurysma übt Druck auf die umliegenden Strukturen aus, die meist verdickt sind und mit dem Aneurysma und untereinander verwachsen. Angrenzende Venen können so komprimiert sein, dass es zu Stauungen und Ödemen in den darüber liegenden Teilen kommt. Schmerzen, Gefühlsstörungen und Muskellähmungen können durch Druck auf die Nerven entstehen. Knochen wie Brustbein und Wirbel erodieren und werden durch den allmählich zunehmenden Druck des Aneurysmas absorbiert. Knorpel hingegen ist elastisch und gibt vor dem Druck nach, so dass die Bandscheiben oder die Rippenknorpel ausweichen können, während die angrenzenden Knochen zerstört werden (Abb. 71). Die Haut über dem Tumor wird dünner und gedehnt, bis sich schließlich ein Belag bildet, und wenn er sich ablöst, kommt es zu einer Blutung.

ABB. 72. – Ausgesacktes Aneurysma der Bauchaorta, fast gefüllt mit laminiertem Gerinnsel. Beachten Sie die größere Dichte des Gerinnsels zur Peripherie hin.

Während sich ein Aneurysma dem Bruch nähert, kann eine rechtzeitige Gerinnung den Tod für einen Moment abwenden, aber während die Ausdehnung in eine Richtung gestoppt wurde, kann es zu einer Ausdehnung in eine andere Richtung kommen, was zu einem Bruch führt, oder sie kann erneut hinausgezögert werden.

Differenzialdiagnose. —Die Diagnose ist anhand anderer pulsierender Schwellungen zu stellen. Manchmal wird der Puls von einer großen Arterie auf einen Tumor, eine Ansammlung vergrößerter Lymphdrüsen oder eine entzündliche Schwellung in der Nähe übertragen, aber der Puls ist nicht expansiv – ein äußerst wichtiger Punkt in der Differentialdiagnose. Solche Schwellungen können durch geeignete Manipulation von der Arterie entfernt werden und die Pulsation hört auf, und die Kompression der Arterie auf der Herzseite der Schwellung führt zwar zum Stillstand der Pulsation, führt jedoch nicht zu einer Verringerung der Größe oder Spannung der Schwellung , und wenn der Druck entfernt wird, stellt sich die Pulsation sofort wieder ein.

Flüssigkeitsschwellungen über einer Arterie, wie Zysten, Abszesse oder vergrößerte Schleimbeutel, können einem Aneurysma sehr ähnlich sein. Mit der Pulsation kann eine scheinbare Ausdehnung einhergehen, eine sorgfältige

Untersuchung ermöglicht es jedoch in der Regel, diese von der tatsächlichen Ausdehnung eines Aneurysmas zu unterscheiden. Die Kompression der Arterie hat keinen Einfluss auf die Größe oder Spannung der Schwellung.

Gefäßtumoren wie Sarkome und Kropf können ein expansives Pulsieren und ein weiches, pfeifendes Geräusch hervorrufen, sie unterscheiden sich jedoch von einem Aneurysma dadurch, dass sie durch Kompression der Hauptarterie nicht verkleinert werden und auch nicht durch Druck entleert werden können.

Das übertriebene Pulsieren, das manchmal in der Bauchaorta, der „pulsierenden Aorta" bei Frauen, beobachtet wird, sollte nicht mit einem Aneurysma verwechselt werden.

Prognose. – Wenn es zu *einer natürlichen Heilung* kommt, geschieht dies normalerweise durch die Bildung eines laminierten Gerinnsels, dessen Menge allmählich zunimmt, bis es den Sack ausfüllt. Manchmal wird ein Teil des Blutgerinnsels im Sack abgetrennt und gelangt als Embolus in die Arterie dahinter, was zu einer Thrombose führt, die zunächst die Arterie verschließt und sich dann in den Sack ausdehnt.

Der Fortschritt der natürlichen Heilung wird dadurch angezeigt, dass das Aneurysma kleiner, fester, weniger dehnbar und weniger komprimierbar wird; Das Rauschen und der Nervenkitzel lassen nach und die Druckeffekte werden weniger ausgeprägt. Wenn die Heilung abgeschlossen ist, geht die expansive Pulsation verloren und es verbleibt eine feste Schwellung am Gefäß (*konsolidiertes Aneurysma*). Während diese Veränderungen stattfinden, erweitern sich die Kollateralarterien und es entsteht ein Anastomosenkreislauf.

Ein Aneurysma kann *tödlich sein* , wenn es Druck auf wichtige Strukturen ausübt, eine Synkope verursacht, reißt oder eine Eiterung auftritt. Am schwerwiegendsten sind *Drucksymptome* in der Regel bei Aneurysmen im Nacken, Brustkorb oder Schädel. Bei einem Aneurysma der Brustaorta kommt es nicht selten zu einer plötzlichen tödlichen *Synkope* .

Der Bruch kann durch die Haut, auf einer schleimigen oder serösen Oberfläche oder in das Zellgewebe hinein erfolgen. Die erste Blutung ist oft gering und hört auf natürliche Weise auf, aber sie kehrt bald wieder und ist, besonders wenn das Blut nach außen austritt, so stark, dass sie sich schnell als tödlich erweist. Wenn die Blutung in das Zellgewebe eindringt, wird das Aneurysma diffundiert , und das austretende Blut breitet sich weit im Gewebe aus und übt großen Druck auf die umgebenden Strukturen aus.

Die mit einer Ruptur einhergehenden *klinischen Merkmale* sind plötzliche und starke Schmerzen in der betroffenen Stelle und der Patient wird blass, kalt und ohnmächtig. Wenn ein vergleichsweise geringer Blutaustritt in das

Gewebe stattfindet, kann die plötzliche Veränderung der Größe, Form und Spannung des Aneurysmas zusammen mit dem Verlust der Pulsation die einzigen lokalen Anzeichen sein. Wenn die Blutung jedoch stark ist, schwellen die Teile jenseits des Aneurysmas stark an, werden fahl und kalt, und der Puls dahinter geht vollständig verloren. Die Unterbrechung der Blutversorgung kann zu Brandwunden führen. Manchmal führt der Druck des austretenden Blutes dazu, dass sich die Haut ablöst und später nachgibt, was zu tödlichen Blutungen führt.

Die *Behandlung* erfolgt nach den gleichen Grundsätzen wie bei einer gerissenen Arterie (S. 261), wobei jedoch zu beachten ist, dass die Arterie erkrankt ist und sich für rekonstruktive Eingriffe nicht eignet.

Eiterung kommen, und das Aneurysma kann in den sich bildenden Abszess platzen, so dass sich der Eiter an der Spitze des Abszesses mit dem aufgelösten Blutgerinnsel vermischt und es schließlich zu einer freien Blutung kommt. Es ist mehr als einmal vorgekommen, dass ein Chirurg einen solchen Abszess eingeschnitten hat, ohne den Zusammenhang mit einem Aneurysma erkannt zu haben, mit tragischen Folgen.

Behandlung. – Bei der Behandlung eines Aneurysmas besteht die Indikation darin, die Heilmethode der Natur durch laminierte Blutgerinnsel nachzuahmen.

Die konstitutionelle Behandlung besteht darin, Maßnahmen zu ergreifen, um den arteriellen Druck zu senken und die Kraft der Herztätigkeit zu schwächen. Der Patient muss im Bett bleiben. Angezeigt wird eine trockene und nicht anregende Diät, wobei die Menge schrittweise reduziert wird, bis sie gerade noch ausreicht, um die Ernährung aufrechtzuerhalten. Zur Reduzierung der Gefäßspannung werden Kochsalzspülungen eingesetzt. Der Nutzen, der sich aus der Verabreichung von Kaliumiodid in voller Dosis ergibt, wie erstmals von George W. Balfour empfohlen, hängt wahrscheinlich von seiner dämpfenden Wirkung auf das Herz und seinem therapeutischen Nutzen bei Syphilis ab. Schmerzen oder Unruhe können den Einsatz von Opiaten erforderlich machen, von denen Heroin am wirksamsten ist.

Lokale Behandlung. – Wenn die konstitutionelle Behandlung fehlschlägt, müssen lokale Maßnahmen ergriffen werden, und es stehen viele Methoden zur Verfügung.

Endo-Aneurysmorrhaphie. – Die von Rudolf Matas 1888 entwickelte Operation zielt darauf ab, die Öffnung zwischen dem Sack und seiner versorgenden Arterie zu verschließen und zusätzlich die Wand des Sacks so zu falten, dass kein freier Raum entsteht. Liegt eine ausgeprägte Erkrankung des Gefäßes vor, ist eine Operation nach Matas nicht möglich und man muss dann auf eine Unterbindung der Arterie direkt oberhalb des Sacks zurückgreifen.

Exstirpation des Beutels – die alte Operation. – Das so genannte Verfahren besteht darin, das Aneurysma freizulegen, den Sack einzuschneiden, die Blutgerinnsel zu entfernen und die Arterie oberhalb und unterhalb des Sacks zu unterbinden. Diese Methode eignet sich für ausgesackte Aneurysmen der Gliedmaßen, sofern diese umschrieben und komplikationsfrei sind. Es wurde auch bei Aneurysmen der A. subclavia, der A. carotis und der A. iliaca externa erfolgreich praktiziert. Sie gilt nicht für Fälle, in denen ein Atherom vorhanden ist, das die erfolgreiche Unterbindung der Arterie beeinträchtigen würde. Die Kontinuität der Arterie kann wiederhergestellt werden, indem in den Spalt, der nach der Exzision des Sacks entsteht, ein Abschnitt der Vena saphena magna transplantiert wird.

Unterbindung der Arterie. – Der Zweck des Abbindens der Arterie besteht darin, den Blutfluss durch das Aneurysma zu verringern oder anzuhalten, so dass das Blut sowohl im Sack als auch in der versorgenden Arterie gerinnt. Die Ligatur kann auf der Herzseite des Aneurysmas (proximale Ligatur) oder an der Arterie dahinter (distale Ligatur) angebracht werden.

Proximale Ligation. – Die Ligatur kann unmittelbar über dem Sack (Anel, 1710) oder in einiger Entfernung darüber (John Hunter, 1785) angebracht werden. Die *Operation nach Hunter* stellt sicher, dass die Ligatur an einem Teil der Arterie angebracht wird, der vermutlich gesund ist und an dem die Beziehungen durch die Nähe des Sacks nicht gestört werden; Das beste Beispiel ist die Unterbindung der oberflächlichen Oberschenkelarterie im Scarpa-Dreieck oder im Hunter-Kanal bei einem Kniekehlenaneurysma. Es ist aktenkundig, dass Syme diese Operation mit Heilung des Aneurysmas neununddreißig Mal durchführte.

Es ist zu beachten, dass die Hunter-Ligatur nicht darauf abzielt, den Blutfluss durch den Sack zu *stoppen , sondern so konzipiert ist, dass sie dessen Volumen und Kraft verringert, um die Ablagerung laminierter Blutgerinnsel im Sack zu begünstigen.* Die Entwicklung des Kollateralkreislaufs , der auf die Unterbindung der Arterie in einer Entfernung oberhalb des Sacks folgt, kann mit genau der Menge an Rückstrom einhergehen, die die Ablagerung des laminierten Gerinnsels und folglich die Heilung des Aneurysmas begünstigt; Der Rückstrom kann jedoch so stark sein, dass er die Gerinnung des Blutes im Sack verhindert oder nur die Bildung eines roten Thrombus ermöglicht, der seinerseits zerstreut werden kann, so dass das Pulsieren im Sack erneut auftritt. Dies bedeutet nicht unbedingt, dass die Heilung fehlschlägt, da das wiederkehrende Pulsieren möglicherweise nur vorübergehend ist; Letztendlich kann es zur Bildung eines laminierten Gerinnsels kommen, das zur Konsolidierung des Aneurysmas führt.

Das am wenigsten wünschenswerte Ergebnis der Hunter-Ligatur wird in Fällen erzielt, in denen sich aufgrund einer weit verbreiteten Arterienerkrankung der Kollateralkreislauf nicht entwickelt und eine Gangrän der Extremität auftritt.

Die Anel-Ligatur wird nur im Rahmen der Operation praktiziert, bei der es direkt um den Sack geht.

Distale Ligatur. – Das Abbinden der Arterie jenseits des Sacks oder ihrer beiden Zweige, wo sie sich gabelt (Brasdor, 1760 und Wardrop, 1825), kann den Blutfluss durch den Sack stoppen oder nur verringern. Sie ist weniger erfolgreich als die proximale Ligatur und daher auf Aneurysmen beschränkt, die so gelegen sind, dass sie für andere Methoden nicht zugänglich sind. Beispielsweise kann bei einem Aneurysma der Arteria carotis communis in der Nähe ihres Ursprungs die Arterie in der Nähe ihrer Gabelung abgebunden werden, oder bei einem Aneurysma der Arteria innominata werden die Arteria carotis und subclavia an der Stelle der Wahl zusammengebunden.

Kompression. — Auf die digitale Kompression der versorgenden Arterie wurde verzichtet, außer als Vorbereitung für Operationen am Sack, um die Entwicklung eines Kollateralkreislaufs zu begünstigen.

Macewens Akupunktur oder „Nadelung" besteht darin, eine oder mehrere feine, hochgehärtete Stahlnadeln durch das Gewebe über dem Aneurysma und durch seine Außenwand zu führen. Die Nadeln berühren die gegenüberliegende Wand des Sacks und werden durch das Pulsieren des Aneurysmas in eine Bewegung versetzt, die dazu führt, dass sie die Innenfläche des Sacks vernarben. Auf der entstandenen rauen Oberfläche bildet sich ein weißer Thrombus, der zu einer weiteren Koagulation führt. Die Nadeln können einige Stunden an Ort und Stelle belassen werden, wobei sie von Zeit zu Zeit verschoben werden, wobei die hervorstehenden Enden mit steriler Gaze umgeben werden.

Bei der *Moore-Corradi-Methode* wird durch die Wand des Aneurysmas eine hohle, isolierte Nadel eingeführt, durch deren Lumen 10 bis 20 Fuß hochgezogener Silber- oder anderer Draht in den Sack geführt werden, wo er sich zu einem offenen Maschenwerk zusammenrollt (Abb. 73). Der Pluspol einer galvanischen Batterie wird am Draht befestigt und der Minuspol über den Rücken des Patienten gelegt. Etwa eine Stunde lang lässt man einen Strom mit einer Stärke von 20 bis 70 Milliampere fließen. Anschließend wird die Hohlnadel zurückgezogen, der Draht bleibt jedoch *an Ort und Stelle* . Die Ergebnisse ähneln in gewisser Weise denen der Nadelung, das auf der großen Drahtspule gebildete Gerinnsel ist jedoch größer.

ABB. 73. – Radiogramm eines innominierten Aneurysmas nach Behandlung mit der Moore-Corradi-Methode. Zwei Fuß fein gezogener Silberdraht wurden eingeführt. Die Patientin, eine Frau, æt. 47, lebte zehn Monate nach der Operation schmerzfrei (vgl. Abb. 75).

Die Verdrahtungsmethode von Colt wurde hauptsächlich bei der Behandlung von Bauchaneurysmen eingesetzt. Der vergoldete Draht in Form eines Hauchs wird durch die Kanüle eingeführt und dehnt sich zu einer Regenschirmform aus.

Subkutane Injektionen von Gelatine. – Drei oder vier Unzen einer 2-Prozent-Lösung. Eine Lösung aus weißer Gelatine in sterilisiertem Wasser bei einer Temperatur von etwa 100 °F wird alle zwei, drei oder vier Tage in das Unterhautgewebe des Bauches injiziert. Im Laufe von zwei bis drei Wochen kann eine Besserung einsetzen. Das sich bildende Gerinnsel kann weicher werden und absorbiert werden, aber eine Wiederholung der Injektion hat in mehreren Fällen zu einer dauerhaften Heilung geführt.

Die Amputation der Gliedmaße ist in Fällen angezeigt, die durch Eiterung, sekundäre Blutung nach Exzision oder Ligatur oder durch Gangrän kompliziert sind. Fergusson führte bei einem Subclavia-Aneurysma eine Amputation an der Schulter durch, um den Blutfluss durch den Sack zu stoppen.

TRAUMATISCHES ANEURYSMA

Das wesentliche Merkmal eines traumatischen Aneurysmas besteht darin, dass es durch eine Verletzung entsteht, die alle Hüllen der Arterie durchtrennt. Die Wände des verletzten Gefäßes sind vermutlich gesund, bilden aber keinen Teil des Aneurysmasacks. Der Sack besteht aus verdichtetem und verdicktem Gewebe rund um die Arterie.

Die Verletzung der Arterie kann eine subkutane Verletzung sein, beispielsweise ein Riss durch ein Knochenfragment. Viel häufiger handelt es sich um eine Stichwunde oder eine Schusswunde.

Das Aneurysma bildet sich normalerweise kurz nach der Verletzung; Das Blut entweicht langsam in das umliegende Gewebe, verdrängt und verdichtet es allmählich, bis es einen Sack bildet, der das ausströmende Blut umschließt.

Weniger häufig entsteht einige Zeit nach der Verletzung ein traumatisches Aneurysma, das durch die allmähliche Dehnung der fibrösen Narbe entsteht, durch die die Wunde in der Arterienwand verschlossen wurde. Die allmähliche Dehnung dieser Narbe führt zu einer Verdichtung der umgebenden Strukturen, die den Sack bilden, auf dessen Innenseite sich ein laminiertes Gerinnsel ablagert.

Ein traumatisches Aneurysma ist fast immer ausgesackt und hat, solange es umschrieben bleibt, die gleichen Eigenschaften wie ein pathologisches ausgesacktes Aneurysma, mit dem Zusatz, dass sich in der darüber liegenden Haut eine Narbe befindet. Ein traumatisches Aneurysma neigt dazu, diffus zu werden – eine Veränderung, die, obwohl sie mit einem erheblichen Risiko einer Gangrän einhergeht, manchmal das Mittel zur Heilung war.

Die Behandlung erfolgt nach den gleichen Grundsätzen wie bei den pathologischen Varianten, da jedoch die Wände der Arterie nicht erkrankt sind, sind operative Maßnahmen am Sack und am angrenzenden Abschnitt der betroffenen Arterie vorzuziehen.

ARTERIOVENÖSES ANEURYSMA

Eine abnormale Verbindung zwischen einer Arterie und einer Vene stellt ein arteriovenöses Aneurysma dar. Es werden zwei Varianten unterschieden – eine, bei der die Verbindung direkt erfolgt – *die aneurysmatische Varix* ; das andere, bei dem die Vene über einen Sack mit der Arterie kommuniziert – Krampfadern- *Aneurysma* .

Beide Varianten können pathologische Ursachen haben, in den meisten Fällen sind sie jedoch traumatischen Ursprungs und beruhen auf Verletzungen wie Stichwunden, Stichwunden und Schussverletzungen, die sowohl Arterien als auch Venen betreffen. Früher kam es am häufigsten in der Ellenbogenbeuge vor, wo die Arteria brachialis versehentlich bei der

Aderlassung aus der Vena basilica medianus punktiert wurde. Arteriovenöse Aneurysmen sind eine häufige Folge von Verletzungen durch moderne Hochgeschwindigkeitsgeschosse, beispielsweise im Nacken oder in der Leistengegend.

Bei einer *aneurysmatischen Varizen* drückt der höhere Blutdruck in der Arterie arterielles Blut in die Vene, die in der Nähe der Verbindungsstelle mit der Arterie dazu neigt, sich zu erweitern und einen dickwandigen Sack zu bilden, hinter dem sich das Gefäß und seine Nebenflüsse ausdehnen gewunden. Die klinischen Merkmale ähneln denen von Krampfadern, aber der Eintritt von arteriellem Blut in die erweiterten Venen lässt diese pulsieren und erzeugt in ihnen ein vibrierendes Kribbeln und ein lautes Murmeln. Bei Patienten in der Leistengegend kann die Ausdehnung der Venen so groß sein, dass sie wie Nebenhöhlen aussehen, die durch die Muskeln verlaufen, ein Merkmal, das bei jeder Operation berücksichtigt werden muss.

Da der Zustand tendenziell stationär bleibt, genügt die Unterstützung durch einen elastischen Verband; Wenn der Zustand jedoch fortschreitet und ernsthafte Unannehmlichkeiten verursacht, kann es notwendig sein, die Verbindung zwischen Arterie und Vene abzuschneiden und freizulegen und nach der Trennung der Gefäße die Öffnung in jedem durch eine Naht zu verschließen. Dies kann schwierig oder unmöglich sein, wenn die Teile durch frühere Eiterung verfilzt sind. Wenn es auf diese Weise nicht möglich ist, die Verbindung zu zerstören, sollte die Arterie oberhalb und unterhalb der Verbindungsstelle abgebunden werden; Allerdings ist das Risiko einer Gangrän beträchtlich, sofern nicht zuvor Maßnahmen ergriffen werden, um den Kollateralkreislauf zu entwickeln (Makins).

Ein Krampfader-Aneurysma entwickelt sich normalerweise im Zusammenhang mit einem traumatischen Aneurysma, wobei der Sack mit einer angrenzenden Vene verklebt und schließlich in diese mündet. Auf diese Weise wird eine Verbindung zwischen Arterie und Vene hergestellt, und die klinischen Merkmale ähneln denen einer Kombination aus Aneurysma und Aneurysmavarize.

Da die Tendenz zur Spontanheilung gering ist und das Aneurysma an Größe zunimmt und schließlich reißt, ist in der Regel eine operative Behandlung erforderlich. Dies erfolgt auf die gleiche Weise wie bei aneurysmatischen Varizen, wobei gleichzeitig der Sack eingeschnitten, die Blutgerinnsel herausgedreht und alle Äste, die in den Sack münden, abgebunden werden. Wenn es vermeidbar ist, sollte die Vene nicht unterbunden werden.

ANEURYSMEN EINZELNER ARTERIEN

Thoraxaneurysma. – Alle Arten von Aneurysmen kommen in der Aorta vor, wobei das spindelförmige Aneurysma am häufigsten vorkommt, obwohl ein sackförmiges Aneurysma häufig aus einer spindelförmigen Erweiterung hervorgeht.

Die *klinischen Merkmale* hängen hauptsächlich von der Richtung ab, in die sich das Aneurysma vergrößert, und sind selbst bei beträchtlicher Größe des Sacks nicht immer gut ausgeprägt. Sie bestehen in einer pulsierenden Schwellung – manchmal in der supra-sternalen Kerbe, meist aber in Richtung der rechten Seite des Brustbeins – mit einem vergrößerten Bereich der Dumpfheit beim Schlagen. Im Röntgenbild erkennt man einen dunklen Schatten, der dem Sack entspricht. Schmerzen sind in der Regel ein auffälliges Symptom und sind größtenteils auf den Druck des Aneurysmas auf die Wirbel oder das Brustbein zurückzuführen, der zu einer Erosion dieser Knochen führt. Druck auf die Brustvenen und die Atemwege führt zu Zyanose und Atemnot. Bei Druck auf die Speiseröhre kann es zu Schluckbeschwerden kommen. Der linke Nervus recurrens kann gedehnt oder gedrückt werden, wenn er sich um den Bogen der Aorta legt, und eine Heiserkeit der Stimme und ein charakteristischer „blecherner" Husten können durch eine Lähmung der Kehlkopfmuskulatur, die er versorgt, verursacht werden. Auch der Vagus-, der Zwerchfell- und der Spinalnerv können belastet werden. Wenn sich das Aneurysma im transversalen Teil des Bogens befindet, wird die Luftröhre mit jedem Herzschlag nach unten gezogen – ein klinisches Phänomen, das als „Tracheal-Tracheal-Ziehen" bekannt ist. Ein Aneurysma der absteigenden Aorta kann nach Erosion der Wirbelkörper (Abb. 71) und der hinteren Teile der Rippen eine Schwellung im Rücken links von der Wirbelsäule bilden.

ABB. 74. – Thoraxaneurysma, das äußerlich zu reißen droht, aber durch
Macewens Nadelung daran gehindert wird. Die Nadeln blieben
achtundvierzig Stunden drin.

Da eine Obliteration des Sacks und der versorgenden Arterie nicht in Frage
kommt, beschränkt sich die chirurgische Behandlung darauf, eine
Blutgerinnung in einer Erweiterung oder Aussackung des Sacks
herbeizuführen, der bei seinem Weg durch die Brustdrüse zu reißen droht
äußerlich. Dies kann durch Macewen-Nadeln oder durch das Einführen von
Draht in den Sack erreicht werden. Wir haben Fälle beobachtet, in denen
nach der genannten Behandlung eine so große Besserung eintrat, dass der
Patient ein oder mehrere Jahre lang einer beschwerlichen Tätigkeit
nachgehen konnte. Christopher Heath stellte fest, dass eine Verbesserung
nach der Unterbindung der linken Halsschlagader im Aneurysma des
transversalen Teils des Aortenbogens erfolgte.

Bauchaneurysma. —Aneurysma kommt in der Bauchaorta viel seltener vor
als in der Brustaorta. Während alle großen Äste im Bauchraum betroffen sein

können, befinden sich die häufigsten Sitze in der Aorta selbst, direkt über dem Ursprung der Zöliakiearterie und an der Gabelung.

Die *klinischen Merkmale* variieren je nach Lokalisation des Aneurysmas sowie seiner Geschwindigkeit und Wachstumsrichtung. Es bildet sich eine glatte, abgerundete Schwellung, die eine expansive Pulsation zeigt, meist links von der Mittellinie. Es kann sich unter der Deckung der Rippen nach oben, nach unten zum Becken oder nach hinten zur Lende erstrecken. Bei der Palpation kann ein systolisches Kribbeln festgestellt werden, das Vorhandensein eines Geräusches ist jedoch weder konstant noch charakteristisch. Normalerweise sind Schmerzen vorhanden; Es kann neuralgischer Natur sein oder eine Nierenkolik vortäuschen. Wenn das Aneurysma auf die Wirbel drückt und diese erodiert, ähneln die Symptome denen einer Wirbelsäulenkaries, insbesondere wenn, wie es manchmal vorkommt, Symptome einer Kompressionsquerschnittslähmung auftreten. Bei ihrem Wachstum kann die Schwellung auf die angrenzenden Eingeweide drücken und diese verdrängen und so deren Funktionen beeinträchtigen.

Die *Diagnose* muss anhand solider oder zystischer Tumoren gestellt werden, die über der Arterie liegen. von einer „pulsierenden Aorta"; und von Wirbelsäulenkaries; Der Einsatz von Röntgenstrahlen bringt große Hilfe.

Der Zustand verläuft in der Regel tödlich, entweder weil das Aneurysma in die Bauchhöhle platzt oder weil es langsam in das retroperitoneale Gewebe austritt.

Die Moore-Corradi-Methode wurde erfolgreich angewendet, wobei der Zugang zum Sack durch Öffnen des Abdomens erlangt wurde. Die Unterbindung der Aorta war bisher erfolglos, aber in einem von Keen operierten Fall überlebte der Patient 48 Tage.

Das innominatale Aneurysma kann spindelförmig oder sackförmig sein und geht häufig mit einer Aussackung der Aorta einher. Es wächst normalerweise nach oben und seitlich und ragt über das Brustbein und das rechte Schlüsselbein hinaus, das erodiert oder verschoben sein kann (Abb. 75). Es treten Drucksymptome auf die Strukturen im Nacken auf, die denen eines Aortenaneurysmas ähneln. Die Impulse in der rechten oberen Extremität und in der rechten Halsschlagader und ihren Ästen sind vermindert und verzögert. Druck auf den rechten Plexus brachialis führt zu stechenden Schmerzen im Arm und zu Muskelparesen auf dieser Seite. Vasomotorische Störungen und eine Kontraktion der Pupille auf der rechten Seite können durch Druck auf den Sympathikus verursacht werden. Der Tod kann durch einen Bruch oder durch Druck auf die Atemwege eintreten.

ABB. 75. – Innominiertes Aneurysma bei einer Frau, æt. 47, acht Monate nach der Behandlung mit der Moore-Corradi-Methode (vgl. Abb. 73).

Die verfügbaren Behandlungsmethoden sind die Unterbindung der rechten Halsschlagader und des dritten Teils des rechten Schlüsselbeins (Wardrop-Operation), von denen eine Reihe erfolgreicher Fälle verzeichnet wurden. Für eine Ligatur eignen sich am besten Fälle, in denen das Aneurysma umschrieben und kugelförmig ist (Sheen). Wenn sich herausstellt, dass eine Ligatur nicht praktikabel ist, kann die Moore-Corradi-Methode oder das Macewen-Needling ausprobiert werden.

Karotisaneurysmen. – Ein Aneurysma der *Karotis communis* kommt auf der rechten Seite häufiger vor als auf der linken Seite und liegt meist entweder an der Halswurzel oder in der Nähe der Bifurkation. Es ist das Aneurysma, das am häufigsten bei Frauen auftritt. Von ihrer Position aus kann die Schwellung auf den Vagus, den Nervus recurrens und den Sympathikus, auf die Atemwege und auf die Speiseröhre drücken und so Symptome hervorrufen, die auf einen solchen Druck zurückzuführen sind. Aufgrund einer Störung der Blutversorgung des Gehirns können zerebrale Symptome auftreten.

Ein Aneurysma in der Nähe des Ursprungs muss anhand eines Subclavia-, Innominatum- und Aortenaneurysmas sowie aufgrund anderer fester oder flüssiger Schwellungen im Nacken diagnostiziert werden. Es ist oft schwierig, genau zu bestimmen, aus welchem Stamm ein Aneurysma an der Halswurzel stammt, und nicht selten ist mehr als ein Gefäß an der Erweiterung beteiligt. Eine sorgfältige Betrachtung der Position, an der die Schwellung erstmals auftrat, der Richtung, in der sie sich ausgebreitet hat, ihrer Druckwirkungen und des Zustands der Pulse dahinter kann bei der Unterscheidung zwischen Aortenaneurysma, Innominum-Aneurysma, Karotis-Aneurysma und Subclavia-Aneurysma hilfreich sein . Auch die Skiagraphie hilft bei der Erkennung des beteiligten Gefäßes.

Tumoren der Schilddrüse, vergrößerte Lymphdrüsen sowie fettige und sarkomatöse Tumoren können in der Regel anhand der Anamnese der Schwellung und durch körperliche Untersuchung von einem Aneurysma unterschieden werden. Zystische Tumoren und Abszesse im Halsbereich sind aufgrund des offenbar expansiven Charakters der auf sie übertragenen Pulsation manchmal schwieriger zu unterscheiden. Die Tatsache, dass die Kompression des Gefäßes keinen Einfluss auf die Größe und Spannung dieser Flüssigkeitsschwellungen hat, ist hilfreich bei der Unterscheidung vom Aneurysma.

Behandlung. —Die digitale Kompression des Gefäßes gegen den Querfortsatz des sechsten Halswirbels – den „Halsschlagader" – wurde erfolgreich bei der Behandlung von Aneurysmen in der Nähe der Bifurkation eingesetzt. Sicherer ist die proximale Ligatur bei hohen Aneurysmen oder die distale Ligatur bei solchen an der Halswurzel. Die Exstirpation des Sacks ist wahrscheinlich die beste Behandlungsmethode, insbesondere bei Patienten traumatischen Ursprungs. Diese Operationen sind mit einem erheblichen Risiko einer Hemiplegie aufgrund einer Störung der Blutversorgung des Gehirns verbunden.

Die *äußere Halsschlagader* und der zervikale Teil der *inneren Halsschlagader* sind selten der primäre Sitz eines Aneurysmas, obwohl sie wahrscheinlich durch die Aufwärtsausbreitung eines Aneurysmas an der Gabelung des gemeinsamen Rumpfes betroffen sind. Neben den gewöhnlichen Anzeichen eines Aneurysmas sind die klinischen Manifestationen hauptsächlich auf Druck auf den Pharynx und Larynx sowie auf den Nervus hypoglossus zurückzuführen. Eine besondere Bedeutung kommt dem Aneurysma der inneren Halsschlagader zu, da es sich im Bereich der Tonsille in den Pharynx vorwölbt und teilweise einem Tonsillenabszess sehr nahe kommt. Es liegen Fälle vor, in denen ein solches Aneurysma fälschlicherweise mit einem Abszess verwechselt und eingeschnitten wurde, mit katastrophalen Folgen.

Als Folge von Stich- oder Schussverletzungen kann es zu *aneurysmatischen Varizen im Nacken kommen.* Die Verbindung erfolgt normalerweise zwischen der Arteria carotis communis und der Vena jugularis interna. Die daraus resultierende Störung der Hirndurchblutung verursacht Kopfschmerzen, Schwindelgefühle und andere Hirnsymptome. Ein anhaltendes lautes

Geräusch ist für den Patienten in der Regel eine Quelle der Belästigung und kann eine ausreichende Indikation für eine operative Behandlung sein.

Ein intrakranielles Aneurysma betrifft die innere Halsschlagader und ihre Äste oder die Basilararterie und scheint häufiger mit Syphilis und einer Herzklappenerkrankung assoziiert zu sein als äußere Aneurysmen. Es kommt zu ähnlichen Symptomen wie bei anderen intrakraniellen Tumoren, manchmal ist auch ein lautes Geräusch zu hören. In der Regel verläuft es tödlich, da es zu einem Bruch und einer intrakraniellen Blutung kommt. Die Behandlung besteht darin, je nach Sitz des Aneurysmas die Arteria carotis communis oder die Arteria vertebralis im Nacken zu unterbinden.

Orbitales Aneurysma. —Der Begriff pulsierender Exophthalmus wird verwendet, um eine Reihe pathologischer Zustände zu umfassen, einschließlich Aneurysma, bei dem die Hauptsymptome Pulsieren in der Augenhöhle und Vorwölbung des Augapfels sind. Darüber hinaus kann es zu Stauungen und Ödemen der Augenlider sowie zu einem deutlichen Kribbeln und Rauschen kommen, das durch Kompression der gemeinsamen Halsschlagader im Nacken kontrolliert werden kann. Es können auch Augenlähmungen und Sehstörungen unterschiedlichen Ausmaßes vorliegen.

Diese Symptome sind in den meisten Fällen auf eine aneurysmatische Varizen der inneren Halsschlagader und des Sinus cavernosus zurückzuführen, die oft traumatischen Ursprungs ist und entweder durch einen Bruch der Schädelbasis oder durch eine punktierte Wunde der Augenhöhle entsteht . In anderen Fällen sind sie auf ein Aneurysma der Augenarterie, auf eine Thrombose des Sinus cavernosus und in seltenen Fällen auf ein Aneurysma cirsoideus zurückzuführen.

Wenn sich herausstellt, dass eine Kompression der gemeinsamen Halsschlagader die Pulsation stoppt, ist eine Unterbindung dieses Gefäßes angezeigt.

Subclavia-Aneurysma. — Subclavia-Aneurysma tritt normalerweise bei Männern auf, die Berufe ausüben, bei denen die Schulter ständig beansprucht wird – zum Beispiel Hafenarbeiter und Kohlenarbeiter. Es kommt häufiger auf der rechten Seite vor.

Das Aneurysma entspringt normalerweise dem dritten Teil der Arterie und erscheint als angespannte, abgerundete, pulsierende Schwellung direkt über dem Schlüsselbein und an der Außenseite des M. sterno-mastoideus. Gelegentlich erstreckt es sich bis zum Brustkorb, wo es mit der Pleura verwachsen kann. Der Radialimpuls auf derselben Seite ist klein und verzögert. Stauungen und Ödeme des Arms mit Schmerzen, Taubheitsgefühl und Muskelschwäche können durch Druck auf die Venen und Nerven entstehen, die unter dem Schlüsselbein verlaufen. und Druck auf den

Zwerchfellnerv kann Schluckauf auslösen. Das Aneurysma wächst langsam und heilt gelegentlich spontan.

Die am häufigsten damit verwechselten Erkrankungen sind ein weiches, schnell wachsendes Sarkom und eine normale, an einer Halsrippe erhabene Arterie.

Aufgrund der Beziehungen der Arterie und ihrer Äste ist die Behandlung bei Subclavia mit größeren Schwierigkeiten und Gefahren verbunden als bei fast jeder anderen Form von äußerem Aneurysma. Als operative Maßnahmen stehen die proximale Unterbindung des M. innominatum und die distale Unterbindung zur Verfügung. In einigen Fällen hat es sich als notwendig erwiesen, die distale Ligation mit einer Amputation am Schultergelenk zu kombinieren, um zu verhindern, dass die Kollateralzirkulation den Fluss durch das Aneurysma aufrechterhält. Die Operation von Matas wurde von Hogarth Pringle erfolgreich durchgeführt.

Axilläres Aneurysma. – Dies tritt gewöhnlich am rechten Arm von Arbeitern und Matrosen auf und ist nicht selten die Folge einer Verletzung in der Schultergegend . Das Gefäß kann durch den Kopf eines ausgerenkten Oberarmknochens oder durch Versuche, die Ausrenkung zu reduzieren, durch Fragmente eines gebrochenen Knochens oder durch einen Stich oder Schnitt beschädigt werden. Manchmal wird auch die Vene verletzt und es entsteht ein arteriovenöses Aneurysma.

Aufgrund der Laxheit des Gewebes nimmt es schnell zu und kann bald eine große Größe erreichen, die Achselhöhle ausfüllen und das Schlüsselbein nach oben verschieben. Dies macht eine Kompression des dritten Teils der Subclavia schwierig oder unmöglich. Es kann sich unterhalb des Schlüsselbeins bis in den Hals erstrecken oder, wenn es sich nach innen ausdehnt, Verwachsungen an der Brustwand und, nach Erosion der Rippen, an der Pleura bilden.

Die üblichen Symptome eines Aneurysmas sind vorhanden und die Druckwirkung auf die Venen und Nerven ähnelt der eines Aneurysmas der Schlüsselbeinhöhle. Bei Verwachsungen an Brustwand und Rippenfell treten nicht selten intrathorakale Komplikationen wie Rippenfellentzündung oder Lungenentzündung auf. Der Bruch kann äußerlich, im Schultergelenk oder in der Pleura auftreten.

Die Exstirpation des Beutels ist die Operation der Wahl, wenn dies jedoch nicht durchführbar ist, kann auf die Unterbindung des dritten Teils der Subclavia zurückgegriffen werden.

Das Aneurysma der Brachialis tritt normalerweise an der Ellenbogenbeuge auf, ist traumatischen Ursprungs und lässt sich am besten durch Entfernung des Sacks behandeln.

Aneurysmatische Krampfadern , die in dieser Situation in der Zeit der Friseurchirurgen häufig auftraten – meist als Folge einer versehentlichen Verletzung der Arterie bei der Venesektion der mittleren Basilikumvene – können je nach Ausmaß behandelt werden der dadurch verursachten Beschwerden durch einen Stützverband oder durch Unterbindung der Arterie oberhalb und unterhalb der Verbindungsstelle.

Aneurysmen der Gefäße des **Unterarms und der Hand** bedürfen keiner besonderen Erwähnung; Sie sind fast immer traumatisch und werden durch Exzision des Sacks behandelt.

Leistenaneurysma (*Aneurysma der Becken- und Oberschenkelarterien*). – Aneurysmen, die im Bereich des Poupart-Bandes auftreten, können ihren Ursprung in den äußeren oder gemeinsamen Beckenarterien oder im oberen Teil des Oberschenkelknochens haben. Aufgrund der Spannung der Fascia lata neigen sie dazu, sich nach oben in Richtung Bauch und in geringerem Maße nach unten in den Oberschenkel auszubreiten. Manchmal kommt es zu einer Verengung des Sacks auf Höhe des Poupart-Bandes.

Der auf die Nerven und Venen der unteren Extremität ausgeübte Druck verursacht Schmerzen, Stauungen und Ödeme der Extremität. Der Bruch kann äußerlich oder im Zellgewebe der Beckengrube erfolgen.

Diese Aneurysmen müssen aufgrund eines pulsierenden Sarkoms diagnostiziert werden, das aus den Beckenknochen wächst, und aufgrund eines Abszesses oder einer Ansammlung vergrößerter Lymphdrüsen, die über der Arterie liegen und deren Pulsation übertragen.

Die Behandlungsmethode mit dem größten Erfolg ist die Unterbindung des gemeinsamen oder äußeren Darmbeins, die entweder durch Zurücklegen des Peritoneums aus der Fossa iliaca (extraperitoneale Operation) oder durch Durchqueren der Bauchhöhle (transperitoneale Operation) erreicht wird. .

Gesäßaneurysma. – Ein Aneurysma im Gesäß kann von der oberen oder unteren Gesäßarterie ausgehen, aber wenn es sich zu einer ausgeprägten Schwellung entwickelt, ist es selten möglich, durch äußere Untersuchung zu erkennen, in welchem Gefäß es seinen Ursprung hat. Die besonderen Symptome, die dadurch entstehen, sind Schmerzen in den Gliedmaßen durch Druck auf den Ischiasnerv und Störungen der Bewegungen an der Hüfte.

Die Unterbindung des Hypogastriums (inneres Becken) auf transperitonealem Weg ist die zufriedenstellendste Behandlungsmethode. Die Exstirpation des Sacks ist schwierig und gefährlich, insbesondere wenn sich das Aneurysma in das Becken ausgebreitet hat.

Femorales Aneurysma. – Ein Aneurysma der Oberschenkelarterie jenseits des Ursprungs des Profunda-Astes ist in der Regel traumatischen Ursprungs und kommt im Scarpa-Dreieck häufiger vor als im Hunter-Kanal. Für die Behandlung stehen alle bereits beschriebenen Methoden zur Verfügung, wobei die Wahl zwischen der Matas-Operation und der Unterbindung des äußeren Beckens besteht.

Das Aneurysma der *Profunda femoris* unterscheidet sich vom Aneurysma des Hauptstamms dadurch, dass die Impulse dahinter unbeeinflusst bleiben und dass man das Pulsieren der normalen Arterie über oder neben dem Sack spürt.

Bei einer *aneurysmatischen Varizen* , einer nicht seltenen Folge einer Schuss- oder Stichwunde, kann die Verbindung mit der Vene den Hauptstamm der Oberschenkelarterie betreffen. Sollte aufgrund einer fortschreitenden Vergrößerung des Tumors oder einer fortschreitenden Erweiterung der Venen der Extremität ein operativer Eingriff erforderlich werden, sollte versucht werden, die betroffenen Gefäße zu trennen und die Öffnung in jedem durch eine Naht zu verschließen. Wenn dies nicht möglich ist, wird die Arterie oberhalb und unterhalb der Verbindung abgebunden; Es kann zu einer Gangrän der Extremität kommen, und wir haben einen Fall beobachtet, bei dem sich die Gangrän bis zur Verbindung des mittleren und unteren Drittels des Oberschenkels erstreckte und bei dem die Genesung nach der Amputation des Oberschenkels erfolgte.

Popliteales Aneurysma. – Dies ist das häufigste chirurgische Aneurysma und tritt nicht selten in beiden Gliedmaßen auf. Sie ist im Allgemeinen auf eine Erkrankung der Arterie zurückzuführen, und wiederholte leichte Belastungen, die am Knie so häufig auftreten, spielen bei ihrer Entstehung eine wichtige Rolle. Früher war es bei Postboten üblich, dass das Knie beim Reiten immer wieder gebeugt und gestreckt wurde.

Das Aneurysma ist in der Regel sackartig und kann von der Vorder- oder Rückseite des Gefäßes ausgehen. Es kann Druck auf die Knochen und Bänder des Gelenks ausüben und es ist bekannt, dass es in das Gelenk reißt. Die mit diesen Veränderungen einhergehenden Schmerzen, Steifheit und Gelenkerguss führen häufig zu einer Fehldiagnose einer Gelenkerkrankung. Der Sack kann auf die Kniekehlenarterie oder -vene und deren Äste drücken, was zu Stauungen und Ödemen im Bein und zu Gangrän führen kann. Der Druck auf den Nervus tibialis und den Nervus peroneus communis führt zu starken Schmerzen, Muskelkrämpfen und Schwäche im Bein.

Die Differentialdiagnose besteht aus Abszess, Schleimbeutelzyste, vergrößerten Drüsen und einem Sarkom, insbesondere einem pulsierenden Sarkom eines der in das Kniegelenk eindringenden Knochen.

Die Wahl der Operation liegt zwischen der Unterbindung der Oberschenkelarterie im Hunter-Kanal und der Matas-Operation der Aneurysmo-Arteriorrhaphie. Der Erfolg, der mit der Hunterschen Operation einhergeht, wird durch die Tatsache bewiesen, dass Syme sie siebenunddreißig Mal ohne einen einzigen Misserfolg durchführte. Wenn dies fehlschlägt, sollte die alte Operation in Betracht gezogen werden, aber es ist eine schwerwiegendere Operation und eine, bei der die Gefahr einer Gangrän der Extremität höher ist. Die Erfahrung zeigt, dass die Unterbindung der Vene oder auch die Entfernung eines Teils davon nicht zwangsläufig zu einer Gangrän führt. Das Risiko einer Gangrän wird durch eine digitale Kompression der Oberschenkelarterie vor der Operation des Aneurysmas verringert.

Aneurysmatische Varizen treten manchmal im Bereich des Kniekehlenraums auf. Sie zeichnet sich durch die üblichen Symptome aus und wird durch palliative Maßnahmen oder durch Unterbindung der Arterie oberhalb und unterhalb der Verbindungsstelle behandelt.

Aneurysmen im **Bein und Fuß** sind selten. Es ist fast immer traumatisch und wird durch Entfernung des Sacks behandelt.

Kapitel XV
: Die Lymphgefäße und Drüsen

Chirurgische Anatomie und Physiologie. —Lymphe ist im Wesentlichen Blutplasma, das durch die Wände von Kapillaren gelangt ist. Nach dem Baden und der Ernährung des Gewebes wird es von Lymphgefäßen gesammelt, die es über den Ductus thoracicus in den Blutkreislauf zurückführen. Diese Lymphgefäße haben ihren Ursprung in den Lymphräumen des Gewebes und in den Wänden seröser Hohlräume und verlaufen normalerweise neben Blutgefäßen – *perivaskulären Lymphgefäßen* . Sie haben einen venenähnlichen Aufbau, sind jedoch häufiger mit Klappen versehen. Im Verlauf der Lymphstämme befinden sich die *Lymphdrüsen* , die eine ausgeprägte Kapsel besitzen und aus einem netzartigen Bindegewebe bestehen, dessen Zwischenräume mit Leukozyten gefüllt sind. Die Drüsen fungieren als Filter und halten nicht nur inerte Substanzen wie den in der Lymphe zirkulierenden Blutfarbstoff zurück, sondern auch lebende Elemente wie Krebszellen oder Bakterien. Während sie durch eine Drüse fließt, kommt die Lymphe in engen Kontakt mit den Leukozyten, und bei bakteriellen Infektionen gibt es immer einen Kampf zwischen den

Organismen und den Leukozyten, so dass die Drüsen als wichtige Verteidigungslinie angesehen werden können, die die Krankheit verlangsamt Verhinderung des Eindringens von Bakterien und ihren Produkten in den allgemeinen Kreislauf. Darüber hinaus muss der Infektionserreger meist den Widerstand mehrerer Drüsen überwinden, um in die Blutbahn zu gelangen.

Lymphdrüsen sind größtenteils in Gruppen oder Ketten angeordnet, beispielsweise in der Achselhöhle, im Nacken und in der Leiste. In jeder gegebenen Situation variieren ihre Anzahl und Größe bei verschiedenen Individuen, und bei vergleichsweise geringem Reiz können sich neue Drüsen bilden, die verschwinden, wenn der Reiz zurückgenommen wird. Das bekannteste Beispiel hierfür ist die Zunahme der Drüsenzahl in der Achselhöhle während der Laktation; Wenn diese Funktion aufhört, entwickeln sich viele Drüsen zurück und verwandeln sich in Fett. Bei einer anschließenden Laktation werden sie wieder entwickelt. Nachdem Drüsen operativ entfernt wurden, können sich neue bilden.

Im Folgenden sind die wichtigeren Drüsengruppen und die von ihnen versorgten Bereiche im Kopf- und Halsbereich sowie in den Extremitäten aufgeführt.

Kopf und Hals. — *Die vorderen Ohrspeicheldrüsen (Parotis und Präaurikulärdrüse)* liegen unter der Ohrspeicheldrüsenfaszie vor dem Ohr, und einige sind teilweise in die Substanz der Ohrspeicheldrüse eingebettet; Sie entwässern die Teile um die Schläfe, die Wange, die Augenlider und die Ohrmuschel und sind häufig der Sitz tuberkulöser Erkrankungen. *Die Hinterhauptsdrüse* liegt über dem Ursprung des Trapezius von der oberen gekrümmten Linie und entwässert die Ober- und Rückseite des Kopfes. es ist selten infiziert. *Die hinteren Ohrmuscheldrüsen (Mastoiddrüsen)* liegen über dem Warzenfortsatz und entwässern die Seite des Kopfes und der Ohrmuschel. Diese drei Gruppen leiten ihre Lymphe in die oberflächlichen Halsdrüsen. *Die Unterkieferspeicheldrüse* – zwei bis sechs an der Zahl – liegt entlang der unteren Ordnung des Unterkiefers von der Symphyse bis zum Winkel, wobei die hinteren (paramandibulären) eng mit der Unterkieferspeicheldrüse verbunden sind. Sie erhalten Lymphe aus dem Gesicht, den Lippen, dem Mundboden, dem Zahnfleisch, den Zähnen, dem vorderen Teil der Zunge und den Alæ nasi sowie aus den Drüsen vor der Ohrmuschel. Von ihnen gelangt die Lymphe in die tiefer gelegenen Halsdrüsen. Sie sind häufig mit Tuberkel, mit Epitheliomen infiziert, die sich aus dem Mund auf sie ausgebreitet haben, und auch mit pyogenen Organismen. *Die submentalen Drüsen* liegen in oder nahe der Mittellinie zwischen den vorderen Bäuchen der Digastricusmuskeln und nehmen Lymphe von den Lippen auf. Es ist selten, dass sie der Sitz eines Tuberkels sind, aber bei Epitheliomen der Unterlippe und des Mundbodens werden sie in einem frühen Stadium der Krankheit infiziert. *Die Suprahyoiddrüse* liegt etwas weiter hinten, unmittelbar über dem Zungenbein, und erhält Lymphe von der Zunge. *Die oberflächlichen Halsdrüsen (äußere Halsdrüsen)* liegen, sofern vorhanden, entlang der äußeren Halsschlagader und erhalten Lymphe aus den Hinterhaupts- und Ohrdrüsen sowie aus der Ohrmuschel. *Die Sterno-Mastoid-Drüsen* — Glandulæ Concatinatæ — bilden eine Kette entlang der Hinterkante des Sterno-Mastoid-Muskels, von denen einige unterhalb des Muskels liegen. Sie sind bei sekundärer Syphilis häufig vergrößert. *Die oberen tiefen Halsdrüsen (innere Halsdrüse)* – sechs bis zwanzig an der Zahl – bilden eine kontinuierliche Kette entlang der inneren Halsschlagader unterhalb des Sterno-Mastoid-Muskels. Sie entwässern die verschiedenen Gruppen von Drüsen, die näher an der Oberfläche liegen, sowie das Innere des Schädels, den Kehlkopf, die Luftröhre, die Schilddrüse und den unteren Teil des Rachens, und leiten ihre Lymphe in die Hauptstämme an der Halswurzel. Zu dieser Gruppe gehört eine große Drüse (die Mandeldrüse), die hinter dem hinteren Bauch des Magens liegt und im Winkel zwischen der inneren Halsschlagader und der gemeinsamen Gesichtsvene ruht. Bei Erkrankungen der Tonsillen und des hinteren Teils der Zunge kommt es häufig zu einer Vergrößerung. In derselben Gruppe befinden sich drei oder vier Drüsen, die vollständig unter der Abdeckung des oberen Endes des M. sterno-mastoideus liegen und den N. accessorius umgeben, bevor er den Muskel perforiert. Die tiefen Halsdrüsen werden häufig durch Tuberkel und auch durch Epitheliome als Folge einer Erkrankung der Zunge oder des Rachens infiziert. *Die unteren tiefen Halsdrüsen (supraklavikuläre)* liegen im hinteren Dreieck oberhalb des Schlüsselbeins. Sie erhalten Lymphe aus den untersten Halsdrüsen, aus dem oberen Teil der Brustwand und aus den höchsten Achseldrüsen. Sie sind häufig bei Brustkrebs infiziert; diejenigen auf der linken Seite auch bei Magenkrebs. Die Entfernung erkrankter supraklavikulärer Drüsen darf nicht auf die leichte Schulter genommen werden, da es im Zusammenhang mit dem Ductus thoracicus, der Pleura oder der Verbindung der Vena subclavia mit der Vena jugularis interna zu Schwierigkeiten kommen kann. *Die retropharyngealen Drüsen* liegen auf beiden Seiten der Mittellinie auf dem Musculus rectus capitis anticus major und vor der prävertebralen Schicht der Halsfaszie. Sie erhalten einen Teil der Lymphe aus der hinteren Wand des Rachens, dem Inneren der Nase und ihren Nebenhöhlen, der Gehörröhre (Eustachische Röhre) und dem Trommelfell. Wenn sie mit Organismen oder Tuberkelbazillen infiziert werden pyogenic, können sie zur Bildung einer Form von Retropharyngealinfektionen führen abscess.

Obere Extremität. - *Die Zahl der epitrochleären und kubitalen Drüsen* variiert, am häufigsten liegen sie etwa anderthalb Zoll über dem medialen Epikondylus, andere und kleinere Drüsen können entlang der medialen (inneren) Furche bicipitalis oder an deren Biegung liegen der Ellbogen. Sie entleeren die ulnare Seite der Hand und des Unterarms und leiten ihre Lymphe in die Achselgruppe. Bei Syphilis ist die Epitrochlearisdrüse manchmal vergrößert. *Die Achseldrüsen* sind in Gruppen angeordnet: Eine zentrale Gruppe liegt eingebettet in die Achselfaszie und das Fett und ist oft mit einer Öffnung darin verbunden; eine hintere oder subskapuläre Gruppe liegt entlang der Linie der subkapulären Gefäße; vordere oder Brustmuskelgruppen liegen hinter dem kleinen Brustmuskel, entlang der medialen Seite der Achselvene, und eine interpektorale Gruppe liegt zwischen den beiden Brustmuskeln. Die Achseldrüsen nehmen Lymphe vom Arm, der Brust und der Brustseite auf und leiten sie an die untersten Halsdrüsen und den Hauptlymphstamm weiter. Sie sind häufig der Ursprung pyogener, tuberkulöser und krebsartiger Infektionen und ihre vollständige Entfernung ist ein wesentlicher Bestandteil der Operation bei Brustkrebs.

Untere Extremität. — *Die Kniekehlendrüsen* umfassen eine oberflächliche Drüse am Ende der V. saphena parva und mehrere tiefer liegende Drüsen im Verhältnis zu den Kniekehlengefäßen. Sie nehmen Lymphe aus den Zehen und dem Fuß auf und leiten sie an die Leistendrüsen weiter. *Die Oberschenkeldrüsen* liegen vertikal entlang des oberen Teils der Vena saphena magna und nehmen Lymphe aus Bein und Fuß auf; Von ihnen gelangt die Lymphe zu den tiefen Leistendrüsen und den äußeren Darmbeindrüsen. Die Oberschenkeldrüsen sind häufig an pyogenen Infektionen beteiligt, die über die Haut der Zehen und Fußsohlen eindringen. *Die oberflächlichen Leistendrüsen* liegen entlang des Leistenbandes (Poupart-Band) und empfangen Lymphe aus den äußeren Genitalien, dem Anus, dem Perineum, dem Gesäß und der vorderen Bauchwand. Die Lymphe gelangt zu den tiefen Leistendrüsen und den äußeren Darmbeindrüsen. Die oberflächlichen Drüsen sind aufgrund ihrer Beziehungen zu den Genitalien häufig Gegenstand einer Geschlechtsinfektion und auch eines Epithelioms, wenn diese Krankheit die Genitalien oder den Anus betrifft; Sie sind selten der Ursprung von Tuberkulose. *Die tiefen Leistendrüsen* liegen auf der medialen Seite der Oberschenkelvene und manchmal innerhalb des Oberschenkelkanals. Sie erhalten Lymphe aus den tiefen Lymphgefäßen der unteren Extremität und einige der abführenden Gefäße aus den Oberschenkel- und oberflächlichen Leistendrüsen. Die Lymphe gelangt dann durch den Femurkanal zu den äußeren Darmbeindrüsen. Die Ausbreitung bösartiger Erkrankungen, sei es Krebs oder Sarkom, kann oft entlang dieser tieferen Lymphgefäße bis in das Becken verfolgt werden, und mit zunehmender Behinderung des Lymphflusses kommt es zu einer entsprechenden Zunahme des geschwollenen Wassersuchtzustands der unteren Extremität Seite.

Bei der Operation dieser Regionen werden die Drüsen des *Brustkorbs* und *des Bauches berücksichtigt*.

VERLETZUNGEN VON LYMPHGEFÄßEN

Bei allen Wunden werden die Lymphgefäße geteilt und die daraus austretende Lymphe dem eventuell vorhandenen Ausfluss zugefügt. Bei Verletzungen größerer Stämme kann die Lymphe in beträchtlicher Menge als farblose, wässrige Flüssigkeit austreten – *Lymphorrhagie* ; und die Öffnung, durch die es entweicht, wird als *Lymphfistel bezeichnet* . Dies wurde vor allem nach umfangreichen Operationen zur Entfernung bösartiger Drüsen in der Leiste beobachtet, wo bereits eine beträchtliche Behinderung des Lymphstroms besteht und in solchen Fällen die Lymphe, einschließlich derjenigen, die sich in den Gefäßen der Extremität angesammelt hat, kann in so großer Menge austreten, dass große Verbände durchnässt werden und die Heilung verzögert wird. Schließlich bilden sich neue Lymphkanäle, so dass nach vier bis sechs Wochen der Lymphabfluss aufhört und die Wunde heilt.

Lymphödem. - Wenn der Lymphrückfluss aus einem Glied ernsthaft beeinträchtigt ist, wie zum Beispiel, wenn der Inhalt der Achselhöhlen bei einer Brustkrebsoperation vollständig entfernt wurde, kann es zu einem Lymphödem kommen, bei dem der Arm anschwillt , eng und schwer.

Die Bedingungen werden in unterschiedlichem Ausmaß erfüllt; Bei den schweren Formen treten Schmerzen sowie eine Behinderung der Gliedmaßen auf. Wie bei einem gewöhnlichen Ödem wird der Zustand durch Hochlagern der Gliedmaße gelindert, jedoch nicht annähernd im gleichen Ausmaß; mit der Zeit wird das Gewebe so hart und angespannt, dass es bei Druck kaum noch nachlässt; Dies ist teilweise auf die Bildung von neuem Bindegewebe und die Hypertrophie der Haut zurückzuführen. In fortgeschrittenen Fällen kommt es zu einem allmählichen Übergang transitionin eine Form der Elephantiasis.

Handley hat eine Behandlungsmethode entwickelt – *die Lymphangioplastie –*, deren Ziel darin besteht, die Lymphe abzuleiten, indem eine Reihe von Seidenfäden in das subkutane Zellgewebe eingebettet werden.

Wunden des Ductus thoracicus. – Der Ductus thoracicus mündet normalerweise in dem Winkel, der durch die Verbindung der linken Vena jugularis interna und der Vena subclavia gebildet wird, er kann jedoch auch über einen oder mehrere Kanäle in eines dieser Gefäße münden, oder der Gang kann in seinem gesamten Verlauf doppelt sein. Auf der rechten Seite befindet sich ein kleinerer Gang – der rechte Lymphgang. Der Gang oder die Gänge können durch einen Tumor oder eine Ansammlung vergrößerter Drüsen verlagert werden und bei Dissektionen an der Halswurzel versehentlich verletzt werden; Es können sofort Strahlen milchiger Flüssigkeit – Chylus – austreten. Die Strahlen sind rhythmisch und fallen mit der Ausatmung zusammen. Die Verletzung kann jedoch nicht zum Zeitpunkt der Operation beobachtet werden, sondern später dadurch, dass die Verbände mit Chylus durchtränkt sind – *Chylorrhoe* . Wenn die Wunde den einzigen vorhandenen Hauptgang betrifft und der gesamte Chylus austritt, leidet der Patient unter starkem Durst, Abmagerung und Schwäche und kann an Ohnmacht sterben; wenn aber, was gewöhnlich der Fall ist, nur einer von mehreren Nebenkanälen betroffen ist, kann der Verlust des Chylus von geringer Bedeutung sein, da die Entladung normalerweise aufhört. Wenn die Wunde heilt und der Chylus nicht mehr austreten kann, kann es zu einer schwankenden Schwellung unterhalb der Narbe kommen; im Laufe der Zeit verschwindet es allmählich.

Es sollte versucht werden, die Wunde im Gang durch eine feine Naht zu verschließen; Andernfalls muss der Gang wie eine blutende Arterie durch eine Ligatur verschlossen werden. Anschließend werden die Gewebe darüber genäht und die Hautwunde sorgfältig verschlossen, um eine primäre Verbindung zu erreichen, wobei durch Verbände und einen elastischen Gewebeverband fester Druck ausgeübt wird. Auch wenn der Hauptgang verödet ist, entsteht in der Regel ein Kollateralkreislauf. Eine Verletzung des rechten Lymphganges ist von geringerer Bedeutung.

Eine subkutane Ruptur des Ductus thoracicus kann durch eine Quetschung des Brustkorbs verursacht werden. Der Chylus tritt aus und sammelt sich im Zellgewebe des hinteren Mediastinums, hinter dem Peritoneum, in der Pleurahöhle (*Chylo-Thorax*) oder in der Bauchhöhle (*Chylus-Aszites*). In der einen oder anderen dieser Situationen gibt es körperliche Anzeichen von Flüssigkeit , aber in der Regel wird die Art der Läsion erst erkannt, wenn der Chylus mit der Sondennadel entnommen wird.

ERKRANKUNGEN DER LYMPHGEFÄßE

Lymphangitis. – Eine Entzündung der peripheren Lymphgefäße ist in der Regel auf eine primäre Quelle einer pyogenen Infektion in der Haut zurückzuführen. Dabei kann es sich um eine Wunde oder eine eitrige Blase handeln, wobei Streptococcus pyogenes der am häufigsten vorkommende Erreger ist. *Eine septische* Lymphangitis tritt häufig bei Personen auf, die berufsbedingt mit infektiösem Material umgehen. Bei Gonorrhoe-Patienten wurde eine *Gonokokkenform beobachtet.*

Die Entzündung betrifft hauptsächlich die Wände der Gefäße und geht mit einer Verklumpung der Lymphe einher. Es gibt auch eine gewisse Entzündung des umgebenden Zellgewebes – *Perilymphangitis* . Entlang der Gefäße können sich ein oder mehrere Abszesse bilden oder es kommt zu einer sich ausbreitenden Zellulitis.

Die *klinischen Merkmale* ähneln denen anderer pyogener Infektionen, und es gibt wellenförmige rote Linien, die von der Infektionsquelle zu den nächstgelegenen Lymphdrüsen verlaufen. Diese entsprechen den entzündeten Gefäßen und sind der Sitz brennender Schmerzen und Empfindlichkeit. Die zugehörigen Drüsen sind vergrößert und schmerzen. In schweren Fällen verschmelzen die Symptome mit denen einer Septikämie. Wenn nur die tiefen Lymphgefäße betroffen sind, fehlen die oberflächlichen roten Linien, aber das Glied schwillt stark an und weist auf Druck Grübchen auf.

Bei einer ausgedehnten Lymphangitis, insbesondere bei wiederholten Schüben, kommt es zu einer Verödung der Gefäße durch Neubildung von Bindegewebe und es entsteht ein hartnäckiges festes Ödem, das in einer Form der Elephantiasis gipfelt.

Behandlung. —Die primäre Infektionsquelle wird wie gewohnt bekämpft. Wenn die Lymphangitis eine Extremität betrifft, wird die elastische Bier-Binde angelegt, und wenn es zu einer Eiterung kommt, wird der Eiter durch einen oder mehrere kleine Einschnitte abgelassen; An anderen Stellen des Körpers kommen die Saugglocken von Klapp zum Einsatz. Es kann ein autogener Impfstoff hergestellt und injiziert werden. Wenn der Zustand abgeklungen ist, wird die Extremität massiert und gleichmäßig bandagiert, um das Verschwinden des Ödems zu fördern.

Tuberkulöse Lymphangitis. —Obwohl Lymphgefäße eine wichtige Rolle bei der Ausbreitung der Tuberkulose spielen, ist die klinische Erkennung der Krankheit in ihnen außergewöhnlich. Die Infektion breitet sich nach oben entlang der oberflächlichen Lymphgefäße aus, die sich knotig verdicken; an einer oder mehreren Stellen können sich größere perilymphangitische Knötchen bilden, die in Abszesse und Geschwüre zerfallen; Die nächstgelegene Drüsengruppe wird frühzeitig infiziert. Wenn sich die Krankheit weit über die Lymphbahnen der Extremität ausbreitet, schwillt diese an und wird hart – ein Zustand, der durch Lupus Elephantiasis veranschaulicht wird.

eine syphilitische Lymphangitis beobachtet, bei der die Gefäße des Penisrückens als verhärtete Stränge zu spüren sind.

Lymphgefäße fungieren nicht nur als Kanäle für die Weiterleitung bakterieller Infektionen, sondern befördern auch häufig die Zellen bösartiger Tumoren , insbesondere von Krebs, vom Ursprungsort der Grunderkrankung zu den nächstgelegenen Lymphdrüsen und können selbst zum Ursprungsort des Krebswachstums werden Knotenstränge bilden. Auf die von Sampson Handley beschriebene Permeation von Krebs über die Lymphgefäße wurde bereits hingewiesen.

Lymphangiektasien sind erweiterte oder variköse Erkrankungen der Lymphgefäße. Sie tritt als angeborene Erkrankung der Zunge und der Lippen auf oder kann als Folge einer Erkrankung erworben werden, die mit einer ausgedehnten Obliteration oder Verstopfung der Hauptlymphstämme einhergeht. Eine interessante Art von Lymphangiektasien entsteht durch das Vorhandensein der *Filaria Bancrofti* in den Gefäßen und wird hauptsächlich in der Leistengegend, im Samenstrang und im Hodensack von Personen beobachtet, die in den Tropen gelebt haben.

Eine Filarienerkrankung in den Lymphgefäßen der Leiste zeigt sich als weiche, teigige Schwellung, deren Größe von einer Walnuss bis zu einer Kokosnuss variiert; Es kann teilweise verschwinden, wenn der Patient Druck ausübt und sich hinlegt.

Der Patient berichtet von fieberhaften Anfällen vom Typ einer Lymphangitis, bei denen die Schwellung schmerzhaft und druckempfindlich wird. Diese Anfälle können eine bemerkenswerte Periodizität aufweisen, und auf jeden kann eine Vergrößerung der Schwellung folgen, die sich entlang des Leistenkanals bis in den Bauch oder über den Samenstrang bis in den Hodensack erstrecken kann. Bei der Sektion stellt sich heraus, dass die Schwellung aus erweiterten, gewundenen und verdickten Lymphgefäßen besteht, in denen sich manchmal der Mutterwurm befindet, und aus stark vergrößerten Lymphdrüsen, die eine Fibrose mit Riesenzellbildung und eosinophilen Aggregationen durchlaufen haben. Die Flüssigkeit in den erweiterten Gefäßen ist entweder klar oder trüb, im letzteren Fall ähnelt sie Chylus. Die Erkrankung ist häufig beidseitig und kann mit Lymphe im Hodensack, Elephantiasis und Chylurie einhergehen.

Die *Diagnose* muss aufgrund anderer Schwellungen in der Leiste wie Leistenbruch, Lipom oder zystischer Aussackung der V. saphena magna gestellt werden. Dies wird dadurch bestätigt, dass in den entzündeten Lymphdrüsen kürzlich tote oder absterbende Würmer gefunden werden.

Behandlung. – Wenn die Erkrankung auf die Leistengegend oder den Hodensack beschränkt ist, kann die Exzision eine dauerhafte Heilung bewirken, sie kann jedoch zur Bildung von Lymphknoten führen und nur vorübergehende Linderung bringen.

Lymphangiom. – Ein Lymphangiom ist eine Schwellung, die aus einer Reihe von Hohlräumen und Kanälen besteht, die mit Lymphe gefüllt sind und frei miteinander kommunizieren. Die Hohlräume entstehen entweder durch die Neubildung von Lymphräumen oder -gefäßen oder durch die Erweiterung bereits vorhandener; Ihre Wände bestehen aus fibroareolärem Gewebe, das mit Endothel ausgekleidet und durch nicht gestreifte Muskeln verstärkt ist. Sie sind selten mit einer bestimmten Kapsel ausgestattet und senden häufig Verlängerungen ihrer Substanz zwischen und in Muskeln und andere Strukturen in ihrer Nähe. Sie sind angeborenen Ursprungs und treten normalerweise bei oder kurz nach der Geburt auf. Wenn der Tumor aus einem Geflecht von Kavernen und Kanälen besteht, spricht man von einem *kavernösen Lymphangiom* ; Wenn es aus einer oder mehreren Zysten besteht, spricht man von einem *zystischen Lymphangiom* . Es ist wahrscheinlich, dass die Zysten aus den Höhlen durch Abbau und Absorption der dazwischen liegenden Septen entstehen, da manchmal Übergangsformen zwischen der kavernösen und der zystischen Variante vorkommen.

Das *kavernöse Lymphangiom* erscheint als eine schlecht definierte, weiche Schwellung, die viele Merkmale eines subkutanen Hämangioms aufweist, aber es kann nicht durch Druck entleert werden, es wird nicht angespannt, wenn der Blutdruck erhöht wird, wie etwa beim Weinen, und wenn der Tumor punktiert wird, gibt er Lymphe statt Blut ab. Es ähnelt auch einem Lipom, insbesondere der angeborenen Variante, die aus dem Periost wächst, und die Differenzialdiagnose zwischen diesen ist selten abgeschlossen, bis die Schwellung punktiert oder operativ untersucht wird. Wenn eine Behandlung erforderlich ist, erfolgt sie nach den gleichen Grundsätzen wie beim Hämangiom mittels Elektrolyse, Zündpunktion oder Exzision. Eine vollständige Entfernung ist wegen der fehlenden Definition und Einkapselung selten möglich, für die Heilung ist sie jedoch nicht erforderlich, da die verbleibenden Teile vernarben.

ABB. 76. – Angeborener zystischer Tumor oder Hygrom der Achselhöhle.

(Aus einem von Dr. Lediard geliehenen Foto.)

Das *zystische Lymphangiom* , *die Lymphzyste* oder *das angeborene zystische Hygrom* tritt am häufigsten im Nacken auf – *Hydrozele des Halses* ; Es befindet sich unterhalb der tiefen Faszie und ragt entweder vor oder hinter den M. sterno-mastoideus hinaus. Es kann eine große Größe erreichen, die darüber liegende

Haut und die Zystenwand können so dünn sein, dass sie durchscheinend sind, und es ist bekannt, dass es durch Druck auf die Luftröhre zu einer ernsthaften Beeinträchtigung der Atmung kommt. Auch in der Achselhöhle kann der zystische Tumor eine beträchtliche Größe erreichen (Abb. 76); Weniger häufig kommt es in der Leistengegend und am Mundboden vor, wo es sich um eine Form der Ranula handelt.

Die Art dieser Schwellungen erkennt man an ihrer Lage, daran, dass sie bereits im Säuglingsalter bestehen, und gegebenenfalls daran, dass man mit einer feinen Nadel einen Teil des Zysteninhalts entnehmen kann. Sie sind in der Regel bemerkenswert träge, bleiben oft über einen langen Zeitraum von Jahren unverändert bestehen und unterliegen, wie das Hämangiom, manchmal einer spontanen Vernarbung und Heilung. Manchmal infiziert sich der zystische Tumor und bildet einen Abszess – eine weitere, wenn auch weniger wünschenswerte Heilungsmethode. Diejenigen, die sich im Nacken befinden, neigen am stärksten zur Eiterung, wahrscheinlich weil pyogene Organismen über die Lymphgefäße, die ihren Ursprung in der Kopfhaut, im Ohr oder im Rachen haben, zu ihnen gebracht werden.

Wenn ein operativer Eingriff erforderlich ist, können die Zysten angezapft und mit Jod injiziert oder herausgeschnitten werden. Die Operation zur Entfernung kann eine beträchtliche Dissektion der tieferen Strukturen an der Halswurzel mit sich bringen und sollte nicht leichtfertig durchgeführt werden. Zurückbleibende Teile können zur Narbenbildung gebracht werden, indem man eine Röhre mit Radium einführt und einige Tage stehen lässt.

Lymphangiome kommen im Bauchraum in Form von *Omentumzysten vor* .

ERKRANKUNGEN DER LYMPHDRÜSEN

Lymphadenitis. – Eine Entzündung der Lymphdrüsen entsteht durch das Eindringen eines Reizstoffes, meist bakteriell oder toxisch, der durch die zuführenden Lymphgefäße zu den Drüsen gelangt. Diese Gefäße können an der Entzündung beteiligt sein und der Sitz einer Lymphangitis sein, oder sie weisen möglicherweise keine Anzeichen für den Durchgang von Noxen auf. Es kommt in Ausnahmefällen vor, dass der Reizstoff über den Blutkreislauf in die Drüse gelangt.

Manchmal wird eine Zerrung oder eine andere Form von Trauma für den Ausbruch einer Lymphadenitis verantwortlich gemacht, insbesondere in den Drüsen der Leiste (Bubo), aber normalerweise ist es möglich, eine Quelle einer pyogenen Infektion zu entdecken, die für das Unheil verantwortlich ist, oder eine zu erhalten Vorgeschichte einer vorangegangenen Infektion wie Gonorrhoe. Es ist möglich, dass Gonokokken längere Zeit latent in den Leistendrüsen verbleiben und nur dann eine Lymphadenitis hervorrufen, wenn die Drüsen anschließend verletzt werden. Am häufigsten sind die Drüsen im Nacken, in der Achselhöhle und in der Leiste betroffen.

Die Merkmale der Lymphadenitis variieren je nach Art des Reizstoffs. Manchmal ist es mild und flüchtig, wie bei der Drüsenvergrößerung im Nacken, die mit einer Mandelentzündung und anderen Formen von Halsschmerzen einhergeht. Manchmal ist es anhaltender, wie bei der Vergrößerung, die mit Adenoiden, hypertrophierten Mandeln, kariösen Zähnen, Ekzemen der Kopfhaut und Otorrhoe einhergeht; und es ist möglich, dass diese indolente Vergrößerung eine Prädisposition für eine tuberkulöse Infektion darstellt. Eine ähnliche Vergrößerung findet sich in der Achselhöhle bei chronischer interstitieller Mastitis und in der Leiste als Folge chronischer Reizungen der äußeren Genitalien, wie z. B. Balanitis.

Manchmal ist die Lymphadenitis akuter Natur und neigt zur Abszessbildung. Dies zeigt sich an den Achseldrüsen als Folge infizierter Wunden an den Fingern; in den Oberschenkeldrüsen bei infizierten Wunden oder eitrigen Blasen am Fuß; in den Leistendrüsen bei Gonorrhoe und weichem Geschwür; und in den Halsdrüsen bei den schwereren Formen von Halsschmerzen im Zusammenhang mit Diphtherie und Scharlach. Die schlimmsten Eiterungen entstehen durch eine Infektion mit Streptokokken.

Wenn oberflächliche Drüsen entzündet sind und eitern, werden sie vergrößert, empfindlich, fest und verfilzen untereinander. In den Drüsen der Leistengegend verläuft der Eitervorgang oft bemerkenswert träge; Im Inneren einzelner Drüsen bilden sich eitrige Herde, und es kann einige Zeit vergehen, bis der Eiter durch die jeweiligen Kapseln austritt. In den tief gelegenen Halsdrüsen, insbesondere bei Streptokokken-Halsinfektionen, befällt die Eiterung schnell das umgebende Zellgewebe und die klinischen Merkmale ähneln denen einer akuten Cellulitis und eines tiefsitzenden Abszesses. Wenn dieser eingeschnitten wird, können die nekrotischen Drüsen im Eiter liegen und bei der bakteriologischen Untersuchung wird festgestellt, dass sie von Streptokokken wimmeln. Bei der Eiterung der Achseldrüsen kann der Abszess ganz oberflächlich sein oder tief unter der starken Faszie und den Brustmuskeln liegen, je nach der Gruppe der beteiligten Drüsen.

Die *Diagnose* einer septischen Lymphadenitis ist in der Regel einfach. Die indolenten Vergrößerungen sind jedoch nicht immer von einer beginnenden Tuberkuloseerkrankung zu unterscheiden, außer durch die Verwendung des Tuberkulintests und durch die Tatsache, dass sie normalerweise nach Entfernung der peripheren Reizquelle verschwinden.

Behandlung. —Die erste Indikation besteht darin, die Infektionsquelle zu entdecken und zu bekämpfen. Bei den indolenten Formen der Lymphadenitis folgt in der Regel eine Genesung. Bei den akuten Formen nach einer pyogenen Infektion werden die besten Ergebnisse durch die hyperämische Behandlung mittels Saugglocken erzielt. Wird die Eiterung dadurch nicht verhindert oder ist sie bereits eingetreten, wird jede einzelne Eiteransammlung mit einem schmalen Messer durchstochen und die Saugglocke beharrt. Liegt ein großer periglandulärer Abszess im Nacken und in der Achselhöhle vor, was häufig der Fall ist, kann es erforderlich sein, die Öffnung nach der Hilton-Methode zu erstellen und einen Drainageschlauch einzuführen.

ABB. 77. – Tuberkulöse Halsdrüse mit Abszessbildung im subkutanen Zellgewebe, bei einem Jungen æt. 10.

Tuberkulose Erkrankung der Drüsen. —Dies ist eine Krankheit von großer Häufigkeit und Bedeutung. Die Tuberkelbazillen gelangen normalerweise über die afferenten Lymphgefäße in die Drüse, die sie von einer Läsion der Oberfläche in das von ihnen entwässerte Gebiet befördern. In Drüsen, die aufgrund einer chronischen septischen Reizung bereits vergrößert sind, kann eine tuberkulöse Infektion auftreten. Während alle Drüsen im Körper betroffen sein können, tritt die Krankheit am häufigsten in den Halsgruppen auf, die ihre Lymphe aus Mund, Nase, Rachen und Ohr beziehen.

Das Erscheinungsbild der Drüsen im Schnitt variiert je nach Krankheitsstadium. In den frühen Stadien ist die Drüse vergrößert, sie kann ein Vielfaches ihrer natürlichen Größe erreichen, hat ein normales Aussehen und eine normale Konsistenz und kann, da keine Periadenitis vorliegt, leicht aus der Umgebung herausgeschält werden. Bei der mikroskopischen Untersuchung gibt es jedoch Hinweise auf eine Infektion in Form von Bazillen und charakteristischen Riesen- und Epithelzellen. In einem späteren Stadium ist das Drüsengewebe mit winzigen gelben Herden übersät, die dazu neigen, sich zu vergrößern und mit der Zeit zusammenzufließen, so dass die gesamte Drüse schließlich in eine käsige Masse umgewandelt wird. Dieses käsige Material ist von der verdickten Kapsel umgeben, die infolge der Periadenitis dazu neigt, an umgebenden Strukturen, insbesondere an Faszienschichten und an den Venenwänden, zu haften und mit diesen zu verschmelzen. Das verkäsete Gewebe bleibt oft über lange Zeiträume unverändert; Es kann verkalken, aber häufiger zerfällt es und verflüssigt sich.

Tuberkulose Erkrankungen der Halsdrüsen sind eine häufige Begleiterscheinung oder Folge von Adenoiden, vergrößerten Mandeln, kariösen Zähnen, Pharyngitis, Mittelohrerkrankungen und Konjunktivitis. Diese Läsionen bieten den Bazillen die Möglichkeit, in die Lymphgefäße einzudringen, von wo aus sie zu den Drüsen transportiert werden, wo sie Krankheiten hervorrufen.

Die Vergrößerung kann nur eine Drüse betreffen, gewöhnlich unterhalb des Unterkieferwinkels, und auf diese beschränkt bleiben, wobei die Drüse die Größe einer Haselnuss erreicht und eiförmig, fest und schmerzlos ist. Häufiger betrifft die Krankheit mehrere Drüsen auf einer oder beiden Seiten des Halses. Wenn die Krankheit in den präaurikulären oder submaxillären Drüsen beginnt, neigt sie dazu, sich auf die Drüsen entlang der Karotisscheide auszubreiten: Wenn die hinteren Ohr- und Hinterhauptdrüsen zuerst betroffen sind, erfolgt die Ausbreitung auf die Drüsen entlang des hinteren Randes des Sterno-Mastoids. In vielen Fällen sind alle Ketten vor, unter und hinter diesem Muskel betroffen, die vergrößerten Drüsen erstrecken sich vom Mastoid bis zum Schlüsselbein. Sie sind zunächst diskret und beweglich und können von Zeit zu Zeit sogar in ihrer Größe variieren; aber mit der Hinzufügung einer Periadenitis verfestigen sie sich und verfilzen miteinander und bilden gelappte oder knötchenförmige Massen (Abb. 78). Sie haften nicht nur untereinander, sondern auch an den Strukturen in ihrer Umgebung – insbesondere an der Vena jugularis interna – ein wichtiger Punkt im Hinblick auf ihre operative Entfernung.

In jedem Stadium kann die Krankheit zum Stillstand kommen und die Drüsen bleiben für längere Zeit ohne weitere Veränderung bestehen. Es ist möglich, dass das tuberkulöse Gewebe vernarbt. Häufiger kommt es zu einer Eiterung und der Bildung eines kalten Abszesses. Liegt jedoch eine Mischinfektion vor, bei der der pyogene Faktor meist aus dem Rachen stammt, kann er aktive Züge annehmen.

ABB. 78. – Masse tuberkulöser Drüsen aus der Achselhöhle entfernt (vgl. Abb. 79).

Der Übergang vom festen zum verflüssigten Stadium geht mit Schmerzen und Druckempfindlichkeit in der Drüse einher, die gleichzeitig fest und kugelförmig wird und schließlich Schwankungen hervorrufen kann.

Wenn man es sich selbst überlässt, bricht der erweichte Tuberkel durch die Kapsel der Drüse aus und infiziert das Zellgewebe. Die Halsfaszie ist perforiert und zwischen der Faszie und der darüber liegenden Haut bildet sich ein kalter Abszess, der oft viel größer ist als die Drüse, aus der er stammt. Die weiteren Stadien – Rötung, Unterminierung der Haut und äußere Ruptur mit Bildung von Geschwüren und Nebenhöhlen – wurden bei tuberkulösem Abszess beschrieben. Die Geschwüre und Nebenhöhlen bleiben auf unbestimmte Zeit bestehen, oder sie heilen ab und brechen dann wieder aus; Manchmal infiziert sich die Haut und ein Zustand wie Lupus breitet sich über eine beträchtliche Fläche aus. Nach der Extrusion des käsigen Tuberkels kommt es schließlich zur Spontanheilung; Die daraus resultierenden Narben sind äußerst unansehnlich, kräuseln oder gezähmt oder hypertrophiert wie Keloid.

Während die Krankheit im Kindes- und Jugendalter am häufigsten auftritt, kann sie auch im fortgeschrittenen Alter auftreten; Obwohl es oft mit einer Beeinträchtigung der Gesundheit und einer ungesunden Umgebung einhergeht, kann es sich auch auf diejenigen auswirken, die scheinbar robust sind und sich in wohlhabenden Verhältnissen befinden.

Diagnose. – Die Unterscheidung der Tuberkuloseerkrankung vom Lymphosarkom und vom Lymphadenom ist vor allem wichtig, und dies ist in der Regel anhand der Anamnese und der Art der Vergrößerung möglich. Anzeichen von Verflüssigung und Eiterung stützen die Diagnose eines Tuberkels. Im Zweifelsfall sollte eine der Drüsen entfernt und einer mikroskopischen Untersuchung unterzogen werden. Andere Formen von Sarkomen und die Vergrößerung einer akzessorischen Schilddrüse werden seltener mit tuberkulösen Drüsen verwechselt. Verkalkte Tuberkulosedrüsen erzeugen im Röntgenbild deutliche Schatten.

Eine Vergrößerung der Gebärmutterhalsdrüsen durch Sekundärkrebs kann eine Tuberkulose vortäuschen, unterscheidet sich jedoch durch ihre Assoziation mit Krebs im Mund- oder Rachenraum und durch die charakteristische, steinartige Verhärtung des Epithelioms.

Der kalte Abszess, der aus tuberkulösen Drüsen resultiert, ist von dem Abszess aufgrund einer Erkrankung der Halswirbelsäule, einem retropharyngealen Abszess sowie von angeborenen und anderen zystischen Schwellungen im Nacken zu unterscheiden.

Prognose. – Neben Lupus ist die Drüsenerkrankung von allen tuberkulösen Läsionen die am wenigsten lebensgefährliche Erkrankung; Aber während es die Regel ist, sich von einer Tuberkuloseerkrankung der Drüsen mit oder ohne Operation zu erholen, kommt es leider recht häufig vor, dass solche Personen in einem späteren Lebensabschnitt an Tuberkulose in anderen Teilen des Körpers erkranken.

Behandlung. —Bezüglich der Behandlung der Drüsentuberkulose bestehen erhebliche Meinungsverschiedenheiten. Einige Autoritäten sind von der unbestrittenen Möglichkeit einer natürlichen Heilung beeindruckt und begnügen sich damit, diese durch Maßnahmen zur Verbesserung des allgemeinen Gesundheitszustands, durch die längere Verabreichung von Tuberkulin und durch wiederholte Einwirkung von Röntgenstrahlen und Sonnenlicht zu fördern. Andere wiederum befürworten unter dem Einfluss der Gefahr einer Ausbreitung der Krankheit und der Gewebezerstörung und Entstellung, die durch den Abbau des tuberkulösen Gewebes und eine Mischinfektion verursacht werden, die Entfernung der Drüsen durch eine Operation.

Die Voraussetzungen sind in den einzelnen Fällen sehr unterschiedlich und die Behandlung sollte den individuellen Bedürfnissen angepasst werden. Bleibt die Erkrankung auf die ursprünglich befallenen Drüsen beschränkt und sind keine Anzeichen einer Schädigung erkennbar, kann an „abwartenden Maßnahmen" festgehalten werden.

ABB. 79. – Tuberkulöse Achselhöhlen (vgl. Abb. 78).

Zeigt die Erkrankung hingegen aggressive Tendenzen, sollte über eine Operation nachgedacht werden. Die unerwünschten Folgen des Abbaus und der Verflüssigung der erkrankten Drüse können durch die rechtzeitige Entnahme des Flüssigkeitsinhalts durch eine Hohlnadel vermieden werden.

Die Entfernung tuberkulöser Drüsen ist aufgrund der Anzahl und der tiefen Lage der zu entfernenden Drüsen sowie der Verwachsungen mit umgebenden Strukturen oft ein schwieriger Eingriff. Der Hautschnitt muss groß genug sein, um den gesamten betroffenen Bereich zu erreichen. Um eine Entstellung zu vermeiden, sollte er nach Möglichkeit entlang der natürlichen Hautfalten erfolgen . Bei der Freilegung der Drüsen müssen möglicherweise die gemeinsamen Gesichts- und andere Venenstämme abgeklemmt und abgebunden werden. Es muss darauf geachtet werden, die wichtigen Nerven, insbesondere den akzessorischen Nerv, den Vagusnerv und den Zwerchfellnerv, nicht zu verletzen. Auch die inframaxillären Äste des Facialis, der Hypoglossus und seine absteigenden Äste sowie die motorischen Äste des Plexus cervicalis profundus können leicht verletzt werden. Die Dissektion wird erleichtert und ist mit einem geringeren Verletzungsrisiko für die Nerven verbunden, wenn der Patient zur

Entleerung der Venen in Sitzhaltung gebracht wird und anstelle eines Messers die konische Schere von Mayo verwendet wird. Wenn die Drüsen auf beiden Seiten des Halses stark betroffen sind, ist es ratsam, eine Pause einzulegen, anstatt beide Seiten gleichzeitig zu operieren. (*Op. Surg.* , S. 189.)

Wenn die Mandeln vergrößert sind, sollten sie nicht gleichzeitig entfernt werden, da sonst die Gefahr besteht, dass eine pyogene Infektion vom Rachen auf die Wunde am Hals übertragen wird. Sie sollten jedoch nach einer gewissen Zeit entfernt werden. um ein Wiederauftreten von Erkrankungen der Drüsen zu verhindern.

Wenn die Haut gebrochen ist und käsiges, tuberkulöses Gewebe freigelegt wird, wird die Heilung durch das Wegschneiden der erkrankten Haut, das Entfernen des Granulationsgewebes mit dem Löffel, das Auskratzen der Nebenhöhlen, das Füllen der Höhle mit Kammgarn und die Behandlung mit der offenen Methode und ggf. einer sekundären Naht gefördert notwendig. In diesen Fällen ist es oft von Vorteil, sich der Sonne am Meeresufer und der Röntgenstrahlung auszusetzen.

Eine Tuberkuloseerkrankung der Achseldrüsen kann die Folge einer Ausbreitung von den Drüsen im Nacken, von der Brust, den Rippen oder dem Brustbein oder, seltener, von der oberen Extremität sein. Wir haben es an einer infizierten Fingerwunde gesehen. In manchen Fällen ist keine Infektionsquelle erkennbar. Die einzelnen Drüsen erreichen eine beträchtliche Größe und verschmelzen zu einem großen Tumor, der den Achselraum ausfüllt. Die Krankheit schreitet schneller voran als in den Halsdrüsen und geht fast immer in die Eiterung mit Nebenhöhlenbildung über. Konservative Maßnahmen müssen nicht in Betracht gezogen werden, da die einzige zufriedenstellende Behandlung eine Exzision ist, und zwar ohne Verzögerung.

Tuberkulose Erkrankungen der Leistendrüsen sind vergleichsweise selten. Wir haben es hauptsächlich in den Oberschenkeldrüsen als Folge einer Inokulation von Tuberkeln an den Zehen oder an der Fußsohle beobachtet. Die betroffenen Drüsen lösen sich fast immer auf und eitern, und nachdem sie die darüber liegende Haut zerstört haben, entstehen fungierende Geschwüre. Die Behandlung besteht in der Entfernung der Drüsen und der betroffenen Haut. Die Dissektion kann mit einer lästigen Blutung aus den zahlreichen Venen einhergehen , die zum Oberschenkelstamm hin zusammenlaufen.

Tuberkulose Erkrankungen der *Mesenterial-* und *Bronchialdrüsen* werden bei der Operation von Regionen beschrieben.

Syphilitische Drüsenerkrankung. – Die Vergrößerung der Lymphdrüsen ist ein herausragendes Merkmal der erworbenen Syphilis, insbesondere in

Form des indolenten oder Bullet-Bubo, der die primäre Läsion begleitet, und der allgemeinen Vergrößerung der Drüsen, die bei der sekundären Syphilis auftritt. Zahnfleischerkrankungen der Drüsen sind äußerst selten; Die betroffene Drüse vergrößert sich schnell auf die Größe einer Walnuss und kann dann über einen langen Zeitraum ohne weitere Veränderung bestehen bleiben. Wenn es zerfällt, wird die darüber liegende Haut zerstört und das verkäsete Gewebe des Zahnfleisches freigelegt.

Lymphadenom. — *Hodgkin-Krankheit* (Pseudoleukämie deutscher Autoren). – Dies ist eine seltene Krankheit, deren Ursprung noch unbekannt ist, aber eine Analogie würde nahelegen, dass sie auf eine Infektion mit einem langsam wachsenden Mikroorganismus zurückzuführen ist . Sie tritt hauptsächlich bei jungen Menschen auf und ist durch eine schmerzlose Vergrößerung einer bestimmten Gruppe von Drüsen gekennzeichnet, am häufigsten im Halsbereich (Abb. 80).

ABB. 80. – Chronische Hodgkin-Krankheit bei einem Jungen æt. 11.

Die Drüsen sind meist größer als bei Tuberkulose und bleiben länger diskret und beweglich; Sie haben eine feste Konsistenz und zeigen im Schnitt ein körniges Aussehen aufgrund der Überwucherung des Bindegewebsgerüsts. Mit der Zeit können die Drüsenmassen riesige, hervorstehende Tumoren bilden, wobei die Schwellung durch Lymphödeme des darüber liegenden Zellgewebes und der Haut verstärkt wird.

Die Vergrößerung breitet sich entlang der Drüsenkette auf die Drüsen oberhalb des Schlüsselbeins, auf die Drüsen in der Achselhöhle und auf die Drüsen auf der gegenüberliegenden Seite aus (Abb. 81). Später vergrößern sich die Drüsen in der Leiste, und es ist wahrscheinlich, dass sich die Infektion vom Hals entlang der Mediastinal-, Bronchial-, Retroperitoneal- und Mesenterialdrüse ausgebreitet hat und sich auf die Becken- und Leistengruppe ausgeweitet hat.

Es werden zwei klinische Typen unterschieden: der eine, bei dem die Krankheit langsam fortschreitet und zwei oder mehr Jahre lang auf die Halsdrüsen beschränkt bleibt; die andere, bei der sich die Krankheit schneller ausbreitet und innerhalb von zwölf bis achtzehn Monaten zum Tod führt.

ABB. 81. — Lymphadenom (Morbus Hodgkin), das die linke Seite des Halses und die linke Achselhöhle betrifft, bei einer Frau æt. 44. Dauer von drei Jahren.

Bei der akuten Form leidet der Gesundheitszustand, es kommt zu Fieber und die Größe der Drüsen kann bei Temperaturschwankungen variieren; Das Blut weist die Merkmale auf, die man bei sekundärer Anämie vorfindet. Milz, Leber, Hoden und Brustdrüsen können vergrößert sein; Die

Drüsenschwellungen drücken auf wichtige Strukturen wie die Luftröhre, die Speiseröhre oder die großen Venen und es treten Symptome auf, die auf diesen Druck zurückzuführen sind.

Diagnose. — Die Diagnose eines Lymphadenoms ist in einem frühen Stadium mit erheblichen Schwierigkeiten verbunden. Die negativen Ergebnisse von Tuberkulintests können bei der Unterscheidung von einer Tuberkuloseerkrankung hilfreich sein, es sollte jedoch auf die sicherere Methode zurückgegriffen werden, eine der verdächtigen Drüsen herauszuschneiden und einer mikroskopischen Untersuchung zu unterziehen. Die Schnitte zeigen eine Proliferation von Endothelzellen, die Bildung zahlreicher Riesenzellen ganz anders als bei Tuberkulose und eine fortschreitende Fibrose. Ein Lymphosarkom kann in der Regel durch die schnelle Erkennung der lokalen Merkmale einer bösartigen Erkrankung unterschieden werden, und in einer zur Untersuchung entfernten Drüse kommt es zu einem Vorherrschen kleiner runder Zellen mit spärlichem Protoplasma. Die mit einer Leukozythämie einhergehende Vergrößerung wird durch die charakteristischen Veränderungen im Blut unterschieden.

Behandlung. —Bei der akuten Form des Lymphadenoms ist die Behandlung wenig zielführend. Arsen kann vollständig dosesoral oder durch subkutane Injektion verabreicht werden; die intravenöse Gabe von Neo-Salvarsan kann versucht werden. Die Exposition gegenüber Röntgenstrahlen und Radium war erfolgreicher als jede andere Behandlungsform. Die Entfernung von Drüsen ist zwar manchmal vorteilhaft, stoppt jedoch selten das Fortschreiten der Krankheit. Die Leichtigkeit und Schnelligkeit, mit der große Drüsenmassen abgesondert werden können, steht in bemerkenswertem Gegensatz zu dem, was bei Tuberkuloseerkrankungen beobachtet wird. Ein chirurgischer Eingriff kann Linderung verschaffen, wenn auf wichtige Strukturen Druck ausgeübt wird – beispielsweise kann eine Tracheotomie erforderlich sein, wenn das Leben durch Erstickung bedroht ist.

Leukozythämie. – Hierbei handelt es sich um eine Erkrankung des Blutes und der blutbildenden Organe, bei der es zu einer starken Zunahme der Zahl und einer Veränderung des Charakters der im Blut vorhandenen Leukozyten kommt. Es kann ein Lymphadenom vortäuschen, da bei bestimmten Formen der Erkrankung die Lymphdrüsen, insbesondere im Nacken, in der Achselhöhle und in der Leiste, stark vergrößert sind.

TUMOREN DER LYMPHDRÜSEN

Primärtumoren. — *Das Lymphosarkom* , das als Sarkom angesehen werden kann, das in einer Lymphdrüse beginnt, erscheint im Nacken, in der Achselhöhle oder in der Leiste als schnell wachsender Tumor, der aus einer vergrößerten Drüse mit zahlreichen Satelliten besteht. Mit zunehmender

Größe des Tumors dringt das sarkomatöse Gewebe durch die Drüsenkapsel hindurch und infiltriert das umliegende Gewebe, wodurch es sich an diesem und an der Haut festsetzt.

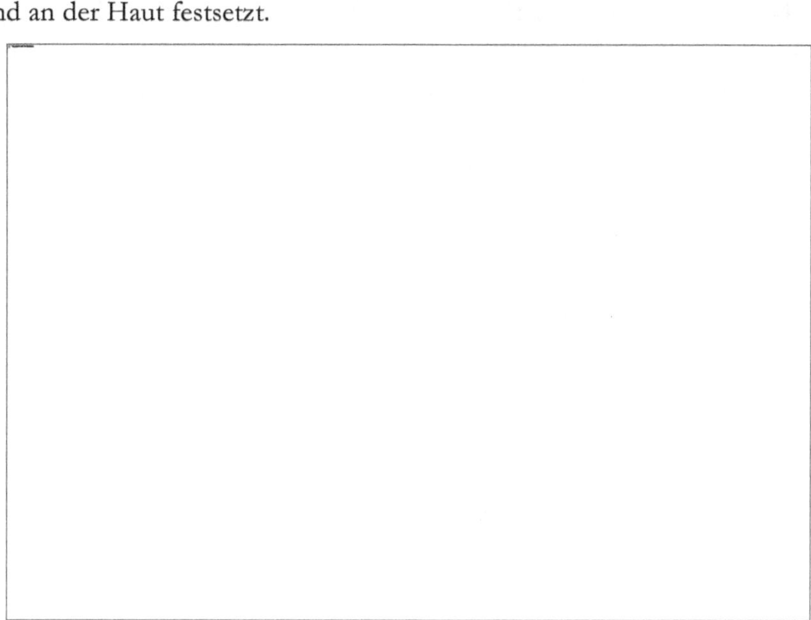

ABB. 82. – Lymphsarkom aus der Leistengegend entfernt. Es wird beobachtet, dass es einen großen zentralen Muttertumor gibt, der von Satelliten umgeben ist.

Die Prognose ist äußerst ernst, und die einzige Hoffnung besteht in einer frühzeitigen Entfernung, gefolgt von der Verwendung von Radium und Röntgenstrahlen. Wir haben einen Fall von Lymphosarkom oberhalb des Schlüsselbeins beobachtet, bei dem die Entfernung alles Entfernbaren und die anschließende Einführung eines Radiumröhrchens für zehn Tage zu einem Verschwinden der Krankheit über einen Zeitraum von fast 100 Jahren führte fünf Jahre, als der Tod durch einen Tumor im Mediastinum verursacht wurde. In einem zweiten Fall, bei dem sich die Wucherung in der Leiste befand, blieb es dem Patienten, einem jungen Mann, über zwei Jahre lang gut und verlor ihn dann aus den Augen.

Sekundärtumoren. —*Zweitkrebs ist* neben Tuberkulose die häufigste Erkrankung der Lymphdrüsen. Am Hals tritt es in Verbindung mit Epitheliomen der Lippe, der Zunge oder des Rachens auf. Die Drüsen bilden Tumoren unterschiedlicher Größe und sind oft größer als das Primärwachstum, dessen Merkmale sie reproduzieren. Die Drüsen sind zunächst beweglich, werden aber bald sowohl aneinander als auch an ihre Umgebung fixiert; wenn sie am Unterkiefer befestigt werden, bilden sie eine Schwellung von knochenartiger Härte; mit der Zeit werden sie weicher, verflüssigen sich, platzen durch die Haut und bilden faulige, verpilzende Geschwüre. Ein ähnlicher Zustand tritt in der Leistengegend durch Epitheliome des Penis, des Hodensacks oder der Vulva auf. Bei Brustkrebs ist die Infektion der Achseldrüsen eine wichtige Komplikation.

Bei *pigmentierten* oder *melanotischen* Hautkrebserkrankungen sind die Drüsen früh infiziert und vermehren sich schnell, so dass die Oberschenkeldrüsen bereits groß sein können, wenn die primäre Wucherung noch klein ist – wie zum Beispiel an der Fußsohle pigmentierte Tumoren.

ABB. 83. – Krebsartige Drüsen im Hals als Folge eines Epithelioms der Lippe.

(Der Fall von Herrn G. L. Chiene.)

Die Bedeutung der Drüsen bei anderen Krebsarten wird im Rahmen einer regionalen Operation berücksichtigt.

Sekundäre Sarkome treten selten in den Lymphdrüsen auf, es sei denn, die primäre Wucherung ist ein Lymphosarkom und befindet sich in der Tonsille, der Schilddrüse oder dem Hoden.

Kapitel XVI
: Die Nerven

Anatomie. – Ein Nervenstamm besteht aus einer unterschiedlichen Anzahl von Nervenfaserbündeln, die von einem Bindegewebsgerüst umgeben und gestützt sind. Die Nervenfasern sind hauptsächlich vom Marktyp und verlaufen ohne Unterbrechung von einer Nervenzelle oder einem *Neuron* im Gehirn oder Rückenmark zu ihren peripheren Enden in Muskeln, Haut und sekretorischen Drüsen.

Jede Nervenfaser besteht aus einer Reihe von Nervenfibrillen, die in einem zentralen Bündel – dem Achsenzylinder – zusammengefasst sind, der von einer Hülle, dem Neurolemma oder der Schwannschen Hülle, umgeben ist. Zwischen dem Neurolemma und dem Achsenzylinder befindet sich die Markscheide, die aus einer Fettsubstanz namens Myelin besteht. Diese Markscheide ist an den Ranvier-Knoten unterbrochen und in jedem Internodium befindet sich ein Kern, der zwischen dem Myelin und dem Neurolemma liegt. Der Achsenzylinder ist die wesentliche Leitstruktur des Nervs, während das Neurolemma und das Myelin als Isoliermittel fungieren. Die Ernährung des Achsenzylinders hängt von dem zentralen Neuron ab, mit dem er verbunden ist und aus dem er sich ursprünglich entwickelt hat, und er degeneriert, wenn er von seinem Neuron getrennt wird.

Das Bindegewebsgerüst eines Nervenstammes besteht aus dem *Perineurium* oder der allgemeinen Hülle, die alle Bündel umgibt; das *Epineurium* , das einzelne Bündelgruppen umgibt; und das *Endoneurium* , ein zartes Bindegewebe, das die einzelnen Nervenfasern trennt. In diesen Bindegewebshüllen verlaufen die Blutgefäße und Lymphgefäße.

Laut Head und seinen Mitarbeitern Sherren und Rivers können die afferenten Fasern in den peripheren Nerven in drei Systeme unterteilt werden:

1. Diejenigen, die *der tiefen Sensibilität dienen* und die durch Druck erzeugten Impulse weiterleiten, sowie diejenigen, die es dem Patienten ermöglichen, die Position eines Gelenks bei passiver Bewegung zu erkennen (Gelenksensibilität), und der kinästhetische Sinn, der erkennt, dass eine aktive Kontraktion des Muskels vorliegt stattfinden (aktive Muskelempfindung). Die Fasern dieses Systems verlaufen mit den motorischen Nerven und gelangen zu Muskeln, Sehnen und Gelenken. Eine gleichmäßige Durchtrennung sowohl des Nervus ulnaris als auch des Nervus medianus oberhalb des Handgelenks führt zu einem geringen Verlust der Tiefensensibilität, es sei denn, die Sehnen werden ebenfalls durchtrennt. Die mangelnde Anerkennung dieser Form der Sensibilität ist weitgehend für die widersprüchlichen Aussagen über die sensorischen Phänomene nach Operationen zur Reparatur geteilter Nerven verantwortlich.

2. *der protopathischen Sensibilität* dienen – das heißt, sie sind in der Lage, auf schmerzhafte Hautreize und auf extreme Hitze und Kälte zu reagieren. Diese verleihen den Haaren auch eine Schmerzempfindlichkeit. Sie sind die ersten, die sich nach der Teilung regenerieren.

3. Diejenigen, die *der epikritischen* Sensibilität unterliegen, die am höchsten spezialisiert sind und in der Lage sind, leichte Berührungen, *z. B.* mit einem Wattebausch, als gut lokalisierte Empfindung wahrzunehmen, und die feineren Temperaturstufen, die als kühl und warm bezeichnet werden (22–45 °C). .), und die Punkte eines Zirkels als 2 cm voneinander getrennt zu unterscheiden. auseinander. Diese regenerieren sich zuletzt.

Ein Nerv übt auch einen trophischen Einfluss auf die Gewebe aus, in denen er verteilt ist.

Die Forschungen von Stoffel über die genaue Anatomie der größeren Nerven und die Anordnung der Nervenfaserbündel, die verschiedene Muskelgruppen versorgen, haben ein vielversprechendes Feld für klinische Untersuchungen und Therapien eröffnet. Er hat gezeigt, dass in den größeren Nervenstämmen die Nervenbündel für bestimmte Muskelgruppen nicht, wie früher angenommen wurde, unregelmäßig und zufällig angeordnet sind, sondern dass im Gegenteil die Nervenfasern zu einer bestimmten Muskelgruppe eine typische und praktische Struktur haben konstante Position innerhalb des Nervs.

In den großen Nervenstämmen der Gliedmaßen hat er die genaue Position der Bündel für die verschiedenen Muskelgruppen ermittelt, sodass in einem Querschnitt eines bestimmten Nervs die einzelnen Bündel so sicher und genau wie möglich gekennzeichnet werden können kortikale Bereiche im Gehirn. Mithilfe einer feinen nadelförmigen Elektrode und eines sehr schwachen galvanischen Stroms gelang es ihm, am lebenden Subjekt die Nervenbündel für die verschiedenen Muskelgruppen zu unterscheiden. In mehreren Fällen spastischer Lähmungen gelang es ihm, im Nervenstamm der betroffenen Extremität die Nervenbündel herauszusuchen, die die spastischen Muskeln versorgen, und durch Resektion von Teilen davon den Krampf zu lindern. Bei einer spastischen Kontraktur der Pronatormuskulatur des Unterarms wird beispielsweise ein Schnitt entlang der Linie des Nervus medianus oberhalb der Ellenbogenbeuge vorgenommen. An der lateralen Seite des Nervus medianus, wo er in Kontakt mit dem Bizepsmuskel liegt, befindet sich ein gut definiertes und leicht zu isolierendes Faserbündel, das den Pronator teres, den Flexor carpi radialis und den Palmaris longus versorgt. Beim Einschneiden der Nervenscheide kann dieses Bündel leicht zerlegt und seine Identität durch Stimulation mit einem sehr schwachen galvanischen Strom bestätigt werden. Anschließend wird ein Zoll oder mehr des Bündels reseziert.

VERLETZUNGEN DER NERVEN

Nerven können durchtrennt oder quergerissen, gequetscht, gestaucht, gedehnt oder aus ihren Verbindungen mit dem Rückenmark gerissen werden.

Vollständige Teilung eines gemischten Nervs. – Eine vollständige Durchtrennung ist eine häufige Folge von Unfallverletzungen, insbesondere oberhalb des Handgelenks, wo die N. ulnaris, medianus und radialis häufig durchtrennt werden, sowie bei Schussverletzungen.

Änderungen in Struktur und Funktion. – Die bloße Unterbrechung der Kontinuität eines Nervs führt zur Degeneration seiner Fasern, wobei das Myelin in Tröpfchen zerfällt und absorbiert wird, während die

Achsenzylinder anschwellen, zerfallen und schließlich verschwinden. Dadurch gehen sowohl die leitenden als auch die isolierenden Elemente verloren. Die Degeneration am zentralen Ende des geteilten Nervs beschränkt sich meist auf die unmittelbare Nähe der Läsion und betrifft nicht einmal alle Nervenfasern. Am distalen Ende erstreckt es sich über die gesamte periphere Verteilung des Nervs und scheint auf das Abschneiden der Fasern von ihren trophischen Nervenzellen im Rückenmark zurückzuführen zu sein. Das sofortige Vernähen der Enden hat keinen Einfluss auf die Degeneration des distalen Segments. Das periphere Ende erfährt innerhalb von sechs Wochen bis zwei Monaten eine vollständige Degeneration.

Die physiologischen Auswirkungen einer vollständigen Teilung bestehen darin, dass die vom Nerv versorgten Muskeln sofort gelähmt sind, der Bereich, der ausschließlich die Haut versorgt, unempfindlich wird und die anderen Strukturen, einschließlich Sehnen, Knochen und Gelenke, das Gefühl verlieren und beginnen Atrophie durch Verlust des trophischen Einflusses.

Bei Amputation geteilte Nerven. – Bei durchtrennten Nerven kommt es bei einer Amputation zu einem aktiven, wenn auch zwangsläufig fehlgeschlagenen Regenerationsversuch, der zur Bildung knolliger Schwellungen an den durchtrennten Nervenenden führt. Bei einer Eiterung, insbesondere wenn die Nerven so durchtrennt wurden, dass sie in der Wunde freiliegen, können diese bauchigen Schwellungen eine abnormale Größe annehmen und werden dann als „Amputation" oder „Stumpfneurom" bezeichnet (Abb. 84). .

Wenn die Nerven in einem Stumpf nicht ausreichend gekürzt wurden, können sie in die Narbe verwickelt werden, und es kann aufgrund von Schmerzen notwendig sein, sie von ihren Verwachsungen zu befreien und genügend Endabschnitte zu resezieren, um ihnen vorzubeugen wieder Anhänger werden. Wenn dies schwierig ist, kann ein Teil von jedem der Nervenstämme auf einer höheren Ebene reseziert werden; und wenn dies keine Linderung bringt, kann eine erneute Amputation durchgeführt werden. Bei quälenden Schmerzen aufgrund einer aufsteigenden Neuritis kann es erforderlich sein, die entsprechenden hinteren Nervenwurzeln im Wirbelkanal zu resezieren.

ABB. 84. – Stumpfneurom des Ischiasnervs, herausgeschnitten vierzig Jahre nach der ursprünglichen Amputation durch Herrn A. G. Miller.

Andere Nervenverletzungen. — *Die Kontusion* eines Nervenstammes geht mit einem Austritt von Blut in die Bindegewebshüllen einher und wird von einer Degeneration der gequetschten Nervenfasern gefolgt. In der Regel wird die Funktion wiederhergestellt, indem die Leitungsbahnen durch die Neubildung von Nervenfasern wiederhergestellt werden.

Wenn ein Nerv *quergerissen* oder stark *gequetscht* wird – wie zum Beispiel durch einen Knochenbruch – ähneln die Veränderungen denen bei einem gespaltenen Nerv, und das Endergebnis hängt vom Ausmaß der Trennung zwischen den Enden und der Möglichkeit des Nachwuchses ab Achszylinder überbrücken die Lücke.

Beteiligung von Nerven am Narbengewebe. – Durch die Kontraktion von Narbengewebe kann Druck oder Zug auf einen Nerv ausgeübt werden, oder es kann ein Neuritis- oder Perineuritis-Prozess induziert werden.

Wenn an einer Narbe Endfäden beteiligt sind, ist es am besten, die Narbe und damit auch die Enden der eingedrückten Nerven herauszupräparieren. Wenn ein Nervenstamm, beispielsweise der Ischias, in das Narbengewebe involviert ist, muss der Nerv freigelegt und von seiner Umgebung befreit werden (*Neurolyse*) und dann gedehnt werden, um etwaige Verwachsungen, die über oder unter dem freigelegten Teil vorhanden sein könnten, zu zerreißen . Es kann ratsam sein, den freigelegten Nerv aus seiner ursprünglichen Position zu verlagern, um das Risiko seiner Eingliederung in die Narbe der ursprünglichen Wunde oder in die Narbe, die aus der Operation resultiert, zu minimieren – zum Beispiel kann der Radialnerv in der Substanz der Wunde vergraben sein der Trizeps, oder er kann von einem Venensegment oder einem Teil der fetttragenden Faszie umgeben sein.

Nervenverletzungen infolge von **Zu den Schusswunden** gehören: (1) solche, bei denen der Nerv direkt durch die Kugel beschädigt wird, und (2) solche, bei denen der Nervenstamm sekundär betroffen ist, entweder durch Narbengewebe in seiner Nähe oder durch Kallus nach Bruch eines angrenzenden Nervs Knochen. Zu den primären Verletzungen zählen Prellungen, teilweise oder vollständige Durchtrennungen und Perforationen des Nervenstamms. Eines der beständigsten Symptome ist das frühe Auftreten starker neuralgischer Schmerzen, die meist mit einer ausgeprägten Hyperästhesie einhergehen.

Regeneration. – *Reparaturprozess, wenn die Enden in Kontakt sind.* — *Wenn die Wunde aseptisch ist* und die Enden des geteilten Nervs vernäht werden oder in Kontakt bleiben, verbinden sie sich und die Leitungsbahnen werden durch eine Regeneration der Nervenfasern wiederhergestellt. Über die Regenerationsmethode gibt es unterschiedliche Meinungen. Die Wallersche Lehre besagt, dass die Achsenzylinder am zentralen Ende nach unten wachsen und in die Nervenscheiden des distalen Teils eindringen und weiter wachsen, bis sie die peripheren Enden in Muskel und Haut erreichen und im Laufe der Zeit eine Myelinscheide erhalten; Die Zellen des Neurolemmas vermehren sich und bilden lange Ketten in beiden Enden des Nervs. Es wird angenommen, dass sie für die Ernährung und Unterstützung der sich aktiv verlängernden Achsenzylinder sorgen. Eine andere Ansicht ist, dass die Bildung neuer Achsenzylinder nicht auf das zentrale Ende beschränkt ist, sondern dass sie sich auch im peripheren Segment fortsetzt, in dem die neuen Achsenzylinder jedoch erst dann zur Reife gelangen, wenn die Kontinuität mit dem zentralen Ende hergestellt ist wieder hergestellt.

Kommt es zu einer Wundinfektion und Eiterung, werden die jungen Nervenfasern zerstört und eine effiziente Regeneration verhindert; Die Bildung von Narbengewebe kann auch ein dauerhaftes Hindernis für die Überbrückung neuer Nervenfasern darstellen.

Wenn sich die Enden nicht berühren , findet keine Wiedervereinigung der geteilten Nervenfasern statt, unabhängig davon, ob die Wunde infiziert ist oder nicht. Am proximalen Ende bildet sich eine knollige Schwellung, die sich mit dem Narbengewebe verklebt. Es besteht aus in alle Richtungen verlaufenden verzweigten Achsenzylindern, die wegen der Größe des Spalts nicht bis zum distalen Ende reichen. Das periphere Ende ist vollständig degeneriert und wird durch einen Faserstrang dargestellt, dessen abgeschnittenes Ende oft leicht geschwollen oder knollig ist und außerdem mit dem Narbengewebe der Wunde verwachsen ist.

Klinische Merkmale. – Die aus der Teilung und Nichtvereinigung eines Nervenstammes resultierenden Symptome variieren notwendigerweise mit den Funktionen des betroffenen Nervs. Die folgende Beschreibung bezieht sich auf einen gemischten sensomotorischen Stamm, beispielsweise den Nervus medianus oder den Nervus radialis (Muskelspirale).

Sinnesphänomene. —Die oberflächliche Berührung wird mit einem Wattestäbchen getestet, das sanft über die Haut gestrichen wird. die Fähigkeit, mit einem stumpfen Zirkel zwei Punkte als getrennt zu unterscheiden; das Gefühl von Druck durch einen Bleistift oder einen anderen stumpfen Gegenstand; von Schmerzen durch Stechen oder Kratzen mit einer Nadel; und der Empfindlichkeit gegenüber Hitze und Kälte anhand von Reagenzgläsern, die Wasser unterschiedlicher Temperatur enthalten. Während dieser Tests werden die Augen des Patienten abgeschirmt.

Nach der Durchtrennung eines Nervs, der sensorische Fasern enthält, kommt es zu einem Bereich absoluter Hautunempfindlichkeit gegenüber Berührung (Anästhesie), Schmerz (Analgesie) und allen Temperaturgraden – *Verlust der protopathischen Sensibilität* ; umgeben von einem Bereich, in dem die Empfindung für leichte Berührung verloren geht, die Unfähigkeit, geringfügige Temperaturunterschiede (22–45 °C) zu erkennen und den Kontakt der beiden Himmelsrichtungen als getrennte Eindrücke wahrzunehmen – Verlust *von epikritische Sensibilität* (Head und Sherren) (Abb. 91, 92).

Motorische Phänomene. – Es kommt zu einem sofortigen und vollständigen Verlust der willkürlichen Kraft in den Muskeln, die vom geteilten Nerv versorgt werden. Die Muskeln verkümmern schnell und reagieren innerhalb von drei bis fünf Tagen nicht mehr auf den Faradischen Strom. Bei der Prüfung mit dem galvanischen Strom wurde festgestellt, dass ein stärkerer Strom verwendet werden muss, um eine Kontraktion hervorzurufen als bei einem gesunden Muskel, und dass die Kontraktion zuerst beim Schließen des Stromkreises auftritt, wenn die Anode als Testelektrode verwendet wird. Der Verlust der Erregbarkeit gegenüber dem unterbrochenen Strom und die spezifische Änderung der Art der Kontraktion bei konstantem Strom wird als Degenerationsreaktion *bezeichnet* . Nach einigen Wochen ist jegliche elektrische Erregbarkeit verloren. Die gelähmten Muskeln unterliegen einer Fettdegeneration, die drei bis vier Monate nach der Durchtrennung des Nervs ihr Maximum erreicht. Weitere Veränderungen können auftreten und zur Umwandlung des Muskels in faseriges Gewebe führen, das durch die Verkürzung zu einer Deformierung führen kann, die als *paralytische Kontraktur bezeichnet wird* .

Vasomotorische Phänomene. – In den meisten Fällen kommt es zu einem anfänglichen Temperaturanstieg an der Stelle (2–3° F), mit Rötung und erhöhter Vaskularität. Darauf folgt ein Abfall der örtlichen Temperatur, der 8 bis 10° F betragen kann, wobei die Teile blass und kalt werden. Manchmal ist die aus einer vasomotorischen Lähmung resultierende Hyperämie länger anhaltend und geht mit einer Schwellung der Ödemteile einher – dem sogenannten *angioneurotischen Ödem* . Die Vaskularität variiert mit äußeren Einflüssen und bei kaltem Wetter zeigen die Teile ein bläuliches Aussehen.

Trophische Phänomene. – Aufgrund des Verschwindens des Unterhautfettgewebes ist die Haut glatt und dünn und kann ungewöhnlich trocken sein. Das Haar ist rau, trocken und fällt leicht aus. Die Nägel werden brüchig und gefurcht oder dick und gebogen, und die Fingerenden werden keulenförmig. Es kommt zu Hautausschlägen, insbesondere in Form von Blasen, oder es kann zu regelrechten Hautgeschwüren kommen, insbesondere im Winter. In schlimmeren Fällen verschwinden die Fingerspitzen durch fortschreitende Geschwürbildung, und in der Fußsohle kann sich ein perforierendes Geschwür entwickeln. Gelegentlich kommt es zu Arthropathien, wobei die Gelenke zum Sitz eines schmerzlosen Ergusses oder Hydrops werden, worauf eine fibröse Verdickung der Kapsel und anderer Bänder folgt und in Steifheit und fibröser Ankylose endet. Dadurch werden die Finger stark verkrüppelt und deformiert.

Behandlung gespaltener Nerven. – Die Behandlung besteht darin, die gespaltenen Enden des Nervs anzunähern und sie den günstigsten Bedingungen für eine Reparatur zu unterziehen, und dies sollte zum frühestmöglichen Zeitpunkt erfolgen. (*Op. Surg.* , S. 45, 46.)

Primäre Naht. – Die Wiedervereinigung eines kürzlich durchtrennten Nervs wird als primäre Naht bezeichnet, und für den Erfolg ist Asepsis unerlässlich. Da das Nähen der Nervenenden äußerst schmerzhaft ist, ist eine Betäubung erforderlich.

Wenn die Wunde verheilt ist und auf die Wiederherstellung der Funktion gewartet wird, werden Maßnahmen ergriffen, um die Ernährung des geschädigten Nervs und der von ihm versorgten Teile aufrechtzuerhalten. Die Gliedmaßen werden trainiert, massiert und gespült und vor Kälte und anderen schädlichen Einflüssen geschützt. Die Ernährung der gelähmten Muskulatur wird durch Strom zusätzlich verbessert. Der galvanische Strom wird verwendet, wobei zunächst etwa zehn Minuten lang ein milder Strom von nicht mehr als 5 Milliampere verwendet wird, wobei der Strom im Verlauf des Nervs nach unten fließen soll, wobei die positive Elektrode an der Wirbelsäule und die negative darüber angebracht wird der betroffene Nerv nahe seinem Ende. Es ist von Vorteil, ein Metronom im Stromkreis zu haben, wodurch der Strom in Intervallen automatisch geöffnet und geschlossen wird, um eine Kontraktion der Muskeln zu bewirken.

Wenn die Primärnaht unter günstigen Bedingungen durchgeführt wird, sind *die Ergebnisse in der Regel zufriedenstellend.* In einer Reihe von Fällen, die Head und Sherren untersuchten, betrug der Zeitraum zwischen der Operation und dem ersten Wiederauftreten der Empfindung durchschnittlich 65 Tage. Laut Purves Stewart beginnt das protopathische Gefühl nach etwa sechs Wochen aufzutreten und ist nach sechs Monaten vollständig wiederhergestellt; Das elektrische Gefühl und die Motorkraft treten nach etwa sechs Monaten wieder zusammen auf, und die Wiederherstellung ist in einem Jahr abgeschlossen. Wenn die Empfindung zurückkehrt, wird der Bereich der Schmerzunempfindlichkeit immer kleiner und verschwindet; bald darauf tritt eine Empfindlichkeit gegenüber extremen Temperaturen auf; und schließlich kehrt nach einer beträchtlichen Zeitspanne gleichzeitig die Wertschätzung für leichte Berührungen, gemäßigte Temperaturgrade und die Himmelsrichtungen zurück.

Eine klinische Methode zur Einschätzung des Regenerationsfortschritts in einem geteilten Nerv wurde von Tinel beschrieben. Er fand heraus, dass ein Kribbeln, ähnlich dem, das man im Fuß verspürt, wenn er sich von dem „Schlafzustand" erholt, der durch den längeren Druck auf den Ischiasnerv durch das Sitzen auf einer harten Bank hervorgerufen wird, beim Klopfen über Wachstumsachsenzylinder hervorgerufen werden *kann* . Das Klopfen auf das proximale Ende eines *neu durchtrennten Nervs* , *z.* B. des Nervus peroneus communis hinter dem Kopf des Nervus fibula, erzeugt kein Kribbeln, aber wenn nach etwa drei Wochen Achsenzylinder im proximalen Endbulbus zu wachsen beginnen, wird durch Klopfen dort ein lokales Kribbeln hervorgerufen . Das Abwärtswachstum der Achsenzylinder kann durch Klopfen auf den distalen Abschnitt des Nervs verfolgt werden, wobei das Kribbeln so weit nach unten hervorgerufen wird, wie die jungen Achsenzylinder es erreicht haben. Wenn die Regeneration der Achszylinder abgeschlossen ist, verursacht das Klopfen kein Kribbeln mehr. Normalerweise dauert es etwa hundert Tage, bis dieses Stadium erreicht ist.

Das Tinel-Zeichen ist vorhanden, bevor willkürliche Bewegungen, Muskeltonus oder die normalen elektrischen Reaktionen wieder auftreten.

Bei einer vollständigen Nervenlähmung, die nicht operiert wurde, ist der Kribbelntest hilfreich, um festzustellen, ob eine Regeneration stattfindet oder nicht. Seine Erkennung kann die Durchführung eines unnötigen Vorgangs verhindern.

Eine primäre Naht sollte nicht versucht werden, solange die Wunde Anzeichen einer Infektion aufweist, da die Naht mit ziemlicher Sicherheit zum Scheitern verurteilt ist. Die Enden sollten jedoch vernäht werden, sobald die Wunde aseptisch ist oder verheilt ist.

Sekundärnaht. —Der Begriff „Sekundärnaht" wird für den Vorgang des Nähens der Enden des durchtrennten Nervs nach der Wundheilung verwendet.

Ergebnisse der Sekundärnaht. —Wenn die Sekundärnaht unter günstigen Bedingungen durchgeführt wurde, ist die Prognose gut, aber die Wiederherstellung der Funktion dauert länger als nach der Primärnaht. Laut Purves Stewart wird ein protopathisches Gefühl manchmal viel früher beobachtet als bei der Primärnaht, da eine teilweise Regeneration der Achsenzylinder im peripheren Segment bereits stattgefunden hat. Das Gefühl stellt sich zunächst wieder ein, kehrt jedoch selten vor drei oder vier Monaten zurück. Es kommt dann zu einer Besserung oder zum Verschwinden eventuell vorhandener trophischer Störungen. Die Wiederherstellung der Beweglichkeit kann sich über längere Zeiträume hinauszögern – eher aufgrund von Veränderungen in den Muskeln als aufgrund mangelnder Leitfähigkeit des Nervs – und wenn die Muskeln vollständig degeneriert sind, findet sie möglicherweise überhaupt nicht statt. Während Sie auf die Genesung warten, sollten alle Anstrengungen unternommen werden, um die Ernährung des geschädigten Nervs und der von ihm versorgten Teile aufrechtzuerhalten.

Wenn sich herausstellt, dass eine Naht nicht möglich ist, muss auf andere Methoden zurückgegriffen werden, die sogenannte Nervenüberbrückung und Nervenimplantation.

Unvollständige Teilung eines gemischten Nervs. – Die Auswirkungen einer teilweisen Teilung eines gemischten Nervs variieren je nach Zielort der unterbrochenen Nervenbündel. In ihrem Verbreitungsgebiet ist die Lähmung so vollständig, als ob der ganze Rumpf durchtrennt worden wäre. Die unverletzten Nervenbündel übertragen weiterhin Impulse mit der Folge, dass es zu einer *dissoziierten Lähmung* innerhalb der Verteilung des betroffenen Nervs kommt, wobei einige Muskeln weiterhin funktionieren und normal auf elektrische Stimulation reagieren, während andere sich so verhalten, als ob der gesamte Nervenstamm dies getan hätte abgetrennt worden.

Zusätzlich zu vasomotorischen und trophischen Veränderungen kommt es häufig zu starken Schmerzen brennender Art (*Kausalgie* oder *Thermalgie*), die etwa zwei Wochen nach der Verletzung auftreten und ein intensives und anhaltendes Leiden verursachen, das über Monate anhalten kann. Schmerzanfälle können durch die geringste Berührung oder durch Hitze ausgelöst werden, und der Patient lernt normalerweise selbst, dass die ständige Anwendung kalter, feuchter Tücher den Schmerz lindert. Der thermische Bereich schwitzt stark.

Eine operative Behandlung ist angezeigt, wenn innerhalb von drei Monaten keine Anzeichen einer Besserung zu verzeichnen sind, wenn die Genesung gestoppt wird, bevor die vollständige Wiederherstellung der Funktion erreicht ist, oder wenn die thermischen Schmerzen übermäßig stark sind.

Subkutane Nervenverletzungen. – Es gibt verschiedene Arten von subkutanen Nervenverletzungen. Eine der bekanntesten ist die Kompressionslähmung der Oberarmnerven, die dadurch entsteht, dass man schläft, während der Arm auf der Stuhllehne oder der Tischkante ruht – die sogenannte „Säuferparese". und durch den Druck einer Krücke in der Achselhöhle – „Krückenlähmung". Bei einigen dieser Verletzungen, insbesondere bei der „Trunkenboldparese", scheint die Behinderung nicht auf eine Schädigung des Nervs, sondern auf eine Überdehnung der Streckmuskeln des Handgelenks und der Finger zurückzuführen zu sein (Jones). Zu einer ähnlichen Form der Lähmung kommt es manchmal durch den Druck eines Tourniquets, durch enge Verbände oder Schienen, durch den Druck, der durch einen ausgerenkten Knochen oder übermäßige Hornhaut ausgeübt wird, und durch Überstreckung des Arms während der Anästhesie.

Bei allen diesen Formen kommt es zu Sensibilitätsstörungen, die selten bis zur Anästhesie führen, zu ausgeprägtem Muskelschwund und zu einer Verminderung oder einem Verlust der willkürlichen motorischen Kraft, während – und das ist ein Punkt von großer Bedeutung – die normalen elektrischen Reaktionen erhalten bleiben. Es können auch trophische Veränderungen wie Blasen, oberflächliche Geschwüre und Quetschungen an den Fingerspitzen auftreten. Die Prognose ist in der Regel günstig, da die Genesung in der Regel innerhalb von ein bis drei Monaten erfolgt. Wenn jedoch eine Neuritis auftritt, verändern sich die elektrischen Reaktionen, die Muskeln degenerieren und die Erholung kann verzögert sein oder ausbleiben.

Verletzungen, die abrupt oder augenblicklich wirken, werden durch die Quetschung eines Nervs durch die plötzliche Verschiebung eines scharfkantigen Knochenfragments dargestellt, wie es bei Trümmerfrakturen des Oberarmknochens vorkommen kann. Zu den Symptomen gehören Perversion oder Gefühlsverlust, motorische Lähmung und Muskelatrophie, die ab dem achten Tag die Reaktion einer Degeneration zeigen. Das Vorhandensein der Degenerationsreaktion beeinflusst sowohl die Prognose als auch die Behandlung, da es sich um eine Läsion handelt, die wahrscheinlich nicht zur spontanen Heilung fähig ist und nur durch eine Operation behoben werden kann.

Die *Behandlung* variiert je nach Ursache und Art der Läsion. Wenn beispielsweise ein verlagerter Knochen oder eine Kallusmasse auf den Nerv drückt, müssen Maßnahmen ergriffen werden, um den Druck zu lindern, gegebenenfalls durch eine Operation. Wenn Grund zu der Annahme besteht, dass der Nerv stark gequetscht oder gerissen ist, sollte er durch einen Einschnitt freigelegt und nach Entfernung der beschädigten Enden durch Nähte verbunden werden. Wenn es unmöglich ist, eine eindeutige Diagnose über den Zustand des Nervs zu stellen, ist es besser, ihn durch eine Operation freizulegen und so den genauen Zustand unverzüglich zu erfahren; Im Falle eines Nervenrisses sollten die Enden durch Nähte verbunden werden.

Luxation von Nerven. – Diese Verletzung, die der Luxation von Sehnen aus ihren Furchen ähnelt, kommt selten vor, außer am Nervus ulnaris am Ellenbogen, und wird bei Verletzungen dieses Nervs beschrieben.

ERKRANKUNGEN DER NERVEN

Traumatische Neuritis. – Hierbei handelt es sich um eine Überwucherung des Bindegewebsgerüsts eines Nervs, die zu Reizungen und Druck auf die Nervenfasern führt und manchmal zu deren Degeneration führt. Es kann im Zusammenhang mit einer Wunde in der Nähe eines Nervs entstehen, beispielsweise wenn die Oberarmnerven nach einer Operation zur Entfernung der Achselhöhle bei Krebs in Narbengewebe verwickelt sind; oder bei einer Quetschung und Kompression eines Nervs – zum Beispiel durch den Druck des Oberarmkopfes bei einer Schulterluxation. Einige Wochen oder Monate nach der Verletzung klagt der Patient über zunehmende Hyperästhesie und neuralgische Schmerzen im Nervenverlauf. Der Nerv ist sehr druckempfindlich und kann, wenn er oberflächlich liegt, geschwollen sein. Die zugehörigen Muskeln sind erschöpft und schwach und neigen zu Zuckungen. Es gibt auch trophische Störungen. Eine vollständige sensorische und motorische Lähmung kommt selten vor. Die Krankheit tritt am häufigsten in den Nerven der oberen Extremität auf und die Hand kann verkrüppelt und unbrauchbar werden.

Behandlung. —Jede konstitutionelle Erkrankung, die zu einer Neuritis prädisponiert, wie Gicht, Diabetes oder Syphilis, muss angemessen behandelt werden. Die Symptome können durch Ruhe und beruhigende Anwendungen wie Belladonna, Ichthyol oder Menthol, durch die Verwendung von Heißluft- und Elektrobädern und in hartnäckigen Fällen durch Blasenbildung oder durch die Anwendung von Corrigans Knopf gelindert werden. Wenn eine solche Behandlung fehlschlägt, kann der Nerv gedehnt oder, im Falle eines rein sensorischen Rumpfes, ein Teil herausgeschnitten werden. Lokale Ursachen, wie z. B. eine Beteiligung des

Nervs an einer Narbe oder an Verwachsungen, können Indikationen für eine operative Behandlung geben.

Multiple periphere Neuritis. -Obwohl diese Krankheit hauptsächlich in den Zuständigkeitsbereich des Arztes fällt, kann sie mit Phänomenen einhergehen, die einen chirurgischen Eingriff erfordern. In diesem Land ist es häufig auf Alkoholismus zurückzuführen, kann aber auch auf Diabetes oder eine chronische Vergiftung mit Blei oder Arsen oder auf bakterielle Infektionen und Vergiftungen zurückzuführen sein, wie sie bei Diphtherie, Gonorrhoe, Syphilis, Lepra, Typhus, Influenza und Beriberi auftreten und viele andere Krankheiten.

Es ist in der Regel weit über die peripheren Nerven verteilt, die Verteilung variiert jedoch häufig je nach Ursache – die alkoholische Form betrifft beispielsweise hauptsächlich die Beine, die diphtherische Form den weichen Gaumen und den Rachenraum und die Form, die mit einer Bleivergiftung einhergeht die Unterarme. Die wesentliche Läsion ist eine Degeneration der leitenden Fasern der betroffenen Nerven, und die auffälligen Symptome sind die Folge davon. Bei der alkoholischen Neuritis besteht eine große Empfindlichkeit der Muskeln. Wenn die Beine betroffen sind, ist der Patient möglicherweise nicht in der Lage zu gehen, die Zehen können hängen und die Ferse ist hochgezogen, was zu einer Variante des Pes equino-varus führt. Dekubitus und perforierendes Geschwür am Fuß sind die wichtigsten trophischen Phänomene.

Neben der medikamentösen *Behandlung* müssen Maßnahmen zur Vorbeugung von Deformationen getroffen werden, insbesondere wenn die Beine betroffen sind. Die Bettwäsche wird durch einen Käfig gestützt und der Fuß wird durch Sandsäcke oder Schienen im rechten Winkel zum Bein gehalten. Wenn die Krankheit abklingt, sollte die Ernährung der geschädigten Nerven und Muskeln durch Massage, Bäder, passive Bewegungen und die Anwendung des galvanischen Stroms aufrechterhalten werden. Wenn eine Deformierung zugelassen wurde, können operative Maßnahmen zu deren Korrektur erforderlich sein.

NEUROMA [5]

[5] Wir sind der Klassifizierung gefolgt, die Alexis Thomson in seinem Werk *„On Neuroma, and Neuro-fibromatosis"* (Edinburgh: 1900) übernommen hat.

Neurom ist ein klinischer Begriff für alle Tumoren, unabhängig von ihrer Struktur, die ihren Sitz in Nerven haben.

echtes Neurom bezeichnet ; Wenn neben Nervenfasern auch Ganglienzellen vorhanden sind, wird von einem *Ganglionneurinom* gesprochen. Diese Tumoren sind selten und kommen hauptsächlich in den

Hauptsträngen oder Bauchgeflechten des sympathischen Systems von Kindern und jungen Erwachsenen vor. Sie sind recht unempfindlich und ihre Entfernung ist nur dann angezeigt, wenn sie Schmerzen verursachen oder Anzeichen einer Bösartigkeit aufweisen.

Ein **falsches Neurom** ist eine Überwucherung der Nervenscheide. Diese Überwucherung kann zur Bildung eines umschriebenen Tumors führen oder die Form einer diffusen Fibromatose annehmen.

Der umschriebene oder solitäre Tumor wächst aus der Hülle eines ansonsten gesunden Nervs und kann harmlos oder bösartig sein.

Die unschuldige Form ist normalerweise faserig oder myxomatös und definitiv eingekapselt. Infolge einer Blutung oder einer myxomatösen Degeneration kann es zu einer Zyste kommen. Sie wächst sehr langsam, hat meist eine elliptische Form und ist in der festen Form selten größer als eine Haselnuss. Die Nervenfasern können rund um den Tumor verteilt sein oder nur auf einer Seite verlaufen. Wenn es subkutan ist und mit den kleineren, unbenannten Hautnerven in Zusammenhang steht, wird es als *schmerzhafter subkutaner Knoten* oder *Tuberkel bezeichnet* . Sie tritt hauptsächlich im Bereich des Knöchels und am häufigsten bei Frauen auf. Es handelt sich um eine äußerst sensible, schon sanfte Handhabung, die starke Schmerzen verursacht, die meist bis in die Peripherie des betroffenen Nervs ausstrahlen. Wenn es mit einem tiefer gelegenen, sogenannten Nervenstamm in Zusammenhang steht, spricht man von einem *Rumpfneurom* . Er ist in der Regel weniger empfindlich als der „subkutane Knoten" und führt selten zu motorischen Symptomen, es sei denn, er betrifft die Nervenwurzeln dort, wo sie durch Knochenkanäle verlaufen.

Ein Rumpfneurom erkennt man klinisch an seiner Lage in der Linie eines Nervs, daran, dass es in der Querachse des Nervs, aber nicht in seiner Längsachse beweglich ist, und daran, dass es übermäßig schmerzhaft und empfindlich ist.

ABB. 85. – Amputationsstumpf des Oberarms, mit bauchiger Verdickung der Nervenenden, eingebettet in Narbengewebe an der Spitze des Stempels.

Behandlung. – Wenn der Tumor Leiden verursacht, sollte er entfernt werden, vorzugsweise durch Herauslösen aus der umgebenden Nervenhülle oder -kapsel. Im subkutanen Knoten ist der Nerv selten erkennbar und wird meist geopfert. Wenn die Entfernung des Tumors unvollständig ist, sollte ein Radiumröhrchen in die Höhle eingeführt werden, um ein erneutes Auftreten des Tumors in einer bösartigen Form zu verhindern.

Das maligne Neurom ist ein Sarkom, das aus der Hülle eines Nervs wächst. Sie hat die gleichen Merkmale und klinischen Merkmale wie die unschuldige Variante, wächst jedoch schneller und verursacht durch die Zerstörung der Nervenfasern motorische Symptome – Zuckungen, gefolgt von Lähmungen. Das Sarkom neigt dazu, sich entlang der Lymphräume in der Längsachse des

Nervs auszubreiten und das umliegende Gewebe zu befallen, und es besteht die Gefahr, dass es zu Sekundärwucherungen kommt. Das bösartige Neurom tritt hauptsächlich im Ischiasnerv und anderen großen Nerven der Gliedmaßen auf.

Die *Behandlung* erfolgt nach den gleichen Grundsätzen wie bei Sarkomen in anderen Situationen; Das Einführen einer Radiumröhre nach der Entfernung des Tumors verringert die Tendenz zum Wiederauftreten. Wenn ein Teil des Nervenstamms geopfert wird, müssen Mittel zur Überbrückung der Lücke ergriffen werden. In inoperablen Fällen kann es möglich sein, die Schmerzen zu lindern, indem ein Teil des Nervs oberhalb des Tumors herausgeschnitten wird oder, wenn dies nicht durchführbar ist, die hinteren Nervenwurzeln und ihre Ganglien im Wirbelkanal entfernt werden.

das sogenannte *Amputationsneurom* wurde bereits hingewiesen (S. 344).

Diffuse oder generalisierte Neurofibromatose – Morbus Recklinghausen. —Diese Begriffe werden heute verwendet, um das zu umfassen, was früher als „multiple Neuromata" bekannt war, sowie bestimmte andere Überwucherungen im Zusammenhang mit Nerven. Die wesentliche Läsion ist eine Überwucherung des endoneuralen Bindegewebes in den Nerven sowohl des zerebrospinalen als auch des sympathischen Systems. Die Nerven sind diffus und ungleichmäßig verdickt, so dass sich kleine Zweige auf die Größe des Medianus vergrößern können, während in unregelmäßigen Abständen entlang ihres Verlaufs die bindegewebige Überwucherung so stark ausgeprägt ist, dass sich tumorartige Schwellungen ähnlich dem Rumpfneurom bilden bereits beschrieben. Die in Größe und Anzahl sehr unterschiedlichen Tumoren – in einem Fall wurden bis zu tausend gezählt – sind von einer Kapsel umgeben, die aus dem Perineurium stammt. Die Fibromatose kann auch die Hirnnerven, die Ganglien an den hinteren Nervenwurzeln, die Nerven im Wirbelkanal und die sympathischen Nerven und Ganglien sowie die Fortsetzungen der motorischen Nerven in den Muskeln betreffen. Obwohl die Nervenfasern durch das überwucherte Endoneurium mechanisch verschoben und dissoziiert werden, erfahren sie keine strukturelle Veränderung, außer wenn sie beim Durchgang durch einen Knochenkanal komprimiert werden.

Die Krankheit entsteht wahrscheinlich vor der Geburt, kann jedoch erst im Jugend- oder sogar im Erwachsenenalter auftreten. Manchmal kommt es bei mehreren Mitgliedern einer Familie vor. Klinisch wird es durch das Vorhandensein mehrerer Tumoren im Verlauf der Nerven und manchmal durch eine tastbare Vergrößerung der oberflächlichen Nervenstämme erkannt (Abb. 86). Die Tumoren ähneln dem solitären Rumpfneurom, sind meist recht unempfindlich und viele davon sind dem Patienten unbekannt. Infolge einer Verletzung oder einer anderen aufregenden Ursache kann jedoch der eine oder andere Tumor an Größe zunehmen und äußerst empfindlich werden; der Schmerz ist dann quälend; es wird durch die Handhabung verstärkt und stört den Schlaf. Bei diesen Erkrankungen besteht der Verdacht auf eine bösartige Umwandlung des Fibroms in ein Sarkom. Motorische Störungen sind eine Ausnahme, es sei denn, es handelt sich um Tumoren innerhalb des Wirbelkanals, die auf das Rückenmark drücken und eine Querschnittslähmung verursachen.

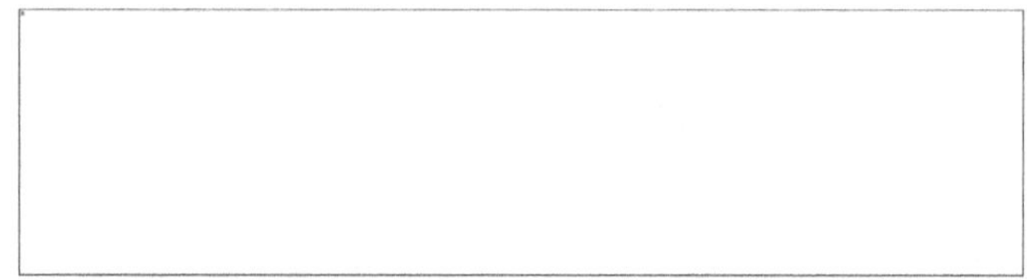

ABB. 86. – Diffuse Vergrößerung der Nerven bei generalisierter Neurofibromatose.

(Nach R. W. Smith.)

Bei der Neurofibromatose kommt es häufig zu einer *Pigmentierung der Haut* in Form von braunen Flecken oder über den Rumpf verstreuten Flecken.

Die Krankheit bleibt oft über längere Zeiträume stationär. In fortschreitenden Fällen wird der Patient erschöpft und stirbt normalerweise an einer interkurrenten Erkrankung, insbesondere an Phthisis. Die Behandlung beschränkt sich auf die Linderung von Symptomen und Komplikationen; Die Entfernung eines der Tumore ist strikt abzulehnen.

In einem erheblichen Teil der Fälle nimmt einer der multiplen Tumore den Charakter einer bösartigen Wucherung an („sekundäres malignes Neurom", Garrè). Diese bösartige Transformation kann auf eine Verletzung oder einen erfolglosen Versuch, den Tumor zu entfernen, folgen. Die Merkmale ähneln denen eines schnell wachsenden Sarkoms, das einen Nervenstamm betrifft, mit quälenden Schmerzen und Muskelkrämpfen, gefolgt von einer Lähmung durch Zerstörung der Nervenfasern. Nach der Entfernung des Tumors kommt es in der Regel zu Rezidiven, so dass als Therapie nur eine Hochamputation zu empfehlen ist. Metastasen in innere Organe sind eine Ausnahme.

ABB. 87. – Plexiformes Neurom des kleinen Ischiasnervs, von einem Mädchen æt. 16.

(Mr. Annandales Fall.)

Es gibt andere Arten von Neurofibromatose, die kurz erwähnt werden müssen.

Das plexiforme Neurom (Abb. 87) ist eine Fibromatose, die auf die Verteilung eines oder mehrerer zusammenhängender Nerven oder eines Nervengeflechts beschränkt ist und entweder allein oder zusammen mit mehreren Tumoren der Nervenstämme und mit Pigmentierung der Nervenstämme auftreten kann Haut. Die klinischen Merkmale sind die einer schlecht definierten Schwellung, die aus einer Reihe gewundener, gewundener Stränge besteht, die in einem lockeren Areolargewebe liegen und frei aufeinander beweglich sind. Es ist selten der Sitz von Schmerz oder Empfindlichkeit. Es tritt am häufigsten in den ersten Lebensjahren auf, manchmal in Verbindung mit einem pigmentierten oder behaarten Muttermal. Es wächst langsam, kann über längere Zeiträume stationär bleiben und neigt kaum oder gar nicht dazu, bösartig zu werden. Es ist meist subkutan und liegt häufig am Kopf oder Hals im Verteilungsgebiet des

Trigeminusnervs oder des oberflächlichen Halsnervs. Es besteht keine Notwendigkeit für die Entfernung, dies kann jedoch aufgrund einer Entstellung, insbesondere im Gesicht oder auf der Kopfhaut, oder weil die Größe die Funktion beeinträchtigt, angezeigt sein. Wenn beispielsweise der Augenabschnitt des Trigeminus betroffen ist, kann es zu einer Vergrößerung des Oberlids und der Proptose kommen, was eine Gefahr für die Funktion des Bulbus darstellt. Die Ergebnisse der Exzision sind in der Regel zufriedenstellend, auch wenn die Entfernung nicht vollständig ist.

ABB. 88. – Multiple Neurofibrome der Haut (Molluscum fibrosum oder Recklinghausen-Krankheit).

das kutane Neurofibrom oder *Molluscum fibrosum* ein weiches Fibrom ist, das mit den Endfilamenten eines der Hautnerven zusammenhängt (Abb. 88). Die Krankheit äußert sich in Form mehrerer, weicher, hervorstehender Tumoren, die über den ganzen Körper verstreut sind, mit Ausnahme der Handflächen und Fußsohlen. Die Tumoren sind unterschiedlich groß, einige sind nicht größer als ein Stecknadelkopf, viele sind so groß wie eine Haselnuss und einige sogar noch größer. Viele sind sitzend und andere deutlich gestielt, aber alle sind mit Haut bedeckt. Sie sind beweglich, fühlen sich weich an und haben die Konsistenz von festem Fett. In Ausnahmefällen kann einer der Hauttumoren eine enorme Größe erreichen und eine hässliche

Deformation verursachen, die durch ihr eigenes Gewicht in lappigen oder gefalteten Massen herabhängt (Pachy-Dermatozele). Die Behandlung besteht in der Entfernung größerer Schwellungen. In einigen Fällen geht Molluscum fibrosum mit einer Pigmentierung der Haut und mehreren Tumoren der Nervenstämme einher. Die kleinen multiplen Tumoren erfordern selten eine Intervention.

ABB. 89. – Elefantiasis neuromatosa bei einer Frau æt. 28

Mit Elephantiasis neuromatosa bezeichnet Virchow einen Zustand, bei dem eine Extremität aufgrund der Ausbreitung einer Neurofibromatose auf die Haut und das Unterhautzellgewebe der gesamten Extremität geschwollen und deformiert ist (Abb. 89). Sie beginnt meist im frühen Leben ohne ersichtlichen Grund und kann mit mehreren Tumoren der Nervenstämme einhergehen. Die Unannehmlichkeiten, die durch die Größe und das Gewicht der Gliedmaße verursacht werden, können ihre Entfernung rechtfertigen.

OPERATION DER EINZELNEN NERVEN [6]

[6] Wir möchten hier unsere Dankbarkeit gegenüber Herrn James Sherrens Arbeit über *Nervenverletzungen und ihre Behandlung* anerkennen .

Der Plexus brachialis. – Läsionen des Plexus brachialis können in solche oberhalb des Schlüsselbeins und solche unterhalb dieses Knochens unterteilt werden.

Bei **supraklavikulären Verletzungen** führt die auf den Kopf oder die Schulter ausgeübte Gewalt zu einer Überdehnung der vorderen Zweige (primäre Abschnitte) der Halsnerven, wobei der fünfte oder der fünfte und sechste am stärksten betroffen sind. Manchmal wird der Zug von unten auf den Plexus ausgeübt, etwa wenn ein Mann bei einem Sturz aus großer Höhe versucht, sich zu retten, indem er sich an einem Vorsprung festklammert, und die Läsion betrifft dann hauptsächlich den ersten Rückennerv. Es kommt zu einem Riss der Nervenhüllen mit Blutungen, in schweren Fällen kann es jedoch zu einer teilweisen oder vollständigen Durchtrennung der Nervenfasern kommen, die auf verschiedenen Ebenen nachgeben. Während des Heilungsprozesses entsteht ein Überschuss an faserigem Gewebe, das die Regeneration beeinträchtigen kann.

Eine postanästhetische Lähmung tritt bei Patienten auf, bei denen im Verlauf einer Operation der Arm abduziert und seitlich gedreht oder über den Kopf gestreckt wird, was zu einer Überdehnung des Plexus, insbesondere des fünften oder fünften und sechsten vorderen Asts, führt .

Eine *Halsrippe* kann den Plexus durch direkten Druck schädigen. Der betroffene Teil ist normalerweise das mediale Rückenmark, das aus Fasern des achten Halsnervs und des ersten Rückennervs besteht.

Wenn eine Läsion des Plexus eine *Fraktur des Schlüsselbeins erschwert* , ist die Nervenverletzung nicht auf den Druck oder die Verletzung der Nerven durch Knochenfragmente zurückzuführen, sondern auf die Gewalt, die die Fraktur verursacht, und diese wird normalerweise bis zum Anschlag ausgeübt die Schulter.

Penetrierende *Wunden* sind, abgesehen von den in der militärischen Praxis vorkommenden, selten.

Bei **infraklavikulären Verletzungen** entsteht die Läsion meist durch den Druck des ausgerenkten Oberarmkopfes; gelegentlich durch Versuche, die Luxation durch die Ferse-in-Achsel-Methode zu reponieren, oder durch Bruch des oberen Endes des Humerus oder des Schulterblatthalses. Der gesamte Plexus kann betroffen sein, häufiger ist jedoch nur der mediale Strang betroffen.

Klinische Merkmale. —Drei Arten von Läsionen resultieren aus indirekter Gewalt: der gesamte Plexus; der Oberarmtyp; und der Unterarmtyp.

Bei Befall des gesamten Plexus geht die Sensibilität über den gesamten Unterarm und die Hand sowie über die laterale Oberfläche des Arms in den distalen zwei Dritteln verloren. Alle Muskeln des Arms, des Unterarms und der Hand sind gelähmt, in der Regel auch die Brustmuskeln und die Spinati, die Rautenmuskeln und der Serratus anterior bleiben jedoch aus. Es kommt zu einer Lähmung der sympathischen Fasern zum Auge und zur Augenhöhle, mit einer Verengung der Lidspalte, einer Rezession des Bulbus und einer langsamen Pupillenerweiterung, wenn sie vom Licht abgeschirmt wird.

Der *Oberarmtyp,* die Erb-Duchenne-Lähmung, kommt am häufigsten vor und ist auf eine Läsion des fünften vorderen Astes oder möglicherweise auch des sechsten Astes zurückzuführen. Typisch ist die Stellung der oberen Extremität: Arm und Unterarm hängen eng seitlich herab, der Unterarm ist ausgestreckt und proniert; Der Deltamuskel, die Spinati, der Bizeps, der Brachialis und der Supinator sind gelähmt, in manchen Fällen sind auch die radialen Strecker des Handgelenks und der Pronator teres betroffen. Der Patient ist nicht in der Lage, den Unterarm zu supinieren oder abzuduzieren und in den meisten Fällen auch nicht, den Unterarm zu beugen. Es kann jedoch sein, dass er die Kraft zur Beugung des Unterarms wiedererlangt, wenn dieser vollständig proniert ist und die Strecker des Handgelenks zu schwachen Beugern des Ellenbogens werden. In der Regel kommt es zu keinem Sensibilitätsverlust, es kann jedoch über Kitzeln und Kribbeln an der Außenseite des Arms geklagt werden. Die abnormale Position der Gliedmaße kann bestehen bleiben, obwohl die Muskeln die Fähigkeit zur willkürlichen Bewegung wiedererlangen. Da die Erkrankung häufig auf einen Sturz auf die Schulter folgt, ist bei der Diagnose große Sorgfalt erforderlich, da die Erkrankung wahrscheinlich auf eine Verletzung der Schulter zurückgeführt werden kann Nervus axillaris (Zirkumflex).

Die mit dem Namen Klumpke in Verbindung gebrachte *Art der Unterarmlähmung* ist meist auf eine Überdehnung des Plexus zurückzuführen und betrifft insbesondere den vorderen Ast des ersten dorsalen Nervs. In typischen Fällen sind alle intrinsischen Muskeln der Hand betroffen und die Hand nimmt die Form einer Kralle an. Die Sensibilität ist meist auf der medialen Seite des Arms und des Unterarms verändert und es kommt zu einer Lähmung des Sympathikus.

Infraklavikuläre Verletzungen werden, wie bereits erwähnt, am häufigsten durch eine subkorakoide Dislokation des Humerus verursacht; Das mediale Rückenmark ist das am häufigsten verletzte, und die gelähmten Muskeln sind diejenigen, die vom N. ulnaris versorgt werden, außerdem die intrinsischen Muskeln der Hand, die vom N. medianus versorgt werden. Die Sensibilität ist auf der medialen Oberfläche des Unterarms und im ulnaren Bereich der Hand beeinträchtigt. Verletzungen der Seiten- und Hinterstränge sind sehr selten.

Die Behandlung erfolgt nach den bereits für Nervenverletzungen allgemein festgelegten Grundsätzen. Es ist unmöglich, zwischen vollständiger und unvollständiger Ruptur der Nervenstränge zu diagnostizieren, bis genügend Zeit verstrichen ist, um die Degenerationsreaktion zu etablieren. Wenn dies nach Ablauf von vierzehn Tagen der Fall ist, sollte die Operation nicht verzögert werden. Der Zugang zu den Strängen des Plexus wird durch eine Dissektion ähnlich derjenigen, die für die Arteria subclavia durchgeführt wird, erreicht, und die Nerven werden gesucht, sobald sie unter der Abdeckung des Scalenus anterior hervortreten, und dann verfolgt, bis der Ort der Verletzung gefunden ist. Beim ersten Dorsalnerv kann eine vorübergehende Resektion des Schlüsselbeins erforderlich sein. Die übliche Nachbehandlung muss bis zur Genesung fortgesetzt werden und es muss darauf geachtet werden, dass die gelähmten Muskeln nicht überdehnt werden. Die Prognose ist bei supraklavikulären Läsionen ungünstiger als bei solchen unterhalb des Schlüsselbeins, die sich fast immer ohne chirurgischen Eingriff erholen.

Bei der *brachialen Geburtslähmung,* die bei Säuglingen auftritt, ist die Läsion auf eine Überdehnung des Plexus zurückzuführen und ist fast immer vom Erb-Duchenne-Typ. Die Verletzung ist in der Regel einseitig, sie kommt in Steiß- und Scheitellage fast gleich häufig vor und der linke Arm ist häufiger betroffen als der rechte. Die Läsion wird bei der Geburt selten erkannt. Das erste bemerkte Symptom ist ein Druckschmerz in der supraklavikulären Region; das Kind weint, wenn dieser Teil berührt oder der Arm bewegt wird. Die Haltung kann dem Erb-Duchenne-Typ entsprechen, oder die gesamte Muskulatur der oberen Extremität kann schlaff sein und der Arm hängt kraftlos herab. Ein erheblicher Teil der Fälle erholt sich spontan. Der Arm soll ruhig gehalten werden, die betroffene Muskulatur muss entspannt sein, und sobald die Empfindlichkeit verschwunden ist, werden tägliche Massagen und passive Bewegungen eingesetzt. Die Degenerationsreaktion kann selten vor dem dritten Lebensmonat des Kindes zufriedenstellend getestet werden, wenn sie jedoch vorhanden ist, sollte eine Operation durchgeführt werden. Nach der Operation sollte die Schulter hochgelagert werden, damit kein Zug auf die betroffenen Muskelstränge ausgeübt wird.

Der lange Brustnerv (Bell-Nerv), der den Serratus anterior versorgt, wird selten verletzt. Bei Personen, deren Beruf das Tragen von Gewichten auf der Schulter mit sich bringt, kann es zu einer Quetschung kommen, und die daraus resultierende Lähmung des Serratus geht gewöhnlich mit einer Lähmung des unteren Teils des Trapezius einher, wobei auch die Äste des dritten und vierten Halsnervs, die diesen Muskel versorgen, betroffen sind

Druck ausgesetzt, wenn sie über die Halswurzel wandern. Es besteht eine Beschwerde über Schmerzen oberhalb des Schlüsselbeins und ein Aufspringen des Schulterblatts; Der Patient ist nicht in der Lage, den Arm vor dem Körper über die Schulterhöhe zu heben oder irgendwelche Vorschubbewegungen auszuführen. Bei dem Versuch, eines dieser Verfahren durchzuführen, nimmt die Flügelbildung des Schulterblatts sofort zu. Wenn man das Schulterblatt mit dem auf der gesunden Seite vergleicht, sieht man, dass der untere Winkel nicht nur stärker ausgeprägt ist, sondern auch, dass die Wirbelsäule horizontaler ist und der untere Winkel näher an der Mittellinie liegt. Die Mehrzahl dieser Fälle erholt sich, wenn die Gliedmaße völlig ruhig gestellt wird, der Ellenbogen gestützt wird und die Massage und der Galvanismus fortgesetzt werden. Wenn die Lähmung bestehen bleibt, kann der sternokostale Teil des großen Brustmuskels in den unteren Winkel des Schulterblatts transplantiert werden.

Der lange Brustnerv kann beim Freilegen der Achselhöhle bei einer Brustkrebsoperation durchtrennt werden. Die Verlagerung des Schulterblattes ist nicht so ausgeprägt wie beim vorherigen Typ, und der Patient ist in der Lage, Druckbewegungen unterhalb der Schulterhöhe auszuführen. Wenn sich eine Degenerationsreaktion entwickelt, kann eine Operation durchgeführt werden, bei der die Enden des Nervs vernäht oder das distale Ende in den hinteren Strang des Plexus brachialis transplantiert werden.

Der Nervus axillaris (Zirkumflex). —In den meisten Fällen, in denen eine Lähmung des Deltamuskels auf eine Verletzung der Schulter folgt, ist sie auf eine Läsion des fünften Halsnervs zurückzuführen, wie bereits bei Verletzungen des Plexus brachialis beschrieben wurde. Der Nervus axillaris selbst, der um den Hals des Oberarmknochens verläuft, ist am anfälligsten für Verletzungen durch den Druck einer Krücke oder des Kopfes des Oberarmknochens bei einer Luxation unterhalb des Glenoids oder bei einer Fraktur des Halses des Schulterblatts der Humerus. Bei Bergleuten, die längere Zeit auf der Seite arbeiten, kann der Muskel durch direkten Druck auf die Endfilamente des Nervs gelähmt sein, und der Nerv kann auch infolge einer Erkrankung der Bursa subdeltoideus betroffen sein.

Der Deltamuskel ist verschwendet und das Akromion übermäßig hervorstehend. In neueren Fällen ist eine Muskellähmung leicht zu erkennen. Bei langem Stehen ist es nicht so einfach, weil andere Muskeln, die Spinati, die Schlüsselbeinfasern des Brustmuskels und der Serratus, an ihre Stelle treten und den Arm anheben; Es kommt immer zu einem Gefühlsverlust auf der lateralen Seite der Schulter. Eine operative Behandlung ist selten erforderlich, da die Lähmung meist durch andere Muskeln ausgeglichen wird.

Wenn der *Nervus suprascapularis* bei Verletzungen der Schulter gequetscht oder gedehnt wird, sind die Spinati-Muskeln gelähmt und erschöpft, die Wirbelsäule des Schulterblatts tritt übermäßig hervor und es kommt zu einer Beeinträchtigung der Fähigkeit, den Arm abzuduzieren und seitlich zu drehen.

Der *Muskel-Haut-Nerv* wird sehr selten verletzt; beim Querschneiden kommt es zu einer Lähmung des Coraco-Brachialis, des Bizeps und eines Teils des Brachialis, aber es werden keine Bewegungen aufgehoben, da der Unterarm in der Pronationsstellung durch den Brachio-Radialis und den langen radialen Strecker des Handgelenks gebeugt wird; in supinierter Stellung durch den Teil des M. brachialis, der vom N. radialis versorgt wird. Die Supination wird vom Musculus supinator nur schwach ausgeführt. Auf der radialen Seite des Unterarms gehen die protopathische und epikritische Sensibilität verloren.

Radialisnerv (Muskulo-Spiralnerv). – Aufgrund seiner anatomischen Verhältnisse ist dieser Rumpf stärker Verletzungen ausgesetzt als jeder andere Nerv im Körper. Beim Schlafen mit auf der Stuhllehne ruhendem Arm wird es häufig gegen den Oberarmknochen gedrückt, insbesondere im Tiefschlaf einer Alkoholvergiftung (Trunkenparese). Es kann durch eine Krücke in der Achselhöhle, durch den ausgerenkten Kopf des Oberarmknochens oder durch heftige Kompression des Arms, beispielsweise wenn ein elastisches Tourniquet zu fest angelegt wird, darauf gedrückt werden. Die schwersten und bleibendsten Verletzungen dieses Nervs sind mit Frakturen des Oberarmknochens verbunden, insbesondere solche durch direkte Gewalteinwirkung mit Knochenzertrümmerung. Der Nerv kann zum Zeitpunkt der Verletzung durch eines der Fragmente gequetscht oder gerissen werden oder zu einem späteren Zeitpunkt durch Kallus komprimiert werden.

Klinische Merkmale. —Unmittelbar nach der Verletzung lässt sich nicht mehr sagen, ob der Nerv durchgerissen oder lediglich komprimiert ist. Der Patient kann über Taubheitsgefühl und Kribbeln in der Verteilung des oberflächlichen Nervenastes klagen, aber es ist eine auffallende Tatsache, dass, solange der Nerv unterhalb der Höhe durchtrennt wird, an der er den dorsalen Hautnerv des Unterarms abgibt (äußerer Hautast), es kommt zu keinem Gefühlsverlust. Wenn er oberhalb des Ursprungs des dorsalen Hautasts durchtrennt wird oder wenn auch der dorsale Ast des Nervus musculo-cutaneus durchtrennt wird, kommt es zu einem Verlust sensibilityauf dem Handrücken.

Die motorischen Symptome überwiegen; betroffen sind die Handgelenks- und Fingerstrecker sowie die Supinatoren. Es gibt ein charakteristisches „Drop-Wrist"; Das Handgelenk ist gebeugt und proniert, und der Patient ist nicht in der Lage, das Handgelenk oder die Finger nach dorsal zu beugen (

<u>Abb. 90 </u>). Wenn die Hand und die proximalen Phalangen gestützt werden, können die zweiten und dritten Phalangen teilweise durch die Interossei und Lumbricals verlängert werden. Es kommt auch zu einer erheblichen Beeinträchtigung der Kraft der Muskeln, die die gelähmten Muskeln antagonisieren, so dass der Griff der Hand schwach wird und der Patient sie fast nicht mehr gebrauchen kann; in einigen Fällen scheint dies auf eine gleichzeitige Verletzung des Nervus medianus zurückzuführen zu sein.

ABB. 90. – Drop-Handgelenk nach Fraktur des Humerusschafts.

Liegt die Läsion weit oben, wie es zum Beispiel bei einer Krückenlähmung der Fall ist, können auch der Trizeps und der Ankoneus leiden.

Behandlung. – Die leichteren Formen der Kompressionsverletzung heilen durch Massage, Duschen und Elektrizität. Bei einem Drop-Wrist werden Hand und Unterarm auf eine Palmarschiene gelegt, wobei die Hand fast im rechten Winkel dorsalflexiert wird. Diese Position wird beibehalten, bis die willkürliche Dorsalflexion am Handgelenk wieder normal ist. Die Genesung verzögert sich manchmal um mehrere Monate.

Bei schwereren Verletzungen, die mit einem Humerusbruch einhergehen und mit einer Degenerationsreaktion einhergehen, ist es notwendig, den Nerv einzuschneiden und ihn vom Druck eines Knochenfragments oder von Kallus oder Adhäsionen zu befreien. Wenn der Nerv quer gerissen ist, müssen die Enden vernäht werden, und wenn dies aufgrund von Gewebeverlust nicht möglich ist, kann die Lücke durch ein Transplantat aus dem oberflächlichen Ast des Nervus radialis überbrückt werden, oder die Enden können in den Nerv implantiert werden Median.

Schließlich kann in Fällen, in denen die Lähmung dauerhaft und unheilbar ist, die Behinderung durch eine Operation gelindert werden. Ein Faszientransplantat kann als Band zur dauerhaften Verlängerung des Handgelenks eingesetzt werden; Es ist distal am dritten und vierten Mittelhandknochen und proximal am Radius oder der Ulna befestigt. Der Flexor carpi radialis kann dann mit dem Extensor Digitorum Communis verbunden werden, indem seine Sehne durch eine Öffnung in der Membrana interossea oder besser noch durch den Pronator quadratus geführt wird, da die Wahrscheinlichkeit der Bildung von Verwachsungen beim Durchgang der Sehne geringer ist Muskel als durch Membrana interossea. Der M. palmaris longus ist mit dem M. abductor pollicis longus (Extensor ossis metacarpi pollicis) anastomosiert und gewährleistet so eine gute Abduktion des Daumens. Der Flexor carpi ulnaris kann auch mit dem gemeinsamen Strecker der Finger anastomosiert werden. Die Streckmuskeln des Handgelenks können verkürzt werden, um die Hand in die Position der Dorsalflexion zu bringen und so die Haltung und den Griff der Hand zu verbessern.

Der oberflächliche Ast des Radius (Nervus radialis) *und der tiefe Ast* (Nervus interosseus posterior) sind, abgesehen von Läsionen des Radius, anfällig für Quetschungen oder Risse bei Luxation des Radiusköpfchens und bei Frakturen des Halses des Knochens. Bei Operationen an alten Frakturen und Luxationen im Bereich des Ellenbogens kann der tiefe Ast beim Durchgang durch den Supinator durchtrennt werden. Die Durchteilung des oberflächlichen Astes in den oberen zwei Dritteln des Unterarms führt zu keinem Verlust der Sensibilität; Nach der Verbindung des Nervs mit Ästen aus dem Muskel-Haut-Bereich kommt es zu einer Teilung im unteren Drittel, gefolgt von einem Verlust der Sensibilität auf der radialen Seite der Hand und des Daumens. Wunden auf der Rückseite des Handgelenks und des Unterarms gehen häufig mit einem Verlust der Sensibilität über einen größeren Bereich einher, da auch der Nervus musculo-cutaneus und einige Fasern des unteren lateralen Hautastes des Radius durchtrennt werden.

ABB. 91. – Zur Veranschaulichung des durch die Teilung des Nervus medianus verursachten Gefühlsverlusts. Der Bereich völliger Hautunempfindlichkeit ist schwarz schattiert. Die Teile, die gegenüber leichter Berührung und mittleren Temperaturgraden unempfindlich sind, sind in der gestrichelten Linie eingeschlossen. (Nach Head und Sherren.)

Der Nervus medianus wird am häufigsten durch Glassplitterverletzungen im Bereich des Handgelenks verletzt. Es kann auch zu Verletzungen bei Frakturen des unteren Endes des Oberarmknochens, bei Brüchen beider Knochen des Unterarms und durch Druck durch Schienen kommen. Nach *Durchtrennung am Ellenbogen* kommt es zu einer Beweglichkeitseinschränkung, die den Daumen und in geringerem Maße auch den Zeigefinger betrifft: Die Endphalanx des Daumens kann aufgrund der Lähmung des Flexor pollicis longus nicht gebeugt werden, der Zeigefinger nur wird an seinem Mittelhandgelenk durch die daran befestigten Zwischenknochenmuskeln gebeugt. Die Pronation des Unterarms ist schwach und wird durch das Gewicht der Hand vervollständigt. Nach *der Teilung am Handgelenk* sind nur die Muskelgruppe Abductor-Opponens und die beiden seitlichen Lumbricals betroffen; die Abduktion des Daumens kann durch den kurzen Strecker und den langen Abduktor (ext. ossis metacarpi pollicis) schwach nachgeahmt werden, während die Opposition durch Kontraktion des langen Beugers und des kurzen Abduktors des Daumens simuliert werden kann; Die Lähmung der beiden medialen Lumbricals verursacht keine erkennbaren Symptome. Es ist wichtig zu bedenken, dass bei der Durchtrennung des Nervus medianus am Handgelenk tiefe Berührungen im gesamten vom Nerv versorgten Bereich wahrgenommen werden können; Die Verletzung kann daher leicht übersehen werden. Wenn jedoch sowohl die Sehnen als auch der

Nerv durchtrennt sind, besteht eine Unempfindlichkeit gegenüber tiefer Berührung. Die Bereiche der epikritischen und der protopathischen Gefühllosigkeit sind in <u>Abb. 91 dargestellt</u>. Die Durchtrennung des Nervs am Ellenbogen oder sogar an der Achselhöhle erhöht nicht das Ausmaß des Verlusts der epikritischen oder protopathischen Sensibilität, beeinträchtigt jedoch normalerweise die Tiefensensibilität.

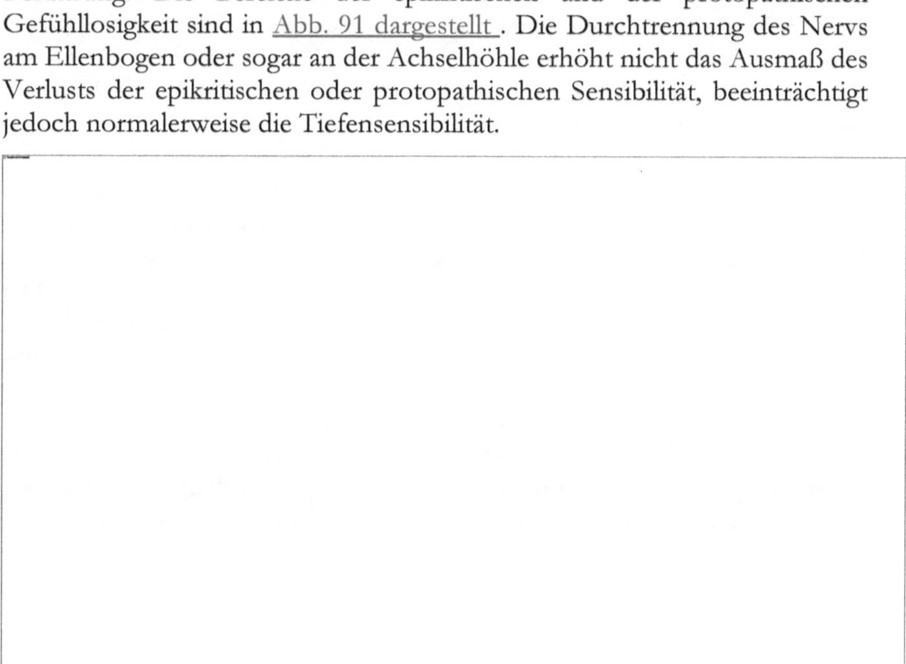

ABB. 92. – Zur Veranschaulichung des Gefühlsverlusts, der durch die vollständige Durchtrennung des Nervus ulnaris verursacht wird. Der Verlust aller Formen der Hautsensibilität wird durch den schattierten Bereich dargestellt. Die Teile, die gegenüber leichter Berührung und gegenüber mittleren Hitze- und Kältegraden unempfindlich sind, sind in der gestrichelten Linie eingeschlossen. (Kopf und Sherren.)

Der Nervus ulnaris. – Die häufigste Verletzung dieses Nervs ist seine Durchtrennung in quer verlaufenden Unfallwunden direkt oberhalb des Handgelenks. Im Arm kann es zusammen mit dem Radius bei einer Krückenlähmung gequetscht sein; Im Bereich des Ellenbogens kann es durch Frakturen oder Luxationen verletzt oder bei der Exzision des Ellenbogengelenks versehentlich durchtrennt werden.

Bei einer Verletzung *am oder oberhalb des Ellenbogens* kommt es zu einer Lähmung des M. flexor carpi ulnaris, der ulnaren Hälfte des M. flexor digitorum profundus, aller Interossei, der beiden medialen Lumbricalmuskeln und der Adduktoren des Daumens. Die Hand nimmt eine charakteristische Haltung ein: Zeige- und Mittelfinger sind aufgrund einer Lähmung der an ihnen befestigten Zwischenknochenmuskeln an den

Grundgelenken ausgestreckt; Der kleine und der Ringfinger sind an diesen Gelenken infolge der Lähmung der Lendenmuskeln überstreckt; Alle Finger sind an den Interphalangealgelenken gebeugt, wobei die Beugung im Klein- und Ringfinger am stärksten ausgeprägt ist – Klauenhand oder *Haupt- und Greiffinger* . Beim Beugen des Handgelenks wird die Hand zur radialen Seite geneigt, die Lähmung des M. flexor carpi ulnaris wird jedoch häufig durch die Wirkung des M. palmaris longus ausgeglichen. Der kleine und der Ringfinger können durch die an ihnen befestigten und vom Nervus medianus versorgten Ausläufer des Musculus flexor sublimis leicht gebeugt werden; Eine Beugung der Endphalanx des kleinen Fingers ist nahezu unmöglich. Adduktions- und Abduktionsbewegungen der Finger gehen verloren. Die Adduktion des Daumens erfolgt nicht durch den gelähmten Adductor pollicis, sondern die Bewegung kann durch die langen Beuge- und Streckmuskeln des Daumens simuliert werden. Die epikritische Sensibilität geht über dem kleinen Finger, der ulnaren Hälfte des Ringfingers und dem Teil der Handfläche und des Handrückens bis zur ulnaren Seite einer Linie verloren, die in Längsrichtung durch den Ringfinger verläuft und sich nach oben fortsetzt. Die protopathische Sensibilität geht in einem von Fall zu Fall unterschiedlichen Bereich verloren. Die Tiefensensibilität geht normalerweise über einen Bereich verloren, der fast so groß ist wie der der protopathischen Sensibilität.

Bei einer Durchtrennung des Nervs *am Handgelenk* werden häufig auch die angrenzenden Sehnen durchtrennt. Bei einer Teilung unterhalb der Stelle, an der der dorsale Ast abgeht, ist die sensorische Lähmung viel weniger ausgeprägt und die Verletzung kann daher leicht übersehen werden, bis es zu Muskelschwund und den typischen *Hauptgriffen* kommt. Der Sensibilitätsverlust nach der Durchtrennung des Nervs vor der Ableitung des dorsalen Astes ähnelt dem nach der Durchtrennung am Ellenbogen, mit der Ausnahme, dass in unkomplizierten Fällen normalerweise die tiefe Sensibilität erhalten bleibt. Bei einer Durchtrennung der Sehnen geht allerdings auch der tiefe Kontakt verloren.

Bei all diesen Verletzungen muss darauf geachtet werden, Deformationen vorzubeugen; Zumindest nachts muss eine Schiene getragen werden, bis die Muskeln ihre willkürliche Bewegungskraft wiedererlangen, und dann sollten Übungen durchgeführt werden.

Die Luxation des Nervus ulnaris am Ellenbogen resultiert aus einer plötzlichen und heftigen Beugung des Gelenks, wobei die Muskelanstrengung zu einer Dehnung oder Rissbildung der Faszie führt, die den Nerv in seiner Furche hält; Sie ist prädisponiert, wenn die Furche flach ist, was auf eine unvollständige Entwicklung des medialen Kondylus des Humerus und auf einen Cubitus valgus zurückzuführen ist.

Der Nerv rutscht nach vorne und kann auf der medialen Seite des Kondylus gefühlt werden. Es kann sein, dass es diese Position beibehält oder mit den Bewegungen des Arms hin und her rutscht. Die Symptome zum Zeitpunkt der Verschiebung sind eine gewisse Behinderung am Ellenbogen sowie Schmerzen und Kribbeln entlang des Nervs, die durch Bewegung und Druck verstärkt werden. Die Symptome können ganz verschwinden oder es kann sich eine Neuritis entwickeln, bei der starke Schmerzen in den Nerv schießen.

Der ausgerenkte Nerv lässt sich leicht ersetzen, es ist jedoch schwierig, ihn in seiner Position zu halten. In neueren Fällen kann der Arm in gestreckter Position mit einem Polster über dem Kondylus gelagert werden, wobei darauf zu achten ist, dass kein Druck auf den Nerv ausgeübt wird. Wenn keine Linderung zustande kommt, ist es besser, ein Bett für den Nerv zu schaffen, indem man die tiefe Faszie hinter dem medialen Kondylus durchtrennt und die Ränder der Faszie über den Nerv näht. Diese Operation war in allen erfassten Fällen erfolgreich.

Der Ischiasnerv. – Wenn dieser Nerv zusammengedrückt wird, beispielsweise beim Sitzen auf einem Zaun, kommt es zu Kribbeln und Kraftlosigkeit in der gesamten Extremität, was als „Schlafen" der Extremität bekannt ist, aber diese Phänomene verschwinden. *Verletzungen des großen Ischiasnervs* sind, außer im Krieg, selten. Teilweise Teilungen sind häufiger als vollständige, und es ist bemerkenswert, dass die Fasern, die für den Nervus peroneus bestimmt sind, häufiger und schwerer verletzt werden als die für den Nervus tibialis (interner Kniekehlennerv). Nach vollständiger Teilung sind alle Beinmuskeln gelähmt; Befindet sich der Abschnitt im oberen Teil des Oberschenkels, sind auch die hinteren Oberschenkelmuskeln gelähmt. Das Glied ist zunächst ziemlich kraftlos, aber der Patient erholt sich normalerweise so weit, dass er mit etwas Unterstützung gehen kann, und obwohl die hintere Oberschenkelmuskulatur gelähmt ist, kann das Knie durch den Musculus sartorius und den Musculus gracilis gebeugt werden. Das Hauptmerkmal ist der Drop-Foot. Es kommt auch zu einem Gefühlsverlust unterhalb des Knies, außer entlang des Verlaufs des Nervus saphenus longus auf der medialen Seite des Beins und Fußes. Die Sensibilität für tiefe Berührungen geht nur in einem vergleichsweise kleinen Bereich des Fußrückens verloren.

Der N. peroneus communis (äußerer Kniekehlennerv) ist dort, wo er sich um den Wadenbeinhals windet, einer Verletzung ausgesetzt, da er oberflächlich ist und am unnachgiebigen Knochen anliegt. Es kann durch ein Tourniquet zusammengedrückt werden oder bei Brüchen am oberen Ende des Knochens gequetscht oder gerissen sein. Man unterteilt sie in unfallbedingte Wunden, zum Beispiel durch eine Sense, in das Einschneiden bei Zellulitis und in die Durchführung einer subkutanen Tenotomie der

Bizepssehne. In bestimmten Berufen wurden Fälle von Nervenlähmungen infolge längerer akuter Beugung des Knies beobachtet.

Wenn der Nerv durchtrennt wird, ist das offensichtlichste Ergebnis ein „Senkfuß"; Der Patient ist nicht in der Lage, den Fuß nach hinten zu beugen und seine Zehen nicht vom Boden abzuheben, so dass er beim Gehen gezwungen ist, den Fuß nach vorne und zur Seite zu bewegen. Der Verlust der Sensibilität hängt davon ab, ob der Nerv oberhalb oder unterhalb des Ursprungs des großen Hautastes durchtrennt wird, der kurz vor seinem Verlauf um den Wadenbeinhals abfällt. Im Laufe der Zeit wird der Fuß invertiert und die Zehen werden spitz – Pes equino-varus – und es besteht die Gefahr, dass sich trophische Wunden bilden.

Der Nervus tibialis (interner Kniekehlennerv) wird selten verletzt.

Die Hirnnerven werden bei Erkrankungen des Kopfes und Halses berücksichtigt (Bd. II.).

NEURALGIE

Der Begriff Neuralgie wird klinisch für jeden Schmerz verwendet, der dem Verlauf eines Nervs folgt und nicht auf eine erkennbare Ursache zurückzuführen ist. Es sollte nicht bei Schmerzen angewendet werden, die durch Druck auf einen Nerv durch einen Tumor, eine Kallusmasse, ein Aneurysma oder eine ähnliche grobe Läsion entstehen. Wir werden hier nur diejenigen Formen von Neuralgien betrachten, die einer chirurgischen Behandlung zugänglich sind.

Brachialneuralgie. – Der Schmerz ist definitiv im Verteilungsbereich eines der Äste oder Nervenwurzeln lokalisiert, tritt oft intermittierend auf und geht meist mit Kribbeln und einer Störung des Tastempfindens einher. Um Druck als Schmerzursache durch eine Halsrippe, einen Tumor oder ein Aneurysma auszuschließen, sollte die Halswurzel untersucht werden. Wenn die medizinische Behandlung fehlschlägt, können die Nervenstämme mit Kochsalzlösung injiziert oder auf operative Maßnahmen zurückgegriffen werden, wobei die betroffenen Nervenstränge durch einen Einschnitt im hinteren Halsdreieck freigelegt und gedehnt werden. Wenn dies keine Linderung bringt, kann die schwerwiegendere Operation der Resektion der hinteren Wurzeln der betroffenen Nerven im Wirbelkanal in Betracht gezogen werden.

Neuralgie des Ischiasnervs – **Ischias** – ist die häufigste Form der Neuralgie, die in der chirurgischen Praxis auftritt.

Man trifft sie vor allem bei Erwachsenen mit Gicht- oder rheumatischen Tendenzen, die unter Verdauungsstörungen, Verstopfung und Oxalurie leiden – tatsächlich sind es dieselben Patienten, die anfällig für Hexenschuss sind, und die beiden Erkrankungen treten häufig in Verbindung auf. In der Krankenhauspraxis kommt es häufig bei Bergleuten und anderen vor, die bei der Arbeit eine hockende Haltung einnehmen. Der Schmerz kann nach Überanstrengung und Kälte- und Nässeeinwirkung auftreten, insbesondere bei Personen, die sich nicht regelmäßig körperlich betätigen. Jeder Fehler in der Ernährung oder der Genuss von Bier oder Wein kann zu seiner Entwicklung beitragen.

Das wesentliche Symptom sind paroxysmale oder anhaltende Schmerzen entlang des Nervenverlaufs im Gesäß, Oberschenkel oder Bein. Es kann vergleichsweise gering sein oder so schwerwiegend sein, dass es den Schlaf verhindert. Sie verschlimmert sich durch Bewegung, so dass der Patient lahm geht oder sich hinlegen muss. Es wird auch durch jede Bewegung verschlimmert, die dazu neigt, den Nerv zu dehnen, wie zum Beispiel beim Bücken, um die Schuhe anzuziehen. Solche Bewegungen verursachen auch ein Kribbeln im Nerv und manchmal Taubheitsgefühl im Fuß. Dies kann durch Beugen des Oberschenkels auf dem Bauch demonstriert werden, wobei das Knie gestreckt gehalten wird; Es treten keine Schmerzen auf, wenn das gleiche Manöver mit gebeugtem Knie wiederholt wird. Der Nerv ist druckempfindlich. Die empfindlichsten Punkte sind sein Austritt aus dem Foramen ischiadicus majus, dem Hohlraum zwischen dem Trochanter und dem Tuber ischiadicum, und dort, wo sich der Nervus peroneus communis um den Wadenbeinhals windet. Die Oberschenkelmuskulatur ist oft erschöpft und neigt zu Zuckungen.

Die klinischen Merkmale variieren in den verschiedenen Fällen erheblich; Die Erkrankung ist oft hartnäckig und kann viele Wochen oder sogar Monate anhalten.

Bei Ischiasbeschwerden, die aus Neuritis und Perineuritis resultieren, kommt es aufgrund der Beteiligung der Nervenfilamente in der Nervenhülle zu ausgeprägter Druckempfindlichkeit, und es kann zu fleckiger Hautanästhesie, Verlust von Sehnenreflexen, örtlichem Muskelschwund kommen. und vasomotorische und trophische Veränderungen. Das Vorliegen einer Degenerationsreaktion bestätigt die Diagnose einer Neuritis. Bei länger anhaltenden Schmerzen und Unwohlsein kann es zu einer Haltungsskoliose (*Ischias-Skoliose*) kommen.

Diagnose. – Schmerzen, die entlang des Verlaufs des Ischiasnervs auf einer Seite oder, wie es manchmal der Fall ist, auf beiden Seiten auftreten, sind ein Symptom von Tumoren der Gebärmutter, des Mastdarms oder der Beckenknochen. Es kann auch durch den Druck eines Abszesses oder eines Aneurysmas entweder im Becken oder im Gesäß verursacht werden und ist manchmal mit einer Erkrankung des Rückenmarks, wie z. B. Tabes, verbunden. Gesäßfibrositis kann mit Ischias verwechselt werden. Es ist auch notwendig, Erkrankungen wie Erkrankungen der Hüfte oder des Iliosakralgelenks, insbesondere Tuberkulose und Arthritis deformans, auszuschließen, bevor eine Ischiasdiagnose gestellt werden kann. Eine digitale Untersuchung des Rektums oder der Vagina ist für den Ausschluss intrapelviner Tumoren von großem Wert.

Die Behandlung erfolgt sowohl allgemein als auch lokal. Allfälligen konstitutionellen Tendenzen wie Gicht oder Rheuma muss entgegengewirkt werden und Verdauungsbeschwerden, Oxalurie und Verstopfung sollten entsprechend behandelt werden. In akuten Fällen wird der Patient ans Bett zwischen Decken gefesselt, das Glied wird in thermogene Wolle gewickelt und das Knie wird über einem Kissen gebeugt; In einigen Fällen wird durch die Verwendung einer langen Schiene oder durch das Umschlingen des Beins in einer Salter-Wiege Linderung verspürt. Eine Gummi-Wärmflasche kann über den Sitz mit den stärksten Schmerzen gelegt werden. Der Darm sollte mit Rizinusöl oder Kalomel, gefolgt von einer Kochsalzlösung, gut geöffnet werden. Salicylat-Soda in voller Dosis oder Aspirin erweist sich in der Regel als wirksam bei der Linderung von Schmerzen, aber wenn die Schmerzen sehr intensiv sind, können Injektionen von Heroin oder Morphin erforderlich sein. Kaliumjodid ist bei chronischen Fällen von Nutzen.

Eine Linderung erfolgt in der Regel durch Baden, Spülungen und Massagen sowie durch wiederholte sanfte Dehnung des Nervs. Dies kann durch passive Bewegungen der Extremität erfolgen – die Hüfte wird gebeugt, während das Knie gestreckt bleibt; und durch aktive Bewegungen – der Patient beugt das Glied an der Hüfte, wobei das Knie in der gestreckten Position gehalten wird. Diese Übungen, denen eine Massage vorausgehen kann, werden abends und morgens durchgeführt und sollten von Personen, die zu Ischias neigen, systematisch durchgeführt werden.

Die Injektion einer normalen Kochsalzlösung in den Nerv selbst oder in das ihn umgebende Gewebe hat einen Nutzen gebracht; Es werden jeweils 70–100 cm³ injiziert. Wenn der Schmerz erneut auftritt, muss die Injektion möglicherweise mehrmals an verschiedenen Stellen oberhalb und unterhalb des Nervs wiederholt werden. Bei der Nadelung oder Akupunktur werden die Nerven in Abständen im Gesäß und im Oberschenkel mit langen Stahlnadeln durchstochen. Sechs oder acht Nadeln werden eingeführt und fünfzehn bis dreißig Minuten lang in Position belassen.

In hartnäckigen und schweren Fällen kann der Nerv *gewaltsam gedehnt werden* . Dies kann unblutig erfolgen, indem der Patient auf den Rücken gelegt wird, die Hüfte im rechten Winkel gebeugt ist und dann das Knie schrittweise gestreckt wird, bis es eine gerade Linie mit dem Oberschenkel bildet (Billroth). In der Regel ist eine Vollnarkose erforderlich. Eine wirksamere

Methode besteht darin, den Nerv durch einen Einschnitt in der Gesäßfalte freizulegen und kräftig daran zu ziehen. Diese Operation ist am erfolgreichsten, wenn der Schmerz auf eine Verwachsung des Nervs zurückzuführen ist.

Trigeminusneuralgie. – Eine schwere Form der epileptiformen Neuralgie tritt in den Ästen des fünften Nervs auf und ist eine der schmerzhaftesten Erkrankungen, denen das menschliche Fleisch ausgesetzt ist. Soweit die Pathologie bekannt ist, geht man davon aus, dass sie auf degenerative Veränderungen im Ganglion semilunar (Gasserian) zurückzuführen ist. Sie kommt bei Erwachsenen vor, ist fast immer einseitig und entwickelt sich ohne ersichtlichen Grund. Der Schmerz, der in Anfällen auftritt, ist zunächst mäßig stark, wird aber allmählich quälend. In den frühen Stadien treten die Anfälle in großen Abständen auf, später treten sie jedoch so häufig auf, dass sie fast ununterbrochen auftreten. Normalerweise werden sie durch einen trivialen Grund erregt, beispielsweise durch die Bewegung des Kiefers beim Essen oder Sprechen, durch die Berührung des Gesichts wie beim Waschen oder durch den Kontakt mit einem kalten Luftzug. Zwischen den Anfällen ist der Patient schmerzfrei, hat aber ständig Angst vor einem erneuten Schmerz, und sein Gesicht zeigt einen Ausdruck extremen Leidens und großer Angst. Wenn der Anfall von einem Zucken der Gesichtsmuskulatur begleitet wird, spricht man von einem *krampfartigen Tic*.

Die Haut des betroffenen Bereichs kann glasig und gerötet sein, oder sie kann blass und feucht sein und Schweiß vergießen, wenn der Patient es nicht wagt, sie zu berühren oder zu waschen.

An den Austrittspunkten der verschiedenen Äste im Gesicht besteht übermäßige Empfindlichkeit, und Druck auf den einen oder anderen dieser Punkte kann einen Anfall hervorrufen. In typischen Fällen ist der Patient nicht in der Lage, aktiv am Leben teilzunehmen. Der Versuch zu essen ist mit so starken Schmerzen verbunden, dass er die Nahrungsaufnahme vermeidet. In manchen Fällen ist das Leiden so groß, dass der Patient nur durch den Einsatz von Hypnotika Schlaf findet und oft am Rande des Selbstmordes steht.

Diagnose. —Es gibt selten Schwierigkeiten, die Krankheit zu erkennen. Es ist jedoch wichtig, die hysterische Form der Neuralgie auszuschließen, die dadurch gekennzeichnet ist, dass sie früher im Leben auftritt, der Schmerz je nach Situation variiert, häufig bilateral ist und häufiger konstant als paroxysmal ist.

Behandlung. – Bevor zu den unten beschriebenen Maßnahmen gegriffen wird, ist es ratsam, die medizinischen Maßnahmen zur Behandlung von Neuralgien gründlich zu testen.

Die Injektion von Alkohol in den Nerv. – Der Alkohol wirkt, indem er die Nervenfasern zerstört und mit ihnen in direkten Kontakt gebracht werden muss; Wenn der Nerv richtig getroffen wurde, erfolgt nach der Injektion eine vollständige Anästhesie im Verteilungsgebiet des Nervs. Die Linderung kann zwischen sechs Monaten und drei Jahren dauern; Sollten die Schmerzen erneut auftreten, kann die Injektion wiederholt werden. Der Alkoholgehalt sollte 85 Prozent betragen und die injizierte Menge etwa 2 cm³ betragen. Es sollte ein Vollnarkosemittel oder vorzugsweise ein Lokalanästhetikum (Novocain) eingesetzt werden (Schlösser); Die Nadel ist 8 cm lang. lang und 0,7 mm. im Durchmesser. Der starke Schmerz, den der Alkohol verursacht, kann gelindert werden, nachdem die Nadel bis zur erforderlichen Tiefe eingedrungen ist, indem einige Kubikzentimeter einer 2-prozentigen Lösung eingeführt werden. Lösung von *Novocain-Suprarenin* durch, bevor der Alkohol injiziert wird. Die Behandlung durch Alkoholinjektion ist der Resektion von Nervenästen überlegen, da es nach der Alkoholbehandlung zwar zu Rückfällen kommt, bei Wiederholung aber eine erneute Schmerzfreiheit erreicht werden kann. Der Augenbereich sollte jedoch nicht auf diese Weise behandelt werden, da der Alkohol in die Augenhöhle gelangen und andere Nerven in dieser Region gefährden kann. Harris empfiehlt die Injektion von Alkohol in das Ganglion semilunaris.

Operative Behandlung. – Dies besteht in der Entfernung des oder der betroffenen Nerven, entweder durch Resektion – *Neurektomie* ; oder durch eine Kombination aus Resektion und Verdrehung oder Abriss des Nervs aus seinen zentralen Verbindungen – *Abriss* . Um die Regeneration des Nervs nach diesen Operationen zu verhindern, sollte der Austrittskanal durch den Knochen obliteriert werden; Dies lässt sich am besten mit einem silbernen Schraubennagel erreichen, der mit einem gewöhnlichen Schraubenzieher (Charles H. Mayo) festgedreht wird.

Wenn die Neuralgie Äste von zwei oder allen drei Stämmen betrifft oder wenn sie nach vorübergehender Linderung nach Resektion einzelner Äste erneut auftritt, sollte die *Entfernung des Ganglions semilunaris* zusammen mit den Hauptstämmen der Ober- und Unterkieferabschnitte in Betracht gezogen werden.

Die Operation ist schwierig und schwerwiegend, aber die Ergebnisse sind hinsichtlich der Heilung der Neuralgie zufriedenstellend. Die einseitige Lähmung der Kaumuskulatur führt kaum oder gar nicht zu Behinderungen; Aufgrund der Unempfindlichkeit der Hornhaut muss das Auge jedoch vor Reizungen geschützt werden, insbesondere in den ersten bis zwei Monaten nach der Operation. Dies kann durch die Befestigung eines großen Uhrglases am Rand der Augenhöhle mit Heftpflaster erreicht werden.

Wenn der ophthalmische Ast nicht betroffen ist, sollte weder in ihn noch in das Ganglion eingegriffen werden; Die Ober- und Unterkieferabschnitte sollten innerhalb des Schädels durchtrennt und das Foramen rotundum und das Foramen ovale ausgelöscht werden.

Kapitel XVII
: Die Haut und das Unterhautgewebe

-   - _Keloid_

-   — _Tumore_

-   — ERKRANKUNGEN DER NÄGEL .

Struktur der Haut. – Die Haut besteht aus einer oberflächlichen Zellschicht – der Epidermis und dem Corium oder der echten Haut. Die _Epidermis_ differenziert sich von außen nach innen in das Stratum corneum, das Stratum lucidum, das Stratum granulosum und das Rete Malpighii oder die Keimschicht, aus der sich alle anderen entwickeln. Die _Lederhaut_ oder _eigentliche Haut_ besteht aus Bindegewebe, in dem sich Blutgefäße, Lymphgefäße und Nerven verzweigen. Der Teil der Lederhaut, der unmittelbar an die Epidermis angrenzt, wird als papillärer Teil bezeichnet und enthält die Endschlingen der Hautblutgefäße und die Enden der Hautnerven. Der tiefere Teil der echten Haut wird als retikulärer Teil bezeichnet und besteht größtenteils aus Fettgewebe.

Blasen entstehen durch das Austreten seröser Flüssigkeit unter der Hornschicht der Epidermis. Die Flüssigkeit kann klar sein, wie in den Blasen einer kürzlichen Verbrennung, oder blutverfärbt, wie in den Blasen, die häufig bei Beinfrakturen auftreten. Infolge einer Infektion kann es eitrig werden, was der Ausgangspunkt einer Lymphangitis oder Cellulitis sein kann.

Die Haut sollte desinfiziert und die Blasen punktiert werden. Bei einer Infektion muss die abgetrennte Hornschicht mit einer Schere abgeschnitten werden, um die notwendige Reinigung zu ermöglichen.

ABB. 93. – Hornhaut und Hühneraugen an der Fußsohle und der Plantarseite der Zehen bei einer Frau, die ebenfalls an Plattfüßen litt.

Schwielen sind markante, verhärtete Massen der Hornschicht der Epidermis, die über längere Zeit Reibung und Druck ausgesetzt waren. Sie treten bei bestimmten Berufen und Sportarten an Fingern und Händen auf, am häufigsten jedoch unter den Zehen- oder Fersenflächen. Unter einer Hornhaut kann sich ein Schleimbeutel bilden, der bei einer Entzündung erhebliches Leiden verursachen kann. Kommt es zur Eiterung, kann sich ein Sinus bilden, der einem perforierenden Fußgeschwür ähnelt.

Die *Behandlung* von Hornhaut am Fuß besteht darin, den Druck durch das Tragen richtig sitzender Stiefel zu beseitigen und eine Ringpolsterung um die Hornhaut herum anzubringen. Eine andere Methode besteht darin, eine Socke aus Spongiopilen mit einem Loch gegenüber der Hornhaut anzupassen. Nach dem Einweichen in heißem Wasser wird die überwachsene Hornschicht entfernt und der Teil täglich mit einer gesättigten Lösung von Salicylsäure in flexiblem Kollodium bestrichen.

Hühneraugen. – Ein Hühnerauge ist eine lokalisierte Überwucherung der Hornschicht der Epidermis, die nach unten wächst und auf die empfindlichen Papillen der Lederhaut drückt und diese verdrängt. Hühneraugen entstehen durch die Reibung und den Druck schlecht sitzender Stiefel und treten hauptsächlich an den Zehen und an der Fußsohle auf. Ein Mais ist normalerweise hart, trocken und weiß; es kann jedoch durch Feuchtigkeit durchnässt sein, wie bei „weichen Hühneraugen" zwischen den Zehen. Unter einem Hühnerauge kann sich ein Schleimbeutel bilden, der, wenn er entzündet ist, eine Form des Ballens darstellt. Wenn bei einem Hühnerauge eine Eiterung auftritt, kommt es zu starken Schmerzen und Behinderungen, und dies kann der Ausgangspunkt einer Lymphangitis sein.

Die *Behandlung* besteht im Tragen von richtig sitzenden Stiefeln und Strümpfen, bei anhaltenden Beschwerden sollte das Hühnerauge entfernt werden. Dies geschieht nach Art der Fußpfleger, indem der Maiskolben mit einem entsprechend geformten Messer ausgegraben wird. Ein radikaleres Verfahren besteht darin, anæsthesia den Teil der Haut, der das Hühnerauge und den darunter liegenden Schleimbeutel enthält, lokal herauszuschneiden. Die meisten sogenannten Maislösungsmittel bestehen aus einer Lösung von Salicylsäure in Kollodium; Bei täglichem Auftragen stirbt die Epidermis ab und kann anschließend abgeschält werden. Das unsachgemäße Schälen von Hühneraugen kann bei Personen, die aufgrund einer Arterienerkrankung dafür prädisponiert sind, zum Auftreten von Altersbrand führen.

Frostbeulen. —Frostbeule oder *Erythema pernio* ist eine Gefäßstörung, die durch die abwechselnde Einwirkung von Kälte und Hitze auf die distalen Körperteile entsteht. Frostbeulen treten bei Kindern und anämischen

Mädchen vor allem an den Fingern und Zehen auf. Bei der milden Form kommt es zu Brennen und Jucken, die Stelle schwillt an, nimmt eine dunkelrote Farbe an und die Haut ist gespannt und glänzend. In schwereren Fällen geht das Brennen und Jucken mit Schmerzen einher und die Haut verfärbt sich violett oder weinrot. Es gibt einen dritten Grad, der einer Erfrierung nahe kommt und bei dem die Haut dazu neigt, Blasen zu bilden und nachzugeben, wodurch eine träge, raue Oberfläche zurückbleibt, die im Volksmund als „gebrochene Frostbeule" bezeichnet wird.

ABB. 94. – Geschwürige Frostbeulen an den Fingern eines Kindes.

Wer zu Frostbeulen neigt, sollte sich an der frischen Luft bewegen, nahrhafte Nahrung zu sich nehmen, Lebertran und Stärkungsmittel einnehmen. Bei kaltem Wetter sollten Wollstrümpfe und Handschuhe getragen und plötzliche Temperaturschwankungen vermieden werden. Die Symptome können durch Ichthyol-Salbe, Glycerin und Belladonna oder eine Mischung aus venezianischem Terpentin, Rizinusöl und Kollodium gelindert werden, die auf Fusseln aufgetragen wird, die um den Zeh gewickelt werden. Eine weitere beliebte Anwendung besteht darin, zu gleichen Teilen eine Tinktur aus Paprika und ein zusammengesetztes Liniment aus Kampfer zu verwenden und diese abends und morgens auf die betroffene Stelle zu streichen. Auf gebrochene Frostbeulen sollten Perubalsam oder Harzsalbe auf Mull aufgetragen werden. Die wirksamste Behandlung ist der Bier-Verband, der zweimal täglich etwa sechs Stunden lang angelegt wird. es kann getragen werden, während der Patient seiner Tätigkeit nachgeht; In chronischen Fällen kann dies durch Heißluftbäder ergänzt werden.

Furunkel und Karbunkel. – Diese resultieren aus einer Infektion mit dem Staphylococcus aureus, der unter dem Einfluss von Reibung und Druck in die Öffnungen der Hautgänge eindringt, wie durch das bekannte Experiment von Garrè gezeigt wurde, der eine Reihe von Pusteln und Furunkeln an seinem Körper hervorbrachte eigenen Unterarm durch Einreiben einer Kultur des Staphylococcus aureus.

Ein **Furunkel** entsteht, wenn die Infektion in einem Haarfollikel oder einer Talgdrüse lokalisiert ist. Es entsteht eine harte, schmerzhafte, kegelförmige Schwellung, die, solange die Haut ihr normales Aussehen behält, als „Blindgeschwür" bezeichnet wird. Normalerweise wird die Haut jedoch rot und reißt nach einiger Zeit auf, wodurch ein oder zwei Tropfen dicker Eiter austreten. Nach einer Pause von sechs bis zehn Tagen wird ein weicher weißer Belag abgesondert; Dies wird als „Kern" bezeichnet und besteht aus dem nekrotischen Haarfollikel oder der Talgdrüse. Nach der Abtrennung des Kerns heilt das Furunkel schnell ab und hinterlässt eine kleine eingedrückte Narbe.

Am häufigsten treten Furunkel im Nacken und am Gesäß sowie an anderen Stellen auf, an denen die Haut rau und dick ist und Reibung und Druck ausgesetzt ist. Das Auftreten mehrerer oder mehrerer Furunkel ist auf die Ausbreitung der Infektion zurückzuführen, wobei die Kokken des ursprünglichen Furunkels Zugang zu benachbarten Haarfollikeln erhalten. Die Ausbreitung von Furunkeln kann durch die Verwendung eines häuslichen Umschlags oder das Tragen infizierter Unterwäsche unbeabsichtigt gefördert werden.

Während Furunkel häufig bei geschwächten Personen auftreten, insbesondere bei Menschen, die an Diabetes oder Morbus Bright leiden, treten sie auch bei Personen auf, die sich einer guten Gesundheit erfreuen. Außer bei Diabetikern erweisen sie sich selten als lebensgefährlich, doch wenn sie im Gesicht auftreten, besteht die Gefahr einer lymphatischen und einer allgemeinen pyogenen Infektion. Furunkel können von syphilitischen Hautläsionen durch ihren akuten Beginn und ihr Fortschreiten sowie durch das Fehlen anderer Anzeichen einer Syphilis unterschieden werden; und von der bösartigen oder Milzbrand-Pustel durch das Fehlen des zentralen schwarzen Schorfs und der Umstände, die eine Milzbrand-Infektion begleiten.

Behandlung. —Die Haut des betroffenen Bereichs sollte mit Jod bestrichen und dreimal täglich eine Klapp-Saugglocke angewendet werden. Bei Eiterbildung wird die Haut mit Ethylchlorid eingefroren und ein kleiner Einschnitt vorgenommen, anschließend wird die Anwendung der Saugglocke fortgeführt. Die weitere Behandlung besteht in der Anwendung verdünnter Borsäure- oder Harzsalbe. Bei mehreren Furunkeln am Rumpf und an den Gliedmaßen sind Lysol- oder Borsäurebäder hilfreich; Die Unterwäsche sollte häufig gewechselt werden, und was weggeworfen wird, muss desinfiziert werden. Bei Patienten mit wiederkehrenden Furunkeln im Halsbereich kommt es häufig zu einer erneuten Infektion über die Kopfhaut, weshalb die Behandlung gezielt erfolgen sollte.

Jeder beeinträchtigte Gesundheitszustand sollte korrigiert werden; Wenn Zucker oder Eiweiß im Urin vorhanden sind, müssen die Erkrankungen, von denen dies abhängt, angemessen behandelt werden. Bei aufeinanderfolgenden Furunkeln sollte auf Impfungen zurückgegriffen werden. In refraktären Fällen hat sich die subkutane Injektion einer zinnhaltigen Lipoidlösung als vorteilhaft erwiesen.

Karbunkel können als eine Ansammlung von Furunkeln angesehen werden und zeichnen sich durch eine dichte, harte Basis und eine bräunlich-rote Verfärbung der Haut aus. Normalerweise hat es die Größe eines Kronenstücks, es kann sich jedoch immer weiter vergrößern, bis es die Größe eines Speisetellers erreicht. Der Patient ist krank und hat Fieber, und die Schmerzen können so stark sein, dass er nicht schlafen kann. Im Laufe der Zeit treten mehrere Eiterungspunkte auf, und wenn diese aufplatzen, bilden sich eine Reihe von Öffnungen in der Haut, die ihr ein kribriformes Aussehen verleihen. Diese Öffnungen scheiden Eiter aus. Die verschiedenen Öffnungen verschmelzen schließlich und der große anhaftende grauweiße Belag wird freigelegt. Das Abtrennen des Belags ist ein langwieriger Prozess und der Patient kann durch Schmerzen, Ausfluss und die Aufnahme von Toxinen erschöpft sein. Wenn der Belag schließlich abgeworfen wird, bleibt eine tiefe Lücke zurück, deren Heilung lange dauert. Ein großer Karbunkel ist eine schwere Krankheit, insbesondere bei einer geschwächten Person, die an Diabetes oder chronischem Alkoholismus leidet; Wir haben mehrfach gesehen, wie ein diabetisches Koma eintrat und der Patient verstarb, ohne das Bewusstsein wiederzuerlangen. In den meisten Fällen wird der Patient für mehrere Monate stationär behandelt. Sie tritt am häufigsten bei männlichen Erwachsenen über vierzig Jahren auf und befindet sich meist auf dem Rücken zwischen den Schultern. Wenn es im Gesicht oder im vorderen Teil des Halses auftritt, ist es besonders gefährlich, da das Risiko einer Ausbreitung der Infektion größer ist.

Ein Karbunkel ist von einem ulzerierten Gumma und von einer Milzbrandpustel zu unterscheiden.

ABB. 95. – Karbunkel von siebzehn Tagen Dauer bei einer Frau æt. 57.

Behandlung. —Schmerzen werden durch volle Dosen Opium oder Codein gelindert, und diese Medikamente sind besonders angezeigt, wenn Zucker im Urin vorhanden ist. Impfstoffe können erprobt werden. Die Ernährung sollte großzügig und leicht verdaulich sein, Strychnin und andere Stimulanzien können hilfreich sein. Vor Ort erfolgt die Behandlung nach den gleichen Grundsätzen wie bei Furunkeln.

In manchen Fällen ist es ratsam, den Karbunkel herauszuschneiden oder Schnitte in verschiedenen Richtungen vorzunehmen, damit die resultierende Wunde ein sternförmiges Aussehen erhält.

Akute Abszesse der Haut und des Unterhautgewebes bei kleinen Kindern. - Bei jungen Säuglingen treten Abszesse nicht selten verstreut über den Rumpf und die Gliedmaßen auf und sind wahrscheinlich die Folge einer Infektion der Talgdrüsen durch schmutzige Unterwäsche. Die Abszesse sollten geöffnet und die weitere Ausbreitung der Infektion durch Reinigung der Haut und die Verwendung sauberer Unterwäsche verhindert werden. Ähnliche Abszesse treten auf der Kopfhaut im Zusammenhang mit Ekzemen, Impetigo und Pedikulose auf.

Veldt Sore. – Diese Wunde entsteht normalerweise durch eine Abschürfung der Epidermis, beispielsweise durch eine Sonnenblase, einen Insektenstich oder einen Kratzer. Es bildet sich eine Pustel, die aufplatzt, und darüber bildet sich ein bräunlich-gelber Schorf. Wenn dieser entfernt wird, bleibt ein Geschwür zurück, das kaum zur Heilung neigt. Diese Wunden treten am häufigsten an Händen, Armen, Hals und Füßen auf und treten am häufigsten bei Personen auf, die keine Gelegenheit zum Waschen hatten und lange Zeit von Konservennahrung gelebt haben.

Tuberkulose der Haut. — Das Interesse richtet sich hauptsächlich auf die primären Formen der Hauttuberkulose, bei denen die Bazillen von außen eindringen: Inokulationstuberkel und Lupus.

Impfung Tuberkel. – Das Erscheinungsbild variiert je nach den Bedingungen, unter denen die Impfung stattfindet. Wie an den Fingern von Erwachsenen beobachtet, nimmt die Erkrankung die Form einer trägen, schmerzlosen Schwellung an, wobei die Epidermis rot und glasig oder warzig und unregelmäßig rissig ist. Manchmal gibt die Epidermis nach und es bildet sich ein Geschwür mit schlaffen Granulationen. Die Infektion breitet sich selten auf die Lymphgefäße aus, aber wir haben einen Inokulationstuberkel am Zeigefinger gesehen, gefolgt von einem großen kalten Abszess auf der Mittelseite des Oberarms und einer riesigen Masse zerfallender Drüsen in der Achselhöhle.

Bei Kindern, die barfuß in Städten herumlaufen, kann Tuberkel in Wunden in der Fußsohle oder im Bereich der Zehen eingeimpft werden, und obwohl die lokalen Erscheinungen möglicherweise nicht charakteristisch sind, wird die Art der Infektion durch ihre Tendenz, sich entlang der Gliedmaßen auszubreiten, offenbart Lymphgefäße, was zu Abszessen und Pilzgeschwüren in Bezug auf die Oberschenkeldrüsen führt.

Tuberkulöser Lupus. —Dies ist eine äußerst chronische Erkrankung der Haut. Sie erstreckt sich selten auf die Lymphdrüsen und ist von allen tuberkulösen Läsionen die am wenigsten lebensgefährliche. Die häufigste Form von Lupus – *Lupus vulgaris* – beginnt normalerweise im Kindes- oder Jugendalter und tritt am häufigsten an der Nase oder Wange auf. Das frühe und typische Erscheinungsbild sind bräunlich-gelbe oder rosafarbene Knötchen in der Haut, etwa so groß wie Hanfsamen. Die Heilung erfolgt häufig in der Mitte des betroffenen Bereichs, während sich die Krankheit am Rand weiter ausbreitet.

Kommt es zu einer tatsächlichen Gewebezerstörung und Geschwürbildung – dem sogenannten „ *Lupus excedens* " oder „ *Ulcerans* " – geht die Heilung mit einer Narbenkontraktion einher, die zu unschönen Deformationen führen kann. Wenn die Wange betroffen ist, kann das untere Augenlid nach unten gezogen und umgestülpt werden; Wenn die Lippen betroffen sind, kann der Mund verformt oder stark verkleinert sein. Bei einem Befall der Nase sind in der Regel sowohl die Haut als auch die Schleimhäute betroffen und die Nasenöffnungen können verengt oder sogar verödet sein; Manchmal werden die Weichteile, einschließlich der Knorpel, zerstört und nur die Knochen bleiben von gespanntem Narbengewebe bedeckt.

Die Krankheit schreitet langsam voran, heilt an manchen Stellen ab und breitet sich an anderen aus. Der Patient klagt über ein Brennen, aber wenig Schmerzen und ist vor allem wegen der Entstellung besorgt. Nichts ist charakteristischer für Lupus als das Auftreten frischer Knötchen an bereits verheilten Stellen. Im Laufe der Jahre können große Teile des Gesichts und des Halses betroffen sein. Von den Lippen aus kann es sich auf das Zahnfleisch und den Gaumen ausbreiten und der Schleimhaut das Aussehen einer erhabenen, leuchtend roten, papillären oder zottenartigen Oberfläche verleihen. Wenn die Krankheit das Zahnfleisch befällt, können sich die Zähne lockern und ausfallen.

ABB. 96. – Tuberkulöse Elephantiasis bei einer Frau æt. 35.

An anderen Körperstellen als dem Gesicht verläuft die Erkrankung sogar noch chronischer und geht oft mit einer erheblichen Bildung von dichtem fibrösem Gewebe einher – dem sogenannten *Myom-Lupus* . Manchmal kommt es zu einer warzigen Verdickung der Epidermis – *Lupus verrucosus* . In den Fingern und Zehen kann es zu einer fortschreitenden Gewebezerstörung kommen, wie sie bei Lepra beobachtet wird, und der daraus resultierende Verlust von Teilen der Finger wurde als *Lupus mutilans bezeichnet* . In der unteren Extremität tritt manchmal eine bemerkenswerte Form der Krankheit auf, für die der Begriff *Lupus Elephantiasis* (Abb. 96) verwendet wurde. Es beginnt mit einem gewöhnlichen Lupus der Zehen oder des Fußrückens, von dem aus sich die tuberkulöse Infektion auf die Lymphgefäße ausbreitet und das gesamte Glied stark anschwillt und seine Form verliert.

Schließlich kann ein seit langem bestehender Lupus, insbesondere auf der Wange, zum Sitz eines Epithelioms werden – *Lupus-Epitheliom* – meist vom exuberanten oder Blumenkohl-Typ, der wie andere Epitheliome , die aus Narbengewebe stammen, kaum dazu neigt, die Lymphgefäße zu infizieren.

Die *Diagnose* von Lupus basiert auf dem chronischen Verlauf und der langen Dauer sowie der zentralen Narbenbildung mit peripherer Ausbreitung der Erkrankung. Im Gesicht ist es am wahrscheinlichsten, dass es mit Syphilis und Nagetierkrebs verwechselt wird. Die syphilitische Läsion gehört zur Tertiärperiode, und obwohl sie oberflächliche Ähnlichkeit mit Tuberkulose aufweist, schreitet sie schneller voran, so dass sie innerhalb weniger Monate einen so großen Hautbereich befallen kann, wie er in ebenso vielen Jahren von Lupus befallen wäre. Darüber hinaus ist es einer antisyphilitischen Behandlung leicht zugänglich. Bei tertiärer Syphilis, bei der die Nase zerstört ist, fällt auf, dass die Knochen am meisten gelitten haben, während bei Lupus die Gewebezerstörung hauptsächlich die Weichteile betrifft.

Nagetierkrebs kann leicht mit Lupus verwechselt werden, da er dieselben Teile des Gesichts befällt; es ist ebenso chronisch und kann teilweise heilen. Sie beginnt später im Leben, der Rand des Geschwürs ist jedoch schärfer abgegrenzt und weist oft ein „gerolltes" Aussehen auf.

Behandlung. – Wenn die Krankheit auf einen begrenzten Bereich beschränkt ist, wird die schnellste und sicherste Heilung durch *Exzision erreicht* ; Größere Flächen werden mit dem scharfen Löffel abgekratzt. Die *Strahlenbehandlung* umfasst den Einsatz von Licht-, Röntgen- oder Radiumstrahlen und hat den Vorteil, dass sie vergleichsweise schmerzlos ist und nur wenig Narben und Deformationen verursacht.

Ermutigende Ergebnisse wurden auch durch die Anwendung von Kohlendioxidschnee erzielt.

Multiple subkutane tuberkulöse Knötchen kommen vor allem bei Kindern vor. Sie sind träge und schmerzlos und fallen selten auf, bis sie zusammenbrechen und Abszesse bilden, die normalerweise etwa die Größe einer Kirsche haben, und wenn diese platzen, entstehen Nebenhöhlen oder Geschwüre. Wenn die darüber liegende Haut noch intakt ist, ist die Exzision die beste Behandlung. Wenn der Abszess bereits die Haut infiziert hat, sollte jeder Herd abgekratzt und verpackt werden.

Sporotrichose ist eine mykotische Infektion, die durch den Sporothrix Shenkii verursacht wird. Es weist so viele Merkmale auf, die Syphilis und

Tuberkel ähneln, dass es häufig mit der einen oder anderen dieser Erkrankungen verwechselt wird. Sie tritt hauptsächlich bei Männern zwischen fünfzehn und fünfundvierzig Jahren auf, die Landwirte, Obst- und Gemüsehändler oder Floristen sind. In der Regel liegt in der Vorgeschichte ein Trauma in der Art eines Kratzers oder einer Schnittwunde vor, und nach einer langen Inkubationszeit entwickeln sich eine Reihe kleiner, harter, runder Knötchen in der Haut und im Unterhautgewebe, die ohne Schmerzen oder Temperatur in Kälte aufweichen Abszesse und hinterlassen träge Geschwüre oder Nebenhöhlen. Die Infektion schreitet langsam voran und folgt dem Verlauf der Lymphgefäße. Aus dem gallertartigen Eiter lässt sich der Organismus problemlos kultivieren, und dies ist der wesentliche Schritt zur Diagnosestellung. Die Krankheit führt in wenigen Wochen zu vollen Dosen Jodkalium.

Elefantiasis. – Dieser Begriff wird für eine übermäßige Vergrößerung eines Teils verwendet, die auf einer Überwucherung der Haut und des subkutanen Zellgewebes beruht und aus einer Reihe von Ursachen resultieren kann, die unabhängig voneinander oder in Kombination auftreten können. Der Zustand wird hauptsächlich an den Extremitäten und in den äußeren Zeugungsorganen beobachtet.

Elephantiasis aufgrund einer lymphatischen oder venösen Obstruktion. – Das bekannteste Beispiel hierfür ist die *tropische Elephantiasis* (E. arabum), die auf Samoa, Barbados und anderen Orten endemisch ist. Es befällt bei beiden Geschlechtern die untere Extremität oder die Genitalien (Abb. 97 , 98). Die Krankheit beginnt normalerweise mit Fieber und Anzeichen einer Lymphangitis im betroffenen Teil. Nach einer Reihe solcher Anfälle scheinen die Lymphgefäße zu veröden, und die Haut und das Unterhautzellgewebe, die in stagnierender Lymphe – die möglicherweise die Produkte von Streptokokken enthält – gebadet sind, nehmen eine Überwucherung an, die so lange anhält, bis der Teil gigantische Ausmaße annimmt . In bestimmten Fällen wurde festgestellt, dass die Lymphstämme durch die Elternwürmer der Filaria Bancrofti verstopft sind. Fälle von Elephantiasis der unteren Extremität kommen in diesem Land vor, in denen es keine Filarienparasiten in den Lymphgefäßen gibt, und diese weisen Merkmale auf, die der tropischen Variante sehr ähneln, und treten gewöhnlich auf wiederholte Anfälle von Lymphangitis oder Erysipel auf.

Das betroffene Teil vergrößert sich enorm und verursacht aufgrund seiner Größe und seines Gewichts Unannehmlichkeiten. Im Gegensatz zur gewöhnlichen Wassersucht kommt es bei Druck zu keiner Grübchenbildung, und die Schwellung verschwindet nicht, wenn man die Gliedmaße anhebt. Die Haut wird rau und warzig und kann in hängenden Falten herabhängen. An der Oberfläche bilden sich Blasen, die reichlich klare Lymphe ausscheiden. Durch Vernachlässigung der Sauberkeit wird die Haut zum Sitz von Ekzemen oder sogar von Geschwüren, die mit üblem Ausfluss einhergehen.

Samson Handley hat versucht, die verstopften Lymphgefäße zu ersetzen, indem er im Unterhautgewebe des geschwollenen Teils eine Reihe dicker Seidenfäden vergrub – *Lymphangioplastie* . Durch ihre Kapillarwirkung leiten sie die Lymphe in eine gesunde Region darüber ab und ermöglichen so den Eintritt in den Blutkreislauf. Es war im Gesicht und an den oberen Extremitäten erfolgreicher als an den unteren Extremitäten. Wenn das Gewebe mit Eiterorganismen infiziert ist, sollte der Operation eine Impfung vorausgehen.

ABB. 97. – Elefantiasis bei einer Frau æt. 45.

Eine ähnliche Art von Elefantiasis kann nach der Exstirpation der Lymphdrüsen in der Achselhöhle oder Leistengegend auftreten; im Bein bei langjähriger Krampfader- und Venenentzündung mit chronischem Geschwür; im Arm als Folge einer ausgedehnten Krebserkrankung der Lymphgefäße in der Achselhöhle als Folge von Brustkrebs; und bei ausgedehnter tuberkulöser Erkrankung der Lymphgefäße. Letzteres wird vor allem in den unteren Gliedmaßen bei jungen erwachsenen Frauen beobachtet, und aufgrund seiner Folge auf Lupus der Zehen oder des Fußes wird es *Lupus Elephantiasis genannt* . Die tuberkulöse Infektion breitet sich langsam über die Lymphgefäße entlang der Extremität aus, und wenn diese verödet werden, kommt es zu einer Hypertrophie der Haut und des Zellgewebes, und die Oberfläche ist mit pilzartigen, tuberkulösen Massen von lividblauer Farbe übersät. Da sich die schwereren Formen der Krankheit als lebensgefährlich erweisen können, da pyogene Komplikationen zu Gangrän der Gliedmaßen führen können, muss möglicherweise die Frage einer Amputation in Betracht gezogen werden.

ABB. 98. – Elefantiasis von Penis und Hodensack bei Eingeborenen aus Demerara.

(Mr. Annandales Fall.)

Zu dieser Gruppe gehört auch eine Form der *angeborenen Elefantiasis* , die aus der kreisförmigen Einengung einer Gliedmaße *in der Gebärmutter* durch Fruchtwasserbänder resultiert.

Eine Elephantiasis, die unabhängig von einer lymphatischen oder venösen Obstruktion auftritt, wird durch Elephantiasis nervorum veranschaulicht , bei der es zu einer Überwucherung der Haut und des Zellgewebes einer Extremität in Verbindung mit einer Neurofibromatose der Hautnerven kommt (Abb. 89); und durch *Elephantiasis Græcorum* – eine Form der Lepra, bei der die Gesichtshaut zum Sitz tumorartiger Massen wird, die aus Lepraknötchen bestehen. Dies wird auch durch *eine Elephantiasis des Hodensacks* veranschaulicht , die als Folge einer anhaltenden Reizung durch den Urin in Fällen auftritt, in denen der Penis amputiert wurde und der Urin über einen Zeitraum von Jahren in das Hodensackgewebe eingedrungen ist.

Talgzysten. – Atheromatöse Zysten oder Wens werden in Bezug auf die Talgdrüsen und Haarfollikel gebildet. Sie treten häufig bei Erwachsenen auf der Kopfhaut (Abb. 99), im Gesicht, am Hals, am Rücken und an den äußeren Genitalien auf. Manchmal treten sie mehrfach auf und können bei mehreren Mitgliedern derselben Familie vorkommen. Es handelt sich um glatte, abgerundete oder scheibenförmige Zysten, deren Größe von einer Erbse bis zu einer Mandarinenorange variiert. In ihrer Konsistenz sind sie fest und elastisch oder schwankend und sind mit der darüber liegenden Haut verwachsen, an den tieferen Strukturen jedoch beweglich. Manchmal ist die Öffnung des teilweise verstopften Talgfollikels sichtbar und der Inhalt der Zyste kann durch die Öffnung gedrückt werden. Die Wand der Zyste besteht aus einer Bindegewebskapsel, die von geschichtetem Plattenepithel ausgekleidet ist. Der Inhalt besteht aus angesammelten Epithelzellen und sieht zunächst trocken und perlweiß aus, zerfällt jedoch durch Fettabbau in ein graugelbes, breiartiges und halbflüssiges Material mit einem eigentümlichen, abgestandenen Geruch. Es ist wahrscheinlich, dass die Zersetzung des Inhalts auf das Vorhandensein von Bakterien zurückzuführen ist und dass diese aus chirurgischer Sicht als infektiös angesehen werden sollten. Eine Talgdrüsenzyste kann auf unbestimmte Zeit unverändert bleiben oder langsam an Größe zunehmen, wobei die Haut darüber gedehnt wird und durch Reibung und Druck eng an der Zystenwand haftet. Der Inhalt kann aus der Öffnung des Ganges austreten und auf der Hautoberfläche eintrocknen, was zur Bildung eines Talgdrüsenhorns führt (Abb. 100). Als Folge einer Verletzung kann es zu einer plötzlichen Vergrößerung der Zyste durch eine Blutung in ihr Inneres kommen.

Vor allem im Gesicht und auf der Kopfhaut kommt es häufig zu wiederkehrenden Entzündungsschüben. Es kann zu einer Eiterung kommen, auf die eine Heilung der Zyste folgt, oder es bildet sich ein pilzartiges Geschwür, das mit einem Epitheliom verwechselt werden kann. Eine echte Krebstransformation ist selten.

Wens können aufgrund von Dermoiden, Fettumoren und kalten Abszessen *diagnostiziert werden.* Dermoide treten normalerweise vor dem Erwachsenenalter auf und da sie fast immer unter der Faszie liegen, ist die Haut darüber beweglich. Ein Fetttumor ist beweglich und oft gelappt. Die Verwechslung mit einem kalten Abszess tritt am wahrscheinlichsten im Bereich des Halses oder des Rückens auf, und ohne die Verwendung einer Sondierungsnadel ist die Unterscheidung möglicherweise nicht möglich.

ABB. 99. – Mehrere Talgdrüsenzysten oder Wens; die größeren haben eine Laufzeit von vielen Jahren.

Behandlung. —Die Entfernung von Wens ist zu empfehlen, solange sie klein und frei beweglich sind, da sie sich dann nach dem Einschneiden der darüber liegenden Haut leicht abschälen lassen; Manchmal erleichtert die Spaltung der Zyste ihre Entfernung. Eine örtliche Betäubung ist zu bevorzugen. Es ist wichtig, dass kein Teil der Zystenwand zurückbleibt. Bei großen und festsitzenden Wens wird zusammen mit der Zyste eine Hautellipse entfernt. Bei einer Entzündung kann es unmöglich sein, die Zyste herauszuschneiden, und die Wand sollte mit Karbolsäure zerstört und die resultierende Wunde mit der offenen Methode behandelt werden.

Maulwürfe. —Der Begriff Muttermal wird auf einen pigmentierten und normalerweise behaarten Hautfleck angewendet, der bei der Geburt vorhanden ist oder kurz danach erscheint. Die Farbe variiert von braun bis schwarz, je nach Menge des vorhandenen Melaninpigments. Die Läsion besteht aus einer Überwucherung der Epidermis, die häufig eine alveoläre Anordnung aufweist. Die Größe der Muttermale ist sehr unterschiedlich: Manche bestehen nur aus Punkten, andere sind so groß wie eine Handfläche, und gelegentlich bedeckt ein Muttermal das halbe Gesicht. Sie sind nicht nur unansehnlich, sondern bluten auch stark, wenn sie abgerieben werden, können durch Reibung und Druck Geschwüre bilden und werden gelegentlich zum Ausgangspunkt für melanotischen Krebs. Nagetierkrebs entsteht manchmal durch leicht pigmentierte Muttermale im Gesicht. Überwucherungen im Bereich der Hautnerven, insbesondere des Neuroms plexiformis, gehen gelegentlich von pigmentierten Muttermalen aus. Soldau glaubt, dass die Pigmentierung und das übermäßige Wachstum der

Epidermis bei Muttermalen mit einer Fibromatose der Hautnerven zusammenhängen und wahrscheinlich darauf zurückzuführen sind.

Behandlung. – Der schnellste Weg, ein Muttermal loszuwerden, besteht darin, es herauszuschneiden. Können die Lückenränder nicht durch Nähte zusammengehalten werden, sollte auf eine Transplantation zurückgegriffen werden. Bei großen behaarten Muttermalen im Gesicht, deren Größe eine Entfernung nicht zulässt, sollten Radium oder Röntgenstrahlen eingesetzt werden. Durch die Kühlung mit festem Kohlendioxid wurden hervorragende Ergebnisse erzielt. Bei Kindern und Frauen mit empfindlicher Haut genügen Anwendungen von zehn bis dreißig Sekunden. Bei Personen mit rauer Haut kann eine einminütige Anwendung erforderlich sein, die ggf. wiederholt werden muss.

Hörner : Das *Talghorn* entsteht durch die Ansammlung des getrockneten Inhalts eines Wen auf der Hautoberfläche: Das Talgmaterial wird nach dem Austrocknen verhornt, und wenn frisches Material zur Basis hinzugefügt wird, nimmt die Länge des Horns zu (Abb. 100). Das *Warzenhorn* wächst aus einem Warzenpapillom der Haut. *Narbenhörner* entstehen durch die Anhäufung der Epidermis in den Narben, die bei Verbrennungen entstehen. *Nagelhörner* sind überwucherte Nägel (Keratome des Nagelbetts) und kommen vor allem an der Großzehe älterer bettlägeriger Patienten vor. Wenn sich an der Basis eines Horns ein Geschwür bildet, kann dies der Ausgangspunkt eines Epithelioms sein. Aus diesem und anderen Gründen sollten Hörner entfernt werden.

ABB. 100. – Talgdrüsenhorn, das aus der Ohrmuschel wächst.

Neue Wucherungen in der Haut und im Unterhautgewebe. —Das *Angiom* wurde bei Erkrankungen der Blutgefäße beschrieben. *Fibrom.* —In der Haut kommen verschiedene Arten von Fibromen vor. Ein weiches, gestieltes Fibrom von etwa der Größe einer Erbse kommt häufig vor, insbesondere am Hals und Rumpf; es ist normalerweise einzeln und kann leicht mit einer Schere entfernt werden. Bei den Nerventumoren wird das als *Molluscum fibrosum* bezeichnete multiple, weiche Fibrom beschrieben, dem eine Neurofibromatose der Hautnerven zugrunde liegt. Harte Fibrome, die einzeln oder in Gruppen auftreten, können vor allem in der Haut des Gesäßes auftreten und eine lokale Bösartigkeit darstellen, die nach der Entfernung erneut auftritt, wie das „rezidivierende Myom" von Paget. Der „schmerzhafte subkutane Knoten" ist ein einzelnes Fibrom, das mit einem der Hautnerven in Zusammenhang steht. Das als *Keloid bekannte harte Fibrom* wird mit Narbenbeschwerden beschrieben.

Papillom. – Die *Warze* oder Warze ist ein Auswuchs der oberflächlichen Epidermis. Es kann sitzend oder gestielt sein, hart oder weich. Die Oberfläche kann glatt oder rissig und blättrig wie ein Blumenkohl sein, oder sie kann in mehrere Stacheln unterteilt sein. Warzen treten hauptsächlich an den Händen auf und treten häufig in mehreren Gruppen oder in aufeinanderfolgenden Gruppen auf. Mehrere Warzen scheinen auf eine Ansteckung zurückzuführen zu sein, deren Art unbekannt ist. Sie treten manchmal in epidemischer Form bei Schulkindern auf und zeigen eine bemerkenswerte Tendenz, spontan zu verschwinden. Die einzelne flache Warze, die im Gesicht älterer Menschen auftritt, kann bei Reizung zum Sitz eines Epithelioms werden. Ein warziges Wachstum der Epidermis ist eine häufige Begleiterscheinung von Muttermalen und der als *Lupus verrucosus* bekannten Lupusart .

Behandlung. —Bei den multiplen Warzen bei Kindern sollte die Gesundheit durch einen Wechsel ans Meer gestärkt werden. Ein Stäubepulver, bestehend aus Borsäure mit 5 Prozent. Salicylsäure, kann nach dem Waschen und Trocknen in die Hände eingerieben werden. Hartnäckige Warzen junger Erwachsener sollten nach dem Einfrieren mit Ethylchlorid entfernt werden. Wenn gegen das Schneiden Einspruch erhoben wird, können sie abends und morgens mit Salicylkollodium bestrichen werden, wobei die Epidermis vor jeder Anwendung mit Alkohol entwässert wird.

Geschlechtswarzen kommen an den Genitalien beider Geschlechter vor und können große blumenkohlartige Massen auf der Innenseite der Vorhaut oder der großen Schamlippen bilden. Obwohl sie häufig gleichzeitig mit Gonorrhoe oder Syphilis auftreten, treten sie unabhängig von diesen Krankheiten auf und werden wahrscheinlich durch den Kontakt mit einer anderen Person erworben, die an Warzen leidet (C. W. Cathcart). Sie verursachen erhebliche Reizungen und Leiden, und wenn die Sauberkeit vernachlässigt wird, kann es zu einem unangenehmen Ausfluss kommen.

Bei der Frau werden die blumenkohlähnlichen Massen von den Schamlippen abgetrennt; Beim Mann wird die Vorhaut entfernt und die Warzen auf der Eichel mit einer Schere abgeschnitten. In milderen Fällen verschwinden die Warzen meist, wenn die Stellen absolut trocken und sauber gehalten werden. Ein nützliches Stäubepulver besteht aus Calamin und 5 Prozent. Salicylsäure; Das ausgetrocknete Eisensulfat in Pulverform kann in Fällen angewendet werden, die dieser Behandlung widerstehen.

Adenom. – Dies ist ein vergleichsweise seltener Tumor, der aus den Drüsen der Haut wächst. Eine Art, bekannt als „Tomatentumor", der offenbar von *den Schweißdrüsen ausgeht*, kommt bei Frauen nach dem mittleren Lebensalter auf der Kopfhaut und im Gesicht vor. Diese Wucherungen sind oft mehrfach; Die einzelnen Tumoren sind unterschiedlich groß und die fast haarlose Haut glänzt und ist straff darüber gespannt. Ein ähnlicher Tumor kann an der Nase auftreten. Das *Talgdrüsenadenom*, das von den Talgdrüsen ausgeht, bildet einen projizierten Tumor im Gesicht oder auf der Kopfhaut und kann bei Reizung der Haut ulzerieren und verpilzen. Die Behandlung besteht in der Entfernung des Tumors samt der darüber liegenden Haut.

Die übermäßigen Wucherungen auf der Nase, die als „Rhinophym", „Lipom nasi" oder „Kartoffelnase" bekannt sind, sind von der Art eines Talgdrüsenadenoms und werden durch Abrasieren mit einem Messer entfernt, bis die normale Form der Nase wiederhergestellt ist erfolgt mit bemerkenswerter Geschwindigkeit.

Krebs. —Es gibt verschiedene Arten von primärem Hautkrebs, die wichtigsten sind Plattenepithelkarzinome, Nagetierkrebs und melanotischer Krebs.

ABB. 101. – Paraffinepitheliom.

Epitheliome kommen in verschiedenen Formen vor. Wenn es von einem kleinen Geschwür oder einer Warze ausgeht – zum Beispiel im Gesicht bei alten Menschen – weist es die Merkmale eines chronisch verhärteten Geschwürs auf. Eine stärker ausgeprägte und schnell wachsende Form von Epithelkrebs, von Hutchinson als *krateriformes Ulkus beschrieben* , beginnt im Gesicht als kleiner roter Pickel, der sich schnell zu einer erhabenen Masse in Form eines Bienenstocks entwickelt und in der Mitte zusammenbricht. Epitheliome können sich überall am Körper im Zusammenhang mit seit langem bestehenden Geschwüren entwickeln, insbesondere wenn diese auf eine Verbrennung oder Lupus zurückzuführen sind. Diese Form weist normalerweise einen üppigen Auswuchs der Epidermis auf, der einem Blumenkohl ähnelt. Ein interessantes Beispiel eines Epithelioms wurde von Neve aus Kaschmir beschrieben. Die Eingeborenen dieser Provinz haben die Angewohnheit, einen Feuerkorb an der Taille zu tragen, der oft die Haut verbrennt und ein chronisches Geschwür verursacht, und viele dieser Geschwüre werden nach Neves Meinung zum Sitz von Epitheliomen tatsächlicher Kontakt der verrußten Pfanne mit der Haut.

Der Begriff *Handelsepitheliom* wurde für die Form verwendet, die man bei Personen findet, die bestimmten Berufen nachgehen, wie z. B.

Paraffinarbeiter und Schornsteinfeger. Das jüngste Mitglied dieser Gruppe ist das *Röntgenkarzinom* , das bei Menschen auftritt, die ständig der Reizung durch Röntgenstrahlen ausgesetzt sind; Es kommt zunächst zu einer chronischen Dermatitis mit warziger Wucherung des Oberflächenepithels , Pigmentierung und der Bildung von Rissen und Warzen. Die Bösartigkeit des Handelsepithelioms ist sehr unterschiedlich, führt jedoch wie andere Epitheliome tendenziell zum Tod.

Epithelkrebs wurde auch bei Personen beobachtet, die Arsen über einen längeren Zeitraum zu medizinischen Zwecken eingenommen hatten.

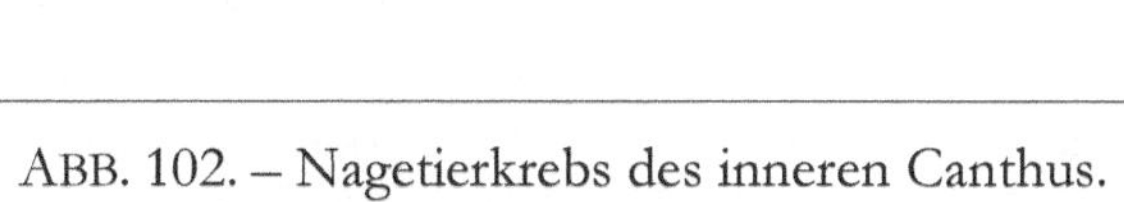

ABB. 102. – Nagetierkrebs des inneren Canthus.

Nagetierkrebs (Nagetiergeschwür). – Dies ist ein Krebs, der in den Schweißdrüsen oder Talgdrüsen oder in den fetalen Rückständen der Hautdrüsen entsteht. Die Zellen sind klein und in Alveolen oder netzartigen Säulen dicht gepackt; Zellnester sind selten. Der Ursprungsort ist bemerkenswert konstant und befindet sich fast immer seitlich an der Nase oder in der Nähe des unteren Augenlids (Abb. 102). Am Rumpf oder an den Gliedmaßen kommt es selten vor. Es beginnt als kleiner, abgeflachter Knoten in der Haut, wobei die Epidermis darüber gedehnt ist und glänzt. Die Mitte wird abgesenkt, während die Ränder sich in Form eines erhöhten Grats ausdehnen. Früher oder später gibt die Epidermis in der Mitte nach und legt eine glatte, rohe Oberfläche ohne Granulationen frei.

ABB. 103. – Fünfzehnjähriger Nagetierkrebs, der den Inhalt der Orbita zerstört hat.

(Sir Montagu Cotterills Fall)

Der Rand ist zwar teilweise unregelmäßig, wird aber typischerweise durch einen klar definierten „gerollten" Rand dargestellt, der aus dem peripheren Teil des Krebses besteht, der nicht zerfallen ist. Das zentrale Geschwür kann vorübergehend abheilen. Es besteht Juckreiz, aber kaum Schmerzen, und der Zustand schreitet äußerst langsam voran; Bei Nagetieren kommt es häufig zu Krebserkrankungen, die schon seit vielen Jahren bestehen. Die Krankheit befällt und zerstört alle Strukturen, mit denen sie in Kontakt kommt, wie zum Beispiel die Augenlider, die Wände der Nasenhöhlen und die Gesichtsknochen; daher kann es zu den abscheulichsten Missbildungen kommen (Abb. 103). Der Patient kann einer Blutung oder infektiösen Komplikationen wie Erysipel oder Meningitis erliegen.

Sekundäre Wucherungen in den Lymphdrüsen sind zwar nicht unbekannt, aber äußerst selten. Wir haben sie nur einmal gesehen – bei einem Fall von Nagetierkrebs in der Leiste.

Diagnose. —Lupus ist die Krankheit, die am häufigsten mit Nagetierkrebs verwechselt wird. Lupus beginnt normalerweise früher im Leben, weist apfelgallertartige Knötchen auf und weist keinen abgerundeten, erhabenen Rand auf. Syphilitische Läsionen schreiten schneller voran und weisen zudem keinen charakteristischen Rand auf. Die Abgrenzung zum Plattenepithelkarzinom ist von erheblicher Bedeutung, da sich letztere

Erkrankung schneller ausbreitet, die Lymphdrüsen frühzeitig befällt und wesentlich lebensgefährlicher ist.

Behandlung. – Bei Krebserkrankungen bei Nagetieren mit begrenzter Größe – beispielsweise weniger als 2,5 cm Durchmesser – ist die freie Exzision die schnellste und sicherste Behandlungsmethode. Die Alternative ist die Anwendung von Radium oder Röntgenstrahlen, die zwar viele Belichtungen erfordert, aber zu einer Heilung mit einem Minimum an Entstellungen führt. Wenn der Krebs bereits ein großes Gebiet bedeckt oder in die Höhle der Augenhöhle oder der Nase eingedrungen ist, erzielen Radium- oder Röntgenstrahlen die besten Ergebnisse. Die Wirkung zeigt sich bald durch das Einwachsen von gesundem Epithel aus der umgebenden Haut und gleichzeitig wird der Ausfluss gemindert. Gute Ergebnisse werden auch bei der Anwendung von Kohlendioxidschnee berichtet, insbesondere wenn diese auf eine Röntgenbehandlung folgt.

Morbus Paget der Brustwarze ist ein Epitheliom, das bei Frauen über 40 Jahren auftritt: Eine ähnliche Form des Epithelioms findet man manchmal am Nabel oder an den Genitalien.

Melanotischer Krebs. – Unter diese Rubrik fallen alle neuen Wucherungen, die einen Überschuss an Melaninpigment enthalten. Viele davon wurden früher als melanotische Sarkome beschrieben. Sie entstehen fast immer in einem pigmentierten Muttermal, das einer Reizung ausgesetzt war. Das primäre Wachstum kann so klein bleiben, dass sein Vorhandensein nicht einmal vermutet wird, oder es kann an Größe zunehmen, ulzerieren und verpilzen. Die Menge an Pigmenten variiert: Bei geringer Menge ist der Bewuchs braun, bei reichlicher Menge ist er tiefschwarz. Das bemerkenswerteste Merkmal ist die Geschwindigkeit, mit der sich die Krankheit entlang der Lymphgefäße ausbreitet, wobei der erste Beweis eine Vergrößerung der Lymphdrüsen ist. Da sich die Primärwucherung häufig an der Fußsohle oder in der Nagelmatrix der großen Zehe befindet, vergrößern sich die Oberschenkel- und Leistendrüsen nacheinander und bilden Tumore, die viel größer sind als die Primärwucherung. Manchmal betrifft die Ausbreitung die Lymphgefäße der Extremität und bildet eine Reihe verhärteter pigmentierter Stränge und Knötchen (Abb. 104). Schließlich kann die Ausbreitung im gesamten Körper erfolgen, und dies geschieht normalerweise in einem vergleichsweise frühen Stadium. Die sekundären Wucherungen sind stark pigmentiert und haben meist eine kohlschwarze Farbe, und im Urin kann Melaninpigment vorhanden sein. Wenn in oder in der Nähe der durch die Operation hinterlassenen Narbe ein Rezidiv auftritt, sind die Krebsknötchen nicht unbedingt pigmentiert.

ABB. 104. – Diffuser melanotischer Krebs der Lymphgefäße der Haut als Folge einer Wucherung in der Fußsohle.

Um die Krankheit auszurotten, ist es notwendig, den Tumor herauszuschneiden, mit einer Zone gesunder Haut um ihn herum und einer etwas größeren Zone des darunter liegenden Unterhautgewebes und der tiefen Faszie. Hogarth Pringle empfiehlt, dass ein breiter Streifen subkutaner Faszie bis einschließlich der nächstgelegenen anatomischen Drüsengruppe zusammen mit dem Tumor in einem zusammenhängenden Stück entfernt werden sollte.

Sekundärer Hautkrebs. —Krebs kann sich von einem darunter liegenden Wachstum direkt oder über die Lymphgefäße auf die Haut ausbreiten. Beide Prozesse sind bei Brustkrebs so gut dargestellt, dass sie im Zusammenhang mit dieser Krankheit beschrieben werden.

Sarkome verschiedener Art vor. Das Fibrom kann nach der Entfernung als Fibrosarkom erneut auftreten. Das Alveolarsarkom beginnt als harter Klumpen und nimmt an Größe zu, bis die Epidermis nachgibt und sich ein Geschwür bildet.

ABB. 105. – Melanotischer Stirnkrebs mit Metastasen in Lymphgefäßen und Drüsen.

(Der Fall von Herrn D. P. D. Wilkie.)

Um das ursprüngliche Wachstum herum können zahlreiche neue Tumoren entstehen. Manchmal erscheint das primäre Wachstum in Form mehrerer Knötchen, die dazu neigen, zusammenzuwachsen. Eine Exzision ist, wenn sie nicht frühzeitig durchgeführt wird, von geringem Nutzen und sollte in jedem Fall mit einer anschließenden Radiumexposition verbunden sein.

NEBENWIRKUNGEN VON NARBEN

Eine Narbe oder Narbe besteht aus dicht gepackten Bündeln weißer Fasern, die von der Epidermis bedeckt sind; die Hautdrüsen und Haarfollikel fehlen meist. Größe, Form und Höhe der Narbe hängen von den Bedingungen vor der Heilung ab.

Eine gesunde Narbe hat, wenn sie sich erst kürzlich gebildet hat, eine glatte, glänzende Oberfläche von rosafarbener Farbe, die aufgrund der Verödung der an ihrer Entstehung beteiligten Blutgefäße tendenziell weißer wird.

Schwache Narben. —Eine Narbe gilt als schwach, wenn sie aufgrund von Reizung oder Druck leicht zusammenbricht. Besonders bei Narben, die bei schweren Verbrennungen entstehen, und bei Amputationsstümpfen besteht die Gefahr, dass sie aus trivialen Gründen abreißen. Die Behandlung besteht darin, den schwachen Teil der Narbe herauszuschneiden und die Ränder der Lücke zusammenzuführen.

Kontrahierte Narben führen häufig zu Deformitäten, indem sie Teile wie das Augenlid oder die Lippe verschieben oder Teile fixieren und die normalen Bewegungen verhindern. Beispielsweise kann eine Narbe an der Beugeseite eines Gelenks die Streckung des Unterarms verhindern (Abb. 63). . Diese werden behandelt, indem die Narbe geteilt, die Deformität korrigiert und die Lücke mit Epitheltransplantaten oder einem Lappen über die gesamte Hautdicke aufgefüllt wird. Wenn eine Deformität durch *eine Narbendepression entsteht* , was nach der Heilung einer Nebenhöhlenentzündung nicht ungewöhnlich ist, besteht die Behandlung darin, die Narbe herauszuschneiden. Durch die Injektion von Paraffin in das Unterhautgewebe können eingedrückte Narben entstehen.

Schmerzhafte Narben. —Schmerzen im Zusammenhang mit einer Narbe sind meist darauf zurückzuführen, dass Nervenfasern im Narbengewebe gestaucht oder gedehnt werden; und in einigen Fällen zu einer aufsteigenden Neuritis. Die Behandlung besteht darin, die Narbe herauszuschneiden oder einen Teil des betroffenen Nervs zu dehnen oder herauszuschneiden.

Pigmentierte oder verfärbte Narben. —Die bekanntesten Beispiele sind die Blaufärbung durch Kohlenstaub oder Schießpulver, die braunen Narben durch chronische Geschwüre mit venöser Stauung am Bein und die verschiedenfarbigen Narben durch Tätowierungen. Die einzig zufriedenstellende Methode, die Verfärbung loszuwerden, besteht darin, die Narbe herauszuschneiden. Die Ränder werden durch Nähte zusammengehalten oder die rohe Oberfläche wird je nach Größe des Spalts mit Hauttransplantaten abgedeckt.

Hypertrophierte Narben. — Gelegentlich werden Narben breiter und treten hervor, und an freiliegenden Stellen kann dies nach Operationen wie einer Struma- oder Tuberkulosedrüsenoperation am Hals zu Enttäuschungen führen. Manchmal kommt es durch die Einwirkung von Röntgenstrahlen zu erheblichen Verbesserungen.

Keloid. – Dieser Begriff wird für eine Überwucherung von Narbengewebe verwendet, die sich über den Bereich der ursprünglichen Wunde hinaus erstreckt. Der Name leitet sich von der Tatsache ab, dass diese Ausdehnung in Form von strahlenförmigen Fortsätzen erfolgt, die an die Krallen einer Krabbe erinnern. Es handelt sich im Wesentlichen um ein Fibrom oder neues Wachstum von fibrösem Gewebe, das an den Wänden kleinerer Blutgefäße beginnt; Die Faserbündel verlaufen größtenteils parallel zur Oberfläche und die Epidermis ist straff über sie gespannt. Es kommt häufiger bei Negern und bei Menschen vor, die an Tuberkulose erkrankt sind oder waren.

ABB. 106. – Rezidivierendes Keloid in der Narbe, die durch eine Operation wegen tuberkulöser Drüsen bei einem Mädchen entstanden ist. 7.

Keloid kann Narben jeglicher Art angreifen, beispielsweise solche, die von Blutegelbissen, Akne-Pusteln, Furunkeln oder Blasen herrühren; solche, die aus Operationen oder unfallbedingten Wunden resultieren; und die Narben, die durch Verbrennungen entstehen, besonders wenn sie sich über dem Brustbein befinden, scheinen besonders anfällig zu sein. Die Narbe wird immer auffälliger, erhebt sich über die Oberfläche, hat eine rosafarbene oder bräunlich-rosafarbene Farbe und weist an ihren Rändern unregelmäßige Verlängerungen auf. Der Patient kann über Juckreiz und Brennen sowie über eine große Empfindlichkeit der Narbe klagen, selbst bei Kontakt mit der Kleidung.

Es besteht ein natürliches Zögern, Keloid zu entfernen, weil man befürchtet, dass es in der neuen Narbe wiederkehren könnte. Soweit wir wissen, ist die Anwendung von Radium das einzige Mittel, um eine solche Rückkehr zu verhindern. Die mit Keloiden einhergehende Reizung kann durch die Anwendung von Salicylkollodium oder von Salicyl- und Kreosotpflastern gelindert werden.

Epitheliome neigen bei alten Menschen dazu, Narben zu befallen, insbesondere solche, die aus Verbrennungen resultieren, die sie sich früh in der Kindheit zugezogen haben und nie wirklich verheilt sind. Aufgrund des Fehlens von Lymphgefäßen im Narbengewebe breitet sich die Krankheit erst dann auf die Drüsen aus, wenn sie in das Gewebe außerhalb der Narbe eingedrungen ist; Die Prognose ist daher besser als beim Epitheliom im Allgemeinen. Es sollte weiträumig herausgeschnitten werden; In der unteren Extremität kann es sinnvoller sein, die Extremität zu amputieren, wenn es außerdem zu einer ausgedehnten Gewebezerstörung aufgrund eines vorangegangenen chronischen Geschwürs oder einer Osteomyelitis kommt.

BETROFFENHEIT DER NÄGEL

Verletzungen. – Wenn ein Nagel gequetscht oder gequetscht wird, tritt Blut darunter aus, und der Nagel wird normalerweise abgestoßen, wobei an seiner Stelle ein neuer nachwächst. Ein unter den Nagel getriebener Splitter verursacht große Schmerzen, und wenn mit ihm Keime eingeschleppt werden, kann es zu infektiösen Komplikationen kommen. Der freie Rand des Nagels sollte abgeschnitten werden, um die Entfernung des Fremdkörpers und die notwendige Desinfektion zu ermöglichen.

Trophische Veränderungen. – Das Wachstum der Nägel kann bei jeder Störung des allgemeinen Gesundheitszustandes beeinträchtigt sein. Bei Nervenläsionen, wie z. B. einem durchtrennten Nervenstamm, können die Nägel leiden, indem sie gebogen, brüchig oder gefurcht werden, oder sie können abfallen.

Unter Onychie versteht man eine Infektion der Weichteile rund um den Nagel oder der darunter liegenden Matrix. Die häufigste Form der Onychie wurde bereits mit Whitlow bezeichnet. Es gibt eine oberflächliche Variante, die dadurch entsteht, dass sich eine eitrige Blase unter dem Nagel ausdehnt und diesen aus seinem Bett hebt, wobei der Eiter durch den Nagel hindurch sichtbar ist. Der Nagel sowie die erhabene Hornschicht der Epidermis sollten entfernt werden. Eine tiefere und lästigere Onychie entsteht durch eine Infektion am Nagelfalz; Die Infektion breitet sich langsam unter der Falte aus, bis sie die Matrix erreicht, und ein oder zwei Eitertropfen bilden sich unter dem Nagel, normalerweise im Bereich der Lunula. Diese Erkrankung führt zu einer Behinderung des Fingers, die bei richtiger Behandlung wochenlang anhalten kann. Zuerst sollte eine Behandlung durch Hyperämie mit einer Saugglocke versucht werden, und wenn keine Besserung eintritt, sollten die Nagelfalte und die Nagelfalte eingefroren und ein beträchtlicher Teil mit dem Messer entfernt werden; Wird nur ein kleiner Teil des Nagels entfernt, wird die Öffnung durch aus der Matrix entspringende Granulatkörner verstopft. Es entsteht ein neuer Nagel, der jedoch leicht deformiert werden kann.

Tuberkulöse Onychie kommt bei Kindern und Jugendlichen vor. Es erscheint als livide oder rote Schwellung an der Nagelwurzel, die sich über die Ränder des Nagels ausbreitet. Die dünne und glänzende Epidermis gibt nach und der Nagel fällt meist ab.

ABB. 107. – Subunguale Exostose, die aus der distalen Phalanx des großen Zehs wächst und eine Ulzeration der Haut und eine Verschiebung des Nagels zeigt.

A. Oberflächenansicht. *B.* Auf Abschnitt.

Syphilitische Erkrankungen der Nägel können verschiedene Erscheinungsformen haben. Ein primärer Schanker am Rand des Nagels kann mit einem Whitlow verwechselt werden, insbesondere wenn er mit starken Schmerzen einhergeht. Andere Formen der Onychie treten während der sekundären Syphilis gleichzeitig mit den Hautausschlägen auf und können sich als hartnäckig erweisen und zum Ablösen der Nägel führen. Sie kommen auch bei der erblichen Syphilis vor. Zusätzlich zur allgemeinen Behandlung kann eine Salbe mit 5 Prozent verwendet werden. Quecksilberoleat sollte lokal angewendet werden.

Eingewachsener Zehennagel. – Dies wird genauer als Überwucherung des Weichgewebes entlang der Nagelkante beschrieben. Sie tritt am häufigsten im Bereich der großen Zehe bei jungen Erwachsenen mit Plattfüßen auf, deren Füße stark schwitzen, die schlecht sitzende Schuhe tragen und sich unachtsam die Zehennägel schneiden oder sie mit den Fingern einreißen. Wo das Weichgewebe gegen den Rand des Nagels gedrückt wird, gibt die Haut nach und es kommt zur Bildung üppiger Granulationen und manchmal stinkenden Ausflusses. Die Erkrankung ist schmerzhaft und kann den Patienten arbeitsunfähig machen . In milden Fällen kann der Zustand durch Beseitigung der Ursachen und durch Desinfektion von Haut und Nägeln behoben werden. Der Nagel wird gleichmäßig geschnitten und die Rille zwischen ihm und der Haut mit einem antiseptischen Puder, beispielsweise Borsäure, gefüllt. In schwereren Fällen kann es erforderlich sein, eine Gewebeellipse bestehend aus der Nagelkante, der darunter liegenden Matrix und dem überflüssigen Nagelfalz zu entfernen.

Bei der subungualen Exostose handelt es sich um ein Osteom, das aus der Endphalanx der Großzehe wächst (Abb. 107). Es hebt den Nagel an und kann mit einer Geschwürbildung der Haut am hervorstechendsten Teil des Nagelwachstums einhergehen. Die Weichteile, einschließlich des Nagels, sollten in Form eines Lappens zum Rücken hin abgelegt, die Basis der Exostose mit dem Meißel durchtrennt und die Exostose entfernt werden.

Bösartige Erkrankungen der Nägel sind selten. Plattenepithelkarzinome und melanotischer Krebs sind die häufigsten Formen. Die Behandlung besteht in der Amputation des betroffenen Fingers und der Entfernung der zugehörigen Lymphdrüsen.

Kapitel XVIII
Die Muskeln, Sehnen und Sehnenscheiden

- _VERLETZUNGEN_ :
- _Prellung_ ;
- _Verstauchung_ ;
- _Bruch_
- — _Muskelhernie_
- — _Luxation der Sehnen_
- – _Wunden_
- — _Abriss der Sehne_ .
- ERKRANKUNGEN DER MUSKULATUR UND DER SEHNEN :
- _Atrophie_ ;
- _„Muskelrheuma" – Fibrositis_ ;
- _Kontraktur_ ;
- _Myositis_ ;
- _Verkalkung und Ossifikation_ ;
- _Tumore_ .
- ERKRANKUNGEN DER SEHNENSCHEIDEN : _Tenosynovitis_ .

VERLETZUNGEN

Muskelkontusion. – Eine Muskelprellung, die in einer Quetschung ihrer Fasern und Blutgefäße besteht, kann durch Gewalteinwirkung von außen, wie durch einen Schlag, einen Tritt oder einen Sturz, verursacht werden; oder von innen, wie durch die Verschiebung des Knochens bei einer Fraktur oder Luxation.

Die Symptome sind die gleichen wie bei allen Prellungen, und der Patient klagt über starke Schmerzen beim Versuch, den Muskel zu benutzen, und behält eine Haltung bei, die ihn entspannt. Wenn auch die Muskelhülle gerissen ist, kommt es zu einer subkutanen Ekchymose und durch die Ansammlung von Blut kann es zur Bildung eines Hämatoms kommen.

Die Wiederherstellung der Funktion ist in der Regel abgeschlossen; Wenn jedoch gleichzeitig der Nerv, der den Muskel versorgt, gequetscht wird, wie dies im Deltamuskel der Fall sein kann, kann es zu einer anhaltenden Schwächung und einem Funktionsverlust kommen. In Ausnahmefällen kann der Reparaturvorgang mit der Bildung von Knochen in der Muskelsubstanz einhergehen, was ebenfalls zu einer Beeinträchtigung seiner Funktion führen kann.

Ein geprellter Muskel sollte ruhig gestellt und mit Watte und einem Verband gestützt werden; nach einer Pause kommen Massage und entsprechende Übungen zum Einsatz.

Verstauchung und teilweiser Muskelriss. —Diese Läsion besteht in einer Überdehnung und einem teilweisen Bruch der Fasern eines Muskels oder seiner Aponeurose. Es kommt häufig bei Sportlern und Personen vor, die anstrengenden Tätigkeiten nachgehen. Es kann auf eine einzelne oder wiederholte Anstrengung folgen – insbesondere bei denjenigen, die keine Ausbildung haben. Bekannte Beispiele für Muskelverstauchungen sind der „Arbeiter-" oder „Golfer-Rücken", der den Latissimus dorsi oder den Sacrospinalis (Erector spinæ) betrifft; der „Tennisspieler-Ellenbogen" und die „Sculler-Verstauchung", die die Muskeln und Bänder um den Ellenbogen betreffen; der „Anglerellenbogen", der den gemeinsamen Ursprung der Strecker und Supinatoren betrifft; die „Sprinter-Verstauchung", die die Beugemuskeln der Hüfte betrifft; und die „Springer- und Tänzerverstauchung", die die Wadenmuskulatur betrifft. Der Patient klagt über Schmerzen, die oft plötzlich einsetzen, über Druckempfindlichkeit und über die Unfähigkeit, die bestimmte Bewegung auszuführen, durch die die Verstauchung verursacht wurde. Die Behinderung variiert je nach Fall und kann dazu führen, dass der Patient wochenlang, bei mangelhafter Behandlung sogar monatelang nicht mehr seiner Arbeit oder seinem Sport nachgehen kann.

Die *Behandlung* besteht darin, den Muskel von der besonderen Anstrengung zu entlasten, die mit der Entstehung der Verstauchung verbunden ist, ihn sanft in andere Richtungen zu trainieren, ihn zu massieren und durch Wärme eine Hyperämie hervorzurufen. In vernachlässigten Fällen, das heißt, wenn der Muskel nicht trainiert wurde, scheut der Patient davor zurück, ihn zu benutzen, und die Behinderung droht dauerhaft zu sein; Manchmal wird gesagt, dass sich Verwachsungen gebildet haben und dass diese die Wiederherstellung der Funktion beeinträchtigen. Der Zustand kann durch abgestufte Bewegungen oder durch eine plötzliche gewaltsame Bewegung unter Narkose überwunden werden. Diese Fälle bieten dem Knochenbauer ein fruchtbares Feld.

Muskel- oder Sehnenriss. – Ein Muskel oder eine Sehne kann in ihrer Kontinuität gerissen oder aus ihrer Befestigung am Knochen gerissen werden. Die Rupturstelle in einzelnen Muskeln ist bemerkenswert konstant und befindet sich normalerweise an der Verbindungsstelle zwischen Muskel- und Sehnenanteil. Bei einem Bruch durch den Bauch eines Muskels ziehen sich die Enden zurück, wobei das Ausmaß der Retraktion von der Länge des Muskels und dem Ausmaß seiner Befestigung an der angrenzenden Aponeurose oder am Knochen abhängt. Der Bizeps im Arm und der Sartorius im Oberschenkel sind Beispiele für Muskeln, bei denen der Abstand zwischen den Enden beträchtlich sein kann.

Die Lücke im Muskel füllt sich mit Blut und dieses wird mit der Zeit durch Bindegewebe ersetzt, das eine Verbindung zwischen den Enden bildet. Wenn der Raum groß ist, besteht das Verbindungsmedium aus faserigem Gewebe, wenn sich die Enden jedoch berühren, enthält es eine Reihe neu gebildeter Muskelfasern. Bei der Reparatur können ein oder beide Enden des Muskels oder der Sehne durch Adhäsionen an angrenzenden Strukturen fixiert werden, und wenn der distale Teil eines Muskels nicht mehr mit Nerven versorgt wird, kann es zu einer Degeneration und damit zu einer Beeinträchtigung seiner Funktion kommen.

Ein Muskel- oder Sehnenriss ist meist die Folge einer plötzlichen und oft unwillkürlichen Bewegung. Als Beispiele seien der Bruch des Quadrizepsstreckers beim Versuch, beim Rückwärtsfallen das Gleichgewicht wiederzugewinnen, genannt; des M. gastrocnemius, plantaris oder tendo-calcaneus beim Springen oder Tanzen; der Adduktoren des Oberschenkels beim Ergreifen eines Pferdes, wenn es ausweicht – „Reiterverstauchung"; der Bauchmuskeln beim Erbrechen und der Bizepsmuskeln bei plötzlichen Bewegungen des Arms. Manchmal handelt es sich bei der Anstrengung um eine Anstrengung, von der man kaum annehmen kann, dass sie einen Muskelriss verursacht, wie in dem von Pagenstecher aufgezeichneten Fall, bei dem sich ein Profisportler, während er am Tisch saß, bei dem plötzlichen Versuch, ein fallendes Glas aufzufangen, den Bizeps riss. Es scheint, dass der Bruch nicht so sehr durch die Kontraktion des betroffenen Muskels verursacht wird, sondern durch die Kontraktion der antagonistischen Muskeln, die stattfindet, bevor die Kontraktion des Muskels, der den Bruch erleidet, abgeschlossen ist. Die heftigen Muskelkontraktionen bei Epilepsie, Tetanus oder Delir führen selten zum Bruch.

Die *klinischen Merkmale* sind meist charakteristisch. Der Patient verspürt einen plötzlichen Schmerz mit dem Gefühl, mit der Peitsche geschlagen zu werden und etwas nachzugeben; manchmal ist ein entferntes Knacken zu hören. Das Glied wird kraftlos. An der Rupturstelle kommt es zu Druckempfindlichkeit und Schwellung, und es kann zu einer Ekchymose kommen. Wenn die Schwellung nachlässt, ist möglicherweise eine Lücke zwischen den zurückgezogenen Enden zu spüren, die sich vergrößert, wenn der Muskel kontrahiert. Unbehandelt verbleibt an der Bruchstelle ein harter, faseriger Strang.

Behandlung. – Die Enden werden angenähert, indem das Glied in eine Haltung gebracht wird, die den Muskel entspannt, und die Position wird durch Bandagen, Schienen oder spezielle Geräte aufrechterhalten. Wenn es auf diese Weise unmöglich ist, die Enden zufriedenstellend anzunähern, wird der Muskel oder die Sehne durch einen Einschnitt freigelegt und die Enden werden durch Catgut-Nähte in genauen Kontakt gebracht. Diese Operation der Primärnaht liefert die zufriedenstellendsten Ergebnisse und ist am erfolgreichsten, wenn sie innerhalb von fünf bis sechs Tagen nach dem Unfall durchgeführt wird. Die sekundäre Naht nach einigen Monaten wird durch das Zurückziehen der Enden und deren Haftung an angrenzenden Strukturen erschwert.

Ein Bruch des Bizepsmuskels kann den langen oder kurzen Kopf oder den Bauch des Muskels betreffen. Das größte Interesse gilt dem Bruch der langen Ursprungssehne. Es bestehen Schmerzen und Druckempfindlichkeit vor dem oberen Ende des Oberarmknochens, der Patient ist nicht in der Lage, den Arm abzuduzieren oder anzuheben, und er ist möglicherweise nicht in der Lage, den Ellenbogen zu beugen, wenn der Unterarm supiniert ist. Die Längsachse des Muskels verläuft nicht parallel zum Oberarmknochen, sondern neigt sich nach unten und außen. Wenn der Patient aufgefordert wird, den Muskel anzuspannen, ist zu beobachten, dass sein Bauch in Richtung des Ellenbogens gezogen wird.

Der *M. adductor longus* kann durch einen heftigen Versuch, das Glied zu adduzieren, reißen oder aus der Schamgegend herausgerissen werden. Im oberen und medialen Teil des Oberschenkels bildet sich eine Schwellung, die bei Kontraktion des Muskels kleiner und härter wird.

Der *Quadrizeps femoris* wird normalerweise kurz vor seinem Ansatz in die Patella gerissen, um ein Zurückfallen zu vermeiden. Die Verletzung ist manchmal beidseitig. Das verletzte Glied wird für das Fortschreiten unbrauchbar, da es bei jeder Beugung des Knies plötzlich nachgibt. Die Behandlung erfolgt nach den gleichen Grundsätzen wie bei der Querfraktur der Patella; In den meisten Fällen sollte die Kontinuität des Quadrizeps innerhalb von fünf oder sechs Tagen nach dem Unfall durch eine Naht wiederhergestellt werden.

Die *Ferse des Fersenbeins* (Achillis) reißt vergleichsweise leicht und die Symptome sind manchmal so gering, dass die Art der Verletzung übersehen werden kann. Das Glied sollte mit gebeugtem Knie und spitzen Zehen aufgestellt werden. Dies kann dadurch erreicht werden, dass ein Ende eines Gummibandes an der Ferse eines Pantoffels befestigt wird und das andere

Ende am unteren Drittel des Oberschenkels befestigt wird. Wenn dies nicht ausreicht, um die Enden in Apposition zu bringen, sollten sie durch eine offene Operation angenähert werden.

Der *Plantaris* reißt nicht selten aus trivialen Gründen, wie zum Beispiel einer plötzlichen Bewegung beim Boxen, Tennis oder Hockey. Ein scharfer, stechender Schmerz wie ein Peitschenhieb ist in der Wade zu spüren; An der Rupturstelle besteht ein deutlicher Druckschmerz, und der Patient ist nicht in der Lage, die Ferse schmerzfrei anzuheben. Die Verletzung ist von geringer Bedeutung, und wenn der Patient beim Gehen die Ferse nicht vom Boden abhebt, erholt sich die Verletzung in etwa ein paar Wochen, ohne dass es nötig ist, ihn aufzulagern.

Muskelhernie. – Hierbei handelt es sich um eine seltene Erkrankung, bei der aufgrund einer Dehnung oder eines Risses der einen Muskel bedeckenden Faszie die Muskelsubstanz durch den Riss hervorsteht. Es wurde hauptsächlich im Adductor longus beobachtet. Im oberen Teil des Oberschenkels bildet sich eine ovale Schwellung, die weich und ausgeprägt ist, wenn der Muskel entspannt ist, weniger ausgeprägt, wenn er passiv gedehnt wird, und verschwindet, wenn der Muskel in Kontraktion gerät. Es besteht die Gefahr, dass es sich je nach Situation um einen Tumor, eine Zyste, eine verstopfte Vene oder eine Oberschenkel- oder Obturatorhernie handelt. Eine Behandlung ist nur dann erforderlich , wenn sie Unannehmlichkeiten verursacht, indem der Muskel durch einen geeigneten Einschnitt freigelegt, der Bruchteil herausgeschnitten und der Riss in der Scheide durch Nähte verschlossen wird.

Luxation von Sehnen. —Sehnen, die in Rillen verlaufen, können durch einen Bruch der begrenzenden Hülle verschoben werden. Diese Verletzung tritt hauptsächlich in den Sehnen am Knöchel und in der langen Sehne des Bizeps auf.

Eine Luxation der *Peroneisehne* kann beispielsweise durch eine heftige Umknickung des Fußes auftreten. An der Außenseite des Knöchels kommt es zu starken Schmerzen und einer erheblichen Schwellung; Der M. peroneus longus allein oder zusammen mit dem M. brevis kann auf der lateralen Seite oder vor dem Malleolus lateralis gefühlt werden; Der Patient ist nicht in der Lage, den Fuß zu bewegen. Durch eine kleine Manipulation werden die Sehnen in ihre Rillen zurückversetzt und dort durch eine Reihe von Gipsstreifen festgehalten. Am Ende der drei Wochen werden Massage und Übungen durchgeführt.

In anderen Fällen gibt es keine Verletzungsgeschichte, aber bei jeder Umstülpung des Fußes besteht die Gefahr, dass die Sehne des M. peroneus longus nach vorne aus ihrer Rille gerissen wird, manchmal mit einem hörbaren Knacken. Der Patient leidet unter Schmerzen und ist bis zum

Ersatz der Sehne behindert. Die Reposition ist einfach, aber da die Verschiebung immer wieder auftritt, ist eine Operation erforderlich, um die Sehne an ihrem Platz zu fixieren. Über der Sehne wird ein Schnitt gemacht; ist die Scheide schlaff oder gerissen, wird sie gestrafft oder mit Katgutnähten verschlossen; Oder es wird eine künstliche Hülle hergestellt, indem ein vierseitiger Periostlappen von der lateralen Seite des Wadenbeins abgehoben und über die Sehne genäht wird.

In ähnlicher Weise kann es durch die Inversion des Fußes zu einer Verschiebung des M. *tibialis posterior über den Malleolus medialis kommen.*

Die *lange Sehne des Bizeps* kann durch heftige oder wiederholte Rotationsbewegungen des Arms, wie sie beispielsweise beim Auswringen von Kleidung ausgeführt werden, nach lateral – oder häufiger nach medial – ausgerenkt werden. Der Patient ist sich der stattfindenden Verschiebung bewusst und kann den Unterarm nicht strecken, bis die verschobene Sehne durch Abduktion des Arms reponiert wurde. In wiederkehrenden Fällen kann der Patient die Sehne zwar nach Belieben ausrenken, die Behinderung ist jedoch so unbedeutend, dass selten Anlass zu einem Eingriff besteht.

Wunden von Muskeln und Sehnen. – Wenn ein Muskel in einer Wunde durchtrennt wird, sollten seine Enden mit Nähten zusammengeführt werden. Wenn man die Enden zurückziehen lässt, insbesondere wenn die Wunde eitert, werden sie durch Narbengewebe verbunden und am Knochen oder einer anderen angrenzenden Struktur fixiert. Bei einer Gliedmaße beeinträchtigt dies die Funktion des Muskels; In der Bauchdecke kann sich das Narbengewebe dehnen und so die Entstehung einer ventralen Hernie begünstigen.

Sehnen können versehentlich durchtrennt werden, insbesondere bei Wunden oberhalb des Handgelenks, die beispielsweise dadurch entstehen, dass die Hand durch eine Glasscheibe gestoßen wird. Es ist wichtig, dass die Enden miteinander vernäht werden , und wenn das proximale Ende zurückgezogen wird, muss die ursprüngliche Wunde möglicherweise nach oben vergrößert werden. Wenn die primäre Naht weggelassen wurde oder aufgrund einer Eiterung versagt hat, verkleben die abgetrennten Enden der Sehne mit benachbarten Strukturen und die Funktion des zugehörigen Muskels wird beeinträchtigt oder geht verloren. Unter diesen Umständen ist die Operation einer Sekundärnaht indiziert.

Um die Enden der Sehne zu entdecken und zu isolieren, ist ein freier Schnitt erforderlich; Wenn der Zwischenraum zu breit ist, als dass sie durch Nähte angenähert werden könnten, müssen Mittel zur Verlängerung der Sehne ergriffen werden, oder es kann eine Sehne von einem anderen Teil in den Spalt eingeführt werden. Durch Resektion eines Teils der großen Vena saphena kann eine neue Hülle für die Sehne bereitgestellt werden.

Verletzungen der Sehnen der Finger kommen vergleichsweise häufig vor. Eine der bekanntesten ist die teilweise oder vollständige Ruptur der Aponeurose der Strecksehne nahe ihrer Einführung in die Endphalanx – den *Drop-* oder *Mallet-Finger* . Dies kann durch verhältnismäßig leichte Gewalt verursacht werden, wie zum Beispiel durch einen Schlag mit der Spitze des ausgestreckten Fingers gegen einen Gegenstand, oder die Gewalt kann schwerwiegender sein, wie beim Versuch, einen Cricketball zu fangen oder durch einen Sturz. Die Endphalanx ist zur Handfläche hin gebeugt und der Patient kann sie nicht strecken. Die Behandlung besteht darin, den Finger mit stark gebeugtem Mittelgelenk hochzulegen. In vernachlässigten Fällen kann ein einwandfreies funktionelles Ergebnis nur durch eine Operation erzielt werden; Unter örtlicher Betäubung wird die gerissene Sehne freigelegt und an der Basis der Phalanx vernäht, die möglicherweise zur Durchführung der Nähte gebohrt wird.

Ein subkutaner Riss der einen oder anderen *Fingersehne* in der Hand oder am Handgelenk kann nur durch eine Operation behoben werden. Wenn seit dem Unfall einige Zeit vergangen ist, kann das proximale Ende so zurückgezogen sein, dass es nicht mehr in Kontakt mit dem distalen Ende gebracht werden kann. In diesem Fall kann ein Slip von einer benachbarten Sehne genommen werden. Im Falle eines Daumenstreckers kann der Musculus extensor carpi radialis longus aus seinem Ansatz gelöst und an das distale Ende der Daumensehne genäht werden.

subkutane *Ruptur der Sehne des Musculus extensor pollicis longus* am Handgelenk erfolgt unmittelbar nach ihrem Austritt unterhalb des Ringbandes; Der eigentliche Bruch kann schmerzlos erfolgen, häufiger ist ein stechender Schmerz über der Rückseite des Handgelenks zu spüren. Der Vorsprung der Sehne, die normalerweise den ulnaren Rand der Schnupftabakdose bildet, verschwindet. Diese Läsion tritt hauptsächlich bei Schlagzeugerjungen auf und ist die Ursache für die Schlagzeugerparese. Die einzige Chance zur Wiederherstellung der Funktion besteht darin, die gerissene Sehne durch eine offene Operation zu verbinden.

ABB. 108. – Abriss der Sehne mit Endphalanx des Daumens.

(Chirurgisches Museum, Universität Edinburgh.)

Abriss der Sehnen. – Dies ist eine seltene Verletzung, bei der die Sehnen eines Fingers oder Zehs zusammen mit einem Teil des betroffenen Fingers aus ihren Befestigungen gerissen werden. An der Hand wird es meist dadurch verursacht, dass die Finger in die Zügel eines entlaufenen Pferdes geraten oder in die Zähne eines Pferdes oder in eine Maschine geraten. Meist wird die Endphalanx abgetrennt und mit ihr die Sehne des tiefen Beugemuskels, die an der Verbindungsstelle zum Muskelbauch reißt (Abb. 108). Die Behandlung besteht darin, die Wunde zu desinfizieren, die Sehnenscheide zu verschließen und den verstümmelten Finger zu kürzen, um einen brauchbaren Stumpf zu schaffen.

ERKRANKUNGEN DER MUSKELN UND SEHNEN

Manchmal kommt es zu einem *angeborenen Mangel an Muskeln, meist in Verbindung mit anderen Deformitäten. Beispielsweise kann* der große Brustmuskel auf einer oder beiden Seiten fehlen, ohne jedoch zu einer Behinderung zu führen, da sich andere Muskeln vergrößern und seine Funktionen übernehmen.

Muskelatrophie. – Eine einfache Atrophie, bei der die Muskelelemente lediglich in ihrer Größe reduziert werden, ohne dass es zu einer strukturellen Veränderung kommt, tritt häufig als Folge von Nichtbeanspruchung auf, beispielsweise wenn ein Patient über einen längeren Zeitraum ans Bett gefesselt ist.

Bei Gelenkerkrankungen verkümmern die Muskeln, die auf das Gelenk einwirken, schneller, als dies durch Nichtbeanspruchung allein verursacht werden kann. Dies wird auf eine Störung der trophischen Innervation der Muskeln zurückgeführt, die von Zentren im Rückenmark reflektiert wird. Es ist in den Streckmuskelgruppen stärker ausgeprägt als in den Beugemuskelgruppen. Die Betroffenen werden weich und schlaff, zeigen bei Bewegungsversuchen Zittern und ihre Erregbarkeit gegenüber dem Faradischen Strom ist vermindert.

Neuropathische Atrophie geht mit Schädigungen des Nervensystems einher. Es ist am ausgeprägtesten bei Läsionen der motorischen Nervenstämme, wahrscheinlich weil vasomotorische und trophische Fasern sowie solche mit rein motorischer Funktion beteiligt sind. Sie geht mit deutlichen strukturellen Veränderungen einher, wobei die Muskelelemente zunächst einer Fettdegeneration unterliegen, dann absorbiert und zu einem großen Teil durch normales Bindegewebe und Fett ersetzt werden. Ab einem bestimmten Stadium zeigen die Muskeln eine Degenerationsreaktion. Bei der häufigen Form der Lähmung infolge einer Poliomyelitis kommt es zu einer Verfettung vieler Fasern und zum Ersatz durch Fett, während es gleichzeitig zu einer Regeneration der Muskelfasern kommt.

Fibrositis oder „ **Muskelrheuma** " – Dieser klinische Begriff wird auf eine Gruppe von Erkrankungen angewendet, von denen Hexenschuss das bekannteste Beispiel ist. Zu dieser Gruppe gehören Hexenschuss, Nackensteife und Pleurodynie – Erkrankungen, denen gemeinsam ist, dass durch die Bewegung des betroffenen Teils plötzliche und starke Schmerzen ausgelöst werden. Die Läsion besteht in einer entzündlichen Hyperplasie des Bindegewebes; Das neue Gewebe unterscheidet sich vom normalen Fasergewebe durch seine Neigung zur Kontraktion, durch Schwellung, Schmerzen und Druckempfindlichkeit sowie durch die Tatsache, dass es wegmassiert werden kann (Stockman). Es scheint, dass es hauptsächlich das Fasergewebe der Muskeln betrifft, obwohl es sich von diesem auf Aponeurosen, Bänder, Periost und die Nervenhüllen erstrecken kann. Der Begriff *Fibrositis* wurde 1904 von Gowers dafür verwendet.

Bei *einem Hexenschuss – einer lumbosakralen Fibrositis –* sind die Schmerzen meist über dem Kreuzbein, dem Iliosakralgelenk oder der Aponeurose der Lendenmuskulatur auf einer oder beiden Seiten lokalisiert. Das Ausmaß der Empfindlichkeit ist unterschiedlich und solange der Patient ruhig ist, ist er schmerzfrei. Der geringste Versuch, seine Position zu ändern, ist jedoch mit Schmerzen verbunden, die so stark sein können, dass er für einen Moment hilflos ist. Der Schmerz ist beim Aufstehen aus der gebückten oder sitzenden

Haltung am deutlichsten und kann sich bis zur Rückseite der Hüfte ausbreiten, insbesondere wenn, was häufig der Fall ist, gleichzeitig Hexenschuss und Gesäßfibrose vorliegen. Wenn ein Patient einmal an einem Hexenschuss gelitten hat, ist es wahrscheinlich, dass er erneut auftritt, und ein Anfall kann durch falsche Ernährung, Wetterumschwünge, Kälteeinwirkung oder ungewohnte Anstrengung verursacht werden. Sie tritt hauptsächlich bei männlichen Erwachsenen auf und tritt am häufigsten bei Gichtkranken oder Patienten mit Oxalurdyspepsie auf.

Gesäßfibrositis folgt meist auf den Kontakt mit Nässe und betrifft die Gesäßmuskulatur, insbesondere den Medius, und ihre aponeurotischen Hüllen. Wenn der Zustand länger anhält, können beim Abtasten der entspannten Muskulatur verhärtete Stränge oder Knötchen festgestellt werden. Der Patient klagt über anhaltende Schmerzen und Steifheit im Gesäßbereich, die sich manchmal auch bis zur Außenseite des Oberschenkels erstrecken. Der Schmerz wird durch solche Bewegungen verstärkt, die die betroffenen Muskeln in Aktion bringen. Es bezieht sich nicht auf die Linie des Ischiasnervs, noch besteht ein Druckschmerz auf den Nerv oder ein Kribbeln oder Taubheitsgefühl im Bein oder Fuß.

Unbehandelt kann der krankhafte Prozess die Hülle des Ischiasnervs beeinträchtigen und eine echte Ischiasneuralgie verursachen (Llewellyn und Jones). Ein ähnlicher Zustand kann die Fascia lata des Oberschenkels oder die Wadenmuskulatur und ihre Aponeurosen betreffen – *Unterschenkelfibrose* .

Bei *einem schmerzhaften steifen Nacken* oder „rheumatischen Torticollis" ist der Schmerz auf einer Seite des Nackens lokalisiert und wird durch eine unbeabsichtigte Bewegung ausgelöst. Der Kopf wird wie bei einem Schiefhals steif auf einer Seite gehalten, wobei der Patient den Sternomastoideus anspannt. Es kann zu Druckempfindlichkeit über den Wirbelstacheln oder in den Linien der Halsnerven kommen, und das Sterno-Mastoid kann atrophieren. Diese Erkrankung kommt häufiger bei Kindern vor.

Bei *Pleurodynie – Interkostalfibrositis –* liegt der Schmerz in der Linie der Interkostalnerven und wird durch Bewegung der Brust, wie beim Husten, oder durch jede körperliche Anstrengung ausgelöst. Es besteht oft eine ausgeprägte Zärtlichkeit.

Eine ähnliche Erkrankung tritt in der *Schulter und im Arm auf – Brachialfibrositis* –, insbesondere beim Aufwachen aus dem Schlaf. Beim Versuch, den Arm abzuspreizen, treten akute Schmerzen auf, und im Bereich des Nervus axillaris kann es zu einer lokalen Druckempfindlichkeit kommen.

Behandlung. —Die allgemeine Behandlung befasst sich mit der Ernährung, der Pflege von Magen, Darm und Nieren sowie mit der Korrektur eventuell vorhandener Gichttendenzen. Zur Schmerzlinderung werden Mittel wie Salicylate verabreicht, wobei zu diesem Zweck Medikamente vom Typ Aspirin zu bevorzugen sind, gefolgt von hohen Dosen Kaliumjodid. Große Vorteile ergeben sich aus der Massage und der Herbeiführung einer Hyperämie durch Wärme. Schröpfen oder Nadeln oder in Ausnahmefällen subkutane Injektionen von Antipyrin oder Morphin können erforderlich sein. Um einen Rückfall des Hexenschusses zu verhindern, muss der Patient systematische Übungen aller Art durchführen, insbesondere die Bewegungen der Wirbelsäule und der Hüftgelenke trainieren.

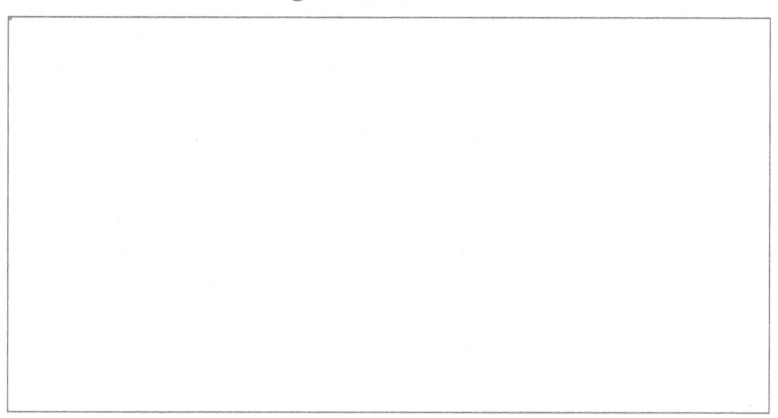

ABB. 109. – Ischämische Kontraktur nach Volkmann. Wenn das Handgelenk im rechten Winkel gebeugt ist, ist es möglich, die Finger zu strecken.

(Fotos von Herrn Lawford Knaggs geliehen)

Kontraktur der Muskeln. — Eine dauerhafte Verkürzung der Muskeln resultiert aus der längeren Annäherung ihrer Ansatzpunkte oder aus strukturellen Veränderungen ihrer Substanz, die durch Verletzung oder Krankheit hervorgerufen werden. Sie ist eine häufige Begleiterscheinung und teilweise auch Ursache von Deformitäten, bei deren Behandlung die Verlängerung der verkürzten Muskulatur oder ihrer Sehnen ein wesentlicher Schritt sein kann.

Myositis. — *Ischämische Myositis.* —Volkmann beschrieb als Erster eine Form der Myositis mit anschließender Kontraktur, die auf eine Störung der arteriellen Blutversorgung zurückzuführen war. Sie wird am häufigsten in der Beugemuskulatur des Unterarms bei Kindern und Jugendlichen beobachtet, die wegen Frakturen im Bereich des Ellenbogens behandelt werden, wobei Schienen und Bandagen zu einer Kompression der Blutgefäße führen. Es kommt zu erheblichen Blutergüssen, die Haut ist gespannt und die Muskeln, Gefäße und Nerven sind komprimiert; Diese wird noch verstärkt, wenn der Ellenbogen gebeugt wird und Schienen und feste Verbände angelegt werden.

Die Muskeln nehmen eine brettartige Härte an und ziehen sich nicht mehr willkürlich zusammen, und die passive Bewegung ist schmerzhaft und eingeschränkt. Eine leichte Kontraktur der Finger ist meist das erste Anzeichen der Krankheit; mit der Zeit kommt es zu einer weiteren Kontraktion der Muskeln, was zu einer klauenartigen Deformierung der Hand führt. Die betroffenen Muskeln zeigen meist die Reaktion einer Degeneration. In schweren Fällen sind auch der N. medianus und der N. ulnaris Sitz narbenartiger Veränderungen (ischämische Neuritis).

Mittels Schienen sollten die Interphalangeal-, Metacarpo-Phalangeal- und Handgelenkgelenke schrittweise gestreckt werden, bis die Deformität überkorrigiert ist (R. Jones). Murphy rät zu einer ausreichenden Resektion des Radius und der Ulna, um eine Dorsalflexion der Gelenke und eine Verlängerung der Beugesehnen zu ermöglichen.

verschiedene Formen *pyogener* Infektionen vor, am häufigsten im Zusammenhang mit Pyämie und Typhus. Dies kann zu einer Überwucherung des Bindegewebsgerüsts des Muskels und einer Degeneration seiner Fasern oder zu einer Eiterung und der Bildung eines oder mehrerer Abszesse in der Muskelsubstanz führen. Die Reparatur kann mit einer Kontraktur verbunden sein.

Manchmal kommt es zu einer *gonorrhoischen Form der Myositis;* es ist schmerzhaft, geht aber selten in Eiterung über.

In der frühen Sekundärphase der *Syphilis* können die Muskeln der Sitz dumpfer, schmerzender nächtlicher Schmerzen sein, insbesondere im Nacken und Rücken. *Die syphilitische Kontraktur* ist ein Zustand, der hauptsächlich in der späteren Sekundärperiode beobachtet wurde; Der Bizeps des Arms und die hintere Oberschenkelmuskulatur sind die am häufigsten betroffenen Muskeln. Das auffälligste Merkmal ist eine allmählich zunehmende Schwierigkeit, die Extremität am Ellenbogen oder Knie zu strecken und das Gelenk zunehmend zu beugen. Der betroffene Muskel ist größer und fester als normal und seine elektrische Erregbarkeit ist verringert. Bei der tertiären Syphilis können einzelne Muskeln zum Sitz einer interstitiellen Myositis oder von Gummata werden, und diese Erkrankungen weichen leicht auf antisyphilitische Mittel.

Tuberkulose Erkrankungen im Muskel sind zwar meist auf eine Ausbreitung aus benachbarten Geweben zurückzuführen, manchmal aber auch das Ergebnis einer Primärinfektion über den Blutkreislauf. Tuberkulöse Knötchen sind im gesamten Muskel verteilt; Das umliegende Gewebe ist verhärtet und es kann zu einer zentralen Verkäsung kommen, die zur Bildung von Abszessen und Nebenhöhlen führt. Wir haben diese Form der Tuberkuloseerkrankung im Gastrocnemius und im Psoas beobachtet, im letzteren Muskel, abgesehen von der Tuberkuloseerkrankung der Wirbel.

Sehnenentzündung. – Deutsche Autoren beschreiben eine Sehnenentzündung im Unterschied zu einer Sehnenscheidenentzündung und geben ihr den Namen Tendinitis. Es tritt am häufigsten im Tendo-Calcaneus bei Gicht- und Rheumapatienten auf, die die Sehne überbeansprucht haben, insbesondere bei kaltem und feuchtem Wetter. Es bestehen lokale Schmerzen, die sich beim Gehen verschlimmern, und die Sehne ist empfindlich und von etwas oberhalb ihres Ansatzes bis zu ihrer Verbindung mit dem Muskel geschwollen. In seiner Substanz können sich Gichtknötchen bilden. Es sollten konstitutionelle Maßnahmen, Massagen und Spülungen eingesetzt und die Sehne vor Überlastung geschützt werden.

Verkalkung und Ossifikation in Muskeln, Sehnen und Faszien. — *Myositis ossificans.* – Verknöcherungen in Muskeln, Sehnen, Faszien und Bändern werden bei Patienten mit Arthritis deformans selten klinisch erkannt, sind aber häufig in Sezierräumen und Museen anzutreffen. Ähnliche lokalisierte Ossifikationen findet man bei der Charcot-Krankheit der Gelenke und bei Frakturen, die mit übermäßigem Kallus repariert wurden. Der neue Knochen kann in Form von Spikulen, Platten oder unregelmäßigen Massen vorliegen, die, wenn sie mit einem Knochen verbunden sind, als *falsche Exostosen* bezeichnet werden (Abb. 110).

ABB. 110. – Verknöcherung in der Sehne des Ilio-Psoas-Muskels.

Traumatische Ossifikation im Zusammenhang mit Muskeln. —Im Muskel treten verschiedene Formen der Verknöcherung als Folge einer einzelnen oder wiederholten Verletzung auf. Verknöcherungen im Crureus- oder Vastus lateralis-Muskel wurden häufig infolge eines Tritts eines Pferdes beobachtet. Innerhalb von ein bis zwei Wochen entsteht an der Verletzungsstelle eine Schwellung, die zunehmend härter wird, bis sie die Konsistenz von Knochen hat. Wenn sich die neue Knochenmasse mit dem betroffenen Muskel bewegt, verursacht dies kaum Unannehmlichkeiten. Wird es, wie es häufig der Fall ist, am Oberschenkelknochen fixiert, ist die Muskelfunktion beeinträchtigt und der Patient klagt über Schmerzen und Schwierigkeiten beim Beugen des Knies. Ein Skiagramm zeigt das Ausmaß der Masse und ihre Beziehung zum Femur. Die Behandlung besteht in der Entfernung der Knochenmasse.

Es kann schwierig sein, eine solche Knochenmasse von einem Sarkom zu unterscheiden. Die Verknöcherung im Muskel ist gleichmäßig hart, während die Konsistenz des Sarkoms an verschiedenen Stellen unterschiedlich ist und das Röntgenbild einen deutlichen Umriss des Knochens in der Nähe der Verknöcherung im Muskel zeigt, während beim Sarkom die Beteiligung des Knochens erkennbar ist durch Einkerbungen und Unregelmäßigkeiten in der Kontur.

Eine ähnliche Verknöcherung wurde im Zusammenhang mit dem Ansatz des Musculus brachialis als Folge einer Luxation des Ellenbogens beobachtet. Nach Reposition der Luxation nimmt der Bewegungsumfang allmählich ab und es entsteht eine harte Schwellung vor dem unteren Ende des Oberarmknochens. Der Knoten nimmt immer weiter zu und nach drei bis vier Wochen ist die Behinderung vollständig. Ein Röntgenbild zeigt einen Schatten im Muskel, der in der Regel an einem Teil des Processus coronoideus anhaftet. Während der nächsten drei bis vier Monate bleibt der Knoten vor dem Ellenbogen unverändert groß; Anschließend kommt es zu einem allmählichen Rückgang, die Schwellung bleibt jedoch in der Regel mehrere Jahre bestehen.

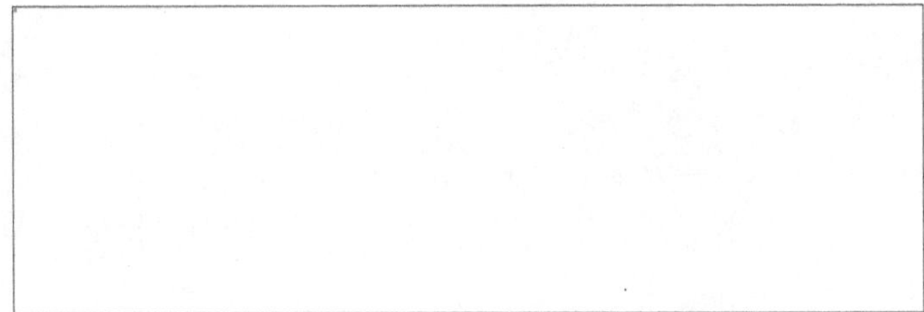

ABB. 111. – Verkalkung und Ossifikation im Bizeps und Trizeps.

(Aus einem Radiogramm von Dr. C. A. Adair Dighton.)

Die Verknöcherung des M. adductor longus wurde erstmals von Billroth unter dem Namen „Reiterknochen" beschrieben. Sie folgt auf Blutergüsse und teilweise Rupturen des Muskels und wurde hauptsächlich bei

Kavalleriesoldaten beobachtet. Wenn es zu Unannehmlichkeiten führt, kann der Knochen durch eine Operation entfernt werden.

Bei Fußsoldaten der deutschen Armee wurden Verknöcherungen in den Delta- und Brustmuskeln beobachtet, die als „Bohrknochen" bezeichnet wurden. Dies ist auf eine Muskelzerrung durch den Rückstoß des Gewehrs zurückzuführen.

Progressive ossifizierende Myositis. – Dies ist eine seltene und interessante Krankheit, bei der die Muskeln, Sehnen und Faszien im ganzen Körper zum Sitz der Verknöcherung werden. Sie betrifft fast ausschließlich das männliche Geschlecht und beginnt meist im Kindes- oder Jugendalter, manchmal nach einer Verletzung, manchmal ohne erkennbare Ursache. Die Rückenmuskulatur, insbesondere der Trapezius und der Latissimus, sind als erstes betroffen, und die ersten Beschwerden sind Bewegungseinschränkungen.

ABB. 112. – Verknöcherung der Rumpfmuskulatur bei generalisierter ossifizierender Myositis.

(Foto geliehen von Dr. Rustomjee.)

Die betroffenen Muskeln weisen Schwellungen auf, die rundlich oder oval, fest und elastisch, scharf begrenzt, ohne Druckschmerz und ohne Verfärbung der darüber liegenden Haut sind. Skiagramme zeigen, dass der Knochenbildung eine beträchtliche Ablagerung von Kalksalzen vorausgehen kann, wie in Abb. 111 zu sehen ist . Im Laufe der Zeit wird die Wirbelsäule steif, der Kopf wird nach vorne gebeugt, die Hüfte wird gebeugt und die Abduktion und andere Bewegungen der Arme sind eingeschränkt. Die Krankheit schreitet in Anfällen und Anfällen voran, bis alle gestreiften Muskeln des Körpers durch Knochen ersetzt sind und alle Bewegungen, auch die der Kiefer, aufgehoben sind. Die Betroffenen dieser Krankheit erliegen meist einer Lungentuberkulose.

Es gibt keine Möglichkeit, die Krankheit aufzuhalten, und die chirurgische Behandlung beschränkt sich auf die Entfernung oder Teilung jeglicher Knochenmasse, die eine wichtige Bewegung behindert.

Ein bemerkenswertes Merkmal dieser Krankheit ist das häufige Vorliegen einer Deformität der großen Zehe, die meist die Form eines Hallux valgus annimmt, wobei die große Zehe unter der zweiten zu liegen kommt; Die Verkürzung wird üblicherweise auf das Fehlen der ersten Phalanx zurückgeführt, es hat sich jedoch gezeigt, dass sie auch auf einer Synostose und einer unvollständigen Entwicklung der Phalangen beruht. Eine ähnliche Deformität des Daumens kommt manchmal vor.

Die mikroskopische Untersuchung der Muskulatur zeigt, dass es vor der Ablagerung von Kalksalzen und der Knochenbildung zu einer Proliferation des intramuskulären Bindegewebes und zu einem allmählichen Ersatz und einer Resorption der Muskelfasern kommt. Der Knochen hat einen schwammigen Charakter und seine Entwicklung verläuft in ähnlicher Weise wie bei der Verknöcherung aus dem Periost.

Tumoren der Muskulatur. – Mit Ausnahme angeborener Formen wie dem Rhabdomyom wachsen Muskeltumoren aus dem Bindegewebsgerüst und nicht aus den Muskelfasern. Unschuldige Tumoren wie Fibrome, Lipome, Angiome und Neurofibrome sind selten. Bösartige Tumoren können primär im Muskel vorkommen oder aus der Ausbreitung benachbarter Wucherungen resultieren – beispielsweise durch Beteiligung des Brustmuskels bei Brustkrebs – oder sie können von anderswo gelegenen Tumoren herrühren. Die Diagnose eines intramuskulären Tumors wird anhand der Beobachtung gestellt, dass sich die Schwellung unterhalb der tiefen Faszie befindet, dass sie fest und fest wird, wenn sich der Muskel zusammenzieht, und dass sie bei Entspannung des Muskels weicher wird und bewegt werden kann in der Querachse des Muskels, jedoch nicht in seiner Längsachse.

Klinisches Interesse gilt der Form des langsam wachsenden Fibrosarkoms –
dem rezidivierenden Paget-Myom –, das am häufigsten in den Muskeln der
Bauchdecke auftritt. Eine seltenere Variante ist das verknöcherte
Chondrosarkom, das so stark verknöchert, dass es in Skiagrammen sichtbar
ist.

Beim primären Sarkom besteht die Behandlung in der Entfernung des
Muskels. In den Gliedmaßen kann die Funktion des entfernten Muskels
durch die Transplantation eines benachbarten Muskels an seiner Stelle
erhalten bleiben.

Hydatidenzysten im Muskel ähneln denen, die sich in anderen Geweben
entwickeln.

ERKRANKUNGEN DER SEHNENSCHEIBEN

Sehnenscheiden haben den gleichen Aufbau und die gleiche Funktion wie
die Synovialmembranen der Gelenke und sind anfällig für die gleichen
Erkrankungen. Abgesehen von den bei anatomischen Präparationen
sichtbaren Sehnenscheiden gibt es ein lockeres peritendinöses und
perimuskuläres Zellgewebe, das den gleichen pathologischen Bedingungen
unterliegt wie die eigentlichen Sehnenscheiden.

Tenosynovitis. – Der toxische oder infektiöse Erreger wird über den
Blutkreislauf zu den Sehnenscheiden transportiert, wie bei den Formen der
Gicht, der Gonorrhoe und der Tuberkulose, oder er wird direkt durch eine
Wunde eingeführt, wie bei der häufigen pyogenen Form der Tenosynovitis.

Tenosynovitis Crepitans. – Bei der einfachen oder traumatischen Form der
Tenosynovitis scheint, obwohl der wichtigste ätiologische Faktor eine
Zerrung oder Überbeanspruchung der Sehne ist, ein anderer, wahrscheinlich
toxischer Faktor bei ihrer Entstehung vorzuliegen, andernfalls würde die
Erkrankung auftreten weitaus häufiger vorkommen als es ist: Nur ein kleiner
Teil derjenigen, die ihre Sehnen belasten oder überbeanspruchen, erkranken
an einer Tenosynovitis. Die gegenüberliegenden Flächen der Sehne und ihrer
Scheide sind mit fibrinöser Lymphe bedeckt, so dass es bei der Bewegung
aufeinander zu Reibung kommt.

Die *klinischen Merkmale* sind Schmerzen bei Bewegung, Druckempfindlichkeit
auf der betroffenen Sehne und ein Gefühl von Krepitation oder Reibung,
wenn die Sehne in ihrer Scheide bewegt wird. Die Krepitation kann weich
sein wie die Reibung von Schnee oder dem Knarren von neuem Leder ähneln
– „Sattelrückenknarren". Es kann zu einer Schwellung der Längsachse der
Sehne sowie zu Rötungen und Ödemen der Haut kommen. Kommt es zu
einem Flüssigkeitsaustritt in die Scheide, ist die Schwellung ausgeprägter und

es kommt nicht zu einer Krepitation. Die Neigung zur Adhäsionsbildung ist gering.

In der oberen Extremität kann die Hülle der langen Bizepssehne betroffen sein, am häufigsten betrifft die Erkrankung jedoch die Sehnen um das Handgelenk, insbesondere die Strecker des Daumens, und tritt am häufigsten bei den folgenden Personen auf Berufe, bei denen diese Sehnen über einen längeren Zeitraum beansprucht oder übermäßig beansprucht werden, beispielsweise Wäscherinnen oder Nietenarbeiterinnen. Es tritt auch als Folge übermäßigen Klavierspielens, Fechtens oder Ruderns auf.

Am Knöchel betrifft es den Peronei, den Musculus extensor digitorum longus oder den Musculus tibialis anterior. Sie tritt am häufigsten im Bereich des Fersenbeins auf – *Achillodynie* – und entsteht durch den Druck schlecht sitzender Stiefel oder durch übermäßige Beanspruchung der Sehne beim Radfahren, Gehen oder Tanzen. Beim Abheben der Ferse vom Boden treten Schmerzen auf und beim Abtasten ist ein Knarren zu spüren.

Die *Behandlung* besteht darin, die betroffene Sehne zu beruhigen. Zu diesem Zweck kann eine Schiene hilfreich sein. Die üblichen Mittel gegen Entzündungen sind indiziert: Bier-Hyperämie, Blei- und Opiumfomentationen sowie Ichthyol und Glycerin. Die Erkrankung lässt unter Behandlung leicht nach, kann aber bei Wiederholung der erregenden Ursache leicht zurückfallen.

Gichtige Tenosynovitis. – Eine Ablagerung von harnsäurehaltigem Natron unter der Endothelschicht der Sehnen oder deren Auskleidung kommt bei Gichtpatienten häufig vor. Die Ansammlung von Harnsäure kann zur Bildung sichtbarer knötchenförmiger Schwellungen unterschiedlicher Größe von einer Erbse bis zu einer Kirsche führen, die an der Sehne haften und sich mit dieser bewegen. Sie können lediglich unansehnlich sein oder die Verwendung der Sehne beeinträchtigen. Es kann zu wiederkehrenden Entzündungsschüben kommen. Wir haben solche Gichtmassen mit zufriedenstellendem Ergebnis entfernt.

Suppurative Tenosynovitis. – Diese Form entsteht meist bei infizierten Wunden der Finger – insbesondere des Daumens oder des kleinen Fingers – und ist eine häufige Folge von Whitlow; Es kann auch nach der Amputation eines Fingers auftreten. Sobald die Infektion Zugang zur Scheide erlangt hat, neigt sie dazu, sich auszubreiten und kann die Handfläche oder sogar den Unterarm erreichen, was dann mit einer Zellulitis einhergeht. In mäßig akuten Fällen kommt es zu einer Bedeckung der Sehne und ihrer Scheide mit Granulationen, die in der Folge zur Bildung von Verwachsungen führen; während in akuteren Fällen die Sehne abfällt. Der Eiter kann in das Zellgewebe außerhalb der Scheide eindringen und die Eiterung kann sich auf benachbarte Scheiden oder angrenzende Knochen oder Gelenke, beispielsweise die des Handgelenks, ausbreiten.

Die *Behandlung* besteht darin, eine Hyperämie herbeizuführen und kleine Einschnitte für den Eiterabfluss zu machen. Die Inzisionsstelle wird durch die Stelle bestimmt, an der der Druck am empfindlichsten ist. Nach Abklingen der Entzündung wird durch aktive und passive Bewegungen verhindert, dass sich Verwachsungen zwischen Sehne und Sehnenscheide bilden. Wenn sich die Sehne ablöst, sollte der tote Teil abgeschnitten werden, da die Ablösung äußerst langsam erfolgt und mit einer anhaltenden Eiterung einhergeht.

Gonorrhoische Tenosynovitis. – Dies tritt besonders in den Sehnenscheiden um das Handgelenk und den Knöchel auf. Es kann in milder Form mit Schmerzen, Bewegungseinschränkungen und Ödemen auftreten, manchmal auch mit einer länglichen, schwankenden Schwellung als Folge eines serösen Ergusses in die Scheide. Dieser Zustand kann sich mit einer Gonorrhoe-Erkrankung eines der größeren Gelenke abwechseln. Bei Ruhe und beruhigenden Anwendungen kann es nachlassen, es besteht jedoch die Gefahr eines Rückfalls. Bei der schwereren Variante ist die Haut gerötet und die Schwellung weist den Charakter einer Phlegmone mit drohender Eiterung auf; es kann zu Verkrüppelungen durch Verwachsungen kommen. Selbst wenn sich in der Sehnenscheide Eiter bildet, löst sich die Sehne selten ab. Die Behandlung besteht in der Herbeiführung einer Hyperämie nach der Methode von Bier; und ein Impfstoff kann mit zufriedenstellenden Ergebnissen eingesetzt werden.

Tuberkulose Erkrankung der Sehnenscheiden. – Dies ist eine verhältnismäßig häufige Erkrankung und ähnelt der tuberkulösen Erkrankung der Synovialmembran von Gelenken. Es kann von der Scheide ausgehen oder sich von einem angrenzenden Knochen dorthin ausbreiten.

Bei der häufigsten Form, dem Hydrops, wird die Synovialscheide mit einer viskosen Flüssigkeit gedehnt, wobei sich das fibrinöse Material auf der freien Oberfläche ablöst und durch die Bewegung der Sehne zu Melonenkernkörpern geformt wird. Die Hülle selbst wird durch das Wachstum von tuberkulösem Granulationsgewebe verdickt. Die Körper sind glatt und mattweiß und variieren stark in Größe und Form. Möglicherweise kommt es zu einer Überwucherung der Fettränder der Synovialscheide, ein Zustand, der als „baumartiges Lipom" bezeichnet wird.

Die *klinischen Merkmale* variieren je nach betroffener Sehnenscheide. In der gemeinsamen Beugescheide der Hand bildet sich eine sanduhrförmige Schwellung, die sich oberhalb und unterhalb des Ligamentum transversum carpal (vorderes Ringband) auswölbt – früher bekannt als *Ganglion palmaris zusammengesetztes* . Der Schmerz ist gering oder gar nicht vorhanden, aber die

Finger neigen dazu, steif und schwach zu sein und sich zu beugen. Bei der Palpation ist es normalerweise möglich, den Inhalt der Hülle von einem Kompartiment in das andere zu verschieben, und dies kann zu Fluktuationen und, was noch charakteristischer ist, zu einem eigentümlichen, weichen, kriechenden Gefühl durch die Bewegung der Melonenkernkörper führen. In der Scheide der Peronei oder anderen Sehnen um den Knöchel herum ist die Schwellung wurstförmig und gegenüber dem Ringband verengt.

Der Beginn und das Fortschreiten der Erkrankung sind äußerst schleichend und der Zustand kann über längere Zeiträume stationär bleiben. Es wird durch die Beanspruchung oder Überlastung der betroffenen Sehnen verschlimmert. In Ausnahmefällen wird die Haut dünner und gibt nach, was zur Bildung einer Nebenhöhlenbildung führt.

Behandlung. – In der Scheide des Beugemuskels der Handfläche kann versucht werden, den Zustand zu heilen, indem der Inhalt durch einen kleinen Einschnitt entfernt und die Höhle mit Jodoformglycerin gefüllt wird, gefolgt von der Verwendung von Biers Verband. Schlägt dies fehl, wird die gedehnte Hülle aufgelegt, der Inhalt entfernt, die Wand abgekratzt und die Wunde verschlossen.

Eine weniger häufige Form der Tuberkuloseerkrankung ist die, bei der die Scheide zum Sitz einer *diffusen tuberkulösen Verdickung wird* , die den weißen Schwellungen in Gelenken nicht unähnlich ist und eine ähnliche Tendenz zur Verkäsung aufweist. Es bildet sich eine schmerzlose Schwellung elastischen Charakters gegenüber der Sehnenscheide. Es ist sanduhrförmig in der gemeinsamen Beugescheide der Handfläche, länglich oder wurstförmig in den Streckern des Handgelenks und in den Sehnen am Knöchel. Das tuberkulöse Granulationsgewebe neigt dazu, zusammenzubrechen und zur Bildung eines kalten Abszesses und von Nebenhöhlen zu führen. Unserer Erfahrung nach ist es oft mit einer Erkrankung eines angrenzenden Knochens oder Gelenks verbunden. Bei den Peroneis-Sehnen kann es sich zum Beispiel um eine Erkrankung des Wadenbeins oder des Sprunggelenks handeln.

Wenn konservative Maßnahmen fehlschlagen, sollte eine Exzision der betroffenen Scheide durchgeführt werden; Der gesamte erkrankte Bereich wird durch freie Inzision der darüber liegenden Weichteile freigelegt, die Hülle wird sorgfältig vom umgebenden Gewebe isoliert und oben und unten quer durchgeschnitten. Tuberkulöses Gewebe an der Sehne selbst wird mit einem scharfen Löffel entfernt. Begleitende Knochen- oder Gelenkläsionen werden gleichzeitig behandelt. In der Nachbehandlung müssen die Funktionen der Sehnen durch willkürliche und passive Bewegungen erhalten bleiben.

Syphilitische Erkrankungen der Sehnenscheiden. – Diese ähneln stark den syphilitischen Erkrankungen der Synovialmembran von Gelenken. Während der Sekundärperiode besteht die Läsion meist in einem Erguss in die Scheide; Gummata trifft man im Tertiär an.

In den Sehnenscheiden des Handgelenks und des Knöchels wurden baumartige Lipome gefunden, manchmal in multipler und symmetrischer Form, ohne dass Symptome auftraten und unter antisyphilitischer Behandlung verschwanden.

Tumoren der Sehnenscheiden. – Unschuldige Tumoren wie *Lipome* , *Fibrome* und *Myxome* sind selten. Besonders hervorzuheben ist das *Myelom* , das am Handgelenk oder Knöchel als langgestreckte, sich langsam entwickelnde Schwellung oder über der Phalanx eines Fingers als kleine, abgerundete Schwellung auftritt. Das durch Präparation freigelegte Tumorgewebe hat eine schokoladen- oder chamoisgelbe Farbe und besteht fast ausschließlich aus Riesenzellen. Die Behandlung besteht darin, das Tumorgewebe von den Sehnen abzutrennen, was in der Regel zu einer dauerhaften Heilung führt.

alle Arten von *Sarkomen* vor, ihre Entstehung aus Sehnenscheiden ist jedoch nicht mit Besonderheiten verbunden.

KAPITEL XIX
DIE BURSÆ

- <u>Anatomie – Normale und zufällige Schleimbeutel</u>

- <u>— Verletzungen: Schleimbeutelhämatom</u>

- <u>— Krankheiten</u> :

- <u>Infektiöse Schleimbeutelentzündung</u> ;

- <u>Traumatische Schleimbeutelentzündung oder Schleimbeutelentzündung</u> ;

- <u>Bursahydrops</u> ;

- <u>Solider Schleimbeuteltumor</u> ;

- <u>Gonorrhoische und eitrige Formen der Schleimbeutelentzündung</u> ;

- <u>Tuberkulose und syphilitische Erkrankung</u>

- <u>— Tumore</u>

- <u>*— Erkrankungen einzelner Schleimbeutel der oberen und unteren Extremitäten*</u> .

Ein Schleimbeutel ist ein geschlossener, mit Endothel ausgekleideter Sack, der Synovia enthält. Einige sind normalerweise vorhanden – zum Beispiel die zwischen der Haut und der Patella und die zwischen der Aponeurose des Gluteus maximus und dem großen Trochanter. *Adventivschleimbeutel* entstehen durch abnormalen Druck, beispielsweise über den Fußwurzelknochen bei Klumpfüßen.

Verletzungen von Bursæ. - Als Folge einer Quetschung kann es, insbesondere bei Blutungen, zu einer Blutung in die Höhle eines Schleimbeutels kommen und zu einem *Schleimbeutelhämatom führen* . Ein solches Hämatom kann einen Bruch des darunter liegenden Knochens verschleiern, beispielsweise einen Bruch des Olekranons.

Erkrankungen der Schleimbeutel. – Die Auskleidungsmembran von Schleimbeuteln ähnelt der von Gelenken und Sehnenscheiden und ist für die gleichen Krankheitsformen anfällig.

Eine infektiöse Schleimbeutelentzündung folgt häufig auf Abschürfungen, Kratzer und Wunden der Haut über dem Schleimbeutel präpatellar oder dem Schleimbeutel olecrani. In vernachlässigten Fällen dringt die Infektion über die Wand des Schleimbeutels hinaus und führt zu einer sich ausbreitenden Zellulitis.

Traumatische oder Handelsschleimbeutelentzündung. – Dieser Begriff kann bequem auf jene Schleimbeutelerkrankungen angewendet werden, die aus wiederholten leichten Traumata bei bestimmten Berufen resultieren. Die bekanntesten Beispiele hierfür sind die Vergrößerung der Bursa praepatellaris bei Hausmädchen – das „Hausmädchenknie" (Abb. 113); die Vergrößerung des Schleimbeutels olecrani – „Bergmannsellenbogen"; und des Sitzsacks – „Weber-" oder „Schneider-Po" (Abb. 116). Diese Erkrankungen sind durch einen Flüssigkeitsaustritt in den Schleimbeutelbeutel und eine Verdickung seiner Auskleidungsmembran gekennzeichnet. Während Reibung und Druck die offensichtlichsten Faktoren bei ihrer Entstehung sind, ist es wahrscheinlich, dass auch ein toxischer Stoff im Spiel ist, andernfalls wären diese Erkrankungen viel häufiger als sie sind. Von den unzähligen Hausmädchen, bei denen der Schleimbeutel praepatellaris Reibung und Druck ausgesetzt ist, wird nur ein kleiner Teil zum Opfer eines Hausmädchenknies.

Klinische Merkmale. – Da sich diese am besten an den verschiedenen Formen der Bursitis praepatellaris veranschaulichen lassen, ist es zweckmäßig, diese als Typ zu nehmen. In einigen Fällen ist die Entzündung akut und der Patient ist nicht in der Lage, die Gliedmaße zu benutzen; Der Teil ist heiß, geschwollen und schmerzempfindlich, und im Schleimbeutel sind Schwankungen zu erkennen. In den meisten Fällen ist die Erkrankung chronisch und das Hauptmerkmal ist die allmähliche Ansammlung von Flüssigkeit, die den *Bursalishydrops* oder *das Hygrom bildet* . Wenn die Erkrankung längere Zeit anhält oder häufig wiederkehrt, verdickt sich die Wand des Schleimbeutels durch faseriges Gewebe, das sich unregelmäßig ablagern kann, so dass Septen, Bänder oder Ränder entstehen, ähnlich denen, die man bei Arthritis deformans findet. Diese Fransen können abgelöst sein und lose Körper bilden, wie man sie in Gelenken findet; seltener sind fibrinöse Körper vom Melonenkerntyp, die manchmal wie Waffeln zu kreisförmigen Scheiben geformt sind. Das Vorhandensein unregelmäßiger Wandverdickungen oder lockerer Körper kann bei der Palpation erkannt werden, insbesondere in oberflächlichen Schleimbeuteln, wenn der Sack nicht dicht mit Flüssigkeit gefüllt ist. Die Verdickung der Wand kann gleichmäßig und konzentrisch erfolgen, was zur Bildung eines fibrösen Tumors führt – *des soliden Schleimbeuteltumors* – einer kleinen Höhle, die in der Mitte verbleibt und dazu dient, ihn von einem neuen Wachstum oder Neoplasma zu unterscheiden.

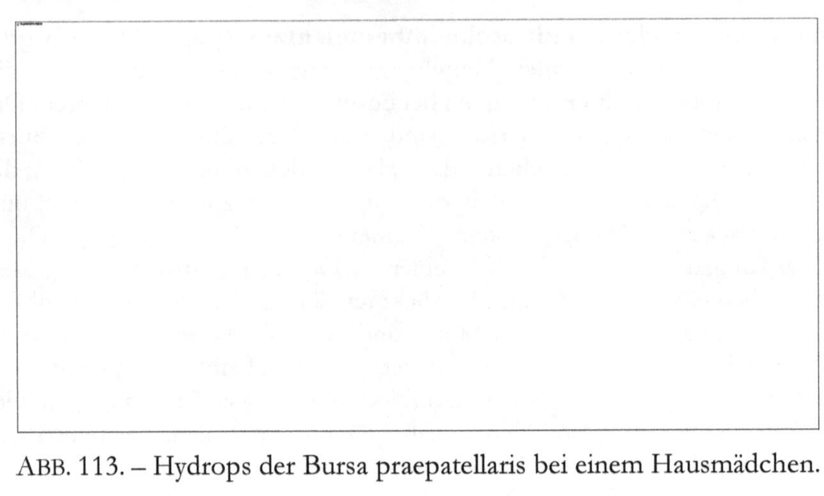

ABB. 113. – Hydrops der Bursa praepatellaris bei einem Hausmädchen.

Die *Behandlung* variiert je nach Art und Stadium der Erkrankung. In neueren Fällen klingen die Beschwerden unter Ruhe und der Anwendung von Fomentationen ab. Hydrops können durch Blasenbildung, durch Klopfen oder durch Inzision und Drainage beseitigt werden. Wenn die Wand verdickt ist, besteht die beste Behandlung darin, den Schleimbeutel herauszuschneiden. Die darüber liegende Haut wird hufeisenförmig umgeschlagen oder zusammen mit dem Schleimbeutel entfernt.

Andere Schleimbeutelerkrankungen gehen mit *einer Gonorrhoe-Infektion* und mit *Rheuma einher* , insbesondere nach Scharlach, und neigen dazu, persistierend zu sein oder nach scheinbarer Heilung einen Rückfall zu erleiden. Bei der *Gichtform* lagert sich harnsäurehaltiges Natron in der Wand des Schleimbeutels ab und kann zur Bildung von kalkigen Tumoren von teilweise beträchtlicher Größe führen (Abb. 114).

ABB. 114. – Schnitt durch Bursa über dem Außenknöchel, der die Ablagerung von harnsäurehaltigem Natron zeigt. (Vgl. Abb. 117 .)

Tuberkulose Erkrankungen der Schleimbeutel ähneln stark denen der Sehnenscheiden. Es kann als eigenständige Erkrankung auftreten oder mit einer Erkrankung eines angrenzenden Knochens oder Gelenks einhergehen. Man trifft sie hauptsächlich in den Schleimbeuteln präpatellar und subdeltoideus oder in einem der Schleimbeutel über dem großen Trochanter. Die klinischen Merkmale sind die eines indolenten Hydrops mit oder ohne Melonenkernkörper oder einer gleichmäßigen Verdickung der Schleimbeutelwand; Das tuberkulöse Granulationsgewebe kann zu einem kalten Abszess zerfallen und Nebenhöhlen bilden. Die beste Behandlung besteht darin, den betroffenen Schleimbeutel herauszuschneiden oder, wenn dies nicht möglich ist, ihn frei zu legen, das tuberkulöse Gewebe mit dem scharfen Löffel oder Messer zu entfernen und die Höhle mit der offenen Methode zu behandeln.

Eine syphilitische Erkrankung wird selten erkannt, außer in Form von bursalen und peribursalen Gummata vor dem Kniegelenk.

den neuen Wucherungen zählen das Fibrom, das Myxom, das Myelom oder der Riesenzelltumor sowie verschiedene Formen von Sarkomen.

Erkrankungen einzelner Schleimbeutel. – Der *Schleimbeutel olecrani* ist häufig der Sitz einer pyogenen Infektion und einer traumatischen oder Handelsschleimbeutelentzündung, wobei letztere als „Bergmanns-“ oder „Studentenellenbogen“ bekannt ist.

ABB. 115. – Tuberkulose Erkrankung der Bursa subdeltoideus.

(Aus einem von Sir George T. Beatson geliehenen Foto.)

Die Bursa *subdeltoideus* oder *subakromiale Schleimbeutel*, die normalerweise einen einzigen Hohlraum aufweist und normalerweise nicht mit dem Schultergelenk kommuniziert, ist für die Abduktion und Rotation des Oberarmknochens unverzichtbar. Wenn der Arm abduziert wird, wird der feste untere Teil oder Boden des Schleimbeutels unter dem Akromion getragen und der obere Teil oder das Dach in die gleiche Richtung aufgerollt, sodass die Druckempfindlichkeit über dem entzündeten Schleimbeutel verschwinden kann, wenn der Arm abduziert wird (Dawbarn-Syndrom). Zeichen). Es besteht die Gefahr traumatischer Auswirkungen durch einen Sturz auf die Schulter, durch Druck oder durch Überbeanspruchung der Gliedmaßen. Schmerzen, die häufig am Ansatz des Deltamuskels auftreten, sind ein ständiges Symptom und besonders nachts störend, da der Patient nicht in der Lage ist, eine bequeme Position einzunehmen. Die Empfindlichkeit kann über den anatomischen Grenzen des Schleimbeutels hervorgerufen werden und ist in der Regel am stärksten über dem großen Tuberkel, direkt außerhalb der intertuberkulären (bizipitalen) Furche, ausgeprägt. Wenn Verwachsungen vorhanden sind, ist eine Abduktion über 10 Grad hinaus nicht möglich. Ein nachweisbarer Erguss ist keine Seltenheit, wird aber durch das darüber liegende Gewebe verdeckt . Wenn der Patient sich selbst überlässt, neigt er dazu, das Glied in der „Schlingenposition" zu halten und widersetzt sich Bewegungen in Abduktions- und Rotationsrichtung. Bei der Behandlung dieser Erkrankung sollte der Arm im rechten Winkel zum Körper gehalten und der Arm nach medial gedreht werden (Codman). Wenn der Schmerz dies nicht verhindert, wird mit den Armbewegungen und der Massage fortgefahren. In vernachlässigten Fällen, wenn sich Verwachsungen gebildet haben und die Schulter fixiert ist, kann es notwendig sein, die Verwachsungen unter Narkose aufzulösen.

Der Schleimbeutel ist auch anfällig für Infektionszustände wie akutes Rheuma, Gonorrhoe, Eiterung oder Tuberkel. Bei einer Tuberkuloseerkrankung kann sich eine große schwankende Schwellung bilden, die den Charakter eines kalten Abszesses annimmt (Abb. 115).

Der Schleimbeutel unter der Sehne des Musculus *subscapularis* führt bei einer Entzündung zu einer Veränderung der Haltung der Schulter und zu einer Beeinträchtigung ihrer Bewegungen.

bildet sich über dem Akromionfortsatz ein zufälliger Schleimbeutel , der der Ursprung einer traumatischen Schleimbeutelentzündung sein kann.

Der Schleimbeutel unter der *Ansatzsehne des Bizeps* ist, wenn er der Krankheitsherd ist, mit Schmerzen und Schwellung etwa einen Finger breit unterhalb der Ellenbogenbeuge verbunden; Es bestehen Schmerzen und Schwierigkeiten bei der Ausführung der kombinierten Beugungs- und Supinationsbewegung, eine leichte Einschränkung der Streckung und eine Einschränkung der Pronation.

In der unteren Extremität findet man eine große Anzahl normaler und zufälliger Schleimbeutel, die den Ursprung einer Schleimbeutelentzündung darstellen können. Das über der *Tuberositas des Sitzbeins* , wenn es als Handelskrankheit vergrößert ist, wird als „Weber-" oder „Schneider-Po" bezeichnet. Es kann sich zu einer schwankenden Schwellung von großer Größe entwickeln, die über das Gesäß hinausragt und sich bis zum Oberschenkel erstreckt und große Unannehmlichkeiten beim Sitzen verursacht (Abb. 116). Es enthält manchmal eine Reihe loser Körper.

großen Trochanter befinden sich zwei Schleimbeutel , einer oberflächlich und der andere unterhalb der Aponeurose des großen Gesäßmuskels. Letzterer ist nicht selten von einer vom Trochanter ausgehenden Tuberkulose infiziert.

Der Schleimbeutel *zwischen dem Psoas-Muskel und der Kapsel des Hüftgelenks* kann der Sitz einer Tuberkuloseerkrankung sein und klinische Merkmale hervorrufen, die denen einer Erkrankung des Hüftgelenks nicht unähnlich sind. Das Glied wird gebeugt, abduziert und nach außen gedreht; Es gibt eine Schwellung im oberen Teil des Scarpa-Dreiecks, aber die Bewegungen sind nicht in Richtungen eingeschränkt, die keine Dehnung des Ilio-Psoas-Muskels erfordern.

Knorpelige und teilweise verknöcherte lose Körper können sich in der Bursa ilio-psoas ansammeln und diese sowohl nach unten zum Hüftgelenk , mit dem sie kommuniziert, als auch nach oben zum Bauch hin ausdehnen.

Der Schleimbeutel unterhalb des Musculus quadriceps extensor – *Bursa subcruralis* – steht normalerweise mit dem Kniegelenk in Verbindung und ist an dessen Erkrankungen beteiligt. Wenn es vom Gelenk getrennt wird, kann es unabhängig voneinander leiden, und wenn es mit Flüssigkeit aufgebläht wird, bildet es eine hufeisenförmige Schwellung über der Patella.

Vor der Patella und ihrem Band befindet sich die *Bursa praepatellaris* , die ein, zwei oder drei Kompartimente haben kann, die normalerweise miteinander kommunizieren. Es ist der Sitz des als „Hausmädchenknie" bekannten Leidens, das sehr häufig vorkommt und manchmal beidseitig auftritt, und, seltener, einer Tuberkuloseerkrankung, die meist von der Patella ausgeht.

ABB. 116. – Große Vergrößerung der Ischial Bursa.

(Mr. Scot-Skirvings Fall.)

Der Schleimbeutel *zwischen dem Ligamentum patellae und der Tibia* ist selten der Krankheitsherd. Wenn dies der Fall ist, kommt es zu Schmerzen und Druckempfindlichkeit, die auf das Band übertragen werden, der Patient ist nicht in der Lage, das Glied vollständig zu strecken, die Tuberositas des Schienbeins ist offensichtlich vergrößert und es gibt eine schwankende Schwellung auf beiden Seiten des Bandes, die am stärksten ausgeprägt ist Streckstellung der Extremität.

Von den zahlreichen Schleimbeuteln im Kniekehlenraum ist der Schleimbeutel *zwischen dem Semimembranosus und dem medialen Kopf des M. gastrocnemius* am häufigsten der Krankheitsherd, der meist die Art eines einfachen Hydrops hat, der eine schwankende Ei- oder Wurstform bildet Schwellung an der medialen Seite des Kniekehlenraums. In der gebeugten Position ist es schlaff und in der gestreckten Position angespannt. In der Regel verursacht es kaum Unannehmlichkeiten und kann in Ruhe gelassen werden. Andernfalls sollte es herauspräpariert werden, und wenn, was häufig der Fall ist, eine Verbindung mit dem Kniegelenk besteht, sollte diese mit Nähten verschlossen werden.

ABB. 117. – Gichterkrankung der Schleimbeutel bei einem Schneider. Die Schleimbeuteltumoren bestanden fast ausschließlich aus harnsäurehaltigem Natron. (Vgl. Abb. 114.)

Außenknöchel ein zufälliger Schleimbeutel bilden , der zum sogenannten „Schneiderknöchel" führt (Abb. 117).

Der Schleimbeutel *zwischen dem Fersenbein (Achillis) und dem oberen Teil des Fersenbeins* kann sich entzünden — insbesondere als Folge von postskarlatinalem Rheuma oder Gonorrhoe. Die Erkrankung wird als

Achillo-Bursitis bezeichnet. Im Bereich des Ansatzes des Fersenbeins treten starke Schmerzen auf, die Bewegungen im Sprunggelenk sind eingeschränkt und der Patient kann möglicherweise nicht mehr gehen. Es gibt eine zarte Schwellung auf beiden Seiten der Sehne. Wenn die Erkrankung trotz palliativer Behandlung bestehen bleibt oder erneut auftritt, ist es am besten, den Schleimbeutel zu entfernen. Der Tendo-Calcaneus wird vom Calcaneus gelöst, der Schleimbeutel herauspräpariert und die Sehne ersetzt. Wenn ein Knochenvorsprung am Fersenbein vorhanden ist, sollte dieser mit dem Meißel abgeschabt werden.

Der Schleimbeutel, der manchmal an der Unterseite des Fersenbeins zu finden ist – *der Schleimbeutel subcalcaneus* – führt bei Entzündung zu Schmerzen und Druckempfindlichkeit in der Fußsohle. Diese Erkrankung kann mit einem Dornfortsatz aus dem Knochen verbunden sein, der in einem Skiagramm erkennbar ist. Die Weichteile der Ferse werden als Lappen nach vorne gestülpt, der Schleimbeutel herauspräpariert und ggf. vorhandene Knochenvorsprünge entfernt.

Die Erweiterung der zufälligen Schleimbeutel über dem Kopf des ersten Mittelfußknochens bei Hallux valgus; über Tarsus, Metatarsus und Zehen bei den verschiedenen Formen des Klumpfußes; über der Winkelprojektion bei Morbus Pott der Wirbelsäule; über dem Knochenende bei Amputationsstümpfen und über harten Tumoren wie Chondrom und Osteom werden an anderer Stelle beschrieben.

KAPITEL XX
KNOCHENKRANKHEITEN

Chirurgische Anatomie. – Während der Wachstumsphase besteht ein langer Knochen wie das Schienbein aus einem Schaft oder *einer Diaphyse* und zwei Extremitäten oder *Epiphysen* . Solange das Wachstum andauert, liegt zwischen dem Schaft und jeder Epiphyse eine Scheibe aktiv wachsenden Knorpels – *der Epiphysenknorpel* ; und an der Verbindung dieses Knorpels mit dem Schaft befindet sich eine Zone aus jungem, vaskulärem, schwammigem Knochen, die als Metaphyse *oder* Epiphysenverbindung *bekannt ist* . Der Schaft ist ein Zylinder aus kompaktem Knochen, der den Markkanal umschließt, der mit gelbem Mark gefüllt ist. Die Extremitäten, zu denen auch die verknöcherten Gelenke gehören, bestehen aus schwammigem Knochen, dessen Zwischenräume mit rotem Knochenmark gefüllt sind. Der Gelenkteil der Epiphyse ist mit einer dicken Schicht aus hyalinem Knorpel, dem sogenannten *Gelenkknorpel*, *umgeben*, der anscheinend hauptsächlich von der Synovia ernährt wird.

Die äußere Hülle – das *Periost* – ist während der Wachstumsphase dick und gefäßreich, wird aber dünner und weniger gefäßreich, wenn das Skelett ausgereift ist. Außer dort, wo Muskeln befestigt sind, lässt es sich leicht vom Knochen trennen; An den Extremitäten ist es eng mit dem Epiphysenknorpel und der Epiphyse verbunden und geht am Rande der Epiphyse in die Kapsel des angrenzenden Gelenks über. Es besteht aus zwei Schichten, einer äußeren Faserschicht und einer inneren Zellschicht; Die Zellen, die Osteoblasten genannt werden, sind eine Fortsetzung der Zellen, die die Havers-Kanäle und die Markhöhle auskleiden.

Die Anordnung der *Blutgefäße* bestimmt in gewissem Maße das Auftreten von Erkrankungen im Knochen. Nachdem die Ernährungsarterie durch ein spezielles Foramen in der Kortikalis in den Markkanal gelangt ist, gabelt sie sich, und ein Hauptabschnitt verläuft zu jedem der Extremitäten und endet an der verknöcherten Verbindung in einer Reihe von Kapillarschlingen, die gegen den Epiphysenknorpel projizieren. Diese Anordnung begünstigt die Ansiedlung eventuell im Blut zirkulierender Organismen und erklärt zum Teil die Häufigkeit, mit der sich im Bereich der Ossifikationsverbindung Erkrankungen bakteriellen Ursprungs entwickeln. Die Diaphyse wird auch von zahlreichen Blutgefäßen aus dem Periost versorgt, die durch die Havers-Kanäle in die Kortikalis eindringen und mit denen aus der Nährarterie anastomosieren. Die Epiphysen werden von einem separaten Blutgefäßsystem versorgt, das aus den Arterien stammt, die das angrenzende Gelenk versorgen. Die Markvenen sind großkalibrig und haben keine Klappen.

Die *Nerven* dringen zusammen mit den Arterien in das Knochenmark ein und sind, da sie vom sympathischen System abstammen, wahrscheinlich hauptsächlich für die Innervation der Blutgefäße zuständig, können aber auch sensorische Impulse übertragen, da Schmerz ein herausragendes Merkmal vieler Knochen ist Zuneigungen.

Lange Zeit wurde angenommen, dass *die Funktion des Periosts* darin besteht, neuen Knochen zu bilden. Diese Ansicht wurde jedoch von Sir William Macewen in Frage gestellt, der behauptet, dass seine Hauptfunktion darin bestehe, die Bildung neuen Knochens zu begrenzen. Seine experimentellen Beobachtungen scheinen zu zeigen, dass neuer Knochen ausschließlich durch zelluläre Elemente oder Osteoblasten gebildet wird: Diese befinden sich auf der Knochenoberfläche, an der Auskleidung der Havers-Kanäle und im Knochenmark. Wir glauben, dass es Verwirrung bei der Untersuchung von Knochenerkrankungen vermieden wird, wenn die Osteoblasten auf der Knochenoberfläche weiterhin als die tiefere Schicht des Periosts bildend angesehen werden.

Die Bildung neuen Knochens durch die Osteoblasten kann aufgrund physiologischer Bedingungen wie Alter und Krankheit eines Teils *fehlerhaft sein, und eine fehlerhafte Bildung ist häufig mit einer Atrophie oder genauer gesagt* einer Absorption des vorhandenen Knochens verbunden ist am zahnlosen Kiefer und am Oberschenkelhals einer Person in fortgeschrittenem Alter gut zu erkennen. Eine mit Atrophie einhergehende Defektbildung tritt auch in den Knochen der unteren Gliedmaßen von Personen auf, die nicht stehen oder gehen können, sowie im distalen Teil eines Knochens, der den Sitz einer nicht verbundenen Fraktur darstellt. Die gleiche Kombination wird in übertriebenem Ausmaß an den Knochen gelähmter Gliedmaßen beobachtet; bei Erwachsenen überwiegt die Atrophie der Knochen; Bei Kindern und Jugendlichen ist die Fehlbildung das auffälligste Merkmal und die betroffenen Knochen sind abgeschwächt, an der Oberfläche glatt und ungewöhnlich hell.

Andererseits kann die Bildung von neuem Knochen *übertrieben sein* , da die Osteoblasten durch Reize unterschiedlicher Art zu abnormaler Aktivität angeregt werden: zum Beispiel durch die Sekretion bestimmter Drüsenorgane wie der Hypophyse und der Schilddrüse; die verdünnten Toxine bestimmter Mikroorganismen, wie Staphylococcus aureus und Spirochäten der Syphilis; ein Zustand der Hyperämie, wie er beispielsweise künstlich durch das Anlegen eines Bier-Verbandes hervorgerufen wird oder ein chronischer Beingeschwür begleitet.

Der neue Knochen wird an der Oberfläche, in den Havers-Kanälen oder in den Spongiosaräumen und dem Markkanal oder in allen drei Situationen abgelegt. Der neue Knochen an der Oberfläche nimmt manchmal die Form einer diffusen *Verkrustung* von porösem oder schwammigem Knochen an, wie bei der sekundären Syphilis, manchmal als gleichmäßige Vergrößerung des Knochenumfangs – *Hyperostose* , manchmal als lokalisierte Anhäufung von Knochen oder *Knoten* usw manchmal in Form von Spicules, man spricht von *Osteophyten* . Wenn der neue Knochen in die Havers-Kanäle, die Spongiosaräume und das Mark eingelagert wird, wird der Knochen dichter und schwerer und man sagt, er sei *sklerosiert* ; Im Extremfall kann dies zur Obliteration des Markkanals führen. Hyperostose und Sklerose treten häufig in Kombination auf, ein Zustand, der am Femur und Schienbein bei tertiärer Syphilis gut dargestellt ist; Wenn der Betroffene mehrere Monate vor seinem Tod ans Bett gefesselt ist, kann die Sklerose rückgängig gemacht werden und die Verdünnung kann sogar über das Normale hinaus fortschreiten, wobei der Knochen leichter und fettreicher wird, obwohl er seinen abnormalen Umfang behält.

Die *Funktion des Epiphysenknorpels* besteht darin, für das Längenwachstum des Schafts zu sorgen. Obwohl alle Epiphysenknorpel zu diesem Ergebnis beitragen, funktionieren einige von ihnen aktiver und über einen längeren Zeitraum als andere. Die am Knie beispielsweise tragen mehr zur Länge der Gliedmaßen bei als die an der Hüfte oder am Knöchel, und sie sind auch die letzten, die sich verbinden. In der oberen Extremität befinden sich die aktiveren Epiphysen an der Schulter und am Handgelenk, und diese sind auch die letzten, die sich vereinigen.

Die Aktivität des Epiphysenknorpels kann krankheitsbedingt verändert sein. Bei Rachitis zum Beispiel kann die Bildung von neuem Knochen ungleichmäßig erfolgen und in einer Hälfte der Bandscheibe schneller vonstatten gehen als in der anderen, was zur Folge hat, dass die Achse des Schafts von der Normalen abweicht und nachgibt Erhebe dich zum X- oder O-Bnie. Bei bakteriellen Erkrankungen, die ihren Ursprung im Knochenmark haben und die Epiphysenverbindung direkt am destruktiven Prozess beteiligt ist, können ihre knochenbildenden Funktionen verzögert oder aufgehoben werden und das anschließende Knochenwachstum ernsthaft beeinträchtigt werden. Wenn es andererseits nicht direkt beteiligt ist, sondern lediglich durch die Nähe eines Infektionsherdes beeinflusst wird, können seine knochenbildenden Funktionen durch die verdünnten Toxine stimuliert werden und das Längenwachstum des Knochens übertrieben werden. Bei gelähmten Gliedmaßen ist das Wachstum der Epiphysen meist etwas geringer als normal. Die Folge einer Wachstumsstörung ist an der unteren Extremität schädlicher als an der oberen Extremität, da es aus funktioneller Sicht darauf ankommt, dass die unteren Extremitäten annähernd gleich lang sind. Wenn am Unterarm oder am Bein zwei parallele Knochen vorhanden sind und das Wachstum eines Knochens gestoppt wird, führt das fortgesetzte Wachstum des anderen zu einer Abweichung der Hand oder des Fußes zu einer Seite.

Bei bestimmten Krankheiten wie Rachitis und erblicher Syphilis sowie bei Entwicklungsanomalien wie Achondroplasie ist *die Verkleinerung* des Skeletts die Folge eines fehlerhaften Knochenwachstums an den verknöcherten Verbindungsstellen. Umgekehrt führt übermäßiges Knochenwachstum an den verknöcherten Verbindungsstellen zu einer abnormalen Höhe des Skeletts oder *zu Giantismus*, beispielsweise als Folge einer erhöhten Aktivität der Hypophyse bei Jugendlichen und bei Eunuchen, die im Kindes- oder Jugendalter kastriert wurden; Bei letzteren verzögert sich die Vereinigung der Epiphysen an den Enden der Röhrenknochen über den üblichen Zeitraum hinaus, in dem das Skelett reif wird.

Regeneration von Knochen. —Wenn Knochen infolge einer Verletzung oder Krankheit verloren gegangen oder zerstört wurde, kann er reproduziert werden, wobei das Ausmaß der Regeneration je nach Bedingungen unterschiedlich ist. Die Hauptrolle bei der Knochenregeneration spielen die Osteoblasten im angrenzenden Knochenmark und in der tieferen Schicht des Periosts. Der Schaft eines Röhrenknochens kann reproduziert werden, nachdem er durch eine Krankheit zerstört oder durch eine Operation entfernt wurde. Die flachen Knochen des Schädels und die Knochen des Gesichts, die hauptsächlich in Membranen entwickelt sind, haben eine geringe Regenerationsfähigkeit; Wenn also in diesen Situationen Knochen verloren geht oder entfernt wird, entsteht ein dauerhafter Defekt.

Wunden oder Defekte im Gelenkknorpel werden durch faseriges oder knöchernes Gewebe repariert, das aus den darunter liegenden Spongiosaräumen stammt.

Knochentransplantation – Knochentransplantation. – Die klinische Erfahrung ist schlüssig, dass ein Teil des Knochens, der sich vollständig von seiner Umgebung gelöst hat – zum Beispiel ein Trepankreis oder ein mit der Säge gelöster Knochenlappen oder die losen Fragmente bei einer komplizierten Fraktur – durch Ersetzen beschädigt werden kann in Position, fest und dauerhaft mit dem umgebenden Knochen verbunden. Eingebettete Fremdkörper hingegen, wie zum Beispiel Elfenbeinstifte oder entkalkte Knochen, weisen bei der Entfernung nach einer ausreichenden Zeitspanne Anzeichen von Erosion in Form von wurmstichigen Vertiefungen und Perforationen auf und verschmelzen oder verschmelzen nicht zum umgebenden Knochen. Daraus folgt, dass die Implantation von lebendem Knochen der Implantation von totem Knochen oder Fremdmaterial vorzuziehen ist. Wir glauben, dass transplantierter lebender Knochen, wenn er unter günstigen Bedingungen platziert wird, überlebt und sich mit dem Knochen, mit dem er in Kontakt steht, verbindet und nicht nur als Gerüst fungiert. Wir glauben auch, dass die Retention des Periosts auf dem Transplantat nicht unbedingt erforderlich ist, aber durch die Förderung der Bildung von Gefäßverbindungen zum Überleben des Transplantats und zum Erfolg der Transplantation beiträgt. Macewen behauptet, dass Knochentransplantate besser „halten“, wenn sie in kleine Fragmente zerlegt werden; wir halten dies für unnötig. Knochentransplantate erzielen bessere funktionelle Ergebnisse, wenn sie durch Nähte, Stifte oder Platten unbeweglich am angrenzenden Knochen befestigt werden. Wie bei allen Transplantationsverfahren ist Asepsis unerlässlich.

Transplantierter Knochen behält seine Vitalität, wenn er in die Weichteile eingebettet ist, wird aber nach und nach absorbiert und durch faseriges Gewebe ersetzt.

KNOCHENKRANKHEITEN

Die im Knochen auftretenden krankhaften Prozesse entstehen auf die gleiche Weise und führen zu den gleichen Ergebnissen wie ähnliche Prozesse in anderen Geweben. Die strukturellen Besonderheiten des Knochens und die wichtigen Veränderungen, die im Skelett während der Wachstumsphase stattfinden, verändern jedoch bestimmte klinische und pathologische Merkmale.

Begriffsdefinitionen. —Jeder erkrankte Prozess, der das Periost betrifft, wird als Periostitis bezeichnet ; Der Begriff *Osteomyelitis* wird verwendet, wenn sie im Knochenmark lokalisiert ist. Der Begriff *Epiphysitis* wird für einen entzündlichen Prozess in zwei unterschiedlichen Situationen verwendet, nämlich für den verknöcherten Kern in der Epiphyse und für die verknöcherte Verbindung oder Metaphyse zwischen dem Epiphysenknorpel und der Diaphyse. Im ersten dieser Fälle beschränken wir den Begriff auf die Entzündung. Entzündungen an der verknöcherten Verbindung werden unter dem Begriff Osteomyelitis zusammengefasst.

Der Begriff „*verdünnende Ostitis*" wird für jeden Prozess verwendet, der mit einer übermäßigen Resorption des Knochengerüsts einhergeht, wodurch dieser poröser oder schwammiger wird als zuvor, ein Zustand, der als *Osteoporose bekannt ist* .

Der Begriff *Karies* wird verwendet, um jeden krankhaften Prozess zu bezeichnen, der mit dem Abbröckeln des Trabekelgerüsts eines Knochens einhergeht. Es kann als Äquivalent einer Ulzeration oder molekularen Zerstörung in den Weichteilen angesehen werden. Dem kariösen Prozess geht die Bildung von Granulationsgewebe im Knochenmark oder Periost voraus, das den damit in Kontakt stehenden Knochen zerfrisst und ersetzt . Die anschließende Degeneration und das Absterben des Granulationsgewebes unter dem nekrotischen Einfluss bakterieller Toxine führt zum Zerfall und Zerfall des Trabekelgerüsts des betroffenen Knochenteils. Klinisch erzeugt kariöser Knochen unter dem Druck der Sonde ein weiches, reibendes Gefühl. Der mazerierte Knochen weist eine raue, erodierte Oberfläche auf.

Als *trockene Karies* (*Caries sicca*) bezeichnet man jene Form, die ohne Eiterung auftritt.

Unter Nekrose versteht man das Absterben eines greifbaren Knochenteils. Der abgetrennte tote Teil wird als *Sequester bezeichnet* . Der Begriff *Peeling* wird manchmal verwendet, um die Ablösung oder Ablösung eines oberflächlichen Sequesters zu bezeichnen. Die Kanten und die tiefe Oberfläche des Sequestrums weisen aufgrund des Erosionsprozesses, durch den der tote Knochen vom lebenden Knochen getrennt wurde, ein gezahntes oder wurmstichiges Aussehen auf.

BAKTERIELLE KRANKHEITEN

Die wichtigsten Krankheiten dieser Gruppe sind die pyogenen, die tuberkulösen und die syphilitischen.

PYOGENE ERKRANKUNGEN DES KNOCHENS. – Diese Krankheiten resultieren aus einer Infektion mit pyogenen Organismen, und es werden zwei Arten oder Typen unterschieden, je nachdem, ob die betreffenden Organismen über den Blutstrom oder durch eine Infektion der mit dem Knochen in Kontakt stehenden Weichteile zu ihrem Wirkort gelangen.

INFEKTIONEN DURCH DIE BLUTBAHN

Durch Staphylococcus Aureus verursachte Krankheiten. —Da die Mehrzahl der pyogenen Erkrankungen auf eine Infektion mit dem Staphylococcus aureus zurückzuführen ist, werden diese zunächst beschrieben.

Akute Osteomyelitis ist ein eitriger Prozess, der im Knochenmark beginnt und sich tendenziell auf das Periost ausbreitet. Die Krankheit tritt häufig bei Kindern auf, ist jedoch nach Erreichen der Skelettreife selten. Jungen sind im Verhältnis drei zu eins häufiger betroffen als Mädchen, wahrscheinlich weil sie anfälliger für Belastungen, Verletzungen und gewalttätige Anstrengung sind.

Ätiologie. —Staphylokokken gelangen auf verschiedene Weise in den Blutkreislauf, sei es über die Haut oder über eine Schleimhautoberfläche.

Bedingungen wie zum Beispiel ein Schlag, eine zusätzliche Anstrengung wie ein langer Spaziergang oder Kälteeinwirkung wie beim Waten können als lokalisierende Faktoren wirken.

Betroffen sind vor allem die Röhrenknochen. Die häufigsten Lokalisationen sind: beide Enden des Schienbeins und das untere Ende des Femurs; In seltenen Fällen sind auch die anderen Knochen des Skeletts betroffen.

Pathologie. – Die Krankheit beginnt und ist am stärksten im Mark der verknöcherten Verbindung an einem Ende der Diaphyse; es kann an beiden Enden gleichzeitig beginnen – *bipolare Osteomyelitis* ; oder, beginnend an einem Ende, kann sich zum anderen ausbreiten.

Bei den beobachteten Veränderungen handelt es sich um eine starke Anschwellung des Knochenmarks, die in eine grünlich-gelbe eitrige Infiltration übergeht. Dort, wo der Prozess am weitesten fortgeschritten ist – also an der Verknöcherungsstelle – gibt es Hinweise auf eine Resorption des Knochengerüsts; Die Markräume und Havers-Kanäle vergrößern sich und füllen sich mit grünlich-gelbem Eiter. Diese Verdünnung des spongiösen Knochens ist die früheste Veränderung, die im Röntgenbild zu sehen ist.

Der Prozess kann an der verknöcherten Verbindung lokalisiert bleiben, breitet sich jedoch normalerweise über eine unterschiedliche Distanz entlang des Markkanals aus und erstreckt sich über die erweiterten Havers-Kanäle auch bis zum Periost. Der Eiter sammelt sich unter der Knochenhaut und hebt diese vom Knochen ab. Das Ausmaß der Ausbreitung im Markkanal und unterhalb des Periostes korrespondiert eng miteinander. Das Periost der Diaphyse lässt sich leicht abtrennen – daher die Leichtigkeit, mit der sich der Eiter entlang des Schafts ausbreitet; aber im Bereich der ossifizierenden Verbindung lässt es sich wegen seiner engen Verbindung mit dem Epiphysenknorpel nur schwer anheben. Weniger häufig findet sich unter dem Periost mehr als eine Eiteransammlung, die jeweils aus einem Eiterherd im darunter liegenden Knochenmark stammt. Der Eiter perforiert das Periost, gelangt auf dem einfachsten anatomischen Weg an die Oberfläche und entlädt sich nach außen, wobei er einen oder mehrere Nebenhöhlen bildet, durch die eine erneute Infektion stattfinden kann. Die Infektion kann sich auf das angrenzende Gelenk ausbreiten, entweder direkt durch die Epiphyse und den Gelenkknorpel oder entlang der tiefen Schicht des Periosts und seiner Fortsetzung – dem Kapselband. Wenn die Epiphyse intraartikulär ist, wie zum Beispiel im Kopf des Femurs, bricht der Eiter, wenn er die Oberfläche des Knochens erreicht, zwangsläufig direkt in das Gelenk aus.

Während das Vorkommen einer rein periostalen Eiterung als möglich angesehen wird, sind wir der Meinung, dass die embryonale Form der Staphylokokken-Osteomyelitis immer ihren Ursprung im Knochenmark hat.

Die Vitalität des Teils der Diaphyse, der der Wirkung der konzentrierten Toxine standgehalten hat, wird durch die Ablösung des Periostes und die Thrombose der Blutgefäße des Knochenmarks weiter beeinträchtigt, so dass eine *Knochennekrose* eines der auffälligsten Ergebnisse ist Der Krankheitsverlauf verläuft rasch, d. h. innerhalb von ein oder zwei Tagen, und daher war der früher für die Krankheit verwendete Begriff „ *akute Nekrose* " völlig gerechtfertigt.

Wenn es an der verknöcherten Verbindungsstelle zu einer deutlichen Verdünnung des Knochens kommt , besteht die Gefahr einer Abtrennung der Epiphyse – *Epiphysiolyse* . Die Trennung erfolgt normalerweise durch den jungen Knochen der verknöcherten Verbindung, und die Oberflächen der Diaphyse und der Epiphyse stehen einander durch unregelmäßige, erodierte Oberflächen gegenüber, die von Eiter umspült sind. Die abgetrennte Epiphyse kann durch das Periost an Ort und Stelle gehalten werden, aber wenn dieses durch die Bildung von Eiter darunter abgelöst wurde, besteht die Gefahr, dass die Epiphyse durch Muskelkraft oder durch eine Bewegung der Gliedmaße verschoben wird, oder es ist die Diaphyse, die dies tut Bei einer Verschiebung kann beispielsweise das untere Ende der Femurdiaphyse in den Kniekehlenraum projiziert werden.

Der Epiphysenknorpel übernimmt in der Regel weiterhin seine knochenbildende Funktion, wenn er jedoch stark geschädigt oder verschoben wurde, kann das weitere Längenwachstum des Knochens beeinträchtigt sein. Manchmal stirbt die abgetrennte und verschobene Epiphyse ab und bildet einen Sequester.

Das angrenzende Gelenk kann sich in einem frühen Stadium mit einem serösen Erguss füllen, der steril sein kann. Wenn die Kokken Zugang zum Gelenk erhalten, nimmt die Läsion den Charakter einer eitrigen Arthritis an, die aufgrund ihrer Häufigkeit in den früheren Lebensjahren *als akute Arthritis bei Säuglingen bezeichnet wird* .

Die Trennung einer Epiphyse führt fast immer zu einer Infektion und Zerstörung des angrenzenden Gelenks.

Eine Osteomyelitis kommt in den Knochen der Handwurzel und der Fußwurzel selten vor und die zugehörigen Gelenke sind in der Regel von Anfang an infiziert. Bei flachen Knochen wie dem Schädel, dem Schulterblatt oder dem Darmbein kommt es meist zu einer Eiterung auf beiden Seiten des Knochens sowie im Mark.

Klinische Merkmale. – Die konstitutionellen Symptome, die auf die damit verbundene Toxämie zurückzuführen sind, variieren in den einzelnen Fällen erheblich. In milden Fällen können sie so geringfügig sein, dass sie nicht erkannt werden. In außergewöhnlich schweren Fällen kann es passieren, dass der Patient stirbt, bevor es offensichtliche Anzeichen für die Lokalisierung der Staphylokokken im Knochenmark gibt. In durchschnittlichen Fällen steigt die Temperatur schnell mit einem Schüttelfrost an und verläuft unregelmäßig mit morgendlichen Remissionen. Es kommt zu einer deutlichen Allgemeinerkrankung, die mit Kopfschmerzen, Erbrechen und manchmal Delirium einhergeht.

Die lokalen Manifestationen sind Schmerzen und Druckempfindlichkeit in Bezug auf einen der langen Knochen; Der Schmerz kann so stark sein, dass er nicht schlafen kann und das Kind zum Schreien bringt. Ein Druckschmerz am Knochen ist das wertvollste diagnostische Zeichen. In einem späteren Stadium kommt es zu einer unscharfen Schwellung im Bereich der verknöcherten Verbindung mit einem Ödem der darüber liegenden Haut und einer Erweiterung der oberflächlichen Venen.

Die Schwellung tritt an oberflächlichen Knochen wie dem Schienbein früher auf und ist deutlicher ausgeprägt als an tiefer gelegenen Knochen wie dem oberen Ende des Femurs. Für das Auge ist es möglicherweise weniger deutlich als für die Finger und lässt sich am besten erkennen, indem man den Knochen von der Mitte des Schafts zum Ende hin sanft streicht. Die maximale Verdickung und Empfindlichkeit tritt normalerweise an der Verbindung der Diaphyse mit der Epiphyse auf, und die Schwellung lässt entlang des Schafts allmählich nach. Mit der Zeit kommt es zu einer Rötung der Haut, vor allem über einem oberflächlichen Knochen wie dem Schienbein, die Schwellung wird weicher und zeigt Schwankungen. Dieses Stadium kann nach Ablauf von 24 Stunden erreicht sein oder auch einige Tage lang nicht.

Die Eiterung breitet sich zur Oberfläche hin aus, bis sich einige Tage später die Haut ablöst und Eiter austritt. Danach lässt das Fieber normalerweise nach und die Schmerzen und anderen Symptome werden gelindert. Der Eiter kann Blut und Fetttröpfchen aus dem Knochenmark enthalten, in manchen Fällen sind auch winzige Knochenpartikel vorhanden. Das Vorhandensein von Fett- und Knochenpartikeln im Eiter bestätigt den medullären Ursprung der Eiterung.

Bei einem Einschnitt stellt man fest, dass das Periost vom Knochen abgehoben ist; Es wird festgestellt werden, dass die Ausdehnung des nackten Knochens ziemlich genau mit der Ausdehnung der Läsion im Knochenmark übereinstimmt.

Lokale Komplikationen. – Das angrenzende Gelenk kann Symptome aufweisen, die von denen eines einfachen Ergusses bis zu denen einer eitrigen *Arthritis reichen* . Die Gelenksymptome können im Krankheitsbild nur von untergeordneter Bedeutung sein oder, wie im Fall der Hüfte, so stark ausgeprägt sein, dass sie die Symptome der Knochenläsion, aus der sie hervorgegangen sind, in den Schatten stellen.

Eine Ablösung und Verschiebung der Epiphyse macht sich meist durch eine Veränderung der Stellung der Gliedmaße bemerkbar; es ist fast immer mit einer Eiterung im angrenzenden Gelenk verbunden.

Wenn *eine pathologische Fraktur* des Schafts auftritt, was aufgrund einer Muskelanstrengung oder -zerrung der Fall sein kann, gehen damit die üblichen Anzeichen einer Fraktur einher.

Eine Luxation des angrenzenden Gelenks wurde hauptsächlich an der Hüfte beobachtet; es kann aus einem Gelenkerguss und einer Dehnung der Bänder resultieren oder die Folge einer eitrigen Arthritis sein; Die Anzeichen einer Luxation sind nicht so offensichtlich, wie man erwarten könnte, aber sie geht mit einer Veränderung der Haltung der Gliedmaße einher, und die Verschiebung des Knochenkopfes lässt sich leicht in einem Skiagramm darstellen.

Allgemeine Komplikationen. – In einigen Fällen verleiht eine *Vielzahl von Läsionen* in den Knochen und Gelenken der Krankheit die Merkmale einer Pyämie. Das Auftreten einer Endokarditis, die durch Veränderungen der Herztöne und die Entwicklung von Herzgeräuschen angezeigt wird, kann zu ausgedehnten infektiösen Embolien und metastatischen Eiterungen in den Nieren, der Herzwand und der Lunge sowie in anderen als den primären Knochen und Gelenken führen betroffen. Die sekundären Eiterungen werden leicht übersehen, wenn sie nicht gesucht werden, da sie selten mit großen Schmerzen einhergehen.

Bei diesen multiplen Formen der Osteomyelitis überwiegen die toxischen Symptome; Der Patient ist stumpfsinnig und lustlos, er kann unruhig und gesprächig sein oder sogar im Delirium. Die Zunge ist trocken und belegt, die Lippen und Zähne sind mit Wunden bedeckt, die Bewegungen sind locker und anstößig und können unwillkürlich ausgeführt werden. Die Temperatur ist schwankend und unregelmäßig, der Puls ist klein und schnell und der Urin kann Blut und Eiweiß enthalten. Manchmal zeigt die Haut erythematöse und purpurische Ausschläge, und der Patient kann wie bei einer Meningitis schreien. Die Obduktionen sind die von Pyæmia.

Differenzialdiagnose. —Eine akute Osteomyelitis wird durch Infektionen der Weichteile, wie Erysipel und Cellulitis, und im Fall der Tibia durch Erythema nodosum diagnostiziert. Ein im Bereich der verknöcherten Verbindung lokalisierter Druckschmerz ist das wertvollste diagnostische Zeichen einer Osteomyelitis.

Bei einer frühen und ausgeprägten Allgemeinvergiftung besteht die Gefahr einer Verwechslung mit anderen akuten fieberhaften Erkrankungen, beispielsweise Scharlach. Bei allen fieberhaften Erkrankungen bei Kindern und Jugendlichen sollten die verknöcherten Verbindungen der Röhrenknochen auf schmerzhafte und empfindliche Stellen untersucht werden.

Osteomyelitis hat viele Gemeinsamkeiten mit akutem Gelenkrheumatismus, und einige Experten gehen davon aus, dass es sich dabei um verschiedene Formen derselben Krankheit handelt (Kocher). Bei akutem Rheumatismus überwiegen jedoch die Gelenksymptome, es fehlt die Eiterung und die Schmerzen und die Temperatur weichen von Salicylaten.

Die *Prognose* variiert je nach der Art der Erkrankung, ihrer Lokalisation (besonders ungünstig sind Wirbel, Schädel, Becken und Unterkiefer), der Vielzahl der Läsionen und der Entwicklung von Endokarditis und inneren Metastasen.

Behandlung. —Dies geschieht nach den gleichen Grundsätzen wie bei anderen pyogenen Infektionen.

In den frühesten Stadien der Erkrankung ist die Einleitung einer Hyperämie indiziert und sollte bis zur endgültigen Diagnose durchgeführt werden; in der Zwischenzeit sollten Vorbereitungen für die Operation getroffen werden. Es wird ein Einschnitt bis zum und durch das Periost gemacht, und unabhängig davon, ob Eiter gefunden wird oder nicht, sollte der Knochen in der Nähe der verknöcherten Verbindung mit einem Bohrer, einer Hohlmeissel oder einem Trepan geöffnet werden. Bei Eiternachweis wird die Knochenöffnung am Schaft entlang bis zur Durchtrennung der Knochenhaut erweitert und das infizierte Knochenmark mit dem Löffel entfernt. Anschließend wird die Höhle leicht mit Kofferdam verschlossen oder, wie von Bier empfohlen, die Hautränder durch lose zusammengebundene Nähte zusammengehalten, um zwischen ihnen ausreichend Platz für den Austritt des Ausflusses zu lassen, und die hyperämische Behandlung wird fortgesetzt.

Wenn im Knochenmark eine ausgedehnte Eiterung vorliegt und der Schaft weitestgehend von Periost freigelegt ist und wahrscheinlich abstirbt, kann er sofort oder nach einem Zeitraum von ein oder zwei Tagen reseziert werden. Eine frühzeitige Resektion des Schaftes ist auch dann indiziert, wenn mit der Öffnung des Markraums keine Linderung der Beschwerden einhergeht. Im Bein und Unterarm behält der nicht betroffene Knochen die Länge und Kontur der Extremität bei; Im Falle des Oberschenkelknochens und des Oberarmknochens wird die Streckung mit Gewicht und Flaschenzug zusammen mit einer Form einer geformten Dachrinnenschiene mit einem ähnlichen Objekt eingesetzt.

Die Amputation der Gliedmaße ist schweren Fällen vorbehalten, bei denen das Leben durch eine Toxämie gefährdet ist, die auf die primäre Läsion zurückzuführen ist. Es kann zu einem späteren Zeitpunkt erforderlich sein, wenn das Glied voraussichtlich unbrauchbar ist, beispielsweise wenn der gesamte Knochenschaft abgestorben ist, ohne dass sich ein neuer Knochen gebildet hat, wenn die Epiphysen abgetrennt und verschoben sind und die Gelenke desorganisiert sind .

Flache Knochen wie Schädel oder Darmbein müssen trepaniert und der Eiter von beiden Seiten des Knochens entfernt werden. Im Bereich der Wirbel beschränkt sich der operative Eingriff meist auf die Eröffnung und Drainage des zugehörigen Abszesses.

Reparaturbemühungen der Natur. — *In Fällen, die der Natur überlassen sind* und in denen eine Knochennekrose aufgetreten ist, nehmen die Teile des Periosts und des Knochenmarks, die ihre Vitalität bewahrt haben, ihre osteogenetischen Funktionen wieder auf, oft in übertriebenem Ausmaß. Wenn das Periost durch eine Ansammlung von Eiter angehoben wurde oder mit abgestorbenem Knochen in Kontakt kommt, beginnt es mit großer Aktivität neuen Knochen zu bilden, so dass der abgestorbene Schaft von einer Hülle oder Hülle aus neuem Knochen umgeben wird, wie man weiß als *Involucrum* (<u>Abb. 118</u>). Wo das Periost durch Eiter, der an die Oberfläche gelangt, perforiert wurde, gibt es Defekte oder Löcher in der Hülle, sogenannte *Kloaken* . Da diese in ihrer Position mehr oder weniger den Nebenhöhlen in der Haut entsprechen, dringt eine Sonde beim Hinabführen in eine der Nebenhöhlen normalerweise durch eine Kloake und trifft auf den darin liegenden toten Knochen. Wenn die Knochenhaut stark zerstört ist , kann es sein, dass neuer Knochen nur punktuell oder überhaupt nicht gebildet wird. Der tote Knochen wird vom lebenden Knochen durch Granulationsgewebe mit seinen üblichen Ergänzungen aus Phagozyten und Osteoklasten getrennt, so dass das Sequestrum entlang seiner Ränder und auf seiner tiefen Oberfläche ein narbiges, gefurchtes und wurmstichiges Aussehen aufweist, außer auf der periostaler Aspekt, der unverändert ist. Letztendlich lockert sich der tote Knochen und liegt in einem Hohlraum, der etwas größer ist als er selbst; Die Wand der Höhle wird durch die neue Hülle gebildet, die mit Granulationsgewebe ausgekleidet ist. Die Ablösung des Sequesters erfolgt im spongiösen Knochen des Ossifikationsübergangs schneller als im kompakten Knochen des Schafts.

ABB. 118. – Femurschaft nach akuter Osteomyelitis. Der Schaft hat eine ausgedehnte Nekrose erlitten und durch das Periost hat sich eine Hülle aus neuem Knochen gebildet.

Wenn Eiterungsherde in der Markhöhle verstreut sind und der Knochen fleckenweise abgestorben ist, können mehrere Sequester in den neuen Fall eingeschlossen sein; Jeder Teil des toten Knochens wird langsam abgetrennt und liegt in einer von Granulationen ausgekleideten Höhle.

Auch in einiger Entfernung von der eigentlichen Nekrose kommt es zur Knochenneubildung durch das Knochenmark; der Markkanal ist oft obliteriert und der Knochen wird schwerer und dichter – Sklerose; und der neue Knochen, der sich auf dem ursprünglichen Schaft ablagert, führt zu einer Vergrößerung des Knochenumfangs – Hyperostose.

Eine pathologische Fraktur des Schaftes kann an der Stelle der Nekrose auftreten, wenn der neue Knochen nicht in der Lage ist, der auf ihn ausgeübten Belastung standzuhalten, und tritt am häufigsten im Bereich des Femurschaftes auf. Kurz vor der Fraktur kann es zu einer Biegung oder Krümmung des neuen Gehäuses kommen, was zu einer Deformierung und Verkürzung der Extremität führt (Abb. 119).

zur *Extrusion eines Sequestrums* kommen, vorausgesetzt, dass eine Kloake vorhanden ist, die groß genug ist, um den Austritt zu ermöglichen. In der Regel muss der Chirurg jedoch eingreifen, indem er die Operation einer Sequestrektomie durchführt. Eine Verschiebung oder teilweise Extrusion des abgestorbenen Knochens kann zu Komplikationen führen, beispielsweise wenn ein aus dem Trigonum des Femurs stammendes Sequester die Arteria poplitea oder die Höhle des Kniegelenks perforiert oder wenn ein Sequester des Beckens die Wand der Harnblase perforiert.

Das Ausmaß, in dem verloren gegangener Knochen reproduziert wird, ist in den verschiedenen Teilen des Skeletts unterschiedlich: Während die langen Knochen, das Schulterblatt, der Unterkiefer und andere Knochen, die sich im Knorpel entwickeln, fast vollständig neu gebildet werden, sind Knochen, die vollständig entwickelt sind B. in den flachen Knochen des Schädels und des Oberkiefers, werden nicht reproduziert.

Es kann aufschlussreich sein, *das Röntgenbild eines Röhrenknochens zu beschreiben, der einen Anfall einer akuten Osteomyelitis durchgemacht hat, der* so schwerwiegend war, dass er eine Nekrose eines Teils der Diaphyse verursacht hat. Der Schatten des toten Knochens ist an der Position des ursprünglichen Schafts zu sehen, den er darstellt; Es hat die gleiche Form und Dichte wie der ursprüngliche Schacht, während seine Ränder aufgrund der bei seiner Trennung verursachten Erosion eine unregelmäßige Kontur aufweisen. Der Sequester ist vom lebenden Knochen durch eine klare Zone getrennt, die der Granulationsschicht entspricht, die den Hohlraum auskleidet, in dem er liegt. Diese klare Zone, die den Schatten des toten Knochens von dem des lebenden Knochens trennt, von dem er umgeben ist, ist ein schlüssiger Beweis für ein Sequester. Der Markkanal in der Nähe des Sequestrums wird durch einen Schatten unterschiedlicher Dichte dargestellt, der mit dem des umgebenden Knochens übereinstimmt. Auch der Schatten der neuen Hülle oder des Involucrums mit seiner wellenförmigen Kontur ist mit seinen Öffnungen oder Kloaken zu erkennen und ist hauptsächlich für die Vergrößerung des Knochendurchmessers verantwortlich.

Das Skiagramm kann auch eine Trennung und Verschiebung der angrenzenden Epiphyse sowie eine Zerstörung der Gelenkflächen oder eine Luxation des Gelenks zeigen.

Folgen einer akuten suppurativen Osteomyelitis. – Die häufigste Folge ist das Vorhandensein eines Sequesters mit einem oder mehreren abführenden Nebenhöhlen; Aufgrund der reichlichen Bildung von Narbengewebe haben diese Nebenhöhlen starre Ränder, die normalerweise eingedrückt sind und am Knochen haften.

ABB. 119. – Femur und Tibia zeigen Ergebnisse einer akuten Osteomyelitis, die Trigone of Femur betrifft; Sequester teilweise von neuer Hülle umgeben; Rückwärtsverschiebung der unteren Epiphyse und Einbeziehung des Kniegelenks.

Die Erkennung und Entfernung von Sequestra. – Solange toter Knochen vorhanden ist, kommt es zu einer Eiterung der Granulationen, die die Höhle auskleiden, in der er liegt, und zu einem Eiterausfluss aus den Nebenhöhlen, so dass das bloße Fortbestehen des Ausflusses nach einem Osteomyelitisanfall ein mutmaßlicher Beweis dafür ist Auftreten einer Nekrose. Wenn eine oder mehrere Nebenhöhlen vorhanden sind, bestätigt der Durchgang einer Sonde, die auf nackten Knochen trifft, die Annahme, dass der Knochen abgestorben ist. Wenn der tote Knochen vom lebenden Knochen getrennt wurde, liefern die Röntgenaufnahmen die genauesten Informationen.

Die traditionelle Praxis besteht darin, zu warten, bis der tote Knochen vollständig abgetrennt ist, bevor eine Operation zu seiner Entfernung durchgeführt wird, aus Angst einerseits, dass Teile zurückbleiben, die den Ausfluss aufrechterhalten könnten, und andererseits, dass noch mehr Knochen entfernt werden könnte als nötig ist. Diese Praxis muss nicht eingehalten werden, da eine Operation in einem früheren Stadium die Heilung erheblich beschleunigt. Entscheidet man sich , auf die Abtrennung des toten Knochens zu warten, sollte die Drainage verbessert und das infektiöse Element durch die Induktion einer Hyperämie bekämpft werden.

Die Operation zur Entfernung des toten Knochens (*Sequestrektomie*) besteht darin, das Periost und das neue Gehäuse so weit zu öffnen, dass der gesamte tote Knochen, einschließlich der kleinsten Sequester, entfernt werden kann. Nachdem die Gliedmaße blutleer geworden ist, sind die vorhandenen Nebenhöhlen vergrößert, aber wenn diese ungünstig liegen – zum Beispiel in der Mitte des Kniekehlenraums bei einer Nekrose des Trigonus femoris – ist es besser, dort eine frische Wunde bis zum Knochen zu machen Teil der Extremität, der den besten Zugang bietet und die geringste Verletzung der Weichteile zur Folge hat. Das dicke und leicht abtrennbare Periost wird mit einem Elevatorium aus dem neuen Gehäuse herausgehoben und mit dem Meißel oder der Hohlröhre wird so viel neuer Knochen abgetragen, dass der Sequester entfernt werden kann. Es muss darauf geachtet werden, dass keine abgestorbenen Knochenfragmente zurückbleiben, da dies die Heilung beeinträchtigt und zu einem Rückfall der Eiterung führen kann.

Nach der Entfernung des abgestorbenen Knochens werden die Schleimhäute mit einem Löffel abgekratzt und die Höhle desinfiziert.

Knochenhöhle umzugehen . Es kann mit Gaze gefüllt sein (imprägniert mit „Bipp" oder mit Jodoform), die in regelmäßigen Abständen gewechselt wird, bis die Heilung von unten her erfolgt; es kann mit einem aus der Umgebung entnommenen Knochen- und Periostlappen oder mit Knochentransplantaten gefüllt werden; oder die Knochenwand auf einer Seite der Höhle kann an ihrer Basis durchmeißelt werden, so dass sie mit der gegenüberliegenden Wand in Kontakt gebracht werden kann. Die von Mosetig-Moorhof entwickelte Methode zum Füllen von Knochenhöhlen besteht darin, die Höhle durch einen Heißluftstrom zu desinfizieren und zu trocknen und sie mit einer Mischung aus pulverisiertem Jodoform (60 Teile) und Sesam- und Walratöl (jeweils 40 Teile) zu füllen. , das bei einer Temperatur von 112° F. flüssig ist; Die Weichteile werden dann ohne Drainage zusammengeführt. Während sich die Höhle mit neuem Knochen füllt, wird das Jodoform nach und nach absorbiert. Iodoform hinterlässt bei der Röntgenstrahlung einen dunklen Schatten, so dass der Vorgang seiner Absorption in regelmäßigen Skiagrammen verfolgt werden kann.

Diese Verfahren können gleichzeitig mit der Entfernung des Sequesters oder nach einer gewissen Zeitspanne durchgeführt werden. In allen Fällen ist Asepsis entscheidend für den Erfolg.

Die durch eine Osteomyelitis verursachten *Deformationen* sind umso ausgeprägter, je früher die Erkrankung im Leben auftritt. Selbst unter günstigen Bedingungen und bei kontinuierlichen Bemühungen um die Rekonstruktion des Knochens mit der Methode der Natur ist die Rückkehr zur Normalität oft alles andere als perfekt, und es bleibt in der Regel ein unterschiedliches Ausmaß an Hyperostose und Sklerose und manchmal auch eine Krümmung des Knochens bestehen. Unter ungünstigeren Bedingungen können die Spätfolgen einer Osteomyelitis schwerwiegender sein. *Eine Verkürzung* ist keine Seltenheit, da das Wachstum an der Verknöcherungsstelle beeinträchtigt wird. *Übermäßiges Längenwachstum* eines Knochens ist selten und wurde hauptsächlich bei den Beinknochen beobachtet. Bei zwei parallelen Knochen – wie zum Beispiel im Bein – kann das Wachstum des erkrankten Knochens beeinträchtigt sein und der andere, der sein normales Wachstum fortsetzt, wird unverhältnismäßig lang; seltener ist das Wachstum des erkrankten Knochens übertrieben und er wird der längere von beiden. In beiden Fällen wird der längere Knochen gekrümmt. Eine *Schiefstellung* des Knochens kann entstehen, wenn eine Hälfte des Epiphysenknorpels zerstört wird und die andere Hälfte weiterhin Knochen bildet, was zu Deformitäten wie X-Bein und Keulenhand führen kann.

Eine Deformierung kann auch durch eine bösartige Verbindung einer pathologischen Fraktur, eine dauerhafte Verschiebung einer Epiphyse, eine Kontraktur, eine Ankylose oder eine Luxation des angrenzenden Gelenks entstehen.

Rezidivierende Osteomyelitis. – Wie der Begriff schon sagt, gehen die verschiedenen Formen der rezidivierenden Osteomyelitis auf einen vorangegangenen Anfall zurück und ihr Auftreten hängt von der Fähigkeit der Staphylokokken ab, latent im Knochenmark zu bleiben.

Ein Rückfall kann innerhalb weniger Monate nach dem ursprünglichen Anfall auftreten oder erst nach vielen Jahren. Manchmal kommt es vor, dass die Rückfälle über mehrere Jahre hinweg in regelmäßigen Abständen wiederkehren, wobei jedoch die Tendenz besteht, dass die Anfälle milder werden, da die Virulenz der Organismen immer schwächer wird.

Klinische Merkmale. — Bei einem Patienten über 25 verläuft die Osteomyelitis fast immer rezidivierend. In manchen Fällen kommt es zu einer Vergrößerung des Knochens mit Schmerzen und Druckempfindlichkeit; in anderen Fällen treten die üblichen Phänomene auf, die mit der Eiterung einhergehen, aber der Eiter gelangt nur langsam an die Oberfläche und die konstitutionellen Symptome sind gering. Der Eiter kann über neue Kanäle austreten oder eine der alten Nebenhöhlen kann sich wieder öffnen. Radiogramme liefern in der Regel nützliche Informationen über den Zustand des Knochens, sowohl hinsichtlich der Veränderungen durch den ursprünglichen Anfall als auch durch die Veränderungen, die mit dem Rückfall des Infektionsprozesses einhergehen.

Behandlung. – Bei einer Verdickung des Knochens mit anhaltenden und starken Schmerzen und wenn die wiederholte Anwendung von Blasen keine Linderung bringt, sollte das verdickte Periost eingeschnitten und der Knochen mit dem Meißel oder Trepan geöffnet werden. In Fällen, in denen eine Eiterung auftritt, wird die Schwellung eingeschnitten und entwässert, und wenn ein Sequester vorhanden ist, muss dieser entfernt werden.

Umschriebener Knochenabszess – „Brodie-Abszess". – Die wichtigste Form der rezidivierenden Osteomyelitis ist der umschriebene Knochenabszess, der erstmals von Benjamin Brodie beschrieben wurde. Normalerweise tritt es bei jungen Erwachsenen auf, wir haben es jedoch auch bei Patienten über 50 Jahren beobachtet. Zwischen dem ursprünglichen Osteomyelitisanfall und dem Auftreten der Abszesssymptome können mehrere Jahre liegen.

Krankhafte Anatomie. [7] – Der Abszess befindet sich fast immer in der Mittelachse des Knochens im Bereich der ossifizierenden Verbindung, obwohl es gelegentlich Fälle gibt, in denen er näher an der Mitte des Schafts liegt. In Ausnahmefällen liegt mehr als ein Abszess vor (Abb. 120). Das Schienbein ist der am häufigsten betroffene Knochen, aber das untere Ende des Femurs oder eines der beiden Enden des Oberarmknochens kann der Sitz des Abszesses sein. Im Ruhestadium stellt die Läsion eine kleine Höhle im Knochen dar, die mit klarem Serum gefüllt und von einer faserigen Membran ausgekleidet ist, die an der Knochenbildung beteiligt ist. Um die Höhle herum ist der Knochen sklerosiert und der Markkanal ist verödet. Wenn die Infektion aktiv wird, verwandelt sich der Inhalt der Höhle in einen grünlich-gelben Eiter, aus dem die Staphylokokken isoliert werden können, und die Höhle ist mit einem dünnen Film aus Granulationsgewebe ausgekleidet, der den umgebenden Knochen erodiert und so den Abszess verursacht an Größe zunehmen. Wenn die Erosion gleichmäßig verläuft, ist der Hohlraum kugelförmig oder oval; Wenn es an einigen Stellen aktiver ist als an anderen, bilden sich Divertikel oder Tunnel, von denen einer schließlich durch die Knochenschale oder in ein angrenzendes Gelenk ausbrechen kann. Gelegentlich finden sich in der Abszesshöhle kleine unregelmäßige Sequester. In langjährig bestehenden Fällen kommt es häufig zu einer ausgedehnten Obliteration des Markkanals und einer erheblichen Vergrößerung des Knochenumfangs.

[7] Alexis Thomson, *Edin. Med. Reise.* , 1906.

ABB. 120. – Segment der Tibia wegen Brodie-Abszess reseziert. Das Exemplar zeigt zwei separate Abszesse in der Mitte des Schafts, der untere ist ruhend, der obere aktiv und nimmt an Größe zu.

Die Größe des Abszesses reicht von der einer Kirsche bis zu der einer Walnuss, aber Exemplare in Museen zeigen, dass der Abszess, wenn er der Natur überlassen wird, viel größere Ausmaße annehmen kann.

Der betroffene Knochen ist nicht nur dicker und schwerer als normal, sondern kann infolge des ursprünglichen Osteomyelitis-Anfalls auch gekrümmt oder anderweitig deformiert sein.

Die *klinischen Merkmale* sind fast ausschließlich lokal. Schmerzen aufgrund der Spannung im Abszess sind das vorherrschende Symptom. Zunächst ist es vage und schwer zu lokalisieren, später wird es auf das Innere des Knochens bezogen und als „langweilig" beschrieben. Es verschlimmert sich durch die Beanspruchung der Gliedmaßen und es kommt häufig, vor allem nachts, zu Exazerbationen, bei denen der Schmerz quälend wird. Im Anfangsstadium gibt es Zeiträume von Tagen oder Wochen, in denen die Beschwerden nachlassen, mit zunehmendem Abszess werden diese jedoch kürzer, bis der Patient kaum noch schmerzfrei ist. Lokale Druckempfindlichkeit kann fast immer durch Schlagen oder durch Komprimieren des Knochens zwischen Fingern und Daumen hervorgerufen werden. Der Schmerz, der durch die

Zugkraft der am Knochen befestigten Muskeln oder durch das Körpergewicht hervorgerufen wird, kann die Funktion der Extremität beeinträchtigen und in der unteren Extremität ein Hinken beim Gehen verursachen. Das Glied kann durch *die Beteiligung des benachbarten Gelenks beeinträchtigt sein* , wodurch es zu einem intermittierenden Hydrops kommen und gehen kann, der mit einer Verschlimmerung der Schmerzen einhergeht. oder der Abszess kann das Gelenk perforieren und eine akute Arthritis auslösen.

Die *Diagnose* eines Brodie-Abszesses aufgrund anderer Erkrankungen an den Enden langer Röhrenknochen, insbesondere aufgrund von Tuberkulose, Syphilis und neuen Wucherungen, wird durch eine Betrachtung der Vorgeschichte gestellt, insbesondere im Hinblick auf einen vorangegangenen Osteomyelitisanfall. Wenn das angrenzende Gelenk betroffen ist, kann der Chirurg in die Irre geführt werden, indem der Patient alle Symptome auf das Gelenk verlagert.

Das Röntgenbild ist in der Regel vor allem deshalb diagnostisch, weil alle Läsionen, die leicht mit dem Brodie-Abszess verwechselt werden können – Gumma, Tuberkel, Myelom, Chondrom und Sarkom – einen gut markierten zentralen, klaren Bereich ergeben; Die Sklerose rund um den Brodie-Abszess ergibt einen dichten Schatten, in dem der zentrale klare Bereich entweder gar nicht oder nur schwach zu sehen ist (Abb. 121).

Behandlung. —Wenn der Verdacht auf einen Abszess besteht, sollte man nicht zögern, das Innere des Knochens zu untersuchen. Durch einen geeigneten Schnitt wird es freigelegt; Das Periost wird zurückgebogen und der Knochen mit einem Trepan oder Meißel geöffnet, und das Vorhandensein eines Abszesses kann sofort durch den Austritt von Eiter angezeigt werden. Wenn aufgrund der geringen Größe des Abszesses oder der Dichte des ihn umgebenden Knochens der Eiter durch diesen Eingriff nicht erreicht wird, sollte der Knochen in verschiedene Richtungen gebohrt werden.

ABB. 121. – Radiogramm eines Brodie-Abszesses im unteren Ende des
Schienbeins.

Andere Formen der akuten Osteomyelitis. – Zu den weniger schweren
Formen der Osteomyelitis, die durch die Einwirkung abgeschwächter
Organismen entstehen, gehören die *seröse* Variante, bei der sich unter dem
Periost ein Erguss seröser Flüssigkeit bildet; und *Wachstumsfieber*, bei dem
das Kind über vage nachlassende Schmerzen (Wachstumsschmerzen) sowie
über Müdigkeit und mangelnde Lust zum Spielen klagt; Abends kann es zu
einem leichten Temperaturanstieg kommen.

Eine Infektion mit *Staphylococcus albus*, *Streptococcus* oder Pneumokokken führt
ebenfalls zu einer leichten Form der Osteomyelitis, die bis zur Eiterung
führen kann.

Nekrose ohne Eiterung, von Paget unter dem Namen „stille Nekrose"
beschrieben, ist eine seltene Krankheit und scheint mit einer abgeschwächten
Form einer Staphylokokkeninfektion verbunden zu sein (Tavel). Sie tritt bei
Erwachsenen bis zum Alter von fünfzig oder sechzig Jahren auf und ist
durch die schleichende Entwicklung einer Schwellung gekennzeichnet, die
einen beträchtlichen Teil eines Röhrenknochens betrifft. Der Schmerz
variiert in seiner Intensität und kann anhaltend oder intermittierend sein, und
es besteht ein Druckschmerz. Durch die Ummantelung mit einer neuen
Knochenhülle wird der Schaft im Umfang vergrößert. Die Ähnlichkeit mit
einem Sarkom mag sehr groß sein, aber die Schwellung ist nicht so
ausgeprägt wie beim Sarkom und nimmt auch nie die charakteristische Form
eines „Hammelkeulens" an. Bei beiden Erkrankungen besteht eine Neigung

zu pathologischen Frakturen. Auch ohne Skiagramme ist es schwierig, den Zustand von einer syphilitischen und einer tuberkulösen Erkrankung zu unterscheiden. Wenn die Diagnose nach der Röntgenuntersuchung nicht gesichert ist, sollte ein explorativer Schnitt gemacht werden; Wenn toter Knochen gefunden wird, wird dieser entfernt.

der Typhus-Bazillus in das Knochenmark eindringt , was bald nach seiner Einnistung eine Osteomyelitis hervorrufen kann, oder er kann vorher eine beträchtliche Zeit lang latent bleiben. Die Läsionen können einzeln oder mehrfach sein, sie betreffen das Knochenmark oder das Periost oder beide und können mit Eiterung einhergehen oder auch nicht. Sie kommen am häufigsten im Schienbein und in den Rippen an den kosto-chondralen Übergängen vor.

Die Knochenläsionen treten normalerweise in der siebten oder achten Woche des Fiebers auf, es ist jedoch bekannt, dass sie auch viel später auftreten. Die Hauptbeschwerde besteht in vagen Schmerzen, die sich zunächst auf mehrere Knochen beziehen und sich später auf einen beschränken. Sie verschlimmern sich durch Bewegung oder durch den Umgang mit dem Knochen und sind nachts am schlimmsten. Es kommt zu Rötungen und Ödemen der darüber liegenden Weichteile und zu Schwellungen mit leichten Schwankungen. Bei der Inzision tritt ein gelber, cremiger Eiter oder eine braune, sirupartige Flüssigkeit aus, die in reiner Kultur den Typhus-Bazillus enthält. Nekrose ist eine Ausnahme.

Wenn sich der Abszess langsam entwickelt, ähnelt der Zustand einer Tuberkuloseerkrankung, die anhand der Vorgeschichte von Typhus und einer positiven Widal-Reaktion diagnostiziert werden kann.

Die Prognose ist günstig, die Genesung kann jedoch langsam erfolgen und ein Rückfall ist keine Seltenheit.

Normalerweise reicht es aus, das Periost einzuschneiden, wenn die Erkrankung jedoch eine Rippe betrifft, kann es notwendig sein, einen Teil des Knochens zu resezieren.

Pyogene Osteomyelitis durch Ausbreitung der Infektion von den Weichteilen aus. – Es gibt immer noch Formen der Osteomyelitis, die durch eine Infektion durch eine Wunde entstehen, die den Knochen betrifft – zum Beispiel komplexe Frakturen, Schussverletzungen, Osteotomien, Amputationen, Resektionen oder Operationen bei nicht verbundenen Brüchen. In all diesen Fällen ist das Knochenmark einer Infektion durch die in der Wunde vorhandenen Organismen ausgesetzt. Eine ähnliche Form der Osteomyelitis kann auch außerhalb einer Wunde auftreten – beispielsweise kann sich die Infektion durch Läsionen im Mund auf den Kiefer ausbreiten; zum Schädel, durch Läsionen der Kopfhaut oder der Schädelknochen selbst

– wie etwa ein syphilitisches Gumma oder ein äußerlich verpilztes Sarkom; oder zum Felsenbein, durch Eiterung im Mittelohr.

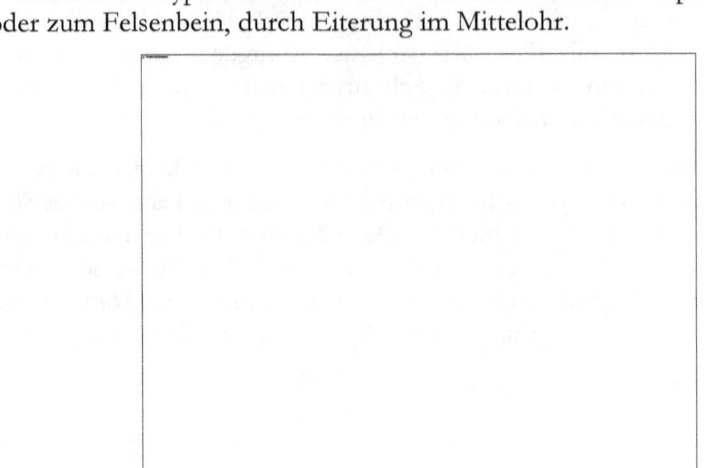

ABB. 122. – Röhrensequester infolge septischer Osteomyelitis im Amputationsstumpf.

Am häufigsten ist eine Osteomyelitis, die im Knochenmark beginnt, das in einer mit pyogenen Organismen infizierten Wunde liegt. Bei Amputationsstümpfen ragen verpilzte Granulationen aus dem gesägten Ende des Knochens hervor, und wenn eine Nekrose auftritt, ist das Sequester ringförmig und beeinträchtigt den Querschnitt des Knochens an der Sägelinie; oder röhrenförmig, sich bis zum Schaft erstreckend und nach oben hin verjüngend. Das Periost lässt sich leichter ablösen, ist dicker als normal und beteiligt sich aktiv an der Knochenbildung. In der mazerierten Probe weist der neue Knochen ein charakteristisches korallenartiges Aussehen auf und kann von Kloaken perforiert sein (Abb. 122).

ABB. 123. – Neuer Periostknochen auf der Oberfläche des Femurs vom Amputationsstumpf. Bei der Amputation kam es zu einer Osteomyelitis, die zu einer Nekrose am gesägten Knochenabschnitt führte.

(Anatomisches Museum, Universität Edinburgh.)

Wie andere pyogene Infektionen kann sie als Folge einer septischen Venenentzündung im Knochenmark mit einer Pyämie enden.

Die *klinischen Merkmale* einer Osteomyelitis bei *einem Amputationsstumpf* ähneln denen einer gewöhnlichen pyogenen Infektion; Aufgrund des klinischen Verlaufs, des Ausbleibens einer Besserung durch Maßnahmen zur Überwindung der Sepsis in den Weichteilen und des Fortbestehens der Eiterung trotz freier Drainage kann eine Beteiligung des Knochens vermutet werden , wird aber erst erkannt, wenn der Knochen freigelegt ist durch die Eröffnung des Stumpfes oder die Veränderungen am Knochen werden durch das Röntgenbild dargestellt. Die erste Veränderung ist auf die Ablagerung von neuem Knochen auf der Periostoberfläche zurückzuführen; später gibt es den Schatten des Sequestrums.

Die Heilung erfolgt erst, wenn der Sequester extrudiert oder operativ entfernt wird.

bei komplizierten Frakturen ein Fragment abstirbt und ein Sequester bildet, besteht die Gefahr, dass es durch neuen Knochen eingemauert wird; Die Nebenhöhlen entleeren sich weiter, bis der Sequester entfernt wird. Auch nach erfolgter Heilung besteht die Gefahr eines Rückfalls, insbesondere bei

Schussverletzungen. Monate oder Jahre später kann der Knochen schmerzhaft und empfindlich werden. Unter Ruhe und Hochlagerung der Gliedmaße sowie dem Anlegen einer Kompresse können die Beschwerden nachlassen oder sich ein Abszess bilden und vergleichsweise schmerzfrei platzen. Der Inhalt kann klares gelbes Serum oder wässriger Eiter sein; manchmal wird ein kleines Knochenstück abgesondert. Skiagramme liefern wertvolle Informationen sowohl für die Diagnose als auch für die Behandlung.

TUBERKULOSEKRANKHEIT

Die tuberkulösen Erkrankungen der Knochen resultieren aus einer Infektion des Knochenmarks oder der Knochenhaut durch Tuberkelbazillen, die über die Arterien transportiert werden; Es kommt äußerst selten vor, dass Tuberkel als Primärinfektion im Knochen auftreten, da die Bakterien normalerweise aus einem bereits bestehenden Herd in den Bronchialdrüsen oder anderswo stammen. Nach den Beobachtungen von John Fraser sind es 60 Prozent. 37 Prozent der Fälle von Knochen- und Gelenktuberkeln bei Kindern sind auf den Rinderbazillus zurückzuführen. auf die menschliche Sorte und in 3 Prozent. beide Arten sind vorhanden.

Tuberkuloseerkrankungen im Knochen sind durch ihren schleichenden Beginn und ihr langsames Fortschreiten sowie durch die Häufigkeit gekennzeichnet, mit der sie mit Erkrankungen des angrenzenden Gelenks einhergehen.

Periosttuberkulose tritt an den Rippen, am Brustbein, an der Wirbelsäule, am Schädel und seltener an den Röhrenknochen der Gliedmaßen auf. Es kann seinen Ursprung im Periost haben oder sich von dort aus vom Knochenmark oder von der Synovialmembran aus ausbreiten.

In oberflächlichen Knochen , wie dem Brustbein, geht die Bildung von tuberkulösem Granulationsgewebe in der tieferen Schicht des Periosts und dessen anschließende Verkäsung und Verflüssigung mit der schleichenden Entwicklung einer teigigen Schwellung einher, die jedoch in der Regel nicht schmerzhaft ist zärtlich auf Druck. Während die Schwellung oft eine Zeit lang ruhig bleibt, nimmt sie tendenziell zu, wird sumpfig oder schwankt und nimmt den Charakter eines kalten Abszesses an. Der Eiter perforiert die Faserschicht des Periosts, dringt in die darüber liegenden Weichteile ein und infiziert sie. Seine Ausbreitung wird durch die anatomische Anordnung des Gewebes beeinflusst. Die Größe des Abszesses gibt keinen Hinweis auf das Ausmaß der Knochenläsion, aus der er stammt. Wenn der Abszess an die Oberfläche gelangt, nimmt die Haut eine dunkelrote oder livide Farbe an, wird allmählich dünner und löst sich schließlich ab, wodurch ein Sinus entsteht. Eine in den Sinus eingeführte Sonde trifft auf kariösen Knochen.

Kleinere Sequester können im Granulationsgewebe eingebettet sein. Der Sinus bleibt bestehen, solange ein aktiver Tuberkel im Gewebe verbleibt, und kann einen Weg für eine pyogene Infektion bilden.

Bei tiefsitzenden Knochen, etwa am oberen Ende des Oberschenkelknochens, ist die Bildung eines kalten Abszesses in den Weichteilen oft der erste Hinweis auf die Erkrankung.

Diagnose. – Bevor das Stadium eines kalten Abszesses erreicht ist, ist die lokalisierte Schwellung von einem Gumma, von chronischen Formen der Staphylokokken-Osteomyelitis, von vergrößertem Schleimbeutel oder Ganglion, von subperiostalem Lipom und von Sarkom zu unterscheiden. Die größte Schwierigkeit bereitet das Periostsarkom, das entweder anhand des Röntgenbildes oder durch einen Sondierungsschnitt unterschieden werden muss.

Röntgenbild im periostalen Tuberkel: Die Oberfläche des kortikalen Knochens im Bereich der Erkrankung ist durch Erosion aufgeraut und unregelmäßig, und in der Umgebung kann es zu einer Ablagerung von neuem Knochen auf der Oberfläche kommen, insbesondere wenn ein Sinus vorhanden und gemischt ist eine Infektion ist aufgetreten; Bei *Syphilis* ist der Schatten des Knochens infolge der Sklerose dichter und es gibt normalerweise mehr neuen Knochen an der Oberfläche – Hyperostose; Beim *periostalen Sarkom* kommt es zu einer stärkeren Erosion und damit zu einer größeren Unregelmäßigkeit in der Kontur des kortikalen Knochens, und häufig gibt es Hinweise auf eine Knochenbildung in Form charakteristischer Spitzen, die im rechten Winkel aus der Oberfläche hervorstehen.

Das frühzeitige Erkennen periostaler Läsionen an den Gelenkenden der Knochen ist von Bedeutung, da sich die Krankheit, wenn man sie sich selbst überlässt, leicht auf das angrenzende Gelenk ausbreiten kann.

Die *Behandlung* erfolgt im Allgemeinen wie bei tuberkulösen Läsionen; Wenn konservative Maßnahmen fehlschlagen, bleibt die Wahl zwischen der Injektion von Jodoform und der Entfernung des infizierten Gewebes mit dem scharfen Löffel. Bei den Rippen ist es zufriedenstellender, den erkrankten Knochenanteil zusammen mit der Wand des zugehörigen Abszesses oder Sinus zu entfernen. Wenn der gesamte Tuberkel entfernt wurde und keine pyogene Infektion vorliegt, wird die Wunde genäht, um eine Primärheilung zu erreichen; andernfalls wird es mit der open-Methode behandelt.

ABB. 124. – Tuberkulöse Osteomyelitis des Os Magnum, herausgeschnitten aus einem Jungen æt. 8. Beachten Sie den gut definierten käsigen Fokus mit mehreren winzigen Herden im umgebenden Knochenmark.

Tuberkulöse Osteomyelitis. — Tuberkulöse Läsionen im Knochenmark treten isoliert oder als multiple Herde von Granulationsgewebe auf, die das Knochenmark ersetzen und die Knochenbälkchen in der Umgebung erodieren (Abb. 124). Der einzelne Fokus variiert in der Größe von einer Erbse bis zu einer Walnuss. Die daraus resultierenden Veränderungen ähneln im Charakter denen in anderen Geweben, und das Ausmaß der Zerstörung variiert je nach der Art und Weise, wie der Tuberkelbazillus und das Knochenmark aufeinander einwirken. Das Granulationsgewebe kann einer Verkäsung und Verflüssigung unterliegen oder von faserigem Gewebe eingekapselt werden – einem „verkapselten Tuberkel".

Manchmal breitet sich das tuberkulöse Granulationsgewebe im Knochenmark aus und nimmt den Charakter einer diffusen Infiltration an – diffuse tuberkulöse Osteomyelitis. Das Trabekelgerüst des Knochens unterliegt einer Erosion und Absorption – es kommt zur Ostitis – und verschwindet entweder ganz oder es bleiben nur unregelmäßige Fragmente oder Sequester von mikroskopischer Größe im betroffenen Bereich zurück. Weniger häufig wird das Trabekelgerüst durch die Bildung von neuem Knochen erweitert, was zu einem bemerkenswerten Grad an Sklerose führt. Kommt es anschließend zur Verkäsung des Tuberkels und zum Absterben des betroffenen Knochenteils, kommt es häufig zu einem Sequester von beträchtlicher Größe und charakteristischer Form, die sich aufgrund der Sklerose und der umgebenden Endarteriitis nur äußerst langsam trennt. Wenn das Sequester eine Gelenkfläche betrifft, ist es oft keilförmig; in anderen Situationen ist es abgerundet oder stumpf und liegt in der Längsachse des Markkanals (Abb. 125). Schließlich liegt das Sequester lose in einem von tuberkulösem Granulationsgewebe ausgekleideten Hohlraum und ist im Röntgenbild leicht zu identifizieren. Diese Form der Sklerose, die dem Absterben des Knochens vorausgeht, ist für die Tuberkulose sehr charakteristisch.

Klinische Merkmale. – In der Regel führt eine Tuberkuloseerkrankung im Knochenmark nur in oberflächlich gelegenen Knochen, wie der Tibia, der Elle, dem Schlüsselbein, dem Unterkiefer oder den Phalangen, zu hinreichend eindeutigen Anzeichen, um sie klinisch erkennen zu können. In den Wirbeln oder in den Knochen tief sitzender Gelenke, wie der Hüfte oder der Schulter, kann das Vorliegen tuberkulöser Läsionen im Knochenmark nur aus indirekten Anzeichen, wie z. B. Steifheit und Krümmung im Fall der Wirbelsäule, geschlossen werden Wirbelsäule oder durch die Symptome einer schweren und anhaltenden Gelenkerkrankung im Falle der Hüfte oder Schulter.

Mit wenigen Ausnahmen offenbart sich eine Tuberkuloseerkrankung im Inneren eines Knochens erst dann, wenn sie durch Ausbreitung die eine oder andere Oberfläche des Knochens erreicht. Im Schaft eines Röhrenknochens folgt auf die Eruption an der Periostoberfläche meist die Bildung eines kalten Abszesses in den darüber liegenden Weichteilen. Wenn die Erkrankung an den Gelenkenden der Knochen lokalisiert ist, bricht sie häufiger an der Spiegelung der Synovialmembran oder direkt an der Gelenkoberfläche aus – in beiden Fällen führt dies zu einer Erkrankung des Gelenks (Abb. 156).

ABB. 126. – Diffuse tuberkulöse Osteomyelitis der rechten Tibia.

(Foto geliehen von Sir H. J. Stiles.)

Die diffuse tuberkulöse Osteomyelitis im Schaft eines Röhrenknochens ist vergleichsweise selten und wurde vor allem an der Tibia und der Ulna bei Kindern beobachtet (Abb. 126). Sie beginnt am wachsenden Ende der Diaphyse und breitet sich in unterschiedlichem Ausmaß entlang der Medulla aus; es kommt zur Bildung von vaskulärem und porösem Knochen an der Oberfläche, was zu einer Verdickung der Diaphyse führt; Dies ist an der Verknöcherungsstelle am stärksten ausgeprägt und verjüngt sich entlang des Schafts. Die Infektion breitet sich nicht nur entlang der Medulla aus, sondern dringt auch in den diese umgebenden Spongiosaknochen und dann in die Kortikalis ein und wird nur durch den neuen Knochen, der durch das Periost gebildet wird, daran gehindert, die Weichteile zu erreichen. Der Knochen wird durch Granulationsgewebe ersetzt und verschwindet, oder ein Teil davon kann sklerosieren und mit der Zeit einen Sequester bilden. Im mazerierten Exemplar erscheint der Sequester im Verhältnis zu der großen Höhle, in der er liegt, klein. Alle diese Veränderungen werden in einem guten Skiagramm sichtbar, das nicht nur die Diagnose bestätigt, sondern in vielen Fällen auch das Ausmaß der

Erkrankung, das Vorhandensein oder Fehlen eines Sequesters und die Menge an neuem Knochen an der Oberfläche zeigt. Schließlich gibt das Periost nach und es bildet sich ein Abszess in den Weichteilen; und wenn man es sich selbst überlässt, reißt es äußerlich auf und hinterlässt einen Sinus. Die zufriedenstellendste *Behandlung* ist die subperiostale Resektion des erkrankten Teils der Diaphyse.

In spongiösen Knochen, wie denen des Tarsus , gibt es eine ähnliche käsige Infiltration im Mark, und dies kann mit der Bildung eines Sequestrums entweder im Inneren des Knochens oder an seiner Außenhülle einhergehen, wie in <u>Abb. 127</u> . In Röntgenaufnahmen werden Lage und Ausmaß der Erkrankung dargestellt. Nachdem das tuberkulöse Granulationsgewebe die Knochenrinde durchbrochen hat, entsteht ein kalter Abszess oder es infiziert benachbarte Gelenke oder Sehnenscheiden.

Wenn in einem frühen Krankheitsstadium eine genaue Diagnose gestellt werden kann – und dies ist oft mit Hilfe von Röntgenaufnahmen möglich – , wird der betroffene Knochen subperiostal herausgeschnitten oder sein Inneres mit dem scharfen Löffel und Hohlmeissel ausgeräumt, letzteres Im Falle des *Fersenbeins wird dieses Verfahren bevorzugt* , um die Stabilität der Ferse zu erhalten. Wenn mehrere Knochen und Gelenke gleichzeitig betroffen sind und Nebenhöhlen mit Mischinfektion vorliegen, ist insbesondere bei Erwachsenen in der Regel eine Amputation angezeigt.

(Exemplar im Anatomischen Museum der Universität Edinburgh.)

Als tuberkulöse Daktylitis bezeichnet man eine diffuse Form der Erkrankung, da sie die Phalangen, die Mittelhandknochen oder die Mittelfußknochen befällt. Die Läsion zeigt in kleinem Maßstab alle anatomischen Veränderungen, die im Mark der Tibia oder Ulna beschrieben wurden, und sie sind in Skiagrammen leicht zu verfolgen. Es kommt auch zu einer periostalen Daktylitis.

Die *klinischen Merkmale* sind die einer spindelförmigen Schwellung eines Fingers oder Zehs, die träge und schmerzlos ist und die Funktion des Fingers nur wenig beeinträchtigt. Die Genesung kann schließlich ohne Eiterung erfolgen, häufig kommt es jedoch zur Bildung eines kalten Abszesses, der platzt und eine oder mehrere Nebenhöhlen bildet. Es kann schwierig sein, eine tuberkulöse Daktylitis von der Vergrößerung der Phalangen bei erblicher Syphilis (syphilitische Daktylitis) zu unterscheiden, insbesondere wenn die tuberkulöse Läsion bei einem Kind auftritt, das an erblicher Syphilis leidet.

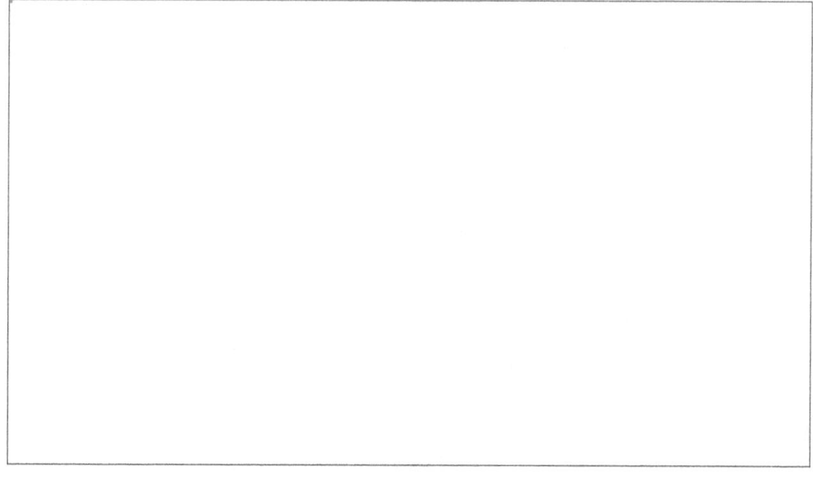

ABB. 128. – Tuberkulöse Daktylitis.

Bei der syphilitischen Läsion zeigen Skiagramme normalerweise eine reichlichere Knochenneubildung, aber in vielen Fällen wird der Zweifel nur durch Beobachtung der Ergebnisse des Tuberkulintests oder der Wirkung einer antisyphilitischen Behandlung geklärt.

Das Sarkom einer Phalanx oder eines Mittelhandknochens kann sowohl klinisch als auch im Skiagramm stark einer Daktylitis ähneln, kommt aber selten vor.

Behandlung. – Eine Genesung unter konservativen Maßnahmen ist keine Seltenheit, und die funktionellen Ergebnisse sind in der Regel besser als nach einer operativen Behandlung, obwohl in beiden Fällen die Gefahr besteht, dass der betroffene Finger verkleinert wird (Abb. 129). Der Finger sollte in einer Schiene ruhiggestellt und am Oberarm ein Bier-Verband angelegt werden. Ein operativer Eingriff ist angezeigt, wenn sich ein kalter Abszess entwickelt, ein persistierender Sinus vorliegt oder sich ein Sequester gebildet hat, eine Stelle, über die durch die Untersuchung mit Röntgenstrahlen Aufschluss gewonnen werden kann. Wenn ein Zeh betroffen ist, ist eine Amputation die beste Behandlung, bei einem Finger ist sie jedoch selten erforderlich. Bei einem Mittelhand- oder Mittelfußknochen ist die subperiostale Resektion das Verfahren der Wahl, wobei möglichst die Gelenkenden geschont werden.

ABB. 129. – Verkürzung des Mittelfingers eines Erwachsenen, die Folge einer tuberkulösen Daktylitis im Kindesalter.

SYPHILITISCHE KRANKHEIT

Syphilitische Knochenerkrankungen können in jedem Krankheitsstadium auftreten, die schwerwiegenderen Formen treten jedoch im Tertiärstadium der erworbenen und vererbten Syphilis auf. Das Virus wird über die Blutbahn in alle Teile des Skeletts transportiert, die lokale Entwicklung der Krankheit scheint jedoch durch eine Veranlagung einzelner Knochen beeinflusst zu werden.

Syphilitische Knochenerkrankungen kommen in der Praxis viel seltener vor als solche durch pyogene und tuberkulöse Infektionen und befallen besonders das Schienbein, das Brustbein und den Schädel. Sie unterscheiden sich von tuberkulösen Erkrankungen durch die Häufigkeit, mit der sie eher die Knochenschäfte als die Gelenkenden befallen, und durch die vergleichsweise Seltenheit von Gelenkkomplikationen.

Eine flüchtige Periostitis tritt bei erworbener Syphilis in der Zeit der frühen Hautausschläge auf. Der Patient klagt vor allem nachts über Schmerzen im Bereich des Stirnbeins, der Rippen, des Brustbeins, des Schienbeins oder der Ulnae. Bei Druck kommt es zu einer örtlich begrenzten Druckempfindlichkeit und zu einer leichten Schwellung, die jedoch selten auf das hinausläuft, was man als *Periostknoten* bezeichnen kann .

In den späteren Stadien der erworbenen Syphilis kommt es zu *einer gummatösen Periostitis und Osteomyelitis* , die durch die Bildung umschriebener Gummata oder einer diffusen gummatösen Infiltration im Periost und Knochenmark gekennzeichnet sind. Das Knochengerüst ist im unmittelbar betroffenen Bereich verdünnt und in den darüberliegenden Teilen sklerosiert. Wenn das Zahnfleischgewebe degeneriert und zerfällt, und insbesondere wenn die darüber liegende Haut perforiert ist und eine septische Infektion hinzukommt, zerfällt der Knochen und es kommt zu einem Zustand, der als *syphilitische Karies bekannt ist* ; Manchmal ist die Blutversorgung eines Teils des Knochens so stark beeinträchtigt, dass er abstirbt – *syphilitische Nekrose* . Syphilitische Sequester sind schwerer und dichter als normaler Knochen, da die Sklerose normalerweise dem Absterben des Knochens vorausgeht. Die Knochen, die besonders von Zahnfleischerkrankungen betroffen sind, sind: der Schädel, die Nasenscheidewand, die Nasenknochen, der Gaumen, das Brustbein, der Oberschenkelknochen, das Schienbein und die Knochen des Unterarms.

In den Schädelknochen können sich Gummata im Pericranium, im Diploë oder in der Dura mater bilden. Ein isoliertes Gumma bildet eine feste elastische Schwellung, die sich in die Umgebung abschattet. Im mazerierten Knochen kommt es zu einer Vertiefung oder einer echten Perforation der Schädeldecke; Mehrere Gummata neigen dazu, an ihren Rändern miteinander zu verschmelzen, was den Anschein einer Kombination von Kreisen erweckt: Diese umgeben manchmal einen Knochenbereich und schneiden ihn von der Blutversorgung ab (Abb. 130). Wenn die darüber liegende Haut zerstört wird und eine septische Infektion hinzukommt, besteht die Gefahr, dass ein solcher isolierter Knochenbereich abstirbt und einen Sequester bildet; Die Ablösung des toten Knochens erfolgt äußerst

langsam, teils aufgrund der fehlenden Gefäßversorgung im sklerosierten
Knochen um ihn herum, teils aufgrund der Dichte des Sequestrums. In
Ausnahmefällen betrifft die Nekrose die gesamte vertikale Platte des
Stirnbeins. Zwischen Knochen und Dura bildet sich Eiter (suppurative
Pachymeningitis), worauf ein Hirnabszess oder eine Pyämie folgen kann.
Zahnfleischerkrankungen in der Augenhöhlenwand können zu einer
Verschiebung des Auges und einer Lähmung der Augenmuskulatur führen.

ABB. 130. – Syphilitische Erkrankung des Schädels, die ein sich ablösendes
Sequester zeigt.

An der Innenfläche des Schädels kann die Bildung von Zahnfleischgewebe
Druck auf das Gehirn ausüben und zu starken Schmerzen im Kopf, Jackson-
Epilepsie oder Lähmungen führen, wobei die Symptome je nach Sitz und
Ausmaß der Erkrankung variieren. Auf die Hirnnerven kann an der Basis,
insbesondere an ihren Austrittsstellen, Druck ausgeübt werden, was zu Reiz-
oder Lähmungserscheinungen im Verteilungsbereich der betroffenen
Nerven führen kann.

In der Nasenscheidewand, den Nasenknochen und dem harten Gaumen führt eine
Zahnfleischerkrankung zu Geschwüren, die sich, ausgehend von der
Schleimhaut, auf die Knochen ausbreiten und, wenn sie durch eine septische
Infektion kompliziert werden, zu Karies und Nekrose führen. In der Nase
geht die Krankheit mit einem stinkenden Ausfluss (ozœna), dem
Heraustreten abgestorbener Knochenteile und anschließend mit einer

Deformation einher, die durch den Verlust des Nasenrückens gekennzeichnet ist. Im Gaumen kommt es häufig zu einer Perforation, so dass beim Sprechen die Luft durch die Nase entweicht und der Stimme einen charakteristischen nasalen Ton verleiht.

Als Art der Erkrankung kann eine *syphilitische Erkrankung des Schienbeins angesehen werden, da sie in den Röhrenknochen* auftritt . Zahnfleischerkrankungen im Periost können lokalisiert sein und zur Bildung eines klar definierten Knotens führen, oder der gesamte Schaft kann zum Sitz einer unregelmäßigen Knotenvergrößerung werden (Abb. 132). Wenn der Knochen mazeriert ist, ist er schwerer und voluminöser als normal; Es liegt eine diffuse Sklerose mit Obliteration des Markkanals vor und die Oberfläche ist durch die Anhäufung von neuem Knochen uneben – Hyperostose (Abb. 131). Wenn ein periostales Gummi zusammenbricht und in die Haut eindringt, entsteht ein syphilitisches Geschwür mit kariösem Knochen an der Unterseite. Ein zentrales Gumma kann den umgebenden Knochen so stark abfressen, dass der Schaft pathologisch bricht. In den seltenen Fällen, in denen es das Gelenkende eines langen Knochens befällt, kann eine Zahnfleischerkrankung das angrenzende Gelenk befallen und zu syphilitischer Arthritis führen.

ABB. 131. – Syphilitische Hyperostose und Sklerose des Schienbeins, im Schnitt und in der Oberflächenansicht.

Klinische Merkmale. – Es gibt starke, bohrende Schmerzen – als würde ein Bohrer in den Knochen getrieben. Es ist nachts am schlimmsten, da es den Schlaf beeinträchtigt und auf eine Kompression der Nerven in den verengten Havers-Kanälen zurückgeführt wird.

Das *periostale Gumma* erscheint als glatte, umschriebene Schwellung, die in der Mitte weich und elastisch und an den Rändern fest ist und in den umgebenden Knochen übergeht. Das Gummi kann vollständig absorbiert sein oder einem harten Knoten Platz machen. In manchen Fällen wird das Zahnfleisch in der Mitte weicher, die Haut wird klebrig, dünn und rot und gibt schließlich nach. Die Hautöffnung bleibt als Sinus bestehen oder entwickelt sich zu einem typischen Geschwür mit unregelmäßigen, halbmondförmigen Rändern; In beiden Fällen zeigt eine Sonde das Vorhandensein von kariösem Knochen oder Sequester an. Durch eine Mischinfektion kann der Gesundheitszustand beeinträchtigt werden und letztendlich die Aufnahme von Toxinen und eine wachsartige Degeneration in den Eingeweiden induziert werden.

Ein *zentrales Gumma* in einem Röhrenknochen zeigt sein Vorhandensein möglicherweise erst dann, wenn es die Schale durchbricht und die Periostoberfläche erreicht oder in ein angrenzendes Gelenk eindringt. Manchmal ist die erste Manifestation ein Knochenbruch, der durch leichte Gewalteinwirkung verursacht wird.

Im Röntgenbild ist meist das Auftreten von syphilitischen Knochen charakteristisch. Bei Hyperostose und Sklerose erscheint der Schaft dichter und breiter als normal und die Kontur ist uneben oder wellig. Bei einem zentralen Gumma wird der Schatten durch einen abgerundeten, klaren Bereich unterbrochen, ähnlich dem eines Chondroms oder Myeloms, aber rundherum liegt Sklerose vor.

Diagnose. – Die Erkrankungen, die am häufigsten mit einer syphilitischen Knochenerkrankung verwechselt werden, sind chronische Staphylokokken-Osteomyelitis, Tuberkulose und Sarkom; Die Diagnose muss anhand der Vorgeschichte und des Krankheitsverlaufs, des Ergebnisses der Röntgenuntersuchung sowie der Ergebnisse spezifischer Tests und Behandlungen gestellt werden.

Behandlung. – Der allgemeine Gesundheitszustand soll durch frische Luft, durch nahrhafte Nahrung und durch die Gabe von Lebertran, Eisen und Arsen verbessert werden. Antisyphilitische Mittel sollten verabreicht werden, und wenn sie verabreicht werden, bevor es zu einer Gewebezerstörung kommt, ist der daraus resultierende Nutzen normalerweise deutlich.

Röntgenaufnahmen zeigen die schnelle Resorption des neuen Knochens sowohl an der Oberfläche als auch im Knochenmark und sind für die therapeutische Diagnose von großem Wert.

In bestimmten Fällen, insbesondere wenn es zu destruktiven Veränderungen des Knochens kommt, die durch eine pyogene Infektion verursacht werden, haben spezifische Heilmittel nur geringe Wirkung. Bei anhaltenden oder wiederkehrenden Zahnfleischerkrankungen mit Hautgeschwüren ist es oft notwendig, die erkrankten Weichteile mit dem scharfen Löffel und der Schere zu entfernen und den erkrankten Knochen auszumeißeln oder abzumeißeln, ähnlich wie bei einer Tuberkuloseerkrankung. Wenn Hyperostose und Sklerose des Knochens mit starken Schmerzen einhergehen, die nicht zur Blasenbildung führen, kann das Periost eingeschnitten und der sklerosierte Knochen mit einem Bohrer oder Trepan perforiert werden.

Knochenläsionen bei erblicher Syphilis. — *Craniotabes* , bei dem die flachen Knochen des Schädels fleckenweise resorbiert werden, wurde früher als syphilitisch angesehen, aber heute ist bekannt, dass es auf längere Unterernährung jeglicher Ursache zurückzuführen ist. Aus der Kategorie der syphilitischen Erkrankungen wird auch *die Vorwölbung des Schädels* , die zur Bildung von Parrot-Knoten führt, gestrichen. Die Läsionen im Säuglingsalter – Epiphysitis, Vorwölbung des Schädels und Craniotabes – wurden im Kapitel über die vererbte Syphilis erwähnt.

Epiphysitis oder syphilitische Perichondritis. – Der erste dieser Begriffe ist irreführend, da die Läsion die verknöcherte Verbindung und den Schaft des Knochens betrifft und die Epiphyse nur indirekt. Der junge Knochen wird durch Granulationsgewebe ersetzt, sodass im Röntgenbild große, klare Bereiche erkennbar sind. Die Beschwerden beziehen sich auf das Gelenk, denn dort setzen die Muskeln an und ziehen bei Bewegung am Perichondrium; Die Schwellung ist in der Nähe des Gelenks am ausgeprägtesten und kann durch Erguss in die Synovialhöhle verstärkt werden. Man bemerkt, dass das Baby, das normalerweise jünger als sechs Monate ist, fiebrig und unruhig ist und bei Berührung weint. Die Mutter stellt fest, dass der Schmerz durch die Bewegung einer bestimmten Extremität, normalerweise des Arms, verursacht wird, da Oberarmknochen, Speiche und Elle die am häufigsten betroffenen Knochen sind; außerdem hängt das Glied nutzlos wie gelähmt an der Seite herab, und der Zustand wurde früher als *syphilitische Pseudoparalyse beschrieben* .

Die später auftretenden Läsionen entsprechen denen der Tertiärperiode der erworbenen Krankheit, da sie jedoch Knochen betreffen, die noch aktiv wachsen, sind die Auswirkungen auffälliger. Zahnfleischerkrankungen können über viele Jahre hinweg auftreten und vergehen, was zur Folge hat, dass sich das äußere Erscheinungsbild und die architektonische Anordnung eines Röhrenknochens tiefgreifend verändern. Am Schienbein beispielsweise ist der Schaft in einer sanften Kurve nach vorne gebogen, die mit der Kurve eines Säbels verglichen wird – „Säbelklingen"-Deformität (Abb. 132). Die diffuse Verdickung rund um den Knochen verdeckt die scharfen Ränder, so dass der Knochen im Querschnitt kreisförmig wird und die Vorder- und Mittelkanten abgestumpft sind, was den Vergleich mit einer Gurke verdient. In einigen Fällen ist das Schienbein tatsächlich sowohl in der Länge als auch im Umfang vergrößert.

ABB. 132. – Säbelblattdeformität des linken Schienbeins bei vererbter Syphilis.

(Aus einem von Sir George T. Beatson geliehenen Foto.)

Der Kontrast zwischen dem stark vergrößerten und deformierten Schienbein und dem normalen oder sogar abgeschwächten Wadenbein ist auffällig.

Die Behandlung erfolgt nach ähnlichen Grundsätzen wie bei der erworbenen Krankheit. Wenn eine Krümmung des Schienbeins zu Gehbehinderungen führt, kann der Knochen durch eine Keilbeinresektion begradigt werden.

Die syphilitische Daktylitis kommt vor allem bei Kindern vor. Es kann alle Finger oder Zehen betreffen, am häufigsten kommt es jedoch in der ersten Phalanx des Zeigefingers oder des Daumens vor. Es können mehrere Finger gleichzeitig oder nacheinander angegriffen werden. Die Läsion besteht in einer gummiartigen Infiltration der die Phalanx umgebenden Weichteile oder einer gummiartigen Osteomyelitis, es besteht jedoch praktisch keine Tendenz zum Zerfall und Ausfluss oder zur Bildung eines Sequesters, wie es bei der tuberkulösen Daktylitis so häufig vorkommt.

Der Finger wird zum Sitz einer Schwellung, die auf der dorsalen Seite deutlicher hervortritt und je nach Ausbreitung und Ausmaß der Erkrankung eichelförmig, spindelförmig oder zylindrisch ist. Es ist fest und elastisch und normalerweise schmerzlos. Die Bewegungen sind beeinträchtigt, insbesondere wenn die Gelenke betroffen sind. Im Anfangsstadium kann die Erkrankung antisyphilitisch behandelt werden, in der Regel kommt es zu einer vollständigen Genesung.

HYDATIDEN-KRANKHEIT

Diese seltene Krankheit entsteht durch die Einnistung der Embryonen der Tænia echinoccus, die über den Blutkreislauf ins Knochenmark transportiert werden. Die Zysten sind klein, meist etwa stecknadelkopfgroß, und kommen in enormer Zahl verstreut im Knochenmark vor. Die am häufigsten betroffenen Teile des Skeletts sind die Gelenkenden der Röhrenknochen, die Wirbelkörper und das Becken.

Mit zunehmender Anzahl und Größe der Zysten wird das Knochengerüst nach und nach absorbiert, und es entstehen Aushöhlungen oder Hohlräume. Zuerst verschwinden das Mark und die Spongiosa, dann wird das kompakte Gewebe dünner und es kann zu einer pathologischen Fraktur kommen. Der Knochen dehnt sich aus, und die Zysten können durch Perforationen in das umgebende Zellgewebe austreten und, wenn sie so aus der Enge befreit werden, beträchtliche Ausmaße annehmen. Die Eiterung aufgrund einer zusätzlichen pyogenen Infektion kann mit ausgedehnter Nekrose einhergehen und zu einer Desorganisation des angrenzenden Gelenks führen.

Klinische Merkmale. —Der Patient klagt über tiefsitzende Schmerzen. In oberflächlichen Knochen, wie dem Schienbein, kommt es zu einer Vergrößerung, und es kann möglich sein, das Knistern der Eierschale oder eine ungleiche Konsistenz des Knochens zu erkennen, der an einigen Stellen hart und an anderen teigig und elastisch ist. Die Krankheit kann über Monate oder Jahre hinweg einen trägen Verlauf nehmen, bis Komplikationen wie Eiterung oder Bruch auftreten. Mit dem Auftreten der Eiterung wird die Krankheit aktiver und es können sich Abszesse in den Weichteilen und im angrenzenden Gelenk bilden. In der Wirbelsäule kommt es durch Ellenbogen zu Winkeldeformitäten und Querschnittslähmungen. Im Becken kommt es gewöhnlich zu einer starken Knochenvergrößerung, und wenn Eiterung auftritt, kann sie das Hüftgelenk infizieren und tödlich enden.

Die Untersuchung mit Röntgenbildern zeigt die charakteristischen Aushöhlungen des Knochens, die durch die Zysten verursacht wurden. Die Krankheit kann mit einem zentralen Tumor, einem Gumma, einer Tuberkulose oder einem Knochenabszess verwechselt werden.

Die *Behandlung* besteht in der gründlichen operativen Ausrottung des Parasiten. Der Knochen wird freigelegt und je nach Ausmaß der Erkrankung abgeschabt oder reseziert, und die rohen Oberflächen werden mit 1 Prozent abgetupft. Formalin. In fortgeschrittenen Fällen mit Komplikationen wie Spontanfrakturen oder Eiterung bietet die Amputation die besten Heilungschancen.

Aktinomykose und *Myzetom* verursachten Knochenläsionen wurden bei diesen Erkrankungen beschrieben.

KONSTITUTIONELLE KRANKHEITEN GEHEN MIT LÄSIONEN IN DEN KNOCHEN EINHER

Dazu gehören Rachitis, Skorbut-Rachitis, Osteomalazie, Ostitis deformans, Osteomyelitis fibrosa, Fragilitas ossium und Erkrankungen des Nervensystems.

RACHITIS

Rachitis oder Rachitis ist eine konstitutionelle Erkrankung, die mit einer Störung der Ernährung einhergeht und mit Veränderungen im Skelett einhergeht. Die Krankheit tritt am häufigsten und am schwersten bei Kindern aus ärmeren Schichten in Großstädten auf, die unzureichend ernährt werden und in einer ungesunden Umgebung aufwachsen. Es gibt Belege dafür, dass die wichtigsten Faktoren für die Entstehung von Rachitis der schlechte Gesundheitszustand der Mutter während der Schwangerschaft und die Verabreichung von Nahrungsmitteln an das Kind nach der Geburt sind, die einen Mangel an tierischen Fetten, Proteinen und Kalksalzen aufweisen enthält diese in einer Form, dass sie nicht leicht assimiliert werden können. Das Auftreten der Krankheit wird durch eine unzureichende Sauerstoffversorgung des Blutes infolge von Mangel an frischer Luft und Sonnenlicht, mangelnder Bewegung und anderen Bedingungen, die in den Slums großer Städte vorherrschen, begünstigt und ihre Symptome verschlimmert.

Pathologische Anatomie. —Das auffälligste Merkmal ist die Weichheit (Malazie) der Knochen aufgrund der übermäßigen Absorption von Knochengewebe und der Bildung von unvollständig verkalktem Gewebe an den Verknöcherungsstellen. Die betroffenen Knochen verlieren ihre Steifigkeit, so dass sie unter dem Körpergewicht, durch Muskelzug und andere mechanische Kräfte gebogen werden.

Das *Periost* ist dick und gefäßreich und trägt beim Ablösen Platten und Nadeln aus weichem, porösem Knochen mit sich. Der neue Knochen kann so reichlich vorhanden sein, dass er auf der Oberfläche eine dicke Kruste bildet, und in den flachen Knochen des Schädels kann er sich in Form von Vorsprüngen oder Graten anhäufen, die denen ähneln, die man einer erblichen Syphilis zuschreibt.

In den Epiphysenknorpeln und an den Verknöcherungsverbindungen finden alle an der Verknöcherung beteiligten Vorgänge, mit Ausnahme der Ablagerung von Kalksalzen, in übertriebenem Ausmaß statt. Der Knorpel der Epiphysenscheibe proliferiert aktiv und unregelmäßig, so dass er weicher, dicker und breiter wird und eine sichtbare Schwellung entsteht, die am besten am unteren Ende des Radius und des unteren Endes der Tibia sowie am Costo zu erkennen ist -Knorpelverbindungen, bei denen die Reihe perlenförmiger Schwellungen als „wackliger Rosenkranz" bekannt ist.

Die Verknöcherungszone nimmt in die Tiefe zu; das Knochenmark ist ungewöhnlich vaskulär; und der neu gebildete Knochen ist unvollständig verkalkt. Das Ergebnis ist, dass die Knochen möglicherweise nie ihre normale Länge erreichen und ein Leben lang verkümmert bleiben, wie bei klapprigen Zwergen (Abb. 133), oder dass die Schäfte ungleichmäßig wachsen und von ihren normalen Achsen abweichen, wie beim X-Bein und dem Bogen -Knie.

ABB. 133. – Skelett von Rickety Dwarf, bekannt als „Bowed Joseph", Anführer der Meal Riots in Edinburgh, der 1780 starb.

(Anatomisches Museum, Universität Edinburgh.)

Diese Veränderungen werden in Skiagrammen gut hervorgehoben; Anstelle der klar definierten schmalen Linie, die den Epiphysenknorpel darstellt, gibt es eine schlecht definierte, unscharfe Zone von beträchtlicher Tiefe.

In den Schäften der Röhrenknochen wird die Kortikalis aufgrund der übermäßigen Knochenaufnahme porös, die Spongiosa wird dünner und die Knochen verbiegen oder brechen unter mechanischen Einflüssen leicht. Wenn die Krankheit zum Stillstand kommt, setzt ein Reparaturprozess ein, der häufig dazu führt, dass die Knochen dichter und schwerer als normal werden. In den flachen Knochen des Schädels kann die Absorption dazu führen, dass Knochenbereiche vollständig verschwinden und eine Membran zurückbleibt, die sich unter dem Druck des Fingers wie dünne Pappe ausbildet – ein Zustand, der als *Craniotabes bekannt ist* .

Veränderungen im Skelett, bevor das Kind laufen kann. – Die Fontanellen bleiben bis zum Ende des zweiten Jahres oder länger offen und die Stirn- und Scheitelvorsprünge treten übermäßig hervor. Manchmal kommt es zu einem Hydrozephalus und der Kopf ist charakteristischerweise vergrößert. Die Kiefer sind so verändert, dass der Oberkiefer **V-** förmig zusammengezogen ist , der Unterkiefer jedoch einen quadratischen statt abgerundeten Umriss hat und die Zähne einander nicht gegenüberstehen. Im *Brustkorb* kann das Hauptmerkmal die Wülste an den kosto-chondralen Übergängen sein, vor allem an der fünften und sechsten Rippe, oder die Wände können kontrahiert sein , insbesondere wenn die Atmung infolge eines Bronchialkatarrhs oder von Adenoiden beeinträchtigt ist. Die Kontraktion kann die Form einer vertikalen Rille auf jeder Seite oder einer horizontalen Rille in Höhe des oberen Endes des Xiphi-Sternums annehmen; Wenn Brustbein und Knorpel vorne einen Vorsprung bilden, wird die Deformität als „Taubenbrust" bezeichnet.

Die *Wirbelsäule* kann in ihrer gesamten Ausdehnung oder nur in einem Teil nach hinten gekrümmt sein – *Kyphose ;* oder es kann zu einer Seite gebogen sein – *Skoliose .*

An den *Gliedmaßen* fallen vor allem das mangelhafte Längenwachstum der Röhrenknochen, die Vergrößerungen an den Epiphysenverbindungen sowie die Biegung und gelegentliche Grünholzfraktur der Schäfte auf. Der Grad der Vergrößerung der Epiphysenverbindungen ist direkt proportional zum Ausmaß der Bewegung, der der Knochen ausgesetzt ist (John Thomson). Die Krümmungen in diesem Stadium hängen von der Haltung des Kindes beim Sitzen oder Tragen ab – beispielsweise verbiegen sich die Armknochen bei Kindern, die mit Hilfe ihrer Arme über den Boden paddeln; und bei einem Kind, das mit nach außen gerichteten unteren Gliedmaßen auf dem Rücken liegt, kann das Gewicht der Gliedmaßen zu einer Krümmung des Oberschenkelhalses führen – Coxa vara. Das Schlüsselbein oder der Oberarmknochen können einen Grünholzbruch erleiden, wenn das Kind an den Armen hochgehoben wird. der Oberschenkelknochen, durch einen Sturz. Aufgrund der extremen Laxheit der Bänder können die Gelenke über die normalen Grenzen hinaus bewegt werden, und es wird häufig beobachtet, dass das Kind seine Gliedmaßen in abnormale Stellungen verdreht.

Bei Kindern, die gelaufen sind. – Bei diesen Kindern treten die wichtigsten Deformationen an der Wirbelsäule, dem Becken und den unteren Extremitäten auf und sind größtenteils darauf zurückzuführen, dass die erweichten Knochen unter dem Körpergewicht nachgeben. Skoliose ist die übliche Form der Wirbelsäulenverkrümmung und kann im Extremfall zu einer ausgeprägten Form des Buckels führen. Das Becken kann klein bleiben (*Justo-Minor-Becken*) oder in der Sagittalebene kontrahiert sein (*flaches Becken*); Wenn die Knochen ungewöhnlich weich sind, werden die

Hüftpfannenabschnitte durch die Oberschenkelknochen, die das Körpergewicht tragen, nach innen gedrückt, und das Becken nimmt die Form eines Kleeblatts an, wie bei der Malacia der Frau. Der Schaft des Femurs ist nach vorne und seitlich gebogen; Die Knochen des Beins seitlich wie beim O-Bein oder nach vorne oder nach vorne und seitlich direkt über dem Knöchel. Die Deformitäten am Knie (Genu valgum, Genu varum und Genu recurvatum) und an der Hüfte (Coxa vara) werden im Band über die Extremitäten beschrieben.

In der chirurgischen Praxis kommt es in der Mehrzahl der Fälle zu Deformationen, die auf die Rachitis zurückzuführen sind, und nicht auf die aktive Erkrankung. Die Untersuchung einer großen Serie von Kindern unterschiedlichen Alters zeigt, dass die Deformitäten mit jedem Jahr immer seltener werden. Diejenigen, die sich erholen, zeigen am Ende möglicherweise keine Spur von Rachitis, und dies gilt insbesondere für Kinder, die durchschnittlich wachsen; Bei denen jedoch, bei denen das Wachstum verzögert ist, besonders vom fünften bis zum siebten Jahr, neigen die Missbildungen dazu, dauerhaft zu sein. Es ist festzustellen, dass die durch Rachitis verursachte Skoliose nur eine geringe Tendenz zur Genesung aufweist.

Behandlung. —Die Behandlung der Krankheit besteht in der Regulierung der Ernährung, der Verbesserung der Umgebung und der Vorbeugung von Deformitäten. Phosphor kann in Dosen von 100 Körnern in Lebertran gelöst verabreicht werden, und mit Vorteil können auch Eisen- und Kalkpräparate zugesetzt werden. Um Haltungen zu vermeiden, die zu Deformationen führen, sollte das Kind so viel wie möglich liegen. In den wohlhabenderen Klassen gelingt dies problemlos mit Hilfe einer Krankenschwester und der Verwendung eines Kinderwagens. Bei ambulanten Krankenhauspatienten wird das Kind durch den Einsatz einer leichten Holzschiene, die seitlich an jeder unteren Extremität angebracht wird und vom Becken bis 15 cm über die Fußsohle reicht, auf den Füßen gehalten.

Bei bereits vorhandenen Deformationen hängt die Behandlung davon ab, ob eine natürliche Aufrichtung des Knochens in Aussicht steht oder nicht. Unter fünf Jahren ist dies in der Regel getrost zu erwarten; Das Kind sollte nicht auf den Beinen sein und die Gliedmaßen sollten gebadet und massiert werden. Bei Kindern ab fünf oder sechs Jahren ist die Aussicht auf eine natürliche Aufrichtung geringer und es ist zufriedenstellender, die Deformität durch eine Operation zu korrigieren. Bei einer wackeligen Verkrümmung der Wirbelsäule sollte das Kind auf einer festen Matratze oder, um es ins Freie bringen zu können, auf einer doppelten Thomas-Schiene liegen, die vom Hinterkopf bis zu den Fersen reicht; Die auf den

Rumpf wirkende Muskulatur soll durch Massage und entsprechende Übungen gestärkt werden.

Späte Rachitis oder **Rachitis adolescentium** treten in jedem Alter zwischen neun und siebzehn Jahren auf und es wird allgemein angenommen, dass sie auf ein Wiederauftreten von Rachitis zurückzuführen ist, die in der Kindheit aufgetreten war. Die Krankheit geht mit keiner Beeinträchtigung des allgemeinen Gesundheitszustandes einher; Die pathologischen Veränderungen sind die gleichen wie bei der infantilen Rachitis, beschränken sich jedoch zumeist auf die verknöchernden Gelenke, insbesondere auf diejenigen, die im Jugendalter am aktivsten sind, beispielsweise am Kniegelenk. Der Patient ermüdet schnell, klagt über Schmerzen in den Knochen, und wenn nicht vorsichtig vorgegangen wird, kann es zu Deformationen kommen. Es besteht kein Zweifel daran, dass Rachitis bei Jugendlichen eine wichtige Rolle bei der Entstehung der Deformitäten spielt, die in der Pubertät oder kurz davor auftreten, insbesondere beim X- und O-Bein.

Skorbut-Rachitis oder **infantile Skorbut** . — Diese von Barlow und Cheadle beschriebene Krankheit tritt bei Säuglingen unter zwei Jahren auf, die mit sterilisierter oder kondensierter Milch und anderen proprietären Nahrungsmitteln aufgewachsen sind, und kommt am häufigsten in wohlhabenden Familien vor. mache Unterricht. Den für die Krankheit so charakteristischen Blutungen geht meist ein kachektischer Zustand mit Lustlosigkeit, Schwäche und Bewegungsunlust voraus, der einige Wochen andauert. Sehr häufig hört das Kind auf, eines seiner unteren Gliedmaßen zu bewegen – Pseudoparalyse – und schreit, wenn es berührt wird; Über einem der Knochen, meist dem Oberschenkelknochen, findet sich eine Schwellung, begleitet von außerordentlicher Empfindlichkeit. Die Haut ist gespannt und glänzend, und es kann zu Ödemen kommen. Diese Symptome sind auf eine subperiostale Blutung zurückzuführen, und damit einhergehend kann es zu Krepitation aufgrund der Ablösung einer Epiphyse kommen, selten auch aufgrund einer Fraktur des Knochenschafts. Röntgenaufnahmen zeigen eine Vergrößerung des Knochens, wobei sich die Knochenhaut vom Schaft abhebt und sich in Relation dazu neuer Knochen bildet. Blutungen treten auch in die Haut auf, die wie Blutergüsse aussehen, in die Augenhöhle und die Bindehaut sowie aus den Schleimhäuten.

Die *Behandlung* besteht in der Korrektur von Ernährungsfehlern. Der Säugling sollte eine Amme oder reichlich Kuhmilch in naturbelassenem Zustand haben. Antiskorbutika können in Form von Orangen-, Zitronen- oder Traubensaft sowie in Milch eingelegten Kartoffeln verabreicht werden.

Osteomalazie. —Der Begriff Osteomalazie umfasst eine Gruppe von Erkrankungen, die eng mit Rachitis verwandt sind und bei denen die

Knochen von Erwachsenen weich und nachgiebig werden, so dass sie übermäßig anfällig für Verbiegungen oder Brüche sind.

Eine Form tritt bei *schwangeren Frauen und Frauen im Wochenbett auf* und betrifft am häufigsten das Becken und die Lendenwirbel, manchmal aber auch das gesamte Skelett. Die Kalksalze werden absorbiert, die Knochen verlieren ihre Steifigkeit und verbiegen sich unter dem Gewicht des Körpers und anderen mechanischen Einwirkungen, was zur Folge hat, dass es zu groben Deformationen, insbesondere im Becken, der Lendenwirbelsäule und den Hüftgelenken, kommt.

Neuropathische Formen treten bei bestimmten chronischen Erkrankungen des Gehirns und der Nabelschnur auf; In manchen Fällen verlieren die Knochen ihre Kalksalze und verbiegen sich, in anderen werden sie brüchig.

Osteomalazie im Zusammenhang mit neuen Wucherungen im Skelett. – Wenn *sekundärer Krebs* weit über das Skelett verteilt ist, geht dies mit einer Erweichung der Knochen einher, wodurch sie sich leicht verbiegen oder brechen und nach dem Tod leicht mit einem Messer geschnitten werden können. Bei der Krankheit, die als *Multiples Myelom bekannt ist* , ist das Innere der Rippen, des Brustbeins und der Wirbelkörper von einer rötlichen, gallertartigen Pulpa besetzt, deren Struktur einem Sarkom ähnelt; die Knochen werden auf eine bloße Hülle reduziert und können bei dem geringsten Druck brechen; Der Urin enthält Albumose, eine Substanz, die Albumin ähnelt, aber bei verhältnismäßig niedriger Temperatur (140° F) koaguliert. Das Koagulat wird beim Kochen wieder aufgelöst und kann leicht durch Salzsäure ausgefällt werden (Bence-Jones).

Ostitis deformans – Morbus Paget des Knochens. – Diese seltene Krankheit wurde erstmals 1877 von Sir James Paget beschrieben. Im Frühstadium wird das Knochenmark in vaskuläres Bindegewebe umgewandelt; Seine knochenfressenden Funktionen sind übertrieben und das Knochengerüst wird dünner, so dass es sich unter Druck verbiegt, wie bei Osteomalazie. Im Laufe der Zeit wird jedoch in großer Menge neuer Knochen gebildet; Es ist zunächst frei von Kalksalzen, verkalkt aber später, so dass die Knochen ihre Festigkeit wiedererlangen. Diese Knochenneubildung geht weit über das Normale hinaus, die Knochen werden groß und voluminös, ihre Oberflächen sind rau und uneben, ihre Textur ist teilweise sklerosiert und der Markkanal ist häufig obliteriert. Auf Röntgenbildern sind diese Veränderungen gut zu erkennen. Die Krümmung der Röhrenknochen, die ein so auffälliges Merkmal der Krankheit darstellt, kann mit einer tatsächlichen Verlängerung einhergehen, und die Veränderungen sind manchmal bemerkenswert symmetrisch (Abb. 135). Die den Schädel bildenden Knochen können enorm verdickt sein, die Nähte sind verödet, die Unterscheidung zwischen Tables und Diploë geht verloren, und während die allgemeine Textur feinporig ist, kann es Bereiche geben, die so dicht wie Elfenbein sind (Abb. 134).

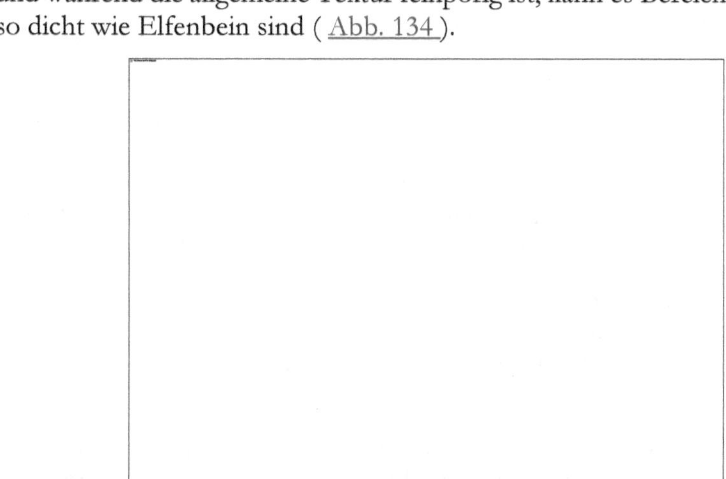

ABB. 134. – Veränderungen im Schädel aufgrund von Ostitis Deformans.

(Anatomisches Museum, Universität Edinburgh.)

Klinische Merkmale. —Die Krankheit tritt normalerweise bei Personen über fünfzig Jahren auf. Der Beginn ist schleichend und die Aufmerksamkeit des Patienten kann zunächst durch das Auftreten vager Schmerzen im Rücken oder in den Gliedmaßen erregt werden; durch die Vergrößerung und Biegung von Knochen wie dem Schienbein oder dem Oberschenkelknochen; oder durch eine allmähliche Vergrößerung des Kopfes, die das Tragen größerer Hüte erforderlich macht. Wenn die Erkrankung vollständig entwickelt ist, sind die Haltung und das allgemeine Erscheinungsbild besonders charakteristisch. Die Körpergröße nimmt ab und durch die Krümmung der unteren Gliedmaßen und der Wirbelsäule erscheinen die Arme unnatürlich lang; der Kopf und der obere Teil der Wirbelsäule sind nach vorne gebeugt; die Beine sind gespreizt, an den Knien leicht gebeugt und sowohl nach außen gedreht als auch gebeugt; das gesamte Erscheinungsbild erinnert an einen der großen Menschenaffen. Die Muskeln der Gliedmaßen können so stark verkümmern, dass die großen, gebogenen, unförmigen Knochen nur noch von der Haut bedeckt sind (Abb. 135). In den meisten Fällen sind die Knochen der unteren Extremitäten viel früher und stärker betroffen als die der oberen Extremität, die Gehfähigkeit bleibt jedoch in der Regel auch bei großen Deformitäten erhalten. In einem von Byrom Bramwell beobachteten Fall litt der Patient über einen Zeitraum von Jahren an einer Reihe von Frakturen.

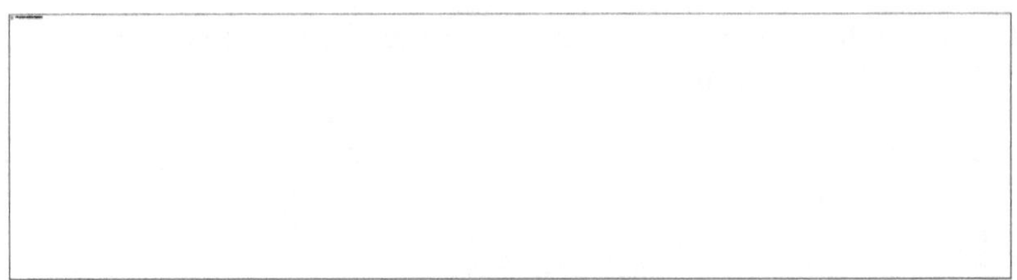

ABB. 135. – Leiche, die die Veränderungen in den unteren Gliedmaßen infolge von Ostitis Deformans veranschaulicht.

Die Krankheit kann auf unbestimmte Zeit andauern, wobei der allgemeine Gesundheitszustand lange Zeit unberührt bleibt. In einer beträchtlichen Anzahl der erfassten Fälle wurde einer der Knochen zum Ausgangspunkt des Sarkoms.

Osteomyelitis Fibrosa. —Diese vergleichsweise seltene Krankheit, die erstmals von Recklinghausen beschrieben wurde, weist viele interessante Merkmale auf. Da es zu Deformationen der Knochen und einer übermäßigen Bruchanfälligkeit führt und hauptsächlich bei Jugendlichen auftritt, wird es von einigen Autoren als juvenile Form der Paget-Krankheit angesehen. Es kann im gesamten Skelett verteilt sein – wir haben es im Schädel und in den Knochen der Extremitäten gesehen – oder es kann auf einen einzelnen Knochen beschränkt sein, normalerweise auf den Oberschenkelknochen, oder, was noch bemerkenswerter ist, die Erkrankung kann einen Teil davon betreffen Sie bestehen nur aus dem Schaft eines Röhrenknochens und müssen sich deutlich von dem damit in Kontakt stehenden normalen Knochen abgrenzen.

ABB. 136. – Osteomyelitis Fibrosa, die die Femora bei einem Mann befällt. 19. Die Krümmung der Knochen ist auf mehrere Brüche zurückzuführen.

Im Längsschnitt eines Röhrenknochens während des aktiven Krankheitsstadiums sieht man, dass das Mark durch ein vaskuläres junges Bindegewebe ersetzt wird, das in den umgebenden schwammigen Knochen eindringt und ihn auf die schlanksten Proportionen reduziert; Die Bildung von Knochen aus dem Periost hält nicht mit der im Inneren stattfindenden Absorption und Ersetzung Schritt, und die Kortikalis kann auf eine dünne Hülle aus unvollständig verkalktem Knochen reduziert werden, die mit einem Messer geschnitten werden kann. Das junge Bindegewebe, das das Knochenmark ersetzt, ist dem bei Osteomalazie nicht unähnlich; es ist stark vaskulär und kann Blutungen unterschiedlichen Datums aufweisen; Riesenzellen vom Myelomtyp sind reichlich vorhanden, und die Degeneration und Verflüssigung des Gewebes kann zur Bildung von Zysten führen, die, wenn sie ein auffälliges Merkmal darstellen, für den Namen „ *Osteomyelitis fibrosa cystica" verantwortlich sind,* der manchmal für die Erkrankung verwendet wird.

Es scheint, dass die meisten der aufgezeichneten Fälle von *Knochenzysten* ihren Ursprung dieser Krankheit verdanken, während die Fülle an Riesenzellen mit gelegentlichen Knorpelinseln in der Wand solcher Zysten für die früher vertretene Ansicht verantwortlich ist, dass sie ihre Entstehung dieser Krankheit verdanken die Verflüssigung eines soliden Tumors, etwa eines Myeloms, eines Chondroms oder sogar eines Sarkoms. Obwohl die Gewebeelemente bei dieser Krankheit denen eines neuen Wachstums im

Knochenmark ähneln, unterscheiden sie sich in ihrer Anordnung und in ihrer Wachstumsmethode; Es besteht keine Tendenz, die Knochenrinde zu durchbrechen, in die Weichteile einzudringen oder sekundäre Wucherungen hervorzurufen.

Klinische Merkmale. – Der Ausbruch der Krankheit ist schleichend, und die Aufmerksamkeit wird normalerweise zuerst durch das Auftreten eines Bruchs des Schafts eines der langen Knochen – normalerweise des Oberschenkelknochens – gelenkt, der durch Gewalt verursacht wird, die nicht ausreichen würde, um einen gesunden Knochen zu brechen. Abgesehen von der Fraktur sind die starke Vergrößerung eines der langen Knochen und seine ungleichmäßige Kontur bemerkenswert genug, um eine Untersuchung mit Röntgenstrahlen zu empfehlen, anhand derer der Zustand sofort erkannt wird. Eine systematische Untersuchung der anderen Röhrenknochen lässt das Vorliegen der Erkrankung oft schon in einem Stadium erkennen, bevor der Knochen äußerlich verändert wird.

In dem in den Abbildungen gezeigten Fall war eine symmetrische Vorwölbung des Schädels vorhanden _. 136_ und _137_ , und es gab auch vereinzelte Flecken brauner Pigmentierung auf der Haut von Gesicht, Hals und Rumpf, ähnlich denen, die man bei generalisierter Neurofibromatose findet. Abgesehen von Frakturen erkennt man die Erkrankung an der Verdickung und meist auch an der Krümmung der Schäfte der Röhrenknochen. Es ist leicht, die Krümmung von Knochen zu verstehen, die ein weiches Stadium durchlaufen haben, und auch von Knochen, die gebrochen und schlecht verbunden sind, aber es ist schwierig, die Krümmungen zu erklären, die keine solche Ursache haben; Beispielsweise haben wir eine deutliche Krümmung des Radius an einem Unterarm gesehen, dessen Elle ganz gerade war. Die Krümmung resultierte vermutlich aus einem übertriebenen Längenwachstum.

ABB. 137. – Röntgenbild des oberen Endes des Femurs, das Anzeichen einer Osteomyelitis Fibrosa zeigt.

Das Erscheinungsbild auf dem Röntgenbild variiert je nach Stadium der Erkrankung und kann nicht zeitlich geschätzt werden, da der Zustand chronisch ist und stationär werden kann, sondern je nachdem, ob es fortschreitet oder sich in der Heilung befindet. Der Schatten des Knochens bietet einen schlechten Kontrast zu den Weichteilen und keine Spur seiner ursprünglichen Architektur; im Extremfall ähnelt der Schatten des Femurs einer ungleichmäßig gefüllten Wurst (Abb. 137); Es gibt keine kortikale Schicht, das Innere weist keine trabekuläre Struktur auf und einige der vielen klaren Bereiche sind wahrscheinlich Zysten. Die Erkrankung erstreckt sich bis zum Gelenkknorpel bzw. bei jugendlichen Knochen bis zum Epiphysenknorpel.

Prognose. —Der Zustand scheint den allgemeinen Gesundheitszustand nicht zu beeinträchtigen. Die Zukunft beschäftigt sich mit den örtlichen Gegebenheiten und, insbesondere im Fall des Femurs, mit seiner Bruchanfälligkeit; Soweit wir wissen, gibt es hierfür keine zeitliche Begrenzung.

Die Behandlung beschränkt sich auf den Schutz des betroffenen Knochens – normalerweise des Femurs – vor Verletzungen. Bei einer Lahmheit aufgrund einer schlecht verheilten Fraktur kann eine operative Behandlung erforderlich sein.

Neuropathische Knochenatrophie. – Die unter dieser Überschrift aufgeführten Erkrankungen treten im Zusammenhang mit Erkrankungen des Nervensystems auf.

Die größte Bedeutung kommt der Brüchigkeit der Knochen zu, die bei Geisteskranken zu allgemeiner Lähmung, Bewegungsataxie und anderen chronischen Erkrankungen des Gehirns und des Rückenmarks führt. Die Knochen können durch Kräfte gebrochen werden, die nicht ausreichen würden, um einen gesunden Knochen zu brechen. Bei der *lokomotorischen Ataxie* betreffen die Frakturen vor allem die Knochen der unteren Extremität und können auftreten, bevor eindeutige Nervensymptome auftreten. Sie treten jedoch häufiger im ataktischen Stadium auf, wenn abrupte und unkontrollierte Bewegungen der Gliedmaßen eine Rolle spielen können in ihrer Verursachung. Sie können schmerzlos sein und es kann sein, dass sie sich nicht vereinen; Wenn eine Reparatur stattfindet, geht diese manchmal mit einer übermäßigen Kallusbildung einher. Gelenkläsionen ähnlich der Charcot-Krankheit können gleichzeitig mit Knochenveränderungen auftreten. Bei der *Syringomyelie* sind pathologische Frakturen nicht so häufig wie bei der lokomotorischen Ataxie; Es ist wahrscheinlicher, dass es in den Knochen der oberen Extremität und insbesondere im Oberarmknochen auftritt. In einigen Fällen von *Epilepsie* brechen die Knochen, wenn der Patient einen Anfall erleidet, und die Zertrümmerung ist in der Regel übertrieben ausgeprägt.

Bei diesen Erkrankungen weisen die Knochen keine histologischen oder chemischen Veränderungen auf und der Röntgenschatten unterscheidet sich nicht vom Normalzustand. Es wird daher behauptet, dass die Neigung zum Bruch nicht von einer Brüchigkeit des Knochens abhängt, sondern vom Verlust des Muskelsinns und des allgemeinen Gefühls in den Knochen, was zu einer Unfähigkeit führt, den Knochen richtig zu werfen Aktivieren Sie die Muskeln und richten Sie die Gliedmaßen so ein, dass sie den günstigsten Bedingungen für die Bewältigung äußerer Gewalt ausgesetzt sind.

Osteogenesis imperfecta , **Fragilitas Ossium** oder **angeborene Osteopsathyrose** . – Diese Begriffe werden verwendet, um einen Zustand zu beschreiben, bei dem eine übermäßige Brüchigkeit der Knochen auf das intrauterine Leben zurückzuführen ist. Es kann bei mehreren Mitgliedern derselben Familie auftreten. In schweren Fällen kommt es zu intrauterinen Frakturen, und während der Geburt entstehen mit ziemlicher Sicherheit neue Frakturen, so dass bei der Geburt eine Kombination frischer und teilweise verbundener alter Frakturen mit Biegungen und Verdickungen der Knochen vorliegt. Große Bereiche des Schädelgewölbes können häutig bleiben.

Nach der Geburt bleibt die Veranlagung für Brüche bestehen, die Knochen brechen leicht, die Brüche gehen mit geringen oder gar keinen Schmerzen einher, die Krepitation ist weich, und obwohl die Heilung stattfinden kann, kann sie sich verzögern und mit übermäßiger Kallusbildung einhergehen. Es wurden Fälle beobachtet, in denen ein Kind über hundert Frakturen erlitten hat.

Die Knochen zeigen im Röntgenbild einen schwachen Schatten und wirken dünn und verkümmert; Der Markkanal wird auf Kosten der Kortikalis vergrößert.

Bei jungen Säuglingen, bei denen mehrere Frakturen auftreten, ist die Lebensprognose ungünstig und es gibt keine zufriedenstellende Behandlung der Krankheit. Wenn der Patient überlebt, verschwindet die Frakturneigung allmählich.

Hypertrophe pulmonale Osteoarthropathie. – Dieser Zustand, der 1890 von Marie beschrieben wurde, ist eine Folge einer Erkrankung der Brust, wie chronischer Schwindsucht, Empyem, Bronchiektasie oder Lungensarkom. Es kommt zu einer symmetrischen Vergrößerung und Deformation der Hände und Füße; Die Knochenschäfte sind verdickt und die Weichteile der Endsegmente der Finger sind hypertrophiert. Die Finger gleichen Trommelstöcken und der Daumen dem Klöppel einer Glocke. Die Nägel sind konvex und an ihren freien Enden nach innen gebogen, was auf eine Ähnlichkeit mit dem Schnabel eines Papageis schließen lässt. Außerdem kommt es zu einer Vergrößerung der unteren Enden der Unterarm- und Beinknochen sowie zu Ergüssen in den Hand- und Fußgelenken. Skiagramme der Hände und Füße zeigen eine Ablagerung von neuem Knochen entlang der Phalangenschäfte.

KNOCHENTUMOREN

Neubildungen, die vom Skelett ausgehen, werden als *Primärtumoren bezeichnet* ; diejenigen, die in die Knochen eindringen, entweder durch Metastasierung aus anderen Körperteilen oder durch Ausbreitung aus benachbarten Geweben, als *sekundär* . Ein Knochentumor kann aus den zellulären Elementen des Periostes, des Knochenmarks oder des Epiphysenknorpels wachsen.

Primärtumoren sind vom Bindegewebstyp und treten meist einzeln auf, obwohl bestimmte Formen, wie das Chondrom, von Anfang an multipel auftreten können.

Periostale Tumoren befinden sich zunächst auf einer Seite des Knochens, neigen aber mit zunehmendem Wachstum dazu, ihn vollständig zu umgeben. Unschuldige Periosttumoren behalten die äußere Faserschicht als Kapsel. Bösartige Tumoren neigen dazu, die Periostkapsel zu perforieren und in die Weichteile einzudringen.

Zentrale oder *medulläre Tumoren* ersetzen mit zunehmender Größe den umgebenden Knochen und gleichzeitig wird an der Oberfläche neuer Knochen gebildet; Da dieser wiederum absorbiert wird, bildet sich unter dem Periost weiterer Knochen, so dass der Knochen mit der Zeit an Umfang zunimmt und durch das Wachstum in seinem Inneren „ausgedehnt" wird.

Primärtumoren – Osteom. —Wenn der Tumor aus der Oberfläche eines Knochens hervorsteht, spricht man von einer *Exostose* . Wenn sie aus membranständigen Knochen wachsen, wie etwa den flachen Knochen des Schädels, ist sie normalerweise dicht wie Elfenbein, und es wird der Begriff *Elfenbeinexostose* verwendet. Wenn sie aus hyalinem Knorpel stammen, beispielsweise an den Enden der langen Knochen, spricht man von einer *knorpeligen Exostose* . Dieser ist mit einer Knorpelkappe ausgestattet, aus der er weiterwächst, bis das Skelett ausgereift ist.

Eine Exostose bildet einen rundlichen oder pilzförmigen Tumor begrenzter Größe, der sitzend oder gestielt sein kann und dessen Oberfläche glatt oder knotig ist (<u>Abb. 138</u> und <u>139</u>). Eine knorpelige Exostose in Gelenknähe kann mit einem Synovialsack oder Schleimbeutel – der sogenannten *Exostosis bursata – ummantelt sein* . Der Schleimbeutel kann von der Synovialmembran des angrenzenden Gelenks abgeleitet sein, mit dem seine Höhle manchmal in Verbindung steht, oder er kann zufälligen Ursprungs sein; Wenn es sich um den Sitz einer Schleimbeutelentzündung handelt und sich mit Flüssigkeit aufbläht, kann es die zugrunde liegende Exostose verdecken, für deren Nachweis dann eine Röntgenaufnahme erforderlich ist.

ABB. 138. – Röntgenaufnahme des rechten Knies mit mehreren Exostosen.

Klinisch bildet das Osteom einen harten, trägen Tumor, der an einem Knochen befestigt ist. Die Symptome, die es hervorruft, hängen von seiner Situation ab. In der Nähe eines Gelenks kann es zu Bewegungseinschränkungen kommen; Auf der medialen Seite des Knies kann es dazu führen, dass der Patient nicht mehr fahren kann. Wenn es aus dem Rücken der Endphalanx der Großzehe wächst – *subunguale Exostose* –, verdrängt es den Nagel und kann an der Zehenspitze durch seine Matrix hindurchragen, während die Weichteile darüber durch Druck geschwürig sein können (Abb. 107).). Dadurch ist der Patient nicht mehr in der Lage, einen Stiefel zu tragen. Wenn es auf einen Nervenstrang drückt, verursacht es Schmerzen und Krämpfe. In der Augenhöhle verdrängt es den Augapfel; In den Nasenhöhlen und im äußeren Gehörgang kommt es zu Verstopfungen, die mit Geschwüren und Ausfluss einhergehen können. Im Schädel kann es vom äußeren Tisch hervorragen und eine glatte, abgerundete Schwellung bilden, oder es kann vom inneren Tisch hervorstehen und auf das Gehirn drücken.

Die Diagnose ist anhand des langsamen Wachstums des Tumors, seiner Härte und dem Schatten, den er im Röntgenbild darstellt, zu stellen (Abb. 138).

Ein Osteom, das keine Symptome verursacht, kann in Ruhe gelassen werden, da es aufhört zu wachsen, wenn das Skelett ausgereift ist und keine Tendenz hat, seinen gutartigen Charakter zu verändern. Wenn Symptome auftreten, wird der Tumor entfernt, indem der Hals oder die Basis des Tumors mit einem Meißel durchtrennt wird. Dabei ist darauf zu achten, dass der gesamte darüber liegende Knorpel entfernt wird. Die dichten Sorten, die man in den Schädelknochen findet, bereiten größere Schwierigkeiten; Wenn es notwendig ist, sie zu entfernen, wird die Basis oder der Hals des Tumors mit hochgehärteten Bohrern, die von einer Art Motor gedreht werden, in viele Richtungen perforiert, und die Durchtrennung wird mit dem Meißel abgeschlossen.

ABB. 139. – Mehrere Exotosen beider Gliedmaßen.

(Foto geliehen von Sir George T. Beatson.)

Mehrere Exostosen. – Diese Krankheit, die üblicherweise immer noch in die Kategorie der Tumoren eingeordnet wird, ist als Wachstumsstörung anzusehen, die auf das intrauterine Leben zurückgeht und wahrscheinlich auf einer Störung der Funktion der Drüsen der inneren Sekretion beruht. Am wahrscheinlichsten ist die Schilddrüse schuld (Arthur Keith). Die Wachstumsstörung beschränkt sich auf die Elemente des Skeletts, in denen ein aus Knorpel gebildeter Knochenkern von einer unter dem Periost gebildeten Knochenhülle umhüllt wird. Um auf diese Anomalie hinzuweisen, hat Arthur Keith auf Vorschlag von Morley Roberts den Namen „ *diaphysäre Aklasis* "verwendet.

Ausgenommen sind Knochen, die vollständig aus Knorpel bestehen, nämlich die Fußwurzel- und Handwurzelknochen, die Epiphysen der Röhrenknochen, das Brustbein und die Wirbelkörper. Ausgenommen sind auch Knochen , die vollständig aus Membranen bestehen, also die des Gesichts und des Schädelgewölbes. Die Störung betrifft hauptsächlich die verknöcherten Verbindungen der langen Röhrenknochen der Extremitäten, den Wirbelrand des Schulterblatts und den Kristallrand des Darmbeins.

Klinisch geht die Krankheit mit der allmählichen und schmerzlosen Entwicklung einer Reihe von Tumoren oder unregelmäßigen Knochenvorsprüngen im Kindes- oder Jugendalter an den Enden der Röhrenknochen, am Wirbelrand des Schulterblatts und am Kristallrand des Darmbeins einher. Sie weisen eine grobe Symmetrie auf; sie erreichen selten eine Größe; und sie hören normalerweise auf zu wachsen, wenn das Skelett reif ist – die Umwandlung von Knorpel in Knochen ist dann abgeschlossen. Obwohl sie ihren Ursprung in den Verknöcherungsverbindungen der Röhrenknochen haben, tendieren sie mit zunehmender Länge des Schafts dazu, in einiger Entfernung von der Verknöcherungsverbindung aus der Knochenoberfläche herauszuragen und von dieser weg zu „zeigen". Sie können Symptome hervorrufen, indem sie das angrenzende Gelenk „blockieren" oder auf Nervenstämme oder Blutgefäße drücken.

In einem erheblichen Teil der Fälle äußert sich die Wachstumsstörung zusätzlich durch eine Verkleinerung der Röhrenknochen; Diese sind nicht nur mangelhaft, sondern manchmal auch gebogen und unförmig, was dazu führt, dass der Zustand gelegentlich mit den Wachstumsstörungen einer Rachitis verwechselt wird. In etwa einem Drittel der erfassten Fälle kommt es zu einer ein- oder beidseitigen Verrenkung des Radiusköpfchens, die auf ein ungleichmäßiges Wachstum der Unterarmknochen zurückzuführen ist.

ABB. 140. – Mehrere knorpelige Exostosen bei einem Mann æt. 27. Der Skapulatumor, der über das rechte Schlüsselbein hinausragt, hat ein aktives Wachstum angenommen und drückt schädlich auf die Stränge des Plexus brachialis.

Im frühen Erwachsenenalter kann einer der Tumoren statt einer Verknöcherung ein aktives Wachstum annehmen und die Merkmale eines Chondrosarkoms aufweisen, das schädlich auf benachbarte Strukturen drückt (Abb. 140) und später zu Metastasen in der Lunge führt.

Das *Röntgenbild* der betroffenen Knochen ist auffallend; Abgesehen von Knochenauswüchsen oder „Tumoren" ist eine weitverbreitete Veränderung der inneren Architektur der Knochen erkennbar, was auf Analogien zu anderen Ossifikationsstörungen wie Achondroplasie und Osteomyelitis fibrosa schließen lässt. Die Erkrankung tritt in Familien auf, manchmal über mehrere Generationen hinweg; Wir haben mehr als einmal einen Vater und einen Sohn zusammen im Wartezimmer des Krankenhauses gesehen.

Was *die Behandlung* betrifft, gibt es keine Indikation für einen chirurgischen Eingriff, es sei denn, der eine oder andere Tumor verursacht eine Behinderung, z. B. durch Drücken auf einen Nervenstamm oder durch Blockieren eines Gelenks. In diesem Fall kann er leicht durch Durchmeißeln des Halses entfernt werden.

ABB. 141. – Mehrere knorpelige Exostosen bei einem Mann æt. 27, das gleiche wie in <u>Abb. 140</u>.

Diffuses Osteom, Leontiasis Ossea. – Diese seltene Erkrankung wurde von Virchow beschrieben und wegen der Entstellung, die sie hervorruft, Leontiasis ossea genannt. Sie beginnt meist im Jugendalter als diffuses Überwachsen zunächst eines und dann beider Oberkiefer; Diese Knochen sind in alle Richtungen vergrößert und ragen auf das Gesicht hinaus, und die Nasenhöhlen sowie die Kiefer- und Stirnhöhlen werden mit Knochen gefüllt, der auch in die Augenhöhlen eindringt. Zusätzlich zu der schrecklichen Deformation leidet der Patient unter einer verstopften Nase, einem Verlust des Geruchssinns und hervorstehenden Augen, manchmal gefolgt von einem Verlust des Sehvermögens. Die Erkrankung kann sich auf die Jochbein- und Stirnbeinknochen, das Schädelgewölbe und den Unterkiefer ausbreiten. Die Schädelbasis ist nicht betroffen. Die Krankheit schreitet langsam voran und kann zum Stillstand kommen; Das Leben kann sich um viele Jahre verlängern oder durch Hirnkomplikationen oder interkurrente Erkrankungen beendet werden. In bestimmten Fällen ist es möglich, einige der stärker entstellenden Knochenmassen zu entfernen.

Manchmal trifft man auf eine weniger aggressive Form, die auf einer Seite auf den Oberkiefer beschränkt ist, und in einem Fall dieser Art wurde nach unserer eigenen Beobachtung die Entstellung, die der einzige Gegenstand der Beschwerde war, nach Korrektur der Weichteile entfernt , indem der überschüssige Knochen entfernt wird; Dies ist leicht möglich, da der Knochen schwammig und in einem frühen Stadium unvollständig verkalkt ist.

Eine bemerkenswerte Form der *einseitigen Hypertrophie und des diffusen Osteoms des Schädels* , die der Verteilung des fünften Nervs folgt, wurde von Jonathan Hutchinson und Alexis Thomson beschrieben.

Chondrom. – Knorpelige Tumoren wachsen, abgesehen von solchen, die zu multiplen Exostosen führen, aus den Röhrenknochen und aus dem Schulterblatt, Darmbein, Rippen oder Kiefer. Sie ragen meist aus der Knochenoberfläche hervor und können eine enorme Größe erreichen; manchmal wachsen sie im Inneren eines Knochens, das sogenannte *Enchondrom* .

ABB. 142. – Multiple Chondrome der Phalangen und Mittelhandknochen bei einem Jungen æt. 10 (vgl. Abb. 143).

Der hyaline Knorpel, aus dem der Tumor besteht, unterliegt häufig einer myxomatösen Degeneration, die zur Bildung einer glitzernden, halbflüssigen Gallerte führt, und wenn diese Veränderung im gesamten Tumor stattfindet, ähnelt er einer Zyste. Andererseits kann es zu einer Verkalkung oder Verknöcherung des Knorpels kommen. Der wichtigste Übergang von allen ist der in ein Sarkom, das sogenannte *maligne Chondrom* oder *chondro-Sarkom* , das mit einer schnellen Größenzunahme einhergeht und bei dem Teile des Tumors in den Blutkreislauf verschleppt werden können und zu sekundären Wucherungen führen können , insbesondere in der Lunge.

ABB. 143. – Skiagram von multiplen Chondromen, dargestellt in Abb. 142 .

Es wurden Fälle beobachtet, in denen bestimmte Teile des Skeletts – nur solche, die sich zu Knorpel entwickelten – so gleichmäßig mit Knorpel durchsetzt waren, dass der Zustand als „Chondromatose" beschrieben wurde und vermutlich aus einer frühen Phase des fötalen Lebens stammt. Im Gegensatz zu den sogenannten multiplen Knorpelexostosen handelt es sich um eine bösartige Erkrankung.

Das Chondrom tritt als langsam wachsender Tumor auf, der besonders häufig in den Knochen der Hand vorkommt, oft in multipler Form (Abb. 142 und 144). Die Oberfläche ist glatt oder gelappt, und in der Konsistenz kann der Tumor dicht und elastisch wie normaler Knorpel sein oder Bereiche mit Erweichung oder Knochenhärte aufweisen. Die Haut bewegt sich frei darüber, mit Ausnahme der Fingerknochen, wo sie verkleben und ulzerieren kann, was das Aussehen eines bösartigen Tumors vortäuscht. Große Tumoren, die aus den Knochen der Extremitäten wachsen, können die Hauptgefäße und Nerven beeinträchtigen, indem sie diese entweder umgeben oder auf sie drücken.

Anteile eines Chondroms, die verkalkt oder verknöchert sind, werfen im Röntgenbild einen dunklen Schatten; unveränderter Knorpel und myxomatöses Gewebe erscheinen als klare Bereiche.

ABB. 144. – Mehrere Chondrome in der Hand des Jungen æt. 8

Behandlung. —Es ist notwendig, den gesamten Tumor zu entfernen, und bei Chondromen, die aus der Knochenoberfläche wachsen, insbesondere wenn sie gestielt sind, ist dies verhältnismäßig einfach. Wenn ein Knochen wie das Schulterblatt oder der Unterkiefer betroffen ist, ist es besser, den Knochen oder zumindest den Teil davon, der den Tumor trägt, herauszuschneiden. Bei zentralen Tumoren wird die Knochenschale großflächig entfernt, um die Ausschälung des Tumors zu ermöglichen, oder der betroffene Knochenanteil wird reseziert. Bei Anzeichen einer Bösartigkeit, beispielsweise einer erhöhten Wachstumsrate, sollte ein Radiumröhrchen eingeführt werden. In fortgeschrittenen Fällen mit Gewebezerstörung kann eine Amputation erforderlich sein.

Bei multiplen Chondromen der Hand bei jungen Probanden war es früher üblich, die Gliedmaße zu amputieren; Man sollte versuchen, dies zu vermeiden, indem man die größeren Tumoren einzeln herausschält und mit der Anwendung von Röntgenstrahlen oder Radium fortfährt, um das Wachstum der kleineren zu hemmen.

Von den Beckenknochen ausgehende Chondrome entstehen meist im Bereich des Iliosakralgelenks; Sie ragen in das Becken und drücken auf Blase und Mastdarm sowie auf den Ischiasnerv und den N. obturatorius; manchmal auch an den Beckenvenen , was zu Ödemen an den Beinen führt. Sie neigen dazu, einen bösartigen Charakter anzunehmen und lassen sich selten durch eine Operation vollständig entfernen.

ABB. 145. – Radiogramm eines Myeloms des Humerus.

(Der Fall von Herrn J. W. Struthers.)

Fibrome treten hauptsächlich als periostale Wucherungen im Mund- und Rachenraum auf, wobei die *einfache Epulis* des Alveolarrandes und der *Nasopharyngealpolyp* die häufigsten Beispiele sind. Wir sind auf ein Fibrom im Inneren des unteren Endes des Oberschenkelknochens eines Erwachsenen gestoßen, das zu einer Ausdehnung des Knochens mit deutlicher Vergrößerung des Umfangs und der Gefahr einer pathologischen Fraktur führte; Es ist möglich, dass dies das ausgeheilte Stadium der Osteomyelitis fibrosa darstellt.

Myxome , *Lipome* und *Angiome* des Knochens sind alle selten.

Myelom. – Der myeloische Tumor, der manchmal zu den Sarkomen gezählt wird, enthält als Hauptelemente große Riesenzellen, wie sie normalerweise im Knochenmark vorkommen. Im Schnitt zeigen diese Tumoren eine bräunlich-rote oder schokoladenbraune Farbe und sind aufgrund ihrer hohen Gefäßdichte anfällig für Blutungen und daher auch für Pigmentierung und die Bildung von Blutzysten. Manchmal sind die Arteriengefäße so erweitert, dass sie dem Tumor ein aneurysmatisches Pulsieren und Geräusch verleihen. Die Vergrößerung oder „Ausdehnung" des Knochens führt dazu, dass die Kortikalis durch eine dünne Knochenschale dargestellt wird, die bei Druck knistern kann – Pergament oder Eierschalenknistern.

Das Myelom tritt am häufigsten im Alter zwischen 25 und 40 am oberen Ende des Schienbeins oder am unteren Ende des Femurs auf. Es wächst langsam und verursacht kaum Schmerzen und kann lange Zeit unentdeckt bleiben, wenn keine Röntgenuntersuchung durchgeführt wird. Obwohl bekannt ist, dass diese Tumoren Metastasen hervorrufen, sind sie in der Regel harmlos und müssen als solche behandelt werden. Bei einer Lokalisierung im Schaft eines Röhrenknochens besteht die Gefahr einer pathologischen Fraktur.

Diagnose und Röntgenbild des Myeloms. —Die Frühdiagnose eines Myeloms wird mit Hilfe der Röntgenstrahlen gestellt: Das typische Erscheinungsbild ist das eines runden oder ovalen, klaren Bereichs, der von einer Knochenschale mit abnehmender Dicke begrenzt wird (Abb. 145). Die entzündlichen Läsionen an den Enden der Röhrenknochen – Tuberkel, syphilitisches Gumma und Brodie-Abszess –, die einem Myelom ähneln, gehen alle mit der Bildung von neuem Knochen in mehr oder weniger großem Umfang einher. Das Myelom kann auch anhand eines Chondroms, eines Sarkoms und einer Osteomyelitis fibrosa cystica diagnostiziert werden.

Behandlung. —In frühen Fällen wird die Kortikalis geöffnet, um freien Zugang zum Tumorgewebe zu ermöglichen, das mit dem Löffel herausgeschabt wird. Bloodgood rät zur Verwendung von Esmarchs Tourniquet und dazu, nach der Kürettierung mit reiner Karbolsäure zu streichen und anschließend mit Alkohol zu spülen; Um die Lücke zu füllen, wird ein Knochenstab eingesetzt. In fortgeschrittenen Fällen wird das Knochensegment reseziert und ein Teil des Schien- oder Wadenbeins des anderen Glieds in die Lücke eingeführt; Es sollte auch eine Röhre mit Radium eingeführt werden.

ABB. 146. – Periostales Sarkom des Femur bei einem jungen Probanden.

Auf die Koexistenz von diffuser Myelomatose des Skeletts und Albumosurie (Bence-Jones) wird auf <u>S. 474</u>. Myelome treten im Kiefer auf, haben ihren Ursprung im Knochenmark oder im Periost des Alveolarfortsatzes und werden an anderer Stelle beschrieben.

Sarkome und **Endotheliome** sind die häufigsten Knochentumoren und weisen große Unterschiede in der Struktur und den klinischen Merkmalen auf. Strukturell lassen sich zwei Hauptgruppen unterscheiden: (1) die weichen, schnell wachsenden Zelltumoren und (2) solche, die vollständig ausgebildetes Fasergewebe, Knorpel oder Knochen enthalten.

ABB. 147. – Periostales Sarkom des Humerus, nach Mazeration.

(Anatomisches Museum, Universität Edinburgh.)

(1) Die *Weichzelltumoren* bestehen hauptsächlich aus Spindel- oder Rundzellen; Sie wachsen aus dem Mark der schwammigen Enden oder aus dem Periost der langen Knochen, den Diploë des Schädels, dem Becken, den Wirbeln und den Kiefern. Während sie wachsen, verändern sie möglicherweise kaum die Kontur des Knochens, aber sie zerfressen sein Gerüst und ersetzen es, so dass die Kontinuität des Knochens nur durch Tumorgewebe aufrechterhalten wird und pathologische Brüche häufig die Folge sind. Die kleinen rundzelligen Sarkome gehören zu den bösartigsten Tumoren des Knochens, wachsen sehr schnell und führen bereits in einem frühen Stadium zu sekundären Wucherungen.

(2) Die zweite Gruppe umfasst die *Fibro-* , *Osteo-* und *Chondrosarkome* sowie Kombinationen davon; in allen überwiegen vollständig ausgebildete Gewebe oder Versuche vollständig ausgebildeter Gewebe gegenüber den zellulären Elementen. Sie wachsen hauptsächlich aus der tieferen Schicht des Periosts

und bilden zunächst einen Vorsprung auf der Oberfläche, neigen aber später dazu, den Knochen zu umgeben (Abb. 150) und in sein Inneres einzudringen, wobei sie die Markräume mit einem weißen Knochen füllen - ähnliche Substanz; in den flachen Knochen des Schädels können sie den Diploë durchqueren und am inneren Tisch ausbrechen. Das Tumorgewebe neben dem Schaft besteht aus einem dichten, weißen, homogenen Material, von dem aus in die weicheren Teile des Tumors strahlenförmig Spicules, Nadeln und Platten austreten, die oft eine fächerartige Anordnung aufweisen (Abb. 151). Der periphere Teil besteht aus weichem Sarkomgewebe, das in die darüber liegenden Weichteile eindringt. Der Gelenkknorpel widersteht der Zerstörung lange. Das verknöcherte Sarkom tritt am häufigsten im Femur und Schienbein auf, seltener im Oberarmknochen, Schädel, Becken und Kiefer. In den Röhrenknochen kann es aus dem Schaft wachsen, während das Chondrosarkom häufiger an den Extremitäten entsteht. Manchmal handelt es sich um multiple Tumoren, bei denen mehrere Tumoren gleichzeitig oder nacheinander auftreten. Sekundäre Wucherungen treten hauptsächlich in der Lunge auf, die Metastasierung erfolgt über die Venen.

Klinische Merkmale. – Sarkome treten meist vor dem 30. Lebensjahr auf und sind bei Kindern vergleichsweise häufig. Männer leiden im Verhältnis zwei zu eins häufiger als Frauen.

Beim *Periostsarkom* ist das Vorhandensein einer Schwellung meist das erste Symptom; Der Tumor ist spindelförmig, fest und hat einen regelmäßigen Umriss, und wenn er in der Nähe des Endes eines langen Knochens auftritt, nimmt das Glied häufig die charakteristische Form eines „Hammelkeulens" an (Abb. 146). Die Oberfläche kann gleichmäßig oder wellig sein, die Konsistenz variiert an verschiedenen Stellen und die Schwellung nimmt entlang des Schafts allmählich ab. Bei festem Druck ist möglicherweise eine feine Krepitation zu spüren, die durch das Zerdrücken des empfindlichen Gerüsts des neuen Knochens entsteht.

ABB. 148. – Chondro-Sarkom des Schulterblatts bei einem Mann æt. 63;
Nach der Entfernung des Schulterblatts kam es zwei Jahre später zu
Metastasen und zum Tod.

Beim *zentralen Sarkom* ist der Schmerz das erste Symptom, und er ist normalerweise konstant, dumpf und schmerzend; wird durch den Einsatz der Gliedmaße nicht offensichtlich verstärkt, ist aber oft nachts schlimmer. Die Schwellung tritt spät auf und ist auf die Ausdehnung des Knochens zurückzuführen; Es ist spindelförmig oder kugelförmig und zunächst sehr hart, aber mit der Zeit kann es durch das Nachgeben der dünnen Schale zu einem pergamentartigen oder eierschalenähnlichen Knistern kommen. Die Schwellung kann pulsieren und darüber kann ein Geräusch zu hören sein. In fortgeschrittenen Fällen kann es unmöglich sein , klinisch oder nach der Freilegung der Probe zwischen einem periostalen und einem zentralen Tumor zu unterscheiden .

ABB. 149. – Zentrales Sarkom am unteren Ende des Femurs, das in das
Kniegelenk eindringt.

(Museum des Royal College of Surgeons, Edinburgh.)

Pathologische Frakturen treten häufiger bei zentralen Tumoren auf und sind
manchmal das erste Anzeichen, das auf die Erkrankung aufmerksam macht.
Eine Konsolidierung findet selten statt, obwohl oft ein Versuch einer
Vereinigung durch die Bildung von knorpeligem Kallus unternommen wird.

Die Weichteile über dem Tumor behalten lange Zeit ihr normales Aussehen; oder sie werden ödematös und das subkutane Venennetz ist durch die Haut sichtbar. Eine Erhöhung der Temperatur über dem Tumor, die zwei Grad oder mehr betragen kann, ist ein Punkt von diagnostischer Bedeutung, da sie auf eine entzündliche Läsion hindeutet.

Das angrenzende Gelenk bleibt in der Regel intakt, obwohl seine Bewegungen durch die Größe des Tumors oder durch Erguss in die Höhle beeinträchtigt sein können.

Eine Vergrößerung der benachbarten Lymphdrüsen bedeutet nicht zwangsläufig, dass sie sich mit einem Sarkom infiziert haben, da die Vergrößerung nach der Entfernung des Primärwachstums verschwinden kann. Manchmal kommt es jedoch zu einer tatsächlichen Infektion der Drüsen, und in ihnen wird die histologische Struktur des Ausgangstumors reproduziert.

Um eine begründete Heilungsaussicht zu erhalten, muss die *Diagnose* frühzeitig gestellt werden. Auf die Erkenntnisse der Röntgenuntersuchung ist großes Vertrauen zu richten.

Röntgenbilder. – Bei Periosttumoren, die nicht verknöchern, kommt es lediglich zu einer Erosion des Knochens, und der Schatten ist dem von Karies gegebenen nicht unähnlich; Bei verknöcherten Tumoren ist die Anordnung des neuen Knochens auf der Oberfläche charakteristisch, und wenn er die Form von Spicules im rechten Winkel zum Schaft annimmt, ist er pathognomisch.

Bei weichen zentralen Tumoren verschwindet der Knochenschatten im Bereich des Tumors, während darüber und darunter oder um ihn herum der Schatten bis zum klaren Bereich der von normalem Knochen ist. Das Röntgenbild ähnelt in vielerlei Hinsicht dem eines Myeloms. Bei Tumoren, in denen eine beträchtliche Menge unvollständig gebildeten neuen Knochens vorhanden ist, entsteht ein Schatten, der den des ursprünglichen Knochens kaum ersetzt, in Teilen kann er ihn sogar ergänzen – das resultierende Bild ist in den einzelnen Fällen sehr unterschiedlich; In der Regel ist es jedoch möglich, sie von bakteriellen Infektionen des Knochens und von Läsionen des angrenzenden Gelenks zu unterscheiden.

ABB. 151. – Röntgenbild eines Osteosarkoms im oberen Drittel des Femurs.

Die Skiagraphie hilft nicht nur dabei, Neubildungen von anderen Knochenerkrankungen zu unterscheiden, sondern kann auch Informationen über die Situation und Art des Tumors liefern, die wichtige Auswirkungen auf die operative Behandlung haben können.

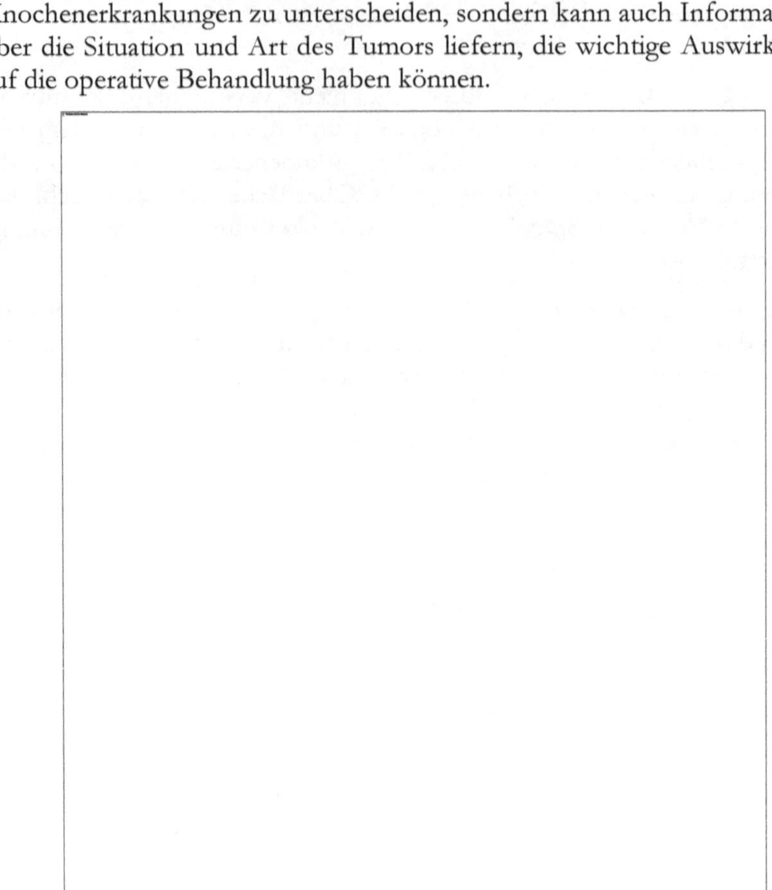

ABB. 152. – Radiogramm eines Chondrosarkoms des oberen Endes des Humerus bei einer Frau æt. 29.

Kommt es bei einem Heranwachsenden oder jungen Erwachsenen durch vergleichsweise leichte Gewalteinwirkung zu einem Bruch eines Röhrenknochens, sollte eine Erkrankung des Knochens vermutet und eine Röntgenuntersuchung durchgeführt werden.

In schwierigen Fällen besteht die letzte Möglichkeit in der explorativen Inzision und mikroskopischen Untersuchung eines Teils des Tumors; Dies sollte nach der Planung der größeren Operation erfolgen und der Chirurg warten, bis die Untersuchung abgeschlossen ist.

Die *Prognose* ist sehr unterschiedlich. Generell lässt sich sagen, dass periostale Tumoren ungünstiger sind als zentrale, da sie häufiger zur Metastasierung neigen. Dauerhafte Heilungen sind leider die Ausnahme.

Behandlung. —Wenn einer der Knochen einer Gliedmaße betroffen ist, besteht die übliche Praxis darin, eine Amputation weit über dem Wachstum durchzuführen, und dies kann immer noch als Routineeingriff empfohlen werden. Es gibt jedoch Gründe, die gegen seinen Fortbestand sprechen könnten. Bei den harmloseren Sarkomen ist eine hohe Amputation nicht erforderlich und bei den bösartigeren Formen ist sie in der Regel erfolglos, um ein tödliches Problem zu verhindern, das entweder durch ein lokales Wiederauftreten oder metastasesin der Lunge oder anderswo verursacht wird. Dem Beispiel von Mikulicz folgend ist eine beträchtliche Anzahl dauerhafter Heilungen dadurch erreicht worden, dass man den Teil des Knochens, der den Sitz des Tumors darstellt, resezierte und ihn durch einen entsprechenden Teil aus dem Schien- oder Wadenbein des anderen Glieds ersetzte. Bei einem zellulären Sarkom des Oberarmknochens eines Jungen haben wir vor zehn Jahren den Schaft reseziert und ihm das Wadenbein eingesetzt, und er zeigt keine Anzeichen eines erneuten Auftretens. Wenn eine Resektion nicht durchführbar ist, wird eine subkapsuläre Enukleation durchgeführt, gefolgt von der Einführung von Radium.

Pulsierendes Hämatom oder **Aneurysma des Knochens** . Eine begrenzte Anzahl davon sind harmlose kavernöse Tumoren, die auf ein angeborenes Angiom zurückzuführen sind. Der Großteil scheint das Ergebnis von Veränderungen bei einem Sarkom, Endotheliom oder Myelom zu sein. Das Tumorgewebe verschwindet weitgehend, während die Gefäße und Gefäßräume eine bemerkenswerte Entwicklung erfahren. Der Tumor kann durch einen großen bluthaltigen Raum dargestellt werden, der mit den Arterien der Extremität in Verbindung steht; Die Wände des Raumes bestehen aus Resten des ursprünglichen Tumors sowie einer Knochenschale unterschiedlicher Dicke. Die häufigsten Sitze der Erkrankung sind das untere Ende des Femurs, das obere Ende des Schienbeins und die Knochen des Beckens.

Die *klinischen Merkmale* sind die eines pulsierenden Tumors mit langsamer Entwicklung, und wie bei einem echten Aneurysma verschwinden Pulsation und Geräusch bei Kompression der Hauptarterie. Der Ursprung des Tumors im Knochen kann durch das Vorhandensein von Knistern in der Eierschale und durch eine Untersuchung mit Röntgenstrahlen festgestellt werden.

Wenn angenommen wird, dass die Erkrankung harmlos ist, ist die Behandlung die gleiche wie bei einem Aneurysma – vorzugsweise durch Unterbindung der Hauptarterie; Wenn es bösartig ist, ist es dasselbe wie beim Sarkom.

Sekundärtumoren des Knochens. – Dazu gehören zwei Gruppen neuen Wachstums: solche, die sekundäre Wucherungen im Knochenmark hervorrufen, und solche, die sich durch direkte Kontinuität auf die Knochen ausbreiten.

Metastatische Tumoren. – Mit Ausnahme bestimmter Krebsarten, die Metastasen durch Lymphdurchdringung hervorrufen (Handley), erreichen die häufigen Metastasen, die im Knochenmark entstehen, ihren Bestimmungsort über den Blutkreislauf.

ABB. 153. – Epitheliomatöses Beingeschwür mit direkter Ausbreitung auf die Tibia.

(Exemplar von Lord Lister. Anatomisches Museum, Universität Edinburgh.)

Sekundärkrebs ist eine vergleichsweise häufige Erkrankung und wie bei Metastasen in anderen Geweben ähneln die sekundären Wucherungen dem

Ausgangstumor. Die weichen Formen wachsen schnell und fressen den Knochen ab, ohne seine Form oder Gestalt zu verändern. Bei langsam wachsenden Formen kann es zu einer erheblichen Bildung unvollständig geformter Knochen kommen, denen oft Kalksalze fehlen; Dieser Zustand kann im gesamten Skelett weit verbreitet sein und wird, da er mit einer Erweichung und Biegung der Knochen einhergeht, als *kanzeröse Osteomalazie* bezeichnet . Sekundärer Knochenkrebs geht mit Schmerzen einher oder macht sich plötzlich durch das Auftreten pathologischer Frakturen bemerkbar, beispielsweise am Oberschenkel- oder Oberarmschaft. An den Wirbeln kommt es zu einer schmerzhaften Form der Querschnittlähmung, die die unteren oder alle vier Extremitäten betreffen kann. Andererseits kann sich die Krankheit klinisch als Knochentumor manifestieren, der eine beträchtliche Größe erreichen kann und mit einem Sarkom verwechselt werden kann, sofern nicht das Vorhandensein des primären Krebses entdeckt wird.

Die Krebsarten, die am häufigsten zu Knochenmetastasen führen, sind Brust-, Leber-, Gebärmutter-, Prostata-, Dickdarm- und Mastdarmkrebs; Ein Hypernephrom der Niere kann auch zu Metastasen im Knochen führen.

Sekundärtumoren, die von der Schilddrüse ausgehen, bedürfen besonderer Erwähnung, da sie die Besonderheit haben, dass weder das Primärwachstum in der Schilddrüse noch das Sekundärwachstum in den Knochen notwendigerweise bösartig ist. Sie sind daher einer operativen Behandlung zugänglich.

Sekundäre Sarkome , unabhängig davon, ob sie von einer primären Wucherung im Knochen oder in den Weichteilen herrühren, sind viel seltener als sekundärer Krebs. Eine operative Entfernung ist in der Regel kontraindiziert, wir kennen jedoch Fälle mit tödlichem Ausgang, bei denen die *Sektion* nur eine Metastase aufwies, deren Entfernung dem Patienten zugute gekommen wäre.

Bei all diesen Erkrankungen liefert die Untersuchung der Knochen mit Röntgenstrahlen wertvolle Informationen und deckt oft unerwartete Metastasen auf.

Knochenkrebs infolge direkter Ausbreitung von Weichteilen. —In dieser Gruppe gibt es auch zwei klinische Typen. Die erste tritt im Zusammenhang mit *Epitheliomen einer Schleimhautoberfläche* auf – zum Beispiel des Gaumens, der Zunge, des Zahnfleisches, der Kieferhöhle, der Stirnhöhle, des Gehörgangs oder des Mittelohrs. Sie werden unter diesen Sonderregionen beschrieben.

Der zweite Typ tritt im Zusammenhang mit *einem Epitheliom in einer Nebenhöhle auf*, der Folge einer suppurativen Osteomyelitis, einer komplizierten Fraktur oder einer Tuberkuloseerkrankung. Der Patient leidet in der Regel schon seit

vielen Jahren an einer Nebenhöhlenentzündung, von der wir wissen, dass sie
bis zu fünfzig anhält. Das Epitheliom entsteht an der Hautöffnung der
Nebenhöhlen und breitet sich bis zum Knochen und in dessen Inneres aus,
wo das Fortschreiten des Krebses durch dichten Knochen behindert wird,
der den Markkanal verödet. Auch wenn sie nur langsam voranschreitet, ist
die Infiltration des Knochens in der Regel umfangreicher, als es äußerlich
erscheint. Man erkennt es klinisch an dem charakteristischen
Blumenkohlwachstum an der Sinusmündung und an der abstoßenden Natur
des Ausflusses. Ein ähnliches Epitheliom kann im Zusammenhang mit
einem *chronischen Beingeschwür entstehen* . Der Krebs kann die femoralen
Lymphdrüsen befallen. Die operative Behandlung richtet sich nach dem
Ausmaß der Erkrankung der über dem Knochen liegenden Weichteile und
besteht in einer weitreichenden Entfernung des erkrankten Gewebes und
einer Resektion des Knochens oder in einer Amputation.

Knochenzysten. – Mit Ausnahme der Blasenzysten sind Zysten im
Knocheninneren das Ergebnis der Verflüssigung von festem Gewebe; Dabei
kann es sich um ein Chondrom, ein Myelom oder ein Sarkom handeln,
häufiger jedoch um das Knochenmark bei Osteomyelitis fibrosa.

Kapitel XXI
Gelenkerkrankungen

- <u>Begriffsdefinitionen</u>

- — <u>Ankylose</u> .

- Krankheiten :

- <u>Entwicklungsfehler</u>

- — <u>Bakterielle Erkrankungen</u> :

- *Pyogen* ;

- *Gonorrhoe* ;

- *Tuberkulös* ;

- *Syphilitisch* ;

- *Akuter Rheuma*

- — <u>Krankheiten, die mit bestimmten konstitutionellen Bedingungen einhergehen</u> :

- *Gicht* ;

- *Chronischer Gelenkrheumatismus* ;

- *Arthritis deformans* ;

- *Hämophilie*

- — <u>Erkrankungen im Zusammenhang mit Erkrankungen des Nervensystems</u>: *Neuroarthropathien* ;

- *Morbus Charcot*

- — <u>Hysterische oder mimetische Gelenkerkrankungen</u>

- — <u>Tumoren und Zysten</u>

- – <u>Lose Körper</u> .

Begriffsdefinitionen. —Der Begriff *Synovitis* wird für jede Reaktion verwendet, die die Synovialmembran eines Gelenks betrifft. Normalerweise geht es mit einem Flüssigkeitserguss einher, der serös, serofibrinös oder eitrig sein kann. Da sich der Begriff „Synovitis" lediglich auf das betroffene Gewebe bezieht, sollte er immer mit einem Adjektiv – etwa „Gicht", „Tripper" oder „Tuberkulose" – verwendet werden, das auf die pathologische Natur der Erkrankung hinweist.

Die Begriffe *Hydrops* , *Hydrathrose* und *chronische seröse Synovitis* sind synonym und werden verwendet, wenn ein seröser Erguss in das Gelenk das hervorstechende klinische Merkmal ist. Hydrops kann auch unabhängig von Krankheiten auftreten – zum Beispiel im Kniegelenk bei wiederholten Verstauchungen oder bei einem losen Gelenkkörper –, kommt aber hauptsächlich bei den chronischen Formen der Synovitis vor, die aus Gonorrhoe, Tuberkulose, Syphilis usw. resultieren. Arthritis deformans oder Arthropathien nervösen Ursprungs.

„*Arthritis*" wird verwendet, wenn nicht nur die Synovialmembran, sondern auch die Gelenkflächen und möglicherweise auch die Enden der Knochen betroffen sind und ein qualifizierendes Adjektiv vorangestellt werden muss, das die Art der Arthritis angibt. Wenn ein Erguss vorliegt, kann dieser serös sein, wie bei der Arthritis deformans, oder serös-fibrinös oder eitrig, wie bei bestimmten Formen der pyogenen und tuberkulösen Arthritis. Der Schwund der Muskeln, insbesondere der Streckmuskeln, in der Umgebung des Gelenks ist eine ständige Begleiterscheinung von Arthritis. Aufgrund der Beteiligung der Gelenkflächen kann auf Arthritis eine Ankylose folgen.

Der Begriff *Empyem* wird manchmal verwendet, um darauf hinzuweisen, dass die Gelenkhöhle Eiter enthält. Dies wird hauptsächlich bei chronischen Erkrankungen pyogenen oder tuberkulösen Ursprungs beobachtet und geht meist mit der Bildung von Abszessen außerhalb des Gelenks einher.

Knorpelgeschwüre und *Karies der Gelenkflächen* sind häufige Begleiterscheinungen schwerwiegenderer und fortschreitender Formen von Gelenkerkrankungen, insbesondere solcher bakteriellen Ursprungs. Die Zerstörung des Knorpels kann Folge einer Erkrankung der Synovialmembran oder des darunter liegenden Knochens sein. Wenn die Krankheit als Synovitis beginnt, breitet sich die Synovialmembran über die Gelenkoberfläche aus, verschmilzt mit dem Knorpel und frisst sich in diesen hinein, wodurch Defekte oder Löcher entstehen, die als Geschwüre bezeichnet werden. Wenn die Krankheit im Knochen beginnt, wird das Knochenmark in Granulationsgewebe umgewandelt, das sich in den Knorpel frisst und ihn vom Knochen trennt. Nach der Zerstörung des Knorpels kommt es zu einem Zerfall der Gelenkoberfläche des Knochens, ein Zustand, der als *Karies der Gelenkoberfläche bezeichnet wird* . Das Auftreten von Knorpelgeschwüren und Gelenkkaries geht mit den klinischen Anzeichen einer Fixierung des Gelenks durch unwillkürliche Muskelkontraktion, Muskelschwund und beginnenden Schmerzen einher. Diese *beginnenden Schmerzen* sind die Folge plötzlicher unwillkürlicher Bewegungen des Gelenks. Sie treten am häufigsten auf, wenn der Patient einschläft; Die Muskeln entspannen sich, die empfindlichen, geschwürigen Oberflächen stoßen aneinander, was zu einer plötzlichen Reflexkontraktion der Muskeln führt und die daraus resultierende Bewegung mit starken Schmerzen einhergeht, was den Patienten mit einem Schrecken aufweckt. Fortgeschrittene Gelenkkaries geht in der Regel mit einer Fehlstellung und einer Verkürzung der Extremität einher. Es kann möglich sein, dass die knöchernen Oberflächen aneinander reiben. Wenn alle seine Bestandteile beschädigt oder zerstört sind, spricht man von einer *Desorganisation* . Sollte eine Genesung stattfinden, geht die Reparatur normalerweise mit der Vereinigung der gegenüberliegenden Gelenkflächen entweder durch Fasergewebe oder durch Knochen einher.

Zustände eingeschränkter Beweglichkeit der Gelenke. —Es gibt vier Zustände eingeschränkter Beweglichkeit in Gelenken: Steifheit, Kontraktur, Ankylose und Blockierung. *Unter Starrheit* versteht man die Fixierung eines Gelenks durch unwillkürliche Muskelkontraktion und ist als Krankheitszeichen in tiefliegenden Gelenken wie der Hüfte von Wert. Es verschwindet unter Narkose.

„*Kontraktur*" wird verwendet, wenn die Fixierung auf eine dauerhafte Verkürzung der Weichteile um ein Gelenk zurückzuführen ist – Muskeln, Sehnen, Bänder, Faszien oder Haut. Da die Strukturen auf der Beugeseite anfälliger für eine solche Verkürzung sind, ist eine Kontraktur fast immer mit einer Beugung verbunden. Eine Kontraktur kann durch eine Erkrankung des Gelenks oder durch Erkrankungen außerhalb des Gelenks verursacht werden, beispielsweise durch eine Erkrankung in einem der angrenzenden Knochen oder durch Nervenläsionen.

ABB. 154. – Knochenankylose von Femur und Tibia in Flexionsstellung.

Von Ankylose spricht man, wenn eine eingeschränkte Beweglichkeit auf Veränderungen der Gelenkflächen zurückzuführen ist. Häufig ist sie mit einer Kontraktur verbunden. Es werden drei anatomische Varianten der Ankylose unterschieden: (*a*) Die *fibröse Ankylose* , bei der es zu Adhäsionen zwischen den gegenüberliegenden Oberflächen kommt, die in Form von losen, isolierten Bändern aus fibrösem Gewebe vorliegen können oder die Knochen so eng aneinander binden können, dass sie ausgelöscht werden Hohlraum des Gelenks. Die daraus resultierende Steifheit reicht daher von einer bloßen Einschränkung des normalen Bewegungsbereichs bis hin zu einer engen Verbindung der Knochen, die eine Bewegung verhindert. Eine fibröse Ankylose kann die Folge einer Verletzung sein, insbesondere einer Luxation oder Fraktur, die ein Gelenk betrifft, oder sie kann die Folge jeder Form von Arthritis sein. (*b*) *Knorpelige Ankylose* impliziert die Verschmelzung zweier gegenüberliegender Knorpelflächen. Bei tuberkulösen Erkrankungen des Knies kommt es häufig zwischen der Patella und der Trochleaoberfläche des Femurs vor. Der Verschmelzung der Knorpelflächen geht die Ausbreitung eines vaskulären Bindegewebes, das aus der Synovialmembran stammt, über den Gelenkknorpel voraus. Klinisch geht es mit absoluter Immobilität einher. (*c*) *Bei der knöchernen Ankylose* oder *Synostose* handelt es sich um eine knöcherne Verbindung zwischen Gelenkflächen (Abb. 154 und 155). Sie kann auf eine fibröse oder knorpelige Ankylose folgen oder durch die Verschmelzung zweier Gelenkflächen entstehen, die ihren Knorpel verloren haben und mit Granulationen bedeckt sind. In den meisten Fällen handelt es sich um einen reparativen Vorgang, der Analogien zur Bruchheilung aufweist.

Der Begriff *Arthritis ossificans* wurde von Joseph Griffiths auf einen Zustand angewendet, bei dem die Gelenkflächen ohne ersichtlichen Grund verwachsen.

Das Auftreten einer Ankylose in einem Gelenk vor der Skelettreife scheint das Längenwachstum der betroffenen Knochen nicht zu beeinträchtigen; Eine Ankylose der Kiefergelenke beeinträchtigt jedoch das Wachstum des Unterkiefers erheblich. Wenn es bei einer Ankylose zu einem Wachstumsstillstand kommt, hängt dies normalerweise mit Veränderungen an den verknöcherten Verbindungsstellen zusammen, die durch die ursprüngliche Erkrankung verursacht wurden.

Um durch Manipulation zwischen Muskelfixierung und Ankylose zu unterscheiden, kann eine Anästhesie des Patienten erforderlich sein. Die Art und das Ausmaß der Ankylose können durch Skiagraphie ermittelt werden; Bei der knöchernen Ankylose ist der Schatten der beiden Knochen durchgehend. Im Gegensatz zur knöchernen Ankylose kann bei fibröser Ankylose Beweglichkeit hervorgerufen werden, wenn auch nur in begrenztem Ausmaß; während bei der knöchernen Ankylose das Gelenk starr fixiert ist und Versuche, es zu bewegen, schmerzlos sind.

ABB. 155. – Knochenankylose des Knies in gebeugter Position nach tuberkulöser Arthritis.

(Anatomisches Museum, Universität Edinburgh.)

Die *Behandlung* wird von der Art der ursprünglichen Läsion, der Art der Ankylose und der Stellung des Gelenks beeinflusst. Bei Bewegungseinschränkungen aufgrund faseriger Verklebungen können sich diese verlängern oder reißen. Eine Dehnung der Adhäsionen kann durch Manipulationen, Übungen und den Einsatz spezieller Geräte, etwa durch die Anwendung von Gewichten auf die Extremität, erreicht werden. Es kann erforderlich sein, ein Anästhetikum zu verabreichen, bevor starke fibröse Adhäsionen aufgerissen werden. Dieser Eingriff muss mit Vorsicht durchgeführt werden, da Risiken wie ein oft seltener Knochenbruch oder eine Ablösung einer Epiphyse bestehen. Es besteht auch das Risiko einer Fettembolie und eines erneuten Ausbruchs der ursprünglichen Krankheit. Das Nachgeben von Verklebungen kann mit einem hörbaren Knacken einhergehen; Nach dem Eingriff kommt es oft zu erheblichen Schmerzen und Gelenkerguss, die eine Ruhepause von einigen Tagen erforderlich machen, bevor Übungen und Manipulationen wieder aufgenommen werden können.

In Fällen, in denen die Knochen durch faseriges oder knöchernes Gewebe eng miteinander verbunden sind, kann eine *operative Behandlung erforderlich sein.*

Bei der Arthrolyse , die darin besteht, das Gelenk zu öffnen und die fibrösen Verwachsungen zu durchtrennen, folgt fast zwangsläufig deren Wiedervereinigung.

Arthroplastik. – Murphy aus Chicago hat diese Operation zur Wiederherstellung der Beweglichkeit eines ankylosierten Gelenks entwickelt. Dabei wird zwischen den Knochen ein Lappen aus fetthaltigem Gewebe verpflanzt, aus dem schließlich eine Schleimbeutelhöhle entsteht, die mit Endothel ausgekleidet ist und eine schleimreiche Flüssigkeit enthält.

Die Arthroplastik ist bei Ankylose nach einer Verletzung am erfolgreichsten; Wenn die Ankylose auf eine infektiöse Erkrankung wie Tuberkulose oder Gonorrhoe zurückzuführen ist, ist es wahrscheinlich, dass sie zum Scheitern führt, entweder aufgrund eines erneuten Ausbruchs der Infektion oder weil die Ankylose erneut auftritt.

Wenn eine Arthroplastik nicht durchführbar ist und ein bewegliches Gelenk gewünscht wird – beispielsweise am Ellenbogen – wird eine beträchtliche Menge Knochen, möglicherweise auch Knochenhaut und Kapselband, reseziert, um die Bildung eines falschen Gelenks zu ermöglichen.

Wenn eine knöcherne Ankylose aufgetreten ist und sich das Gelenk in einer unerwünschten Stellung befindet – zum Beispiel bei einer Beugung der Hüfte oder des Knies –, kann diese manchmal durch eine Osteotomie oder eine keilförmige Resektion des Knochens behoben werden, mit oder ohne eine solche zusätzliche Durchtrennung des kontrahierten Gelenks Teile so weit, dass das Glied in die gewünschte Stellung gebracht werden kann.

Eine knöcherne Ankylose der Fingergelenke, unabhängig davon, ob sie auf eine Verletzung oder eine Krankheit zurückzuführen ist, lässt sich durch einen operativen Eingriff nur schwer beheben, da die Beweglichkeit zwar wiederhergestellt werden kann, das neue Gelenk jedoch tendenziell dreschflegelartig ist.

Sperren. – Von einer Blockierung eines Gelenks spricht man, wenn seine Bewegungen durch das Zusammentreffen von Knochenauswüchsen rund um das Gelenk abrupt gestoppt werden. Dies lässt sich am besten an der Arthritis deformans der Hüfte veranschaulichen, bei der neuer Knochen, der sich um den Rand der Hüftpfanne gebildet hat, die Bewegungen des Femurkopfes mechanisch stoppt. Der neue Knochen, der die Bewegungen einschränkt, lässt sich leicht in Skiagrammen demonstrieren; Es kann operativ entfernt werden. Gelenkblockaden kommen häufiger als Folge von Verletzungen vor, insbesondere bei Frakturen im Bereich des Ellenbogens. Auch bei bestimmten Verletzungen der Halbmondmenisken des

Kniegelenks kommt es zu verschiedenen Blockaden, die sich jedoch in vielerlei Hinsicht von den oben beschriebenen unterscheiden.

Entwicklungsfehler. —Dazu gehören angeborene Luxationen und andere Deformitäten intrauterinen Ursprungs, wie etwa abnormale Gelenkschlaffheit, Fehlen, Verschiebung oder fehlerhaftes Wachstum des einen oder anderen wesentlichen Bestandteils eines Gelenks. Die wichtigeren davon werden zusammen mit der Operation der Extremitäten beschrieben.

GELENKERKRANKUNGEN

Bakterielle Erkrankungen. – Bei den meisten bakteriellen Erkrankungen gelangen die Erreger über die Blutbahn zum Gelenk und lagern sich entweder in der Synovialmembran oder in einem der Knochen ein, von wo aus sich die Krankheit anschließend auf die anderen Strukturen des Gelenks ausbreitet. Organismen können auch durch unfallbedingte Wunden eingeschleppt werden. Experimentell wurde gezeigt, dass Gelenke zu den anfälligsten Körperteilen für Infektionen gehören, und dies scheint auf den zähflüssigen Charakter der Gelenkflüssigkeit zurückzuführen zu sein, die Organismen vor bakteriziden Wirkstoffen in den Geweben und Flüssigkeiten schützt.

PYOGENE KRANKHEITEN

Die häufigsten pyogenen Erkrankungen sind die Folge einer Infektion der einen oder anderen Gelenkstruktur mit *Staphylokokken* oder *Streptokokken* , die im Exsudat im Gelenk und in der Substanz der Synovialmembran nachgewiesen werden kann. Der Infektionsweg ist derselbe wie bei den pyogenen Knochenerkrankungen, wobei die Metastasierung am häufigsten von der Schleimhaut des Pharynx ausgeht (J. B. Murphy). Die Lokalisierung der Infektion in einem bestimmten Gelenk wird durch Verletzungen, Kälteeinwirkung, vorangegangene Gelenkerkrankungen oder andere Faktoren bestimmt, deren Art nicht immer klar ist.

Die Auswirkungen auf das Gelenk sind unterschiedlich stark ausgeprägt. Bei den milderen Formen kommt es zu einer Anschwellung und Infiltration der Synovialmembran sowie zu einem Erguss seröser Flüssigkeit, vermischt mit Fibrinflocken, in die Gelenkhöhle – *seröse Synovitis* . Bei schwereren Infektionen besteht das Exsudat aus mit Fibrin vermischtem Eiter und möglicherweise aus roten Blutkörperchen – *eitrige* oder *suppurative Synovitis* ; die Synovialmembran und die Bänder sind erweicht und die Oberfläche der Membran weist Granulationen auf, die denen eines Geschwürs ähneln; Im periartikulären Zellgewebe können sich Eiterungsherde entwickeln, die zu Abszessen führen. Bei *einer akuten Arthritis* sind alle Strukturen des Gelenks betroffen; Der Gelenkknorpel wird von Granulationsgewebe befallen, das aus der Synovialmembran und dem Mark des darunter liegenden Knochens stammt. Es sieht wurmstichig oder ulzeriert aus, oder es kann zu Nekrose und Ablösung kommen, wodurch der darunter liegende Knochen freigelegt wird und es zum Zerfall der knöchernen Knochenbälkchen kommt – *Karies* . Durch die Zerstörung der Bänder geht die Stabilität des Gelenks verloren und es kommt zu einer Desorganisation.

Die *klinischen Merkmale* variieren mit dem Ausmaß der Infektion. Wenn diese auf das synoviale und perisynoviale Gewebe beschränkt ist – *akute seröse* und *eitrige Synovialitis* – kommt es zu der üblichen allgemeinen Reaktion, die mit Fieber und starken Schmerzen im Gelenk einhergeht. Der Teil ist heiß und geschwollen, die Schwellung nimmt die Form des aufgeblähten Synovialsacks an, Schwankungen lassen sich meist auslösen und das Gelenk wird in der Beugestellung gehalten.

Wenn das Gelenk durch Ausbreitung aus dem umgebenden Zellgewebe infiziert wird, wird die Gelenkläsion aufgrund des geschwollenen Zustands der Gliedmaße und weil bereits Symptome einer Toxämie vorliegen, möglicherweise nicht in einem frühen Stadium erkannt. Wir haben einen Fall beobachtet, bei dem sowohl die Hüft- als auch die Kniegelenke vom Zellgewebe infiziert waren.

Wenn die Infektion alle Gelenkstrukturen betrifft – *akute Arthritis* – verstärken sich die allgemeinen und lokalen Erscheinungen, die Temperatur steigt schnell, oft mit einem heftigen Gefühl, an und bleibt hoch; Der Patient sieht krank aus und kann entweder nicht schlafen oder der Schlaf wird durch beginnende Schmerzen gestört. Das Gelenk wird in der Beugestellung starr gehalten und der geringste Bewegungsversuch verursacht starke Schmerzen; Die kleinste Erschütterung – selbst das Schütteln des Bettes – kann Qualen verursachen. Das Gelenk ist heiß, angespannt gedehnt und es kann zu Ödemen des periartikulären Gewebes oder der gesamten Extremität kommen. Perforiert der Eiter die Gelenkkapsel, liegen Anzeichen eines Abszesses oder einer diffusen Eiterung im Zellgewebe vor. Die endgültige Desorganisation des Gelenks wird durch abnormale Beweglichkeit und Reiben der Gelenkflächen oder durch spontane Verschiebung der Knochen angezeigt, was einer Luxation gleichkommen kann. Bei der akuten Arthritis bei Säuglingen kann es zu einer Ablösung und Verschiebung der betroffenen Epiphyse kommen.

Wenn das *Gelenk durch eine äußere Wunde infiziert wird*, ähneln die anatomischen Merkmale denen, die beobachtet werden, wenn die Infektion das Gelenk über den Blutkreislauf erreicht hat, die destruktiven Veränderungen sind jedoch tendenziell schwerwiegender und führen eher zu Desorganisation.

Die *Abbrüche* variieren je nach Schwere der Infektion und dem Stadium, in dem die Behandlung eingeleitet wird. Bei den milderen Formen ist eine Genesung mit mehr oder weniger vollständiger Wiederherstellung der Funktion die Regel. Bei schwereren Formen kann das Gelenk durch eine fibröse oder knöcherne Ankylose oder durch Verschiebung oder Luxation dauerhaft geschädigt werden. Aufgrund von Veränderungen in den periartikulären Strukturen kann es zu Kontrakturen in einer unerwünschten Position kommen und bei jungen Probanden kann das Wachstum der Extremität beeinträchtigt werden. Das Fortbestehen der Nebenhöhlen ist in der Regel auf eine Erkrankung des einen oder anderen angrenzenden Knochens zurückzuführen. Bei den schwersten Formen und insbesondere wenn mehrere Gelenke betroffen sind, kann eine Toxämie zum Tod führen.

Die *Behandlung* erfolgt nach den gleichen Prinzipien wie bei anderen pyogenen Infektionen. Das Glied ist in einer solchen Haltung fixiert, dass es bei Auftreten von Steifheit zu einer möglichst geringen Beeinträchtigung der Funktion kommt. Die Streckung durch Gewicht und Flaschenzug ist das wertvollste Mittel, um Muskelkrämpfe zu lindern, intraartikuläre Spannungen zu lösen und der Tendenz zur Beugung entgegenzuwirken. Es können bis zu 15 oder 20 Pfund erforderlich sein, um die Schmerzen zu lindern.

Die Auslösung einer Hyperämie ist manchmal bemerkenswert wirksam bei der Linderung von Schmerzen und beim Aufhalten des Fortschreitens der Infektion. Wenn die Flüssigkeit im Gelenk in ausreichender Menge vorhanden ist, um Spannungen hervorzurufen, wenn sie anhält oder wenn Grund zu der Annahme besteht, dass sie eitrig ist, sollte sie unverzüglich entfernt werden; Gewöhnlich genügt eine Sondierungsspritze, die Haut wird mit einem Tenotomiemesser durchstochen und, wie von Murphy praktiziert, 5 bis 15 ml einer 2-proz. Eine Lösung von Formalin in Glycerin wird injiziert und die Wunde wird verschlossen. Bei virulenten Infektionen kann die Injektion alle 24 Stunden wiederholt werden. Die Entwässerung per Schlauch oder auf andere Weise ist zu verurteilen (Murphy). Aus der Gelenkflüssigkeit kann ein Impfstoff hergestellt und in das Unterhautzellgewebe injiziert werden.

Eiterungen in den periartikulären Weichteilen oder in einem der angrenzenden Knochen müssen gesucht und behandelt werden.

Wenn die Rekonvaleszenz erreicht ist, liegt das Augenmerk auf der Wiederherstellung der Funktionen der Gliedmaßen und auf der Vorbeugung von Steifheit und Deformationen durch Bewegungen und Massagen sowie die Verwendung von Heißluft- und anderen Bädern.

Im späteren Stadium und insbesondere in vernachlässigten Fällen können bei Deformität oder Ankylose operative und andere Maßnahmen erforderlich sein.

Metastasierende Formen der pyogenen Infektion

Bei **einer Pyämie** können sich ein oder mehrere Gelenke ohne ausgeprägte Symptome oder Anzeichen mit Eiter füllen, und wenn der Eiter unverzüglich abgesaugt wird, erholt sich das Gelenk oft ohne Funktionseinschränkung.

Bei **Typhus** entstehen Gelenkläsionen durch eine Infektion mit dem Typhus-Bazillus allein oder zusammen mit pyogenen Organismen und verlaufen mit oder ohne Eiterung; Es besteht wiederum ein bemerkenswertes Fehlen von Symptomen, und die Aufmerksamkeit kann nur durch das Auftreten einer Luxation auf den Zustand gelenkt werden.

Gelenkschäden kommen bei **Scharlach vergleichsweise häufig** vor und wurden früher auch als Scharlachrheumatismus bezeichnet. Der häufigste klinische Typ ist eine seröse Synovitis, die innerhalb einer Woche oder zehn Tagen nach Ausbruch des Fiebers auftritt. Sein bevorzugter Sitz ist die Hand und das Handgelenk, wobei sowohl die Scheiden der Strecksehnen als auch die Synovialmembran der Gelenke betroffen sind. Es neigt nicht dazu, in andere Gelenke zu wandern, und dauert selten länger als ein paar Tage. Es ist wahrscheinlich auf das spezifische Scharlachvirus zurückzuführen.

In einem späteren Stadium, insbesondere bei Kindern und in Fällen, in denen die Halsläsion schwerwiegend ist, wird manchmal eine Arthritis beobachtet, bei der es sich vermutlich um eine Metastasierung aus dem Hals handelt; Es kann akut und eitrig sein, mehrere Gelenke betreffen und einen septischen oder pyämischen Charakter aufweisen.

Besonders betroffen sind die Gelenke der unteren Extremität; Das Kind ist schwer krank, ist nachts im Delirium, entwickelt Dekubitus über dem Kreuzbein und es kann vorkommen, dass die Beine Kontrakturdeformitäten mit Ankylose oder Luxation an der Hüfte und Flexionsankylose annehmen, da keine Genesung erwartet wird die Knie; Sollte das Kind überleben, kann das Ausmaß der Verkrüppelung äußerst erbärmlich sein; Eine längere orthopädische Behandlung und eine Reihe von Operationen – Endoprothetik, Osteotomien und Resektionen – können erforderlich sein, um auch nur eine eingeschränkte Fortbewegungsfähigkeit wiederherzustellen.

Pneumokokken-Erkrankungen der Gelenke , die Folge einer Infektion mit dem Fraenkel-Pneumokokken, treten immer häufiger auf. Die lokale Läsion reicht von einer *Synovitis* mit Infiltration der Synovialmembran und Erguss von Serum oder Eiter bis hin zu einer *akuten Arthritis* mit Knorpelerosion, Karies der Gelenkflächen und Desorganisation des Gelenks. Am häufigsten ist das Knie betroffen, es können aber auch mehrere Gelenke gleichzeitig betroffen sein. In den meisten Fällen tritt die Gelenkerkrankung einige Tage nach Beginn einer Lungenentzündung auf, aber in einer Reihe von Fällen, insbesondere bei Kindern, ist die Lunge nicht besonders betroffen und die Erkrankung ist ein Hinweis auf eine generalisierte Pneumokokkeninfektion kann sich durch Endokarditis, Empyem, Meningitis oder Peritonitis äußern und endet häufig tödlich. Die Differenzialdiagnose zu anderen Formen der pyogenen Infektion wird durch eine bakteriologische Untersuchung der aus dem Gelenk entnommenen Flüssigkeit gestellt. Die Behandlung erfolgt nach den gleichen Grundsätzen wie bei anderen pyogenen Infektionen, wobei man sich weitgehend auf die Verwendung autogener Impfstoffe verlässt.

Bei **Masern** , **Diphtherie** , **Pocken** , **Grippe** und **Ruhr** können ähnliche Gelenkschäden auftreten.

, dass die Gelenkläsionen, die mit **akutem Rheuma** oder „rheumatischem Fieber" einhergehen, auf einen Diplokokken zurückzuführen sind. Im Verlauf einer Allgemeinerkrankung, bei der es zu mäßigem Fieber und starkem Schwitzen kommt, schwellen einige der größeren Gelenke, nicht selten auch die kleineren, an und werden äußerst empfindlich, so dass der Betroffene hilflos im Bett liegt und sich vor der kleinsten Bewegung fürchtet . Von Tag zu Tag werden frische Gelenke befallen, während die zuerst betroffenen Gelenke oft sehr schnell abklingen. Häufig sind Erkrankungen der Herzklappen und des Perikards vorhanden. Bei der Genesung von der akuten Krankheit kann man feststellen, dass sich die Gelenke vollständig erholt haben, aber in einem kleinen Teil der Fälle bleiben einige von ihnen steif und verfallen in den verkrüppelten Zustand, der unter chronischem Rheumatismus beschrieben wird. Ein operativer Eingriff ist nicht erforderlich.

Gonokokken-Erkrankungen der Gelenke. —Dazu gehören alle Formen von Gelenkläsionen, die im Zusammenhang mit gonorrhoischer Urethritis, Vulvovaginitis oder gonorrhoischer Ophthalmie auftreten. Sie können sich in jedem Stadium der Urethritis entwickeln, treten aber am häufigsten zwischen dem 18. und 22. Tag nach der Primärinfektion auf, wenn die Organismen die hintere Harnröhre erreicht haben; sie wurden jedoch beobachtet, nachdem die Entladung aufgehört hatte. Es besteht kein Zusammenhang zwischen der Schwere der Gonorrhoe und dem Auftreten von Gelenkerkrankungen. Bei Frauen muss der gonorrhöische Charakter des Ausflusses durch eine bakteriologische Untersuchung festgestellt werden.

Als Komplikation einer Ophthalmie treten Gelenkläsionen bei Säuglingen auf und treten häufiger gegen Ende der zweiten oder in der dritten Woche auf.

Der Gonokokken wird über die Blutbahn zum Gelenk transportiert und lagert sich zunächst in der Synovialmembran ab, in deren Gewebe er normalerweise zu finden ist; Es ist möglicherweise unmöglich, es im Exsudat im Gelenk zu finden. Die Gelenkläsionen können der einzige Hinweis auf eine Metastasierung sein oder Teil einer allgemeinen Infektion des Endokards, der Pleura und der Sehnenscheiden sein.

Die am häufigsten betroffenen Gelenke sind Knie, Ellenbogen, Knöchel, Handgelenk und Finger. Meist sind zwei oder mehr Gelenke betroffen.

Es werden mehrere klinische Typen unterschieden. (1) Eine *trockene Polyarthritis* in den Gelenken und Sehnenscheiden des Handgelenks und der Hand, früher als gonorrhoischer Rheumatismus bezeichnet, die in einigen Fällen unbedeutend und flüchtig ist, in anderen jedoch anhaltend und fortschreitend ist und zu Steifheit führt die betroffenen Gelenke und dauerhafte Verkrüppelung der Hand und Finger.

(2) Der häufigste Typ ist eine *chronische Synovitis* oder *Hydrops* , bei der das Gelenk – sehr oft das Knie – mit serösem oder serofibrinösem Exsudat gefüllt wird. Es kommt weder zu reaktiven Veränderungen der Synovialmembran, des Zellgewebes oder der Haut noch zu Fieber oder Gesundheitsstörungen. Die Bewegungen sind frei, sofern sie nicht durch die Flüssigkeitsmenge im Gelenk eingeschränkt werden. Im Ruhezustand lässt es in der Regel innerhalb von zwei bis drei Wochen nach, neigt jedoch zu Rückfällen.

(3) Eine *akute Synovitis* mit periartikulärer Phlegmone tritt am häufigsten im Ellenbogen auf, kommt aber auch im Knie und Knöchel vor. Es treten plötzlich starke Schmerzen und Schwellungen im und um das Gelenk auf, mit erheblichem Fieber und Gesundheitsstörungen. Die kleinste Bewegung verursacht Schmerzen und der Teil ist berührungsempfindlich. Die Haut ist heiß und angespannt, am Ellenbogen kann sie rot und feurig sein, wie bei einem Erysipel.

Die Ablagerung von Fibrin auf der Synovialmembran und auf den Gelenkflächen kann zur Bildung von Adhäsionen führen, manchmal in Form isolierter Bänder, manchmal in Form einer engen Faserverbindung zwischen den Knochen.

(4) Eine *eitrige Arthritis* , wie sie durch gewöhnliche Eitermikroben verursacht wird, kann die Folge einer alleinigen Gonokokkeninfektion oder einer Mischinfektion sein. Normalerweise ist nur ein Gelenk betroffen, es kann jedoch auch mehrere Erkrankungen geben. Die Gelenkknorpel werden zerstört, die Knochenenden werden mit Granulationen bedeckt, es bilden sich extraartikuläre Abszesse und es kommt zu einer vollständigen knöchernen Ankylose.

Die *Diagnose* wird oft übersehen, weil die Möglichkeit einer Gonorrhoe nicht vermutet wird.

Auf die Leugnung der Krankheit durch den Patienten ist nicht immer Verlass, insbesondere bei Frauen, da diese möglicherweise nichts von der Krankheit wissen. Die Hauptpunkte bei der Differenzialdiagnose zum akuten Gelenkrheumatismus sind, dass die gonorrhoische Erkrankung häufiger auf ein oder zwei Gelenke beschränkt ist, kaum dazu neigt, von Gelenk zu Gelenk zu wandern, und dass ihr Verlauf durch Salicylate, obwohl diese Medikamente, nicht nennenswert beeinflusst wird kann Schmerzen lindern. Der entscheidende Punkt ist das Erkennen eines gonorrhoischen Ausflusses oder von Fäden im Urin.

Die Krankheit kann bestehen bleiben oder einen Rückfall erleiden, und der Patient kann wochen- oder monatelang liegen bleiben und schließlich in einem oder mehreren Gelenken verkrüppelt sein.

Die *Behandlung* besteht – außer bei der Harnröhrenerkrankung oder der Ophthalmie – in Ruhe, bis alle Schmerzen und Empfindlichkeiten verschwunden sind. Der Schmerz wird durch Salicylate gelindert, der größte Nutzen ergibt sich jedoch aus Gewichtszunahme, der Auslösung einer Hyperämie durch den Gummiverband und Heißluftbädern; Wenn das Gelenk stark gedehnt ist, kann die Flüssigkeit mit einer Nadel und einer Spritze entnommen werden. Von Anfang an sollten entgiftete Impfstoffe verabreicht werden, und in fieberfreien Fällen ist die Injektion eines Fremdproteins, wie z. B. eines Anti-Typhus-Impfstoffs, von Vorteil (Harrison).

Murphy hat festgestellt, dass die Einführung von 5 bis 15 cm³ einer 2-Prozent-Lösung in das Gelenk im Frühstadium von Vorteil ist. Lösung von Formalin in Glycerin. Dies kann innerhalb einer Woche wiederholt werden, wobei der Patient mit leichter Streckung im Bett gehalten wird. Beim chronischen Hydrops wird die Flüssigkeit entzogen, und zwar etwa eine Unze von einem Prozent. Lösung von Protargol injiziert; Der Patient sollte vor der daraus resultierenden ausgeprägten Reaktion gewarnt werden.

Nachdem alle Symptome abgeklungen sind, jedoch erst dann, aus Angst vor einem aufregenden Rückfall oder einer Metastasierung, wird das Gelenk massiert und trainiert. Steifheit durch Adhäsionen ist höchst hartnäckig und kann trotz aller Aufmerksamkeit in Ankylose enden, selbst in Fällen, in denen keine Eiterung stattgefunden hat. Ein gewaltsames Lösen von Verklebungen anæsthesiaist nicht zu empfehlen, da dies große Leiden mit sich bringt und die Verklebungen sich neu bilden. Eine Operation wegen Ankylose – Arthroplastik – sollte nicht durchgeführt werden, da die Ankylose erneut auftritt.

TUBERKULOSEKRANKHEIT

Tuberkulose Erkrankungen der Gelenke entstehen durch eine Bazilleninfektion über die Arterien. Die Krankheit kann in der Synovialmembran oder im Mark eines der angrenzenden Knochen beginnen, und über die relative Häufigkeit dieser beiden Infektionsherde gab es erhebliche Meinungsverschiedenheiten. Die traditionelle Ansicht von König ist, dass die Erkrankung im Knie und in den meisten größeren Gelenken etwa zu gleichen Teilen im Knochen und in der Synovialmembran entsteht und dass in der Hüfte die Zahl der Fälle, die in den Knochen beginnen, etwa fünfmal höher ist als die, die aus der Membran stammt. Diese Schätzung, soweit es um die tatsächliche Häufigkeit von Knochenläsionen geht, ist allgemein akzeptiert, aber neuere Beobachter, insbesondere John Fraser, akzeptieren das Vorhandensein von Knochenläsionen nicht unbedingt als Beweis dafür, dass die Krankheit in den Knochen begann; Er behauptet, und wir glauben mit gutem Grund, dass die Krankheit in vielen Fällen, nachdem sie in der Synovialmembran begonnen hat, sich langsam über die Blutgefäße und Lymphgefäße auf den Knochen ausbreitet und zu Läsionen im Knochenmark führt.

Krankhafte Anatomie. – Tuberkulose Erkrankungen am Gelenkende eines Röhrenknochens können zu *reaktiven Veränderungen* im angrenzenden Gelenk führen, die durch Erguss und die Ausdehnung der Synovialmembran über die Gelenkflächen gekennzeichnet sind. Dadurch kann es zur Bildung von Verwachsungen kommen, die die Gelenkhöhle verschließen oder in Kompartimente unterteilen. Diese Läsionen kommen vergleichsweise häufig vor und sind nicht unbedingt auf eine tatsächliche tuberkulöse Infektion des Gelenks zurückzuführen.

Die *Infektion des Gelenks* durch Tuberkel, die vom benachbarten Knochen ausgehen, kann an der Peripherie stattfinden, wobei der knöcherne Herd die Oberfläche des Knochens an der Stelle erreicht, an der sich die Synovialmembran widerspiegelt, und die Infektion, die an dieser Stelle beginnt, sich dann auf das Gelenk ausbreitet Rest der Membran. Oder es kann im zentralen Bereich durch die Projektion von tuberkulösem Granulationsgewebe in das Gelenk nach Erosion des Knorpels erfolgen (Abb. 156).

ABB. 156. – Abschnitt des oberen Endes des Wadenbeins, zeigt den verkäsenden Fokus im Knochenmark, der auf der Gelenkfläche ausbricht und das Gelenk infiziert.

Veränderungen in der Synovialmembran. – In den meisten Fällen kommt es zu einer *diffusen Verdickung der Synovialmembran* , die auf die Bildung von Granulationsgewebe bzw. jungem Bindegewebe in ihrer Substanz zurückzuführen ist. Dieses neue Gewebe ist in zwei Schichten angeordnet — die äußere besteht aus vollständig ausgebildetem Binde- oder Fasergewebe, die innere aus embryonalem Gewebe, das normalerweise von Miliartuberkeln durchzogen ist. Beim Öffnen des Gelenks können diese Tuberkel auf der Oberfläche der Membran sichtbar sein, oder die Oberfläche kann mit einer Schicht fibrinösen oder verkäsenden Gewebes bedeckt sein. Bei größerem Widerstand des Gewebes kommt es zur aktiven Bildung von jungem Bindegewebe, das die Tuberkel umschreibt oder einkapselt, so dass sie in der Substanz der Membran eingebettet bleiben und erst beim Einschneiden in dieselbe sichtbar werden.

Die verdickte Synovialmembran wird in die Gelenkhöhle hineingeschoben, füllt deren Ausbuchtungen und Aussparungen und breitet sich über die Oberfläche des Gelenkknorpels aus, „wie Efeu, der an einer Wand wächst". Überall dort, wo das Synovialgewebe den Knorpel bedeckt, haftet es an ihm an und verschmilzt mit ihm. Der krankhafte Prozess kann in diesem Stadium gestoppt werden und es bilden sich faserige Adhäsionen zwischen den gegenüberliegenden Gelenkflächen, oder er kann fortschreiten, wobei in diesem Fall weitere Veränderungen auftreten, die zur Zerstörung des Gelenkknorpels und zur Freilegung des darunter liegenden Knochens führen.

In seltenen Fällen weist die Synovialmembran knotige Massen oder Klumpen auf, die den tuberkulösen Tumoren ähneln, die man im Gehirn findet; Sie ragen in die Gelenkhöhle hinein, sind oft gestielt und können zu den Symptomen einer Lockerung des Gelenks führen. Die Ränder der Synovialmembran können ebenfalls eine bemerkenswerte Entwicklung durchlaufen, wie sie bei Arthritis deformans beobachtet wird und als baumartiges Lipom beschrieben wird. Beide Formen kommen fast ausschließlich im Knie vor.

Der Inhalt tuberkulöser Gelenke. - In einem großen Teil der Fälle von Synovialtuberkulose ist das Gelenk durch die diffuse Verdickung der Synovialmembran vollständig ausgefüllt. In einer kleinen Anzahl gibt es reichlich seröses Exsudat, und damit einhergehend kann es zu einer beträchtlichen Bildung von Fibrin kommen, das die Oberfläche der Membran bedeckt und als Flocken oder Massen in der Flüssigkeit schwimmt; Unter dem Einfluss von Bewegung kann es die Form von Melonenkernkörpern annehmen. Seltener enthält das Gelenk Eiter und die Oberfläche der Synovialmembran ähnelt der Wand eines kalten Abszesses.

Ulzeration und Nekrose des Knorpels. – Das den Knorpel bedeckende Synovialgewebe verursacht Lochfraß und Perforation des Knorpels, dringt durch ihn hindurch und breitet sich oft weit zwischen ihm und dem darunter liegenden Knochen aus; Der Knorpel kann sich in großen Teilen lösen. Aufgrund einer Knochenerkrankung kann es ebenfalls zu Geschwüren oder Ablösungen kommen.

Karies der Gelenkflächen. – Durch die tuberkulöse Infiltration des Knochenmarks in die oberflächlichen Spongi zerfällt das schwammige Gerüst des Knochens in winzige, unregelmäßige Fragmente, so dass es zerfällt oder abbröckelt – Karies. Bei fehlender Verkäsung und Eiterung spricht man von *Caries sicca* .

Der Druck der Gelenkflächen gegeneinander begünstigt das Fortschreiten von Knorpelgeschwüren und Gelenkkaries. Diese Prozesse sind in der Regel in den Bereichen, die am meisten Druck ausgesetzt sind, weiter fortgeschritten – zum Beispiel im Hüftgelenk, an der oberen Seite des Femurkopfes und am hinteren und oberen Abschnitt der Hüftpfanne.

Das Auftreten einer *pathologischen Luxation* ist auf eine Erweichung und Dehnung der Bänder zurückzuführen, die normalerweise die Knochen in

Position halten, und auf einen Faktor, der die Verschiebung verursacht, bei dem es sich um die Ansammlung von Flüssigkeit oder Granulationen im Gelenk, die unwillkürliche Kontraktion von Muskeln usw. handeln kann irgendeine Bewegung oder Drehung der Gliedmaße. Das Auftreten einer Luxation wird auch durch destruktive Veränderungen der Knochen begünstigt.

Periartikuläre Tuberkel und Abszesse können durch die Ausbreitung der Krankheit vom Knochen oder Gelenk in das umliegende Gewebe entstehen, entweder direkt oder über die Lymphgefäße. Ein periartikulärer Abszess kann sich in mehrere Richtungen ausbreiten, manchmal in Sehnenscheiden oder Schleimbeutel eindringen und schließlich über gewundene Nebenhöhlen die Hautoberfläche erreichen.

Reaktive Veränderungen in der Umgebung tuberkulöser Gelenke kommen häufig vor und spielen eine erhebliche Rolle bei der Entstehung dessen, was klinisch als *weiße Schwellung bezeichnet wird* . Im periartikulären Fettgewebe sowie zwischen Muskeln und Sehnen bildet sich neues Bindegewebe. Es kann zäh und faserig oder weich, vaskulär und ödematös sein, und das periartikuläre Fett schwillt an und wird gallertartig, so dass eine Schicht von beträchtlicher Dicke entsteht. Das Fett verschwindet und wird durch einen schleimigen Erguss zwischen den Faserbündeln des Bindegewebes ersetzt. Dies wurde früher als *gallertartige Degeneration* der Synovialmembran bezeichnet. Im Falle des Handgelenks kann das neu gebildete Bindegewebe die Sehnen in ihren Hüllen fixieren und so die Bewegungen der Finger behindern. Auch in Bezug auf die Knochen kann es zu reaktiven Veränderungen kommen, die zur Bildung neuer Knochennadeln auf den Periostoberflächen und an der Befestigung der Kapsel- und anderen Bänder führen; Diese treten nur dann auf, wenn eine pyogene Infektion hinzukommt.

Kündigungen und Folgen. —Ein natürlicher Heilungsprozess kann in jedem Stadium stattfinden, wobei das tuberkulöse Gewebe durch Narbengewebe ersetzt wird. Die Genesung kann mit einer Beeinträchtigung der Bewegung aufgrund von Verwachsungen, Ankylosen oder Kontrakturen der periartikulären Strukturen einhergehen. Verkäste Herde im Inneren der Knochen können sich verkapseln und dadurch eine Heilung herbeiführen, oder sie können die Ursache für einen späteren Rückfall der Krankheit sein. Wachstumsstörungen kommen vergleichsweise häufig vor und betreffen möglicherweise nur die Epiphysenverbindungen in unmittelbarer Nähe des betroffenen Gelenks oder alle Knochen der Extremität. Dies lässt sich gut bei Erwachsenen beobachten, die im Kindesalter an einer schweren Erkrankung der Hüfte gelitten haben, bei der die gesamte Extremität, einschließlich des Fußes, kürzer und kleiner ist als die entsprechenden Teile der gegenüberliegenden Seite.

Es kommt auch zu atrophischen Zuständen, bei denen es zu einer Fettatrophie der Knochen kommt, so dass sie in extremen Fällen mit einem Messer geschnitten werden oder leicht brechen können. Diese atrophischen Zustände treten am stärksten bei bettlägerigen Patienten auf und sind größtenteils auf die Nichtbeanspruchung der Gliedmaßen zurückzuführen; Sie werden wiederhergestellt, wenn es seine Funktionen wieder aufnehmen kann.

Klinische Merkmale. – Diese variieren je nach anatomischer Form der Erkrankung und je nach betroffenem Gelenk.

Manchmal wird die Krankheit durch einen Fieberanfall eingeleitet, der mit Schmerzen in mehreren Gelenken einhergeht – von John Duncan als *tuberkulöses arthritisches Fieber* beschrieben . Dies kann mit rheumatischem Fieber verwechselt werden, unterscheidet sich jedoch dadurch, dass es keine wirkliche Migration von Gelenk zu Gelenk gibt; es gibt kein Schwitzen und keine Herzkomplikationen; und die Verabreichung von Salicylaten bringt keinen Nutzen.

In Ausnahmefällen verläuft die tuberkulöse Gelenkerkrankung akut und ähnelt der pyogenen Arthritis bei Säuglingen. Dies wurde bei Kindern, insbesondere am Knie, beobachtet, wobei sich die Läsion in der Synovialmembran befand und mit einer Eiteransammlung im Gelenk einherging. Bei sofortiger Behandlung durch Inzision und Drainage erfolgt die Genesung schnell und die freie Beweglichkeit des Gelenks kann erhalten bleiben.

Der Beginn und die frühen Stadien einer Tuberkuloseerkrankung verlaufen jedoch häufiger schleichend und gehen mit so wenigen Symptomen einher, dass die Krankheit möglicherweise eine beträchtliche Ausbreitung erlangt hat, bevor sie Aufmerksamkeit erregt. Es ist nicht ungewöhnlich, dass Patienten oder ihre Freunde die Erkrankung auf eine Verletzung zurückführen, da sie oft erst nach einem leichten Trauma oder einer übermäßigen Beanspruchung der Extremität auffällt. Die Beschwerden klingen in der Regel im Ruhezustand ab und treten bei Belastung der Gliedmaße erneut auf.

Die anfänglichen lokalen Symptome können auf das Vorhandensein eines Herdes im benachbarten Knochen zurückzuführen sein, der möglicherweise neuralgische Schmerzen im Gelenk oder Schwäche, Müdigkeit, Steifheit und die Unfähigkeit, die Gliedmaße zu benutzen, verursacht. Diese Symptome bessern sich im Ruhezustand und verstärken sich bei Anstrengung .

Bei der äußeren Untersuchung ist es selten möglich, tiefliegende Knochenherde in der Umgebung von Gelenken zu erkennen; Befinden sie sich jedoch in der Nähe der Oberfläche eines oberflächlichen Knochens –

etwa des Schienbeinkopfes –, kann es zu einer lokalen Verdickung des Periosts, Ödemen, Schmerzen und Druck- und Schlagempfindlichkeit kommen.

Röntgenbilder von tuberkulösen Gelenken. – Grobe Läsionen wie z. B. käsige Herde im Mark des angrenzenden Knochens zeigen sich als klare Bereiche mit einem schlecht definierten Rand; Ein sklerosierter Herd erzeugt einen dichteren Schatten als der umgebende Knochen, und ein Sequester weist einen dunklen Schatten mit unregelmäßiger Kontur und einem klaren Abstand zwischen ihm und dem umgebenden Knochen auf.

Karies der Gelenkoberfläche führt zu einem wolligen Aussehen oder einer unregelmäßigen Kontur anstelle der klar definierten Kontur des Gelenkendes des Knochens. Bei der knöchernen Ankylose ist der Schatten der beiden Knochen durchgehend, da der Gelenkspalt ausgefüllt ist. Die geringfügigen Veränderungen lassen sich am besten im Vergleich mit dem normalen Gelenk der anderen Extremität erkennen.

Muskelschwund ist eine ständige Begleiterscheinung einer Tuberkulose-Gelenkerkrankung. Dies ist zum Teil auf mangelnden Gebrauch, hauptsächlich aber auf eine reflektorische Beeinträchtigung der trophischen Innervation der Muskeln zurückzuführen. Bei Erkrankungen des Knies kommt es besonders gut in den Streck- und Adduktorenmuskeln des Oberschenkels und bei Erkrankungen der Schulter im Deltamuskel vor. Die Muskeln werden weich und schlaff, sie zittern bei Bewegungsversuchen und ihre Erregbarkeit gegenüber dem Faradischen Strom nimmt ab. Das Muskelgewebe kann größtenteils durch Fett ersetzt werden.

Die Beeinträchtigung der normalen Bewegungen ist eines der wertvollsten diagnostischen Anzeichen, insbesondere bei tiefliegenden Gelenken wie Schulter, Hüfte und Wirbelsäule. Dies ist auf eine schützende Kontraktion der Muskeln rund um das Gelenk zurückzuführen, die eine Bewegung verhindern soll. Diese Muskelfixierung verschwindet unter Narkose.

Abnormale Haltungen der Gliedmaßen treten früher auf und sind ausgeprägter in Fällen, in denen Schmerzen und andere Reizsymptome einer Gelenkerkrankung deutlich ausgeprägt sind, und lassen sich am besten durch die Haltungen veranschaulichen, die bei Erkrankungen der Hüfte auftreten. Sie beruhen auf einer reflexartigen oder unwillkürlichen Kontraktion der auf das Gelenk einwirkenden Muskeln mit dem Ziel, es in die Stellung der größten Leichtigkeit zu bringen; sie verschwinden auch unter Narkose. Mit der Zeit verstärken sie sich nicht nur, sondern können durch Ankylose oder Kontraktur der Weichteile rund um das Gelenk dauerhaft werden.

Ein Beginn in der Nacht ist als Hinweis auf eine fortschreitende Erkrankung der Gelenkflächen zu werten.

Die Bildung eines extraartikulären Abszesses kann früh erfolgen oder erst lange nach dem Abklingen der Krankheit auftreten. Der Abszess kann sich so schleichend entwickeln, dass er erst dann auffällt, wenn er eine beträchtliche Größe erreicht hat, insbesondere wenn er mit einer Erkrankung der Wirbelsäule, des Beckens oder der Hüfte einhergeht. Die Position des Abszesses in Bezug auf verschiedene Gelenke ist ziemlich konstant und wird durch die anatomischen Beziehungen der Kapsel und der Synovialmembran zum umgebenden Gewebe bestimmt. Die umliegenden Schleimbeutel und Sehnenscheiden können die Ausbreitungsrichtung des Abszesses und die Lage der entstehenden Nebenhöhlen beeinflussen. Wenn man den Abszess platzen lässt oder sich öffnet und ihn mit pyogenen Bakterien infiziert, besteht nicht nur das Risiko einer Verschlimmerung der Krankheit und einer anhaltenden Eiterung, sondern es besteht auch ein erhöhtes Risiko für eine allgemeine Tuberkulose.

Die Nebenhöhlen können so gewunden sein, dass eine Sonde nicht zum primären Krankheitsherd geführt werden kann, und ihr Verlauf und ihre Anordnung können nur durch Injektion einer Wismutemulsion in die Nebenhöhlen und Anfertigen von Röntgenaufnahmen nachgewiesen werden.

Eine tuberkulöse Infektion der Lymphdrüsen der Extremität kommt in Ausnahmefällen vor, kann jedoch auf eine Infektion der Haut rund um die Nebenhöhlenmündung zurückzuführen sein.

Ein leichter Temperaturanstieg am Abend kann bei ruhenden Gelenkläsionen durch Verletzungen oder durch Bewegung des Gelenks unter Anästhesie oder durch die Ermüdung einer Eisenbahnfahrt hervorgerufen werden. Wenn sich Nebenhöhlen gebildet haben und diese mit pyogenen Bakterien infiziert sind, kann es zu tageszeitlichen Temperaturschwankungen kommen, die als hektisches Fieber bekannt sind (Abb. 11).

Relative Häufigkeit von Tuberkuloseerkrankungen in verschiedenen Gelenken. — Krankenhausstatistiken zeigen, dass Gelenke in der folgenden Reihenfolge der Häufigkeit betroffen sind: Wirbelsäule, Knie, Hüfte, Knöchel und Fußwurzel, Ellenbogen, Handgelenk, Schulter. Im Kindes- und Jugendalter sind Hüfte und Wirbelsäule am häufigsten betroffen, bei Erwachsenen Schulter und Handgelenk; Knie, Knöchel und Ellenbogen weisen kaum Alterspräferenzen auf.

Klinische Variationen tuberkulöser Gelenkerkrankungen. —Die obige Beschreibung gilt für tuberkulöse Gelenkerkrankungen im Allgemeinen; Es muss geändert werden, um spezielle Erscheinungsformen oder Sorten aufzunehmen.

Wenn die Infektion hauptsächlich die Synovialmembran betrifft, kann das klinische Bild die Form eines *Hydrops* oder eines *Empyems annehmen* , bei dem das Gelenk mit Eiter gefüllt ist. Häufiger als beides ist die bekannte *weiße Schwellung* oder *der Tumor albus* (Wiseman, 1676), der die klinische Manifestation einer diffusen Verdickung der Synovialmembran zusammen mit einer schleimigen Degeneration des perisynovialen Zellgewebes darstellt. Man sieht es gut an oberflächlichen Gelenken wie Knie, Knöchel, Ellenbogen und Handgelenk. Die Schwellung, das erste und auffälligste klinische Merkmal, entwickelt sich allmählich und schmerzlos und verödet die Knochenvorsprünge, indem sie die natürlichen Hohlräume auffüllt. Für das Auge erscheint es größer, als durch die Messung bestätigt wird, und wird durch den Muskelschwund oberhalb und unterhalb des Gelenks deutlicher. Im Frühstadium ist die Schwellung elastisch, teigig und unempfindlich und deckt den oberflächlichen Bereich der betroffenen Synovialmembran ab. Der Patient beklagt sich vergleichsweise wenig, da die Gelenkflächen und Bänder noch intakt sind . Es kann zu einem Schweregefühl in den Gliedmaßen kommen, und im Falle des Knies und Knöchels ermüdet der Patient beim Gehen und zieht das Bein mehr oder weniger hinkend nach. Bewegungen des Gelenks sind erlaubt, jedoch in der Reichweite begrenzt. Die Behinderung nimmt durch Gebrauch und Anstrengung zu, bessert sich jedoch zumindest zeitweise in Ruhe.

Wenn die Krankheit nicht zum Stillstand kommt, treten Symptome und Anzeichen einer Beteiligung der Gelenkflächen auf.

Einfluss tuberkulöser Gelenkerkrankungen auf die allgemeine Gesundheit. —Die Erfahrung zeigt, dass die frühen Stadien einer tuberkulösen Gelenkerkrankung mit dem Anschein einer guten Gesundheit vereinbar sind. In der Regel, insbesondere bei Mischinfektionen, leidet jedoch der Gesundheitszustand, der Appetit ist beeinträchtigt, der Patient ermüdet leicht und es kann zu einem gewissen Gewichtsverlust kommen.

Behandlung. —Zusätzlich zur allgemeinen Behandlung der Tuberkulose werden lokale Maßnahmen eingesetzt. Diese können unter zwei Überschriften beschrieben werden – der konservativen und der operativen.

Fast immer ist zunächst eine *konservative Behandlung anzuwenden, da mit ihr ein größerer Anteil an Heilungen bei geringerer Sterblichkeit und besseren funktionellen Ergebnissen erzielt wird als mit einer Operation.*

Bei der Ruhebehandlung wird das erkrankte Glied ruhig gestellt, bis der Schmerz und die Empfindlichkeit verschwunden sind. Die Haltung, in der das Glied ruhiggestellt wird, sollte diejenige sein, in der es im Falle einer späteren Steifheit für den Patienten am nützlichsten ist. Die Immobilisierung kann durch Bandagen, Schienen, Extensions oder andere Hilfsmittel gesichert werden. *Die Streckung* mit Gewicht und Flaschenzug ist für die Sicherung der

Ruhe von Nutzen, insbesondere bei Erkrankungen der Hüfte oder des Knies. Es beseitigt Muskelkrämpfe, lindert Schmerzen und nächtliches Aufstehen und beugt abnormalen Haltungen der Gliedmaßen vor. Befindet sich die Extremität bei der ersten Beobachtung des Patienten in einer deformierten Stellung, die sich nicht ohne Weiteres strecken lässt, sollte die Deformität unter Narkose korrigiert werden.

die Induktion einer Hyperämie , indem morgens und abends etwa eine Stunde lang der Gummiverband oder die Heißluftkammer eingesetzt wird.

Injektion von Jodoform. – Dies erfolgt nach den gleichen Grundsätzen, wie sie für den tuberkulösen Abszess beschrieben wurden. Nachdem der flüssige Inhalt des Gelenks abgesaugt wurde, wird das Jodoform injiziert; und dies kann eine Wiederholung in einem Monat oder sechs Wochen erforderlich machen.

Nach der Injektion von Jodoform kommt es normalerweise zu einer erheblichen Reaktion, begleitet von Fieber (45 °C), Kopfschmerzen und Unwohlsein sowie erheblichen Schmerzen und einer Schwellung des Gelenks. In manchen Fällen kommt es zu Übelkeit und es können Blutfarbstoffe im Urin vorhanden sein. Die Schwere dieser Phänomene nimmt mit jeder weiteren Injektion ab.

Die Verwendung des Scott-Verbandes, von Blasen und des eigentlichen Kauters ist weitgehend aus der Mode gekommen, aber der Kauter kann immer noch mit Nutzen zur Schmerzlinderung in Fällen eingesetzt werden, in denen Knorpelgeschwüre ein herausragendes Merkmal sind.

Die Anwendung der Röntgenstrahlen hat sich bei Synovialläsionen in oberflächlichen Gelenken wie dem Handgelenk oder dem Ellenbogen als vorteilhaft erwiesen; Längere Expositionen werden alle zwei Wochen durchgeführt, und wegen der Narbenkontraktion, die mit der Genesung einhergeht, muss das Gelenk in einer guten Position gehalten werden.

Eine konservative Behandlung wird nur dann abgebrochen, wenn sich nach gründlicher Ausprobierung keine Besserung zeigt oder wenn die Krankheit nach scheinbarer Heilung erneut auftritt.

Operative Behandlung. – Bei sonst gleichen Bedingungen ist eine Operation bei Erwachsenen häufiger indiziert als bei Kindern, da nach dem 20. Lebensjahr unter konservativer Behandlung die Aussicht auf Heilung geringer ist, die Tendenz zum Rückfall und zum Eindringen der Krankheit in die inneren Organe größer ist und eine Beeinträchtigung des Knochenwachstums ist nicht zu befürchten. Der allgemeine Gesundheitszustand kann eine Operation als schnellste Methode zur Beseitigung der Krankheit erforderlich machen. Auch der soziale Status des Patienten muss berücksichtigt werden; Der Ernährer ist unter den bestehenden sozialen Bedingungen möglicherweise nicht in der Lage, seine Arbeit so lange aufzugeben, dass konservative Maßnahmen ein faires Verfahren erhalten.

Die *örtlichen Gegebenheiten* , die für oder gegen eine Operation entscheiden, werden von verschiedenen Chirurgen unterschiedlich beurteilt, allgemein lässt sich jedoch sagen, dass ein operativer Eingriff dann angezeigt ist, wenn die Krankheit trotz fairer Anwendung konservativer Maßnahmen weiter fortschreitet; in Fällen, die für eine konservative Behandlung ungeeignet sind, also bei schweren Knochenläsionen. Ein operativer Eingriff ist auch dann indiziert, wenn das funktionelle Ergebnis besser ist als das, was mit konservativen Maßnahmen zu erreichen ist, wie dies häufig bei Knie und Ellenbogen der Fall ist. Kalte Abszesse sollten nach Möglichkeit vor einer Operation am Gelenk behandelt werden.

In vielen Fällen kann das Ausmaß der Operation erst nach der Erkundung entschieden werden. Ziel ist es, alle Krankheiten mit der geringsten Funktionsbeeinträchtigung und dem minimalen Verlust an gesundem Gewebe zu beseitigen. Je offener die Arbeitsweise ist, desto besser, sodass alle Teile der Verbindung zur Inspektion verfügbar sind. Besonders zu empfehlen sind die Methoden nach Kocher, die eine Gelenkluxation ermöglichen, da diese Vorgehensweise einen möglichst freien Zugang ermöglicht. Mit der Schere oder dem Messer wird die erkrankte Gelenkschleimhaut entfernt. Wenn die Knorpel gesund sind und ein bewegliches Gelenk angestrebt wird, können sie belassen werden; aber wenn eine Ankylose gewünscht wird, müssen sie entfernt werden. Lokale Erkrankungen des Knorpels sollten mit dem Löffel oder Hohleisen entfernt und der darunter liegende Knochen untersucht werden. Wenn die Gelenkfläche stark erkrankt ist, sollte ein dünnes Stück Knochen entfernt werden, und wenn dann Herde im Knochenmark freigelegt werden, ist es besser, diese herauszuschneiden, als weitere Knochenstücke zu entfernen, da dabei die Kortikalis geopfert werden muss Periost.

Die operative Behandlung von Deformitäten infolge einer tuberkulösen Gelenkerkrankung hat die gewaltsame Reposition fast vollständig ersetzt; Die kontrahierten Weichteile werden durchtrennt und der Knochen reseziert.

Die Amputation wegen einer tuberkulösen Gelenkerkrankung ist zu einer der seltenen chirurgischen Eingriffe geworden und ist nur dann gerechtfertigt, wenn weniger radikale Maßnahmen fehlgeschlagen sind und der Zustand der Gliedmaße Auswirkungen auf den allgemeinen Gesundheitszustand hat. Eine Amputation ist häufiger bei Personen erforderlich, die älter als das mittlere Lebensalter sind und an Lungentuberkulose erkrankt sind.

SYPHILITISCHE KRANKHEIT

Syphilitische Gelenkerkrankungen sind vergleichsweise selten. Wie bei der Tuberkulose kann die Krankheit zunächst in der Synovialmembran lokalisiert sein oder sich von einem der Knochen auf das Gelenk ausbreiten.

Bei **erworbener Syphilis** kann in einem frühen Stadium und bevor die Hautausschläge auftreten, eines der großen Gelenke, wie die Schulter oder das Knie, der Ausgangspunkt für Schmerzen sein – *Arthralgie* –, die nachts schlimmer ist. Im Sekundärstadium ist eine *Synovitis* mit serösem Erguss keine Seltenheit und kann mehrere Gelenke betreffen. Der syphilitische *Hydrops* kommt fast ausschließlich am Knie vor; Sie tritt häufig beidseitig auf und ist in ihrem Beginn und Fortschreiten schleichend, wobei der Patient in der Regel in der Lage ist, damit umzugehen.

Im *Tertiärstadium* sind die Gelenkläsionen hartnäckig und zerstörerisch und resultieren aus der Bildung von Gummata, entweder in den tieferen Schichten der Synovialmembran oder im angrenzenden Knochen oder Periost.

Perisynoviale und *peribursale Gummata* treten im Zusammenhang mit dem Kniegelenk bei Erwachsenen mittleren Alters, insbesondere bei Frauen, auf. Sie treten in der Regel mehrfach auf, entwickeln sich langsam und sind selten empfindlich oder schmerzhaft. Eines oder mehrere Gummata können zerfallen und zu tertiären Geschwüren führen. Charakteristisch für die tertiäre Syphilis ist das gleichzeitige Vorliegen von trägen Schwellungen, Geschwüren und eingedrückten Narben in der Nähe des Knies.

Die Krankheit breitet sich in der gesamten Kapsel und Synovialmembran aus, die sich diffus verdickt und mit Granulationsgewebe infiltriert, das sich in den Gelenkknorpel frisst und diesen ersetzt. Klinisch ähnelt der Zustand einer tuberkulösen Erkrankung der Synovialmembran, mit der er wahrscheinlich häufig verwechselt wird, aber bei der syphilitischen Erkrankung ist die Schwellung knötchenförmig und ungleichmäßig, und die subjektiven Symptome sind gering, die Beweglichkeit ist kaum beeinträchtigt, und doch ist die Deformität vorhanden beträchtlich.

Syphilitische Osteoarthritis entsteht durch ein Gumma im Periost oder Knochenmark eines der angrenzenden Knochen. Es kommt zu einer allmählichen Vergrößerung eines Knochens, der Patient klagt über Schmerzen, die nachts am schlimmsten sind. Die Erkrankung kann sich bis zur Synovialmembran ausbreiten und mit einem Erguss in das Gelenk einhergehen, oder sie kann an der Periostoberfläche ausbrechen und in die Haut eindringen und einen oder mehrere Nebenhöhlen bilden. Der weitere Verlauf wird durch das Auftreten einer pyogenen Infektion erschwert, die zu einer Knochennekrose im Kniegelenk führt, beispielsweise der Patella oder einem der Kondylen des Femurs oder der Tibia, die ein Sequester bilden können. In solchen Fällen muss die antisyphilitische Behandlung durch eine

Operation zur Entfernung des erkrankten Gewebes ergänzt werden. Im Knie ist eine Exzision selten erforderlich; aber am Ellenbogen kann es notwendig sein, ein bewegliches Gelenk zu erhalten.

Bei der **erblichen Syphilis** sind die frühesten Gelenkerkrankungen solche, bei denen ein Erguss in das Gelenk, insbesondere das Knie oder den Ellenbogen, auftritt; und in Ausnahmefällen kann eine pyogene Infektion hinzukommen und es kommt zur Eiterbildung im Gelenk.

Bei älteren Kindern tritt eine Gummisynovitis auf, deren auffälligste Merkmale sind: ihre schleichende Entwicklung, ihr chronischer Verlauf, ihre symmetrische Verteilung, ihre Schmerzfreiheit, die freie Beweglichkeit des Gelenks, ihre Rückfallneigung und ihre Assoziation mit anderen Syphilitische Stigmata, besonders in den Augen. Die Knie sind die am häufigsten betroffenen Gelenke, und die Erkrankung lässt sich in der Regel problemlos einer antisyphilitischen Behandlung ohne Funktionsbeeinträchtigung zuführen.

GELENKERKRANKUNGEN, DIE MIT BESTIMMTEN KONSTITUTIONELLEN ERKRANKUNGEN EINHERGEHEN

Gicht. — *Arthritis Urica.* – Eine der Erscheinungsformen von Gicht besteht darin, dass bestimmte Gelenke anfällig für Entzündungsattacken sind, die mit der Ablagerung eines kreideartigen Materials aus Natriumbiurat einhergehen, das sich hauptsächlich in der Matrix des Gelenkknorpels befindet und in Richtung des Gelenkknorpels in Streifen oder Flecken auftreten kann zentralen Bereich des Gelenks oder über die gesamte Ausdehnung des Knorpels, der aussieht, als wäre er mit Gips übermalt worden. Durch diese Harninfiltration verliert der Knorpel seine Vitalität und zerfällt, was zur Bildung sogenannter Gichtgeschwüre führt, die sich durch den Knorpel ausbreiten und in den Knochen eindringen können. Die Ablagerung von Harnsäure in der Synovialmembran geht mit Erguss in das Gelenk und der Bildung von Verwachsungen einher, während sie in den Bändern und periartikulären Strukturen zur Bildung von Narbengewebe führt. Am häufigsten ist das Großzehengrundgelenk ein- oder beidseitig betroffen. Die Krankheit tritt bei Männern ab dem mittleren Lebensalter auf und ist in England und Irland zwar weit verbreitet, in der Krankenhauspraxis in Schottland jedoch nahezu unbekannt.

Die *klinischen Merkmale* sind charakteristisch. Plötzlich treten unerträgliche Schmerzen auf, meist in den frühen Morgenstunden. Das Gelenk schwillt an, wird rot und glänzt, es kommt zu einer Anschwellung der Venen, etwas Fieber und einer Störung des Gesundheitszustands und der Stimmung. Im Laufe einer Woche oder zehn Tagen kommt es zu einer allmählichen

Rückkehr zur Normalität. Solche Anfälle können nur einmal im Jahr wiederkehren oder häufiger auftreten; Die aufeinanderfolgenden Anfälle werden tendenziell weniger akut, dauern aber länger an, und die lokalen Phänomene bleiben bestehen, wobei das Gelenk dauerhaft geschwollen und steif bleibt. Im und um das Gelenk bilden sich Kalkmassen, die im Unterhautgewebe die Haut durchbrechen und träge Geschwüre bilden können, bei denen die Kalkmassen freiliegen (*Tophi*). Die Hände können ernsthaft verkrüppelt werden, insbesondere wenn auch die Sehnenscheiden und Schleimbeutel betroffen sind; Die Verkrüppelung ähnelt der bei Arthritis deformans, unterscheidet sich jedoch dadurch, dass sie nicht symmetrisch ist.

Die lokale *Behandlung* besteht aus beruhigenden Anwendungen und einem Bier-Verband zweimal täglich für zwei bis drei Stunden, während die Symptome akut sind; später sind Heißluftbäder, Massage und Übungen angezeigt. Es ist bemerkenswert, wie vollständig selbst die am stärksten deformierten Gelenke ihre Funktion wiedererlangen können. Eine diätetische und medikamentöse Behandlung muss ebenfalls erfolgen.

Chronischer Rheuma. – Dieser Begriff wird auf einen Zustand angewendet, der manchmal auf akuten Gelenkrheumatismus bei Personen folgt, die in der Familie zu akutem Rheuma oder zu Entzündungen seröser Membranen neigen und andere Anzeichen einer rheumatischen Veranlagung aufweisen, wie Chorea oder rheumatische Knötchen.

Die Gelenkveränderungen betreffen fast ausschließlich die Gelenkinnenhaut und die Bänder; Sie bestehen aus einer zellulären Infiltration und Exsudation, was zur Bildung von neuem Bindegewebe führt, das in die Gelenkhöhle eindringt, Verwachsungen verursacht und durch Kontraktion Steifheit und Deformität verursacht. Die Gelenkknorpel können anschließend in Bindegewebe umgewandelt werden, was zu einer fibrösen Ankylose und einer Obliteration des Gelenks führt. Die Knochen sind nur insoweit betroffen, als sie durch Nichtbeanspruchung der Extremität oder durch eine Veränderung ihrer Konfiguration infolge einer teilweisen Luxation eine Fettatrophie erleiden. Vor allem in den kleinen Gelenken der Hand und des Fußes kann eine knöcherne Ankylose auftreten.

Die Erkrankung ist in der Regel polyartikulär und kann sowohl im Kindes- und Jugendalter als auch im Erwachsenenalter auftreten. In manchen Fällen sind die Schmerzen so stark, dass der Patient sich dem geringsten Bewegungsversuch widersetzt. In anderen Fällen sind die Gelenke zwar steif, lassen sich aber bewegen, weisen aber deutliche Risse auf. Wenn in Bezug auf die Synovialmembran viel Bindegewebe gebildet wird, schwillt das Gelenk an, und da die Muskeln oben und unten schwinden, ist die Schwellung spindelförmig. Von Zeit zu Zeit kommt es zu subakuten

Exazerbationen mit Fieber und einer Verschlimmerung der lokalen Symptome sowie Beeinträchtigungen anderer Gelenke. Bei wiederholten Rezidiven kommt es zu einer Ankylose mit Deformation, der Patient wird zum hilflosen Krüppel. Aufgrund der Neigung zu viszeralen Komplikationen ist die Lebenserwartung ungewiss.

Aufgrund der Art der Erkrankung ist *die Behandlung* überwiegend palliativ. Salicylate helfen nur bei Exazerbationen, die mit Fieber einhergehen. Die Anwendung von Natronlauge, Terpentintüchern oder Elektro- oder Heißluftbädern kann sinnvoll sein. Eine Verbesserung kann durch die allgemeinen und lokalen Therapeutika erzielt werden, die an Orten wie Bath, Buxton, Harrogate, Strathpeffer, Wiesbaden oder Aix verfügbar sind. In ausgewählten Fällen konnte nach einem operativen Eingriff, der in einer modifizierten Exzision besteht, ein gewisser Erfolg erzielt werden. Die aus chronischem Rheuma resultierenden Deformitäten sind einer chirurgischen Behandlung kaum zugänglich, und gewaltsame Versuche, Steifheit oder Deformität zu beheben, sind zu vermeiden.

Arthritis Deformans (*Osteoarthritis, rheumatoide Arthritis, rheumatische Gicht, Malum senile, traumatische oder mechanische Arthritis*). – Unter dem Begriff Arthritis deformans, der erstmals von Virchow verwendet wurde, ist es sinnvoll, eine Reihe von Gelenkerkrankungen mit vielen anatomischen Ursachen zusammenzufassen und klinische Merkmale gemeinsam.

ABB. 157. – Arthritis Deformans des Ellenbogens, zeigt Zerstörung der Gelenkflächen und Massen neuen Knochens um die Gelenkränder.

(Anatomisches Museum, Universität Edinburgh.)

Die Krankheit ist im Tierreich weit verbreitet, sowohl bei Haustieren als auch bei Wildtieren im natürlichen Zustand wie den größeren Fleischfressern und dem Gorilla; Beweise dafür wurden auch in den Knochen von Tieren gefunden, die mit prähistorischen Menschen begraben wurden.

Die krankhaften Veränderungen in den Gelenken stellen eine bemerkenswerte Kombination aus Atrophie und Degeneration einerseits und Überwucherung andererseits dar, was auf eine tiefgreifende Ernährungsstörung in den Gelenkstrukturen hinweist. Die Art dieser Störung und ihre Ätiologie sind nur unvollständig bekannt. Viele Autoren gehen davon aus, dass es sich dabei um eine Form der Selbstvergiftung handelt, bei der die Giftstoffe aus dem Magen-Darm-Trakt absorbiert werden, und dass die Betroffenen an einer sogenannten „arthritischen Diathese" leiden.

Die Lokalisation der Erkrankung in einem bestimmten Gelenk kann durch mehrere Faktoren bestimmt werden, von denen das Trauma der wichtigste zu sein scheint. Es wird häufig beobachtet, dass der Zustand entweder direkt oder nach einiger Zeit auf eine Läsion folgt, die eine schwere Verletzung des Gelenks oder eines der benachbarten Knochen mit sich bringt. Sie tritt häufiger nach wiederholten leichten Verletzungen des Gelenks und seiner Umgebung auf, wie z. B. Verstauchungen und Prellungen, insbesondere bei schweren Tätigkeiten. Dieser Zusammenhang zwischen Trauma und Arthritis deformans veranlasste Arbuthnot Lane, dafür den Begriff *traumatische* oder *Handelsarthritis* zu verwenden .

Der traumatische oder Belastungsfaktor bei der Entstehung der Krankheit kann sich auf weniger offensichtliche Weise manifestieren. An der unteren Extremität beispielsweise scheint *jeder Zustand, der das statische Gleichgewicht der gesamten Extremität stört,* die Erkrankung in dem einen oder anderen Gelenk zu begünstigen. Das statische Gleichgewicht kann durch Deformitäten wie Plattfuß oder X-Bein sowie durch schlecht verheilte Frakturen der unteren Extremität gestört werden. Beim Hallux valgus kommt es im Großzehengrundgelenk zu Veränderungen, die für eine Arthritis deformans charakteristisch sind.

Es wurde eine Reihe von Fällen aufgezeichnet, in denen Arthritis deformans auf eine vorangegangene Erkrankung des Gelenks folgte, wie z. B. eine pyogene oder gonorrhoische Synovitis, auf wiederholte Blutungen im Kniegelenk bei Blutern und auf nicht reponierte Luxationen, bei denen ein neues Gelenk etabliert wurde .

Schließlich betrachten Poncet und andere Mitglieder der Lyoner Schule Arthritis deformans als eine abgeschwächte Form einer Tuberkuloseinfektion und machen darauf aufmerksam, dass bei den von dieser Krankheit betroffenen Personen häufig eine tuberkulöse Familienanamnese vorkommt.

ABB. 158. – Arthritis Deformans des Knies, zeigt Verbrennung und Rillenbildung an den Gelenkflächen.

(Anatomisches Museum, Universität Edinburgh.)

Krankhafte Anatomie. —Am häufigsten kommt es zu degenerativen Veränderungen der Gelenkflächen. Die primäre Veränderung betrifft den Gelenkknorpel, der weicher und fibrillierter wird und abgenutzt wird, bis der darunter liegende Knochen freigelegt wird. Wenn der Knochen verdünnt ist, werden die vergrößerten Spongiosaräume geöffnet und es entsteht ein erodiertes und wurmstichiges Aussehen ; Bei weiterer Beanspruchung des Gelenks kommt es zu einem Abrieb des Knochens, so dass sich bei einem Kugelgelenk wie der Hüfte der Femurkopf und die Hüftpfanne deutlich in Größe und Form verändern. Häufiger ist der durch das Verschwinden des Knorpels freigelegte Knochen dichter als normal und wird unter dem Einfluss der Gelenkbewegungen glatt und poliert – eine Veränderung, die als *Verätzung* der Gelenkflächen bezeichnet wird (Abb. 158). In Scharniergelenken wie Knie und Ellenbogen zeigt sich der Einfluss der

Bewegung durch eine Reihe paralleler Rillen, die den Reibungslinien entsprechen (Abb. 158).

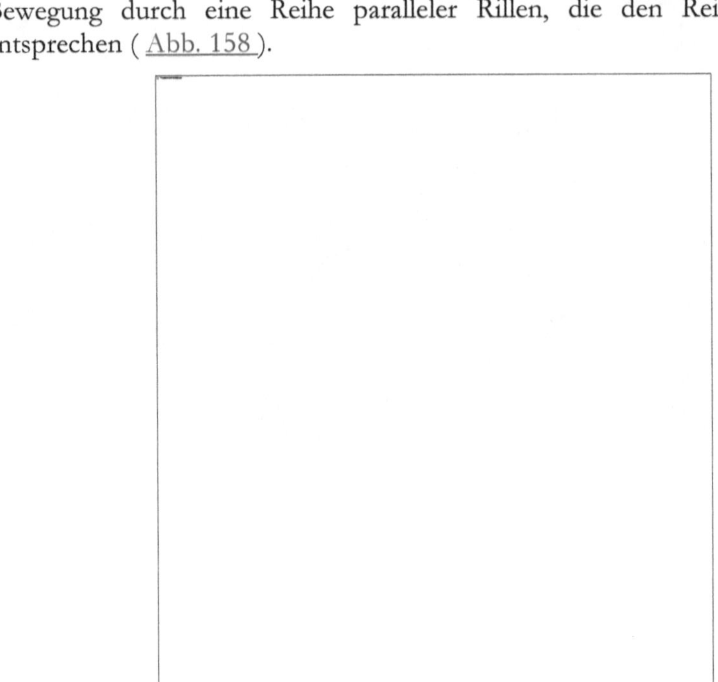

ABB. 159. – Hypertrophierte Ränder der Synovialmembran bei Arthritis Deformans des Knies.

(Museum des Royal College of Surgeons, Edinburgh.)

Während diese degenerativen Veränderungen allmählich zu einer Zerstörung der Gelenkflächen führen, finden an der Peripherie reparative und hypertrophe Veränderungen statt. Entlang der Verbindungslinie zwischen Knorpel und Synovialmembran führt die Gewebeproliferation zur Bildung von Knötchen oder Knorpelmassen – Ecchondrosen – , die anschließend in Knochen umgewandelt werden (Abb. 157). Dadurch kommt es zu groben Veränderungen an den Knochenenden, die klinisch und im Skiagramm erkennbar sind und tendenziell den normalen Bewegungsumfang einschränken. Durch die Ausdehnung der Ossifikation in die Synovialreflexion und das Kapselband entsteht ein Kragen oder eine „Lippe" aus neuem Knochen, die als „Lipping" der Gelenkränder bezeichnet wird, und auch in andere Bänder, Sehnenansätze und intermuskuläre Septen, wodurch knöcherne Auswüchse entstehen oder Osteophyten, die denen bei Neuroarthropathien nicht unähnlich sind.

Proliferative Veränderungen in der Synovialmembran gehen mit einer erhöhten Vaskularität und Verdickung der Membran sowie einer Vergrößerung ihrer Zotten und Ränder einher. Wenn die Fettränder übermäßig ausgeprägt sind, spricht man von einem *baumartigen Lipom* (Abb. 159). Einzelne Fransen können die Größe einer Haselnuss erreichen und das Faserfettgewebe, aus dem sie bestehen, kann in Knorpel und Knochen umgewandelt werden; Ein solcher Körper kann an einem schmalen Stiel oder Stiel befestigt bleiben, oder dieser kann abgerissen werden und der Körper wird locker und wandert umher und kann zwischen den Gelenkflächen eingeklemmt werden, sofern er nicht in einer Aussparung des Gelenks festgehalten wird. Diese Veränderungen der Synovialmembran gehen oft mit reichlich Exsudat oder Hydrops einher. Diese degenerativen und hypertrophen Veränderungen gehen zwar meist mit einer deutlichen Bewegungseinschränkung und manchmal mit einer „Blockierung" des Gelenks einher, führen aber praktisch nie zu einer Ankylose.

Der *ankylosierende Typ* der chronischen Arthritis ist glücklicherweise viel seltener als die oben beschriebenen und kommt hauptsächlich in den Gelenken der Finger und Zehen sowie in denen der Wirbelsäule vor. Die Synovialmembran proliferiert, wächst über den Knorpel und ersetzt ihn. Wenn zwei solcher Gelenkflächen in Kontakt kommen, neigen sie dazu, zusammenzukleben, wodurch das Gelenk und die Höhle zerstört werden und es zu einer fibrösen oder knöchernen Ankylose kommt. Die Veränderungen schreiten langsam voran und bevor sie zur Ankylose führen, können verschiedene Subluxationen und Luxationen mit Verformungen und Deformationen auftreten, die im Fall der Finger äußerst behindernd und unansehnlich sind (Abb. 160).

Klinische Merkmale. – Gewöhnlich wird beobachtet, dass die Krankheit bei Patienten, die noch jung sind, dazu neigt, sehr schnell voranzuschreiten, so dass es im Laufe der Monate zu einer Verkrüppelung mehrerer Gelenke kommen kann. Der Krankheitsverlauf ist bei Personen über das mittlere Lebensalter hinaus eher chronisch; Es beginnt schleichend und es können viele Jahre vergehen, bis eine ausgeprägte Behinderung auftritt. Das früheste Symptom ist Steifheit, insbesondere am Morgen nach der Ruhephase, die bei Beanspruchung der Gliedmaßen vorübergehend nachlässt. Mit der Zeit wird die Beweglichkeit eingeschränkt und es kommt zu Rissen. Dieses Krankheitsstadium kann sich auf unbestimmte Zeit verlängern; Wenn es fortschreitet, wird die Steifheit ausgeprägter, bestimmte Bewegungen gehen verloren, andere entwickeln sich in abnormale Richtungen und deformierte Haltungen tragen zur Behinderung bei. Die Krankheit ist mit einem langen Leben vereinbar, jedoch nicht mit einer aktiven Beschäftigung, daher neigen diejenigen aus der Krankenhausklasse, die darunter leiden, dazu, sich in Arbeitskrankenhäusern anzusammeln.

Der Hydrops ist im Knie am stärksten ausgeprägt und kann auch die angrenzenden Schleimbeutel betreffen. Wenn sich das Gelenk durch Flüssigkeit ausdehnt, werden die Bänder gedehnt, das Glied wird schwach und instabil und der Patient klagt über ein Gefühl von Schwere, Unsicherheit und Müdigkeit. Schmerzen treten gelegentlich auf und sind vorübergehender Natur. Sie sind in der Regel das Ergebnis zusätzlicher Anstrengung oder der Einwirkung von Kälte und Nässe. Diese Form der Krankheit ist extrem chronisch und kann über mehrere Jahre hinweg andauern. Die Diagnose erfolgt anhand der anderen bereits betrachteten Formen des Hydrops – der rein traumatischen, der pyogenen, gonorrhoischen, tuberkulösen und syphilitischen – sowie anhand der mit der Charcot-Krankheit verbundenen Formen.

Hypertrophierte Ränder und gestielte oder lockere Körper treten häufig zusammen mit Hydrops auf und führen zu charakteristischen klinischen Merkmalen, insbesondere im Knie. Die Fransen ragen, insbesondere wenn sie die Art des baumartigen Lipoms annehmen, in die Gelenkhöhle hinein, füllen deren Vertiefungen aus und dehnen die Gelenkkapsel auf, so dass das Gelenk anschwillt und leicht gebeugt wird. Schmerzen sind kein auffälliges Merkmal und der Patient kann recht gut gehen. Beim Fassen des Gelenks, während es aktiv gebeugt und gestreckt wird, kann man spüren, wie sich die Ränder unter den Fingern bewegen. Die Symptome einer Impaktion eines losen Körpers sind außergewöhnlich.

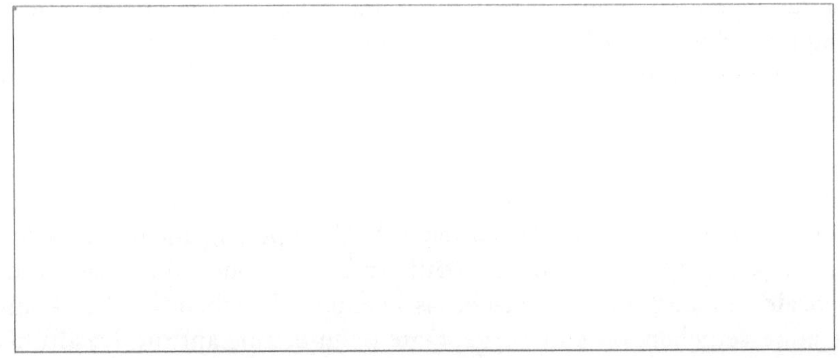

ABB. 160. – Arthritis Deformans der Hände, mit Symmetrie der Läsionen, ulnarer Abweichung der Finger und knotiger Verdickung an den Interphalangealgelenken.

Die trockene Form der Arthritis deformans kommt zwar besonders häufig im Knie vor, kommt aber auch in anderen Gelenken vor, entweder als mono- oder polyartikuläre Erkrankung; und es kommt auch in den Gelenken der Wirbelsäule und der Finger sowie im Kiefergelenk vor. In den Fingergelenken ist die Erkrankung auffallend symmetrisch und neigt dazu, einen knotigen Typ anzunehmen (Heberden-Knoten) (Abb. 160); bei jüngeren Probanden nimmt es einen schmerzhafteren und fortschreitenderen fusiformen Typ an (Abb. 161). In den größeren Gelenken gehen die subjektiven Symptome in der Regel jedem spürbaren Anzeichen einer Erkrankung voraus, wobei der Patient über Steifheit, Risse und Schmerzen klagt, die durch Wetteränderungen verstärkt werden . Die durch die Fibrillierung der Gelenkknorpel verursachte Rauheit verursacht grobe Reibung bei der Bewegung des Gelenks oder, im Knie, bei der Bewegung der Patella auf den Kondylen des Femurs. Es kann Monate oder sogar Jahre dauern, bis die Lippenbildung und andere hypertrophe Veränderungen an den Knochenenden erkennbar sind und das Gelenk die deformierten Merkmale annimmt, die der Name der Krankheit vermuten lässt.

Das Kapselband ist, außer beim Hydrops, der Sitz der Bindegewebswucherung und neigt dazu, sich zusammenzuziehen und steif zu werden. Intraartikuläre Bänder, wie zum Beispiel das Ligamentum teres in der Hüfte, werden meist abgenutzt und verschwinden. Die umliegenden Muskeln unterliegen einer Atrophie, Sehnen verkleben mit ihren Sehnenscheiden und können verknöchert sein, und die Nervenscheiden können durch narbige Veränderungen im umgebenden Gewebe betroffen sein.

Das Röntgenbild einer Arthritis deformans variiert zwangsläufig je nach Art der Erkrankung und dem betroffenen Gelenk; In den Fingergelenken kommt es zu einer Verengung der Zwischenräume zwischen den Gelenkenden der Knochen infolge der Resorption des Gelenkknorpels und der Verdünnung des Spongiosagewebes in der Nähe der Gelenke. In den größeren Gelenken kommt es zu „Lippen" der Gelenkränder, Osteophyten und anderen Anzeichen einer abnormalen Verknöcherung im und um das Gelenk herum. Eine Verbrennung der Gelenkflächen äußert sich in einer Zunahme der Dichte des Knochenschattens in den betroffenen Bereichen.

ABB. 161. – Arthritis Deformans, die mehrere Gelenke betrifft, bei
einem Jungen æt. 10.

(Dr. Dicksons Fall.)

Behandlung. —Die Behandlung beschränkt sich größtenteils auf die Linderung der Symptome. Auf keinen Fall sollten die betroffenen Gelenke durch Schienen oder andere Hilfsmittel in Ruhe gehalten werden. Aktive Bewegungen und Übungen aller Art sind durchzuhalten. Wenn der Schmerz im Vordergrund steht, kann er entweder durch Spülungen mit Jod und heißem Wasser (Jodtinktur 1 Unze pro Liter) oder durch die Anwendung von Flusen gelindert werden, die mit einer Lotion aus Chloralhydrat, Gr. v, Glycerin ℨ j, Wasser ℥ j und mit Ölseide bedeckt. Belastungen und Überbeanspruchungen des Gelenks sowie plötzliche Temperaturschwankungen sind zu vermeiden. Die Auslösung einer Hyperämie mittels Massage, elastischem Verband und Heißluftbädern ist oft hilfreich. Ein operativer Eingriff ist dann indiziert, wenn die Erkrankung schwerwiegend ist, monoartikulär verläuft und der Allgemeinzustand des Patienten ansonsten günstig ist. Die Exzision wurde mit Erfolg an den Hüft-, Knie-, Ellenbogen- und Kiefergelenken durchgeführt. Bewegungseinschränkungen und Blockaden im Hüftgelenk aufgrund von neuem Knochen am Rand der Hüftpfanne können durch die Entfernung des Knochens – ein Verfahren, das als *Cheilotomie bezeichnet wird – erheblich gelindert werden* . Lockere Körper und hypertrophierte Ränder, die Symptome verursachen, können auch durch eine Operation entfernt werden.

Wenn Steifheit und Reiben bei Bewegung hervorstechen, haben wir festgestellt, dass die Injektion von einer halben bis einer Unze sterilisierter weißer Vaseline deutliche Linderung bringt.

Der Patient sollte gut ernährt werden und es bedarf keiner Einschränkung in der Ernährung, wie sie bei Gichtpatienten erforderlich ist, solange die Verdauung nicht beeinträchtigt ist. Auch die Verabreichung von Lebertran und Stärkungsmitteln wie Strychnin, Arsen und Eisen sowie in einigen Fällen von Kaliumjodid hat einen Nutzen. Luff empfiehlt die Verabreichung von Guajakolcarbonat über einen längeren Zeitraum, in Beuteln, beginnend mit Dosen von 5–10 g. und auf 15–20 g erhöht. dreimal täglich. Eine Behandlung in einem der renommierten Spas – Aix, Bath, Buxton, Gastein, Harrogate, Strathpeffer, Wiesbaden, Wildbad – ist oft von Vorteil.

In einigen Fällen hat die längere innere Verabreichung von flüssigem Paraffin einen Nutzen gebracht.

Unter der Annahme, dass der Zustand das Ergebnis einer Autointoxikation aus dem Darmtrakt ist, sind Kochsalzspülungen und eine Spülung des Dickdarms angezeigt, und Arbuthnot Lane behauptet, durch Kurzschluss oder Resektion des Dickdarms eine Besserung herbeigeführt zu haben.

Es ist bekannt, dass der Aufenthalt in einem warmen und trockenen Klima und das Leben im Freien die Krankheit stoppen, wenn andere Maßnahmen keine Linderung bringen.

Auch die Anwendung von Radium und die Einnahme radioaktiver Wässer wurden empfohlen.

Hämophilie oder **Blutergelenk** . Dies ist eine seltene, aber charakteristische Erkrankung, die hauptsächlich im Kniegelenk von Jungen auftritt, die an Hämophilie leiden. Nach einer geringfügigen Verletzung oder auch ohne ersichtlichen Grund kommt es zu einer Blutung im Gelenk. Das Gelenk ist stark geschwollen, lässt sich nicht vollständig strecken und ist so schmerzhaft, dass der Patient sich hinlegen muss. Die Temperatur ist häufig erhöht (40–45 °C), besonders wenn es auch anderswo zu Blutungen kommt. Das Blut im Gelenk wird langsam wieder resorbiert und nach etwa zwei Wochen verschwinden die Symptome vollständig. In der Regel wiederholen sich diese Anfälle; Der damit verbundene Schmerz lässt nach, aber das Gelenk wird zum Sitz bleibender Veränderungen: Die Synovialmembran ist verdickt, ungewöhnlich gefäßreich und durch die Ablagerung von Blutfarbstoff braun gefärbt; auf seiner Oberfläche und in Teilen des Gelenkknorpels findet sich eine Ablagerung von rostfarbenem Fibrin; Es kann zu ausgedehnten Verwachsungen kommen, und in einigen Fällen treten

Veränderungen auf, wie sie bei der Arthritis deformans mit Erosion und Ulzeration des Knorpels und einer Form trockener Karies der Gelenkflächen beobachtet werden, die in einer Ankylose enden kann.

Da die Schwellung des Gelenks mit Muskelschwund, Steifheit und Beugung einhergeht, ähnelt die Erkrankung stark einer tuberkulösen Erkrankung der Synovialmembran. Aufgrund von Fehlern in der Diagnose wurden solche Gelenke operiert, mit katastrophalen Folgen aufgrund von Blutungen.

Die Behandlung einer frischen Blutung besteht in der Gewährleistung absoluter Ruhe und der Anwendung einer elastischen Kompression. Die Einführung von Blutserum (10–15 ml) in eine Vene kann dabei helfen, die Blutung zu stoppen; Antidiphtherisches Serum ist das am leichtesten erhältliche.

Nach einer Pause sollten Maßnahmen ergriffen werden, um die Blutaufnahme zu fördern und Steifheit und Beugung zu verhindern; Dazu gehören Massagen, Bewegungen und Streckungen mit Gewichten und Flaschenzügen.

GELENKERKRANKUNGEN IM ZUSAMMENHANG MIT LÄSIONEN DES NERVENSYSTEMS: NEUROARTHROPATHIEN

Bei Läsionen peripherer Nerven. - Wenn an der Hand und seltener am Fuß der eine oder andere Hauptnervenstamm durchtrennt oder zusammengedrückt wurde, können die Gelenke anschwellen und schmerzen und anschließend steif und deformiert werden. Es wurde eine knöcherne Ankylose beobachtet.

Bei Erkrankungen des Rückenmarks. – Bei Myelitis, fortschreitender Muskelatrophie, Poliomyelitis, Inselsklerose und bei traumatischen Läsionen kommt es gelegentlich zu Gelenkerkrankungen.

ABB. 162. – Knochen des Kniegelenks im fortgeschrittenen Stadium der Charcot-Krankheit. Der mediale Teil des Tibiakopfes ist verschwunden.

(Anatomisches Museum, Universität Edinburgh).

Das Auftreten von Gelenkläsionen bei *Bewegungsataxie* (Tabes dorsalis) wurde erstmals 1868 von Charcot beschrieben – daher wurde für sie der Begriff „Morbus Charcot" verwendet. Obwohl sie sich normalerweise im ataktischen Stadium entwickeln, ein oder mehrere Jahre nach den ersten Wirbelsäulensymptomen, können sie auftreten, bevor Anzeichen einer Tabes-Erkrankung vorliegen. Der Beginn wird häufig durch eine Verletzung bestimmt. Am häufigsten sind die Gelenke der unteren Extremität betroffen, wobei die Erkrankung in einem erheblichen Teil der Fälle beidseitig auftritt, beispielsweise sind beide Knie oder beide Hüften betroffen.

Unter den zur Erklärung dieser Arthropathien vorgeschlagenen Theorien ist die jüngste die von Babinski und Barré, die den Zustand auf Gefäßläsionen syphilitischen Typs in den Gelenkarterien zurückführt.

Das erste Symptom ist meist eine Schwellung des Gelenks und seiner Umgebung. Es gibt keine Rötung oder Hitze und keine Schmerzen bei

Bewegung. Die periartikuläre Schwellung bildet im Gegensatz zu gewöhnlichen Ödemen selbst bei starkem Druck kaum Grübchen.

In milden Fällen kann dieser Zustand monatelang anhalten; in schweren Fällen kommt es mit bemerkenswerter Geschwindigkeit zu destruktiven Veränderungen. Das Gelenk schwillt enorm an, verliert seine normale Kontur und die Knochenenden verformen sich unregelmäßig (Abb. 162). Manchmal und besonders im Knie sind die klinischen Merkmale die eines riesigen Hydrops mit fibrinösen und anderen losen Körpern und hypertrophierten Rändern – und einem großen Ödem des periartikulären Gewebes (Abb. 163). Das Gelenk ist aufgrund der Dehnung und Zerstörung der steuernden Bänder wackelig oder schlagartig und gefühllos. In anderen Fällen ist die Abnutzung und das völlige Verschwinden der Knochenenden das hervorstechende Merkmal, begleitet von flegelartigen Bewegungen und grobem Reiben. Eine Luxation wird hauptsächlich an der Hüfte beobachtet und ist eher eine grobe Dislokation mit unnatürlicher Beweglichkeit als eine typische Luxation. Normalerweise ist es möglich, die Knochen frei aufeinander zu bewegen und die Dislokation zu reduzieren. Auffallend ist die ausgedehnte Neubildung von Knochen im Kapselband und der umgebenden Muskulatur. Die enorme Schwellung und ihre schnelle Entwicklung können auf das Wachstum eines bösartigen Tumors hinweisen. Der nützlichste Faktor bei der Diagnose ist das völlige Fehlen von Schmerz, Empfindlichkeit und allgemeiner Sensibilität. Die Freiheit, mit der ein tabetischer Patient den Umgang mit seinem desorganisierten Gelenk zulässt, muss gesehen und geschätzt werden.

Die Schnelligkeit der destruktiven Veränderungen in bestimmten Fällen von Tabes und das völlige Fehlen von Gelenkläsionen in anderen Fällen würden die Ansicht begünstigen, dass besondere Teile des Rückenmarks von der erstgenannten Gruppe betroffen sein müssen.

ABB. 163. – Charcot-Krankheit des linken Knies. Das Gelenk ist mit Flüssigkeit aufgebläht und die gesamte Extremität ist ödematös.

Bei *der Syringomyelie* sind Gelenkerkrankungen (gliomatöse Arthropathien) häufiger als bei Tabes und betreffen meist die obere Extremität am Sitz der Wirbelsäulenläsion, die meist die unteren Hals- und oberen Brustsegmente betrifft. Abgesehen davon, dass die Gelenkerkrankung selten symmetrisch ist, ähnelt sie stark der Tabes-Arthropathie. Die Vollständigkeit der Analgesie der Gelenkstrukturen und der darüberliegenden Weichteile wird durch die Tatsache veranschaulicht, dass in einem Fall der Patient selbst die Angewohnheit hatte, die Flüssigkeit mit Hilfe einer Schere aus seinem Ellenbogen herauszulassen, und zwar in einem anderen Fall wurde das Gelenk ohne Betäubung schmerzlos entfernt.

ABB. 164. – Charcot-Krankheit beider Knöchel: Vorderansicht. Mann, æt. 32.

Die Krankheit kann zum Stillstand kommen oder zu völliger Desorganisation führen; Eine Eiterung kann durch eine Infektion durch einen Bruch der Oberfläche entstehen, und in seltenen Fällen ist das Gelenk zum Sitz der Tuberkulose geworden.

ABB. 165. – Charcot-Krankheit beider Knöchel: Rückansicht. Mann, æt. 32.

Die Behandlung besteht zusätzlich zur Behandlung der der Arthropathie zugrunde liegenden Nervenschädigung in der Stützung und dem Schutz des Gelenks durch Bandagen, Schienen und andere Hilfsmittel. In der unteren Extremität ist der Einsatz von Gehstützen hilfreich, um die betroffene Extremität zu entlasten. Wenn das Gelenk stark gedehnt ist, kommt es durch den Flüssigkeitsentzug zu einer deutlichen Linderung. Das bestmögliche Ergebnis ist eine starre Ankylose in guter Lage, es kann sinnvoll sein, diese künstlich durch Arthrodese oder Resektion herbeizuführen. Eine Operation ist angezeigt, wenn nur ein Gelenk betroffen ist und die Rückenmarksläsion so groß ist, dass der Patient die Gliedmaße benutzen kann. Die Wunden heilen zwar gut, aber Tabes-Opfer sind aufgrund ihrer Anfälligkeit für interkurrente Komplikationen für einen operativen Eingriff ungünstig. Wenn das Glied völlig nutzlos ist, kann eine Amputation die beste Lösung sein.

Bei Gehirnläsionen , die mit Hemiplegie einhergehen, treten gelegentlich Gelenkbeschwerden auf, die durch vorübergehende Schmerzen, Rötung und Schwellung gekennzeichnet sind. Bei der Operation der Extremitäten werden die sekundären Veränderungen in den Gelenken berücksichtigt, die den Sitz der paralytischen Kontraktur darstellen.

Bei *Hysterie* und anderen *funktionellen Erkrankungen des Nervensystems* wurde ein intermittierender neuropathischer Hydrops, insbesondere im Knie, beobachtet. Ohne ersichtlichen Grund füllt sich das Gelenk mit Flüssigkeit und seine Bewegungen werden eingeschränkt. Nach zwei bis acht Tagen lässt die Schwellung nach und das Gelenk normalisiert sich wieder. Bemerkenswert an der Erkrankung ist, dass der Gelenkerguss in regelmäßigen Abständen, möglicherweise über einen Zeitraum von Jahren, wiederkehrt. Es ist bekannt, dass psychische Erkrankungen Anfälle auslösen und diese manchmal abbrechen oder sogar zum Verschwinden bringen können. Daher wurde empfohlen, eine Behandlung durch Suggestion zusammen mit tonischen Dosen von Chinin und Arsen anzuwenden.

HYSTERISCHE ODER MIMETISCHE GELENKERKRANKUNGEN

Unter dieser Überschrift beschrieb Sir Benjamin Brodie 1822 eine Gelenkerkrankung, die durch das Vorherrschen subjektiver Symptome und das Fehlen pathologischer Veränderungen gekennzeichnet ist. Obwohl es am häufigsten bei jungen Frauen mit einem leicht zu beeinflussenden Nervensystem und insbesondere bei Frauen in guten sozialen Verhältnissen auftritt, kommt es gelegentlich auch bei Männern vor. Der Beginn kann auf eine Verletzung oder Kälteeinwirkung zurückzuführen sein oder mit einer Störung der Emotionen oder der Geschlechtsorgane verbunden sein; oder die Erkrankung kann eine unfreiwillige Nachahmung der Symptome einer organischen Gelenkerkrankung durch einen Verwandten oder Freund sein.

Charakteristisch ist, dass sich die Symptome plötzlich und ohne befriedigenden Anlass entwickeln, dass sie übertrieben sind und nicht im Einklang miteinander stehen und dass sie nicht mit den Merkmalen einer der bekannten Formen organischer Erkrankungen übereinstimmen. In manchen Fällen besteht die einzige Beschwerde in starken Schmerzen; häufiger geht dies mit übermäßigem Druckschmerz und einer Beeinträchtigung der Gelenkfunktionen einher. Bei der Untersuchung sieht das Gelenk normal aus, die Haut darüber ist jedoch bemerkenswert empfindlich. Eine leichte Berührung löst eher Schmerzen aus als ein tiefer und fester Druck. Steifheit ist ein veränderliches Merkmal – in manchen Fällen kommt sie einer absoluten Steifigkeit gleich, sodass keine gewöhnliche Kraft eine Bewegung hervorruft. Charakteristisch für diese Neurosen ist, wie auch für andere Neurosen, dass die Symptome ohne ausreichenden Grund kommen und gehen. Wenn die Aufmerksamkeit des Patienten abgelenkt wird, können der Schmerz und die Steifheit verschwinden. Es kommt zu keiner tatsächlichen Schwellung des Gelenks, es kann jedoch den Anschein erwecken, dass die Muskeln darüber und darunter schwinden. Wenn das Gelenk über einen längeren Zeitraum starr gehalten wird, kann es zu sekundären Kontrakturen kommen – im Knie bei Beugung, in der Hüfte bei Beugung und Adduktion.

Die *Diagnose* ist oft mit erheblichen Schwierigkeiten verbunden, und es besteht die Gefahr, dass der Zustand mit organischen Läsionen wie einem tuberkulösen oder pyogenen Herd im gelenknahen Knochen verwechselt wird.

Die größten Schwierigkeiten treten im Knie- und Hüftbereich auf, wo die Erkrankung einer Tuberkuloseerkrankung sehr ähnlich sein kann. Hilfreich ist der Einsatz von Röntgenstrahlen oder die Untersuchung des Gelenks unter Narkose.

Die *lokale Behandlung* besteht hauptsächlich darin, die Ernährung der betroffenen Extremität durch Massage, Übungen, Bäder und Elektrizität zu verbessern. Schienen sind zu vermeiden. In refraktären Fällen kann die Anwendung von Blasen oder Corrigan-Knopf von Vorteil sein. Der Allgemeinzustand des Patienten muss wie bei anderen Neurosen behandelt werden. In hartnäckigen Fällen muss möglicherweise die Weir-Mitchell-Behandlung angewendet werden, wobei die Patientin von ihren Freunden isoliert und einer Krankenschwester unterstellt wird. Eine vollständige Genesung ist die Regel, aber wenn die Muskeln durch längere Nichtbeanspruchung schwach und erschöpft sind, kann es eine beträchtliche Zeit vergehen, bis sich die Extremität wieder normalisiert.

TUMORE UND ZYSTEN

Neubildungen, die ihren Ursprung in der Synovialmembran haben, sind selten und werden in der Regel nicht vor der Operation diagnostiziert. Sie gehen mit einer Exsudation in das Gelenk einher, und im Falle eines *Sarkoms* ist die Flüssigkeit normalerweise blutig. Wenn der Tumor polypoid in das Gelenk vordringt, kann es zu Lockerungssymptomen kommen. Es wurden ein oder zwei Fälle registriert, in denen ein aus der Synovialmembran wachsender *Knorpeltumor* die Gelenkkapsel durchbrach und die angrenzenden Muskeln infiltrierte. *Mehrere knorpelige Tumoren* , die lose Körper bilden, werden auf S. 15 beschrieben. 544 .

Gelenkzysten stellen eine schlecht definierte Gruppe dar, zu der auch Ganglien gehören, die im Zusammenhang mit dem Kapselband gebildet werden. Eine zystische Erweiterung der Schleimbeutel, die mit dem Gelenk in Verbindung stehen, findet man am häufigsten im Bereich des Kniegelenks bei langjährig bestehendem Hydrops. Morrant Baker vermutete, dass zystische Schwellungen aus der hernialen Vorwölbung der Synovialmembran zwischen den gedehnten Fasern des Kapselbandes resultieren könnten, weshalb diese Zysten als „Baker-Zysten" bezeichnet wurden.

In den meisten Fällen verursachen Zysten im Zusammenhang mit Gelenken kaum Unannehmlichkeiten und können in Ruhe gelassen werden. Wenn überhaupt ein Eingriff erfolgt, sollten sie herausgeschnitten werden.

LOSE KÖRPER

Es ist zweckmäßig, die Arten von losen Körpern unter zwei Überschriften zu beschreiben: solche, die aus Fibrin bestehen, und solche, die aus organisiertem Bindegewebe bestehen.

Fibrinöse lose Körper (Corpora oryzoidea). – Hierbei handelt es sich um homogene oder konzentrisch laminierte Fibrinmassen, die manchmal Reiskörnern, Melonenkernen oder klebrigen Waffeln ähneln und manchmal eine ziemlich unregelmäßige Form haben. Normalerweise sind sie in großer Zahl vorhanden, aber manchmal ist es auch nur einer, der beträchtliche Ausmaße annehmen kann. Sie kommen nicht nur in Gelenken vor, sondern kommen auch in Sehnenscheiden und Schleimbeuteln vor, und ihr Ursprung in der Synovialmembran kann als erwiesen gelten. Sie kommen bei Tuberkulose, Arthritis deformans und der Charcot-Krankheit vor und gehen fast immer mit einem Flüssigkeitsaustritt in das Gelenk einher. Während sie aus der Koagulation fibrinbildender Elemente im Exsudat resultieren können, scheint ihr Auftreten bei Tuberculous hydrops das Ergebnis einer Koagulationsnekrose oder einer fibrinösen Degeneration der Oberflächenschicht der erkrankten Synovialmembran zu sein. Wie auch immer sie geformt sind, ihre Form ist das Ergebnis mechanischer Einflüsse und insbesondere der Bewegung des Gelenks.

Klinisch gesehen stellen lose, aus Fibrin bestehende Körper eine unwichtige Ergänzung zu den Krankheitsmerkmalen dar, mit denen sie in Verbindung gebracht werden. Sie führen nie zu den klassischen Symptomen, die mit der Einklemmung eines losen Körpers zwischen den Gelenkflächen einhergehen. Ihr Vorhandensein kann insbesondere im Knie durch das kribbelnde Gefühl erkannt werden, das die Finger der Hand ausstrahlen, die das Gelenk umfasst, während es vom Patienten gebeugt und gestreckt wird.

Die *Behandlung* zielt auf die dem Hydrops zugrunde liegende Erkrankung ab. Wenn eine Entleerung des Gelenks gewünscht ist, geschieht dies am besten durch einen offenen Schnitt.

ABB. 166. – Radiogramm mehrerer loser Körper im Kniegelenk und der Bursa semi-membranosus bei einem Mann æt. 38.

(Der Fall von Herrn J. W. Dowden.)

Körper, die aus organisiertem Bindegewebe bestehen. – Diese treten vergleichsweise häufig in Gelenken auf, die bereits der Ursprung einer chronischen Erkrankung sind, wie z. B. Arthritis deformans, Charcot-Arthropathie oder Synovialtuberkulose. Sie entstehen fast ausschließlich durch unregelmäßiges Überwachsen der Ränder der Synovialmembran und können vollständig aus Fett bestehen, wobei das baumartige Lipom (Abb. 159) das ausgeprägteste Beispiel dieser Art ist. An einem oder mehreren der Fettränder kann sich faseriges Gewebe oder Knorpel bilden , wodurch harte Knotenmassen entstehen, die eine beträchtliche Größe erreichen und im Laufe der Zeit verknöchern können.

Wie andere Hypertrophien auf einer freien Oberfläche neigen sie dazu, gestielt zu werden und dadurch einen eingeschränkten Bewegungsbereich zu erlangen. Der Stiel kann nachgeben und der Körper wird frei. In diesem Zustand kann es um das Gelenk wandern oder bequem in einer seiner

Aussparungen liegen, bis es durch eine plötzliche Bewegung gestört wird. Ein lockerer Körper, der sich frei in einem Gelenk befindet, ist wachstumsfähig und bezieht die notwendigen Nährstoffe aus der umgebenden Flüssigkeit. Die Größe und Anzahl der Körper variiert stark. Es ist bekannt, dass einzelne Exemplare die Größe der Patella erreichen. Die Zahl der kleineren Sorten kann deutlich über hundert betragen.

ABB. 167. – Loser Körper vom Kniegelenk des Menschen æt. 25. Natürliche Größe.

a = Konvexe Oberfläche. *b* = Konkave Oberfläche.

Bei der Arthritis deformans kommt es zu einer selteneren Art von lockerem Gelenkkörper, bei dem sich ein Teil der Lippe eines der Gelenkränder durch eine Verletzung gelöst hat. Bei der Charcot-Krankheit bilden sich im Verhältnis zur Kapsel und anderen Bändern aus Knochen bestehende Körper, die aneinander reiben können.

Die *klinischen Merkmale* in dieser Gruppe beziehen sich hauptsächlich auf die Krankheit, die zu den losen Gelenkkörpern geführt hat, und es kommt in Ausnahmefällen zu Symptomen, die auf eine Einklemmung des Körpers zwischen den Gelenkflächen zurückzuführen sind. Die Behandlung soll auf die Grunderkrankung des Gelenks sowie auf die Entfernung der losen Gelenkkörper ausgerichtet sein.

ABB. 168. – Mehrere teilweise verknöcherte Chondrome der Synovialmembran, vom Schultergelenk, dem Sitz der Arthritis deformans, von einem Mann æt. 35.

Lockere Körper in ansonsten gesunden Gelenken. – In ansonsten gesunden Gelenken treten am häufigsten lose Gelenke auf, die die klassischen Symptome verursachen und eine operative Behandlung erfordern. Sie treten hauptsächlich im Knie und Ellenbogen gesunder Männer unter 30 Jahren auf. Bei den Beschwerden kann es sich um unbestimmte Schmerzen, gelegentliches Knacken beim Bewegen des Gelenks oder um eine Beeinträchtigung der Funktion handeln – in der Regel um die Unfähigkeit, das Gelenk vollständig zu strecken oder zu beugen. In vielen Fällen werden die Symptome klar beschrieben, die auftreten, wenn der Körper zwischen den Gelenkflächen zusammengedrückt wird, nämlich das plötzliche Einsetzen starker, Übelkeit erregender Schmerzen, Kraftverlust in den Gliedmaßen und Blockierung des Gelenks, gefolgt von Erguss und anderen Begleiterscheinungen einer schweren Verstauchung. Bei einer bestimmten

Bewegung wird der Körper gelöst, die Blockierung verschwindet und es findet eine Erholung statt. Anfälle dieser Art können über einen Zeitraum von vielen Jahren in unregelmäßigen Abständen wiederkehren. Bei der Untersuchung des Gelenks stellt man in der Regel fest, dass es Flüssigkeit enthält, und es können besonders empfindliche Stellen vorhanden sein, die den überdehnten Bändern entsprechen. In Fällen, in denen es immer wieder zu Blockadenattacken kommt, werden die Bänder schlaff, das Gelenk wackelt und der Quadrizeps schwächt sich. Der Patient selbst oder der Chirurg können den losen Körper entdecken und spüren, wie er unter seinen Fingern rollt, insbesondere wenn er in der suprapatellaren Tasche im Knie oder auf der einen oder anderen Seite des Olekranons im Ellenbogen steckt. In den meisten Fällen hat der Patient seine eigenen Symptome sorgfältig beobachtet und ist sich nicht nur der Existenz des losen Gelenkkörpers bewusst, sondern auch seines unregelmäßigen Auftretens an verschiedenen Stellen des Gelenks. Dieses Merkmal dient zur Unterscheidung der Läsionen von einem Innenmeniskusriss, bei dem der Schmerz und die Empfindlichkeit immer an der gleichen Stelle auftreten. Da der Körper meist aus Knochen besteht, ist er in einem Skiagramm erkennbar.

ABB. 169. – Mehrere knorpelige lose Körper vom Kniegelenk.

Es gibt zwei Methoden, *den Körper zu entfernen* ; Die erste und einfachere Methode ist anwendbar, wenn der Körper abgetastet werden kann, normalerweise in der suprapatellaren Tasche. es wird vorzugsweise mit einer

Nadel durchstochen und kann dann durch einen kleinen Einschnitt entfernt werden; Andernfalls muss das Gelenk frei geöffnet und erkundet werden, um zunächst den Körper zu finden und ihn anschließend zu entfernen.

Die Charaktere dieser Art von losen Körpern sind bemerkenswert konstant. Es ist normalerweise einzeln, etwa in der Größe einer Bohne oder Mandel, von konkav-konvexer Form, wobei die konvexe Seite glatt wie eine Gelenkfläche ist, die konkave Seite uneben und knötchenförmig und mit reparativen Veränderungen, Abheilung der rauen Oberfläche usw Neubildung von faserigem Gewebe, hyalinem Knorpel und Knochen, wobei die notwendigen Nährstoffe aus der Gelenkflüssigkeit stammen (Abb. 167). Manchmal findet man heraus, dass der Körper in einem Defekt oder einer Aushöhlung in einer der Gelenkflächen steckt, normalerweise im medialen Kondylus des Femurs, aus dem er leicht mit einem Elevatorium herausgeschleudert werden kann. Im Schnitt weist es auf der konvexen Seite eine Gelenkknorpelschicht und darunter eine schwammige Knochenschicht unterschiedlicher Dicke auf.

Der Ursprung dieser Körper ist eine der am meisten diskutierten Fragen in der chirurgischen Pathologie; Sie bestehen offensichtlich aus einem Teil der Gelenkfläche eines der Knochen, aber wie dieser abgetrennt wird, bleibt immer noch ein Rätsel; einige behaupten, es sei rein traumatisch; König betrachtet sie als durch einen krankhaften Prozess, den er „Osteochondritis dessicans" nennt, abgelöste Teile der Gelenkfläche.

Multiple Chondrome und Osteome der Synovialmembran. – Bei diesem seltenen Typ von losen Körpern ist die Oberfläche der Synovialmembran mit kleinen sessilen oder gestielten Tumoren übersät, die aus reinem hyalinem Knorpel oder aus Knochen oder aus Übergangsstadien zwischen Knorpel und Knochen bestehen. Sie haben eine perlweiße Farbe, eine narbige und knötchenförmige Oberfläche und sind selten größer als eine Erbse. Wenn sie jedoch zusammengedrückt werden, können sie zu beträchtlich großen Massen zusammenbacken. Durch die Bewegungen des Gelenks lösen sich viele der Tumoren ab und liegen im durch ihre Anwesenheit angeregten serösen Exsudat. Sie finden sich auch in den Divertikeln der Synovialmembran, in der Schulter in der nach unten gerichteten Verlängerung entlang der Bizepssehne, in der Hüfte in der Schleimbeutelverlängerung unterhalb des Psoas.

Der Patient klagt über eine zunehmende Beeinträchtigung der Extremität, die Bewegungen des Gelenks werden immer eingeschränkter und schmerzhafter. Es kommt zu einer Schwellung, die der aufgeblähten Gelenkkapsel entspricht, und bei der Palpation der sich unter den Fingern bewegenden Körper entsteht das Gefühl, als würden sich Reiskörner in einem Beutel verschieben. Wenn die Körper so zahlreich sind, dass sie eng aneinander gepackt sind, entsteht der Eindruck einer plastischen Masse in der Form eines Synovialsacks. Die Steifheit und das Knacken bei Bewegung können auf eine Arthritis deformans hindeuten, aber die Röntgenbilder machen die Diagnose einfach. Wir haben zwei Fälle dieser Erkrankung am Kniegelenk erwachsener Frauen, einen am Schultergelenk eines erwachsenen Mannes (Abb. 168) und Caird einen an der Hüfte beobachtet. Die Behandlung besteht darin, das Gelenk durch einen freien Schnitt zu öffnen und die Körper zu entfernen.

Von einer Verschiebung der Menisken des Kniegelenks spricht man bei Verletzungen dieses Gelenks.